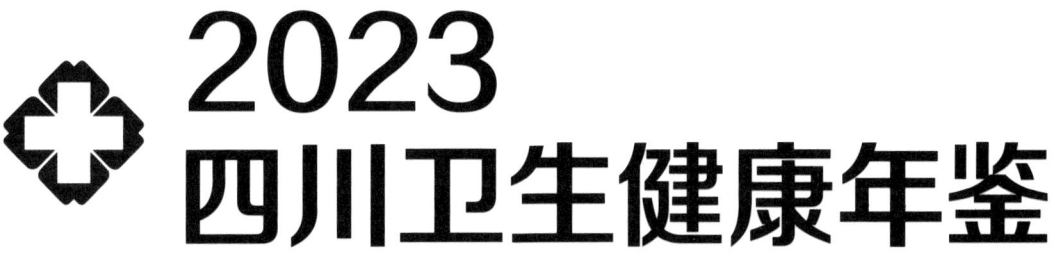

2023
四川卫生健康年鉴

SICHUAN WEISHENG JIANKANG NIANJIAN

《四川卫生健康年鉴》编纂委员会　编

巴蜀书社

图书在版编目（CIP）数据

四川卫生健康年鉴. 2023 /《四川卫生健康年鉴》编纂委员会编. —成都：巴蜀书社，2024.4
ISBN 978-7-5531-2206-9

Ⅰ. ①四… Ⅱ. ①四… Ⅲ. ①卫生工作—四川—2023—年鉴 Ⅳ. ① R199.2-54

中国国家版本馆 CIP 数据核字（2024）第 070685 号

四川卫生健康年鉴 2023
SICHUAN WEISHENG JIANKANG NIANJIAN 2023

《四川卫生健康年鉴》编纂委员会 编

出 品 人	王祝英
责任编辑	陈 礼
责任印制	谷雨婷　田东洋
出　　版	巴蜀书社
	成都市锦江区三色路266号新华之星A座36层
	邮编：610023
	总编室电话：（028）86361843
网　　址	www.bsbook.com
发　　行	巴蜀书社
	发行科电话：（028）86361852
经　　销	新华书店
照　　排	成都完美科技有限责任公司
印　　刷	成都东江印务有限公司（028）82601551
版　　次	2024年6月第1版
印　　次	2024年6月第1次印刷
成品尺寸	185mm×260mm
印　　张	32
字　　数	650千
书　　号	ISBN 978-7-5531-2206-9
定　　价	208.00元

本书若有印装质量问题，请与印刷厂联系调换

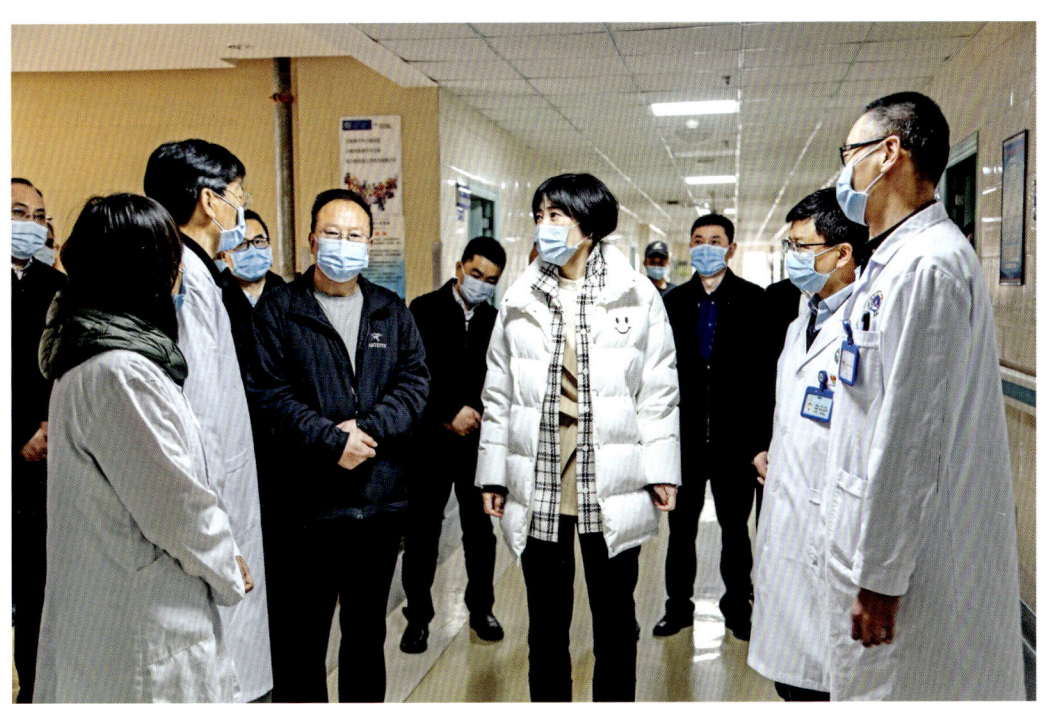

2022年5月1—3日,四川省卫生健康委员会党组书记、主任敬静(右五)带队赴阿坝州调研卫生健康、定点帮扶和疫情防控工作。图为在阿坝州藏医院调研(曹勇泽◇摄影)

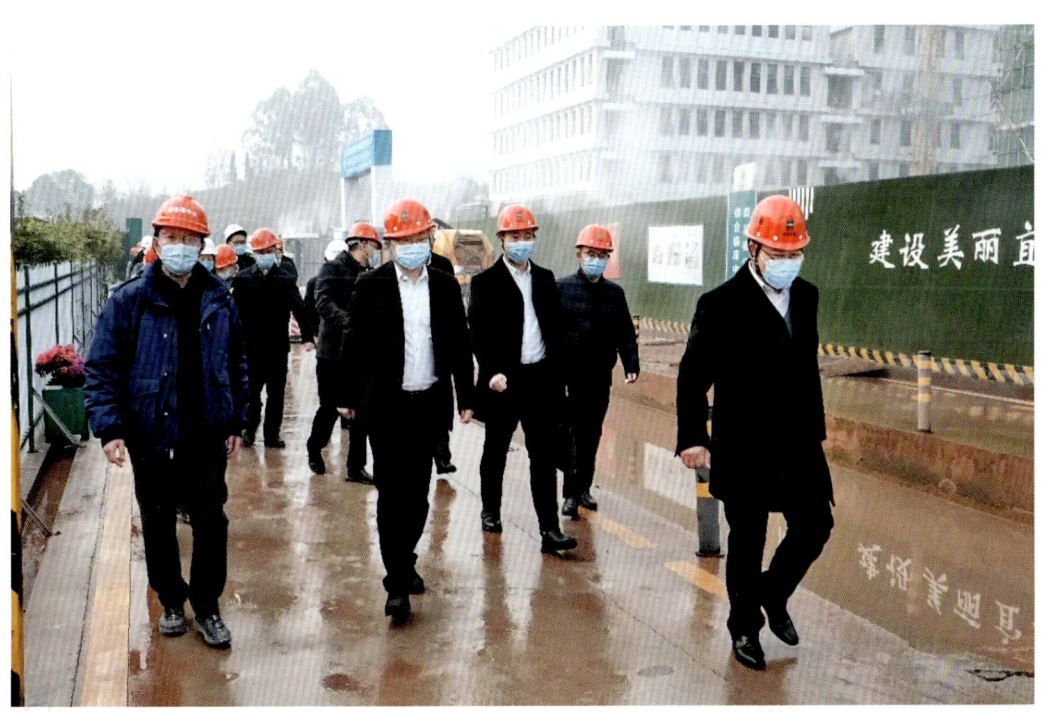

2022年1月14日,四川省卫生健康委员会主任何延政(前中)一行赴四川省公共卫生综合临床中心项目现场调研,并组织召开项目推进会议(来源◇健康四川官微)

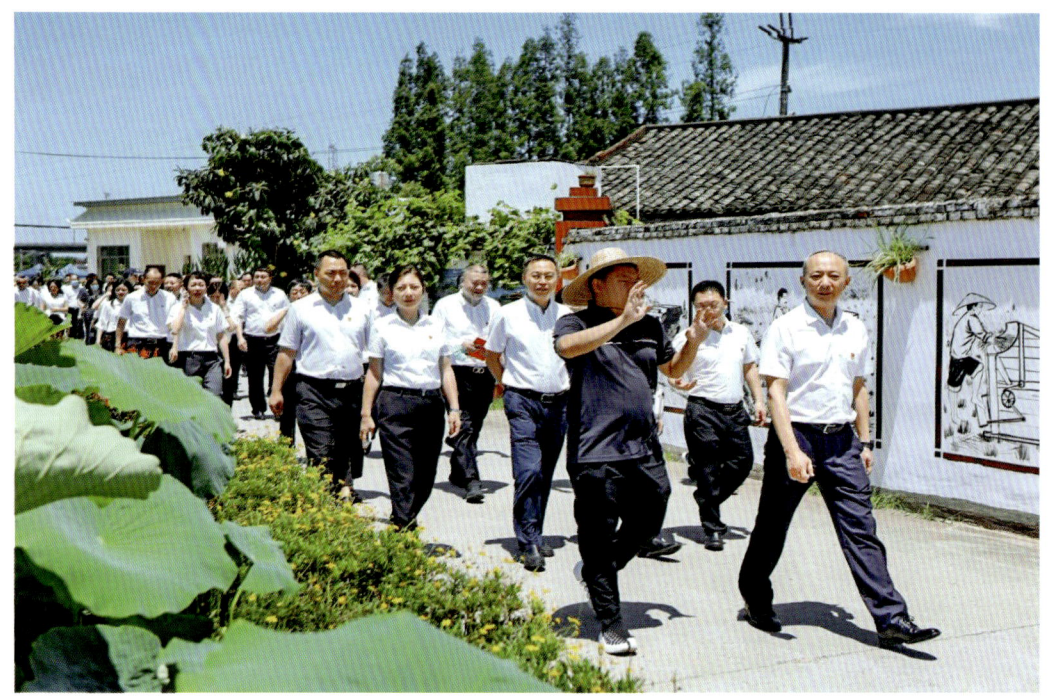

2022年6月27日,四川省中医药管理局在眉山市永丰村举办"沿着总书记的足迹——四川省中医药管理局推进党的建设暨《中医药法》实施五周年名中医川渝行活动"。图为活动期间四川省中医药管理局党组书记、局长田兴军(前右一)率队调研眉山市永丰村(四川省中医药管理局◇供稿)

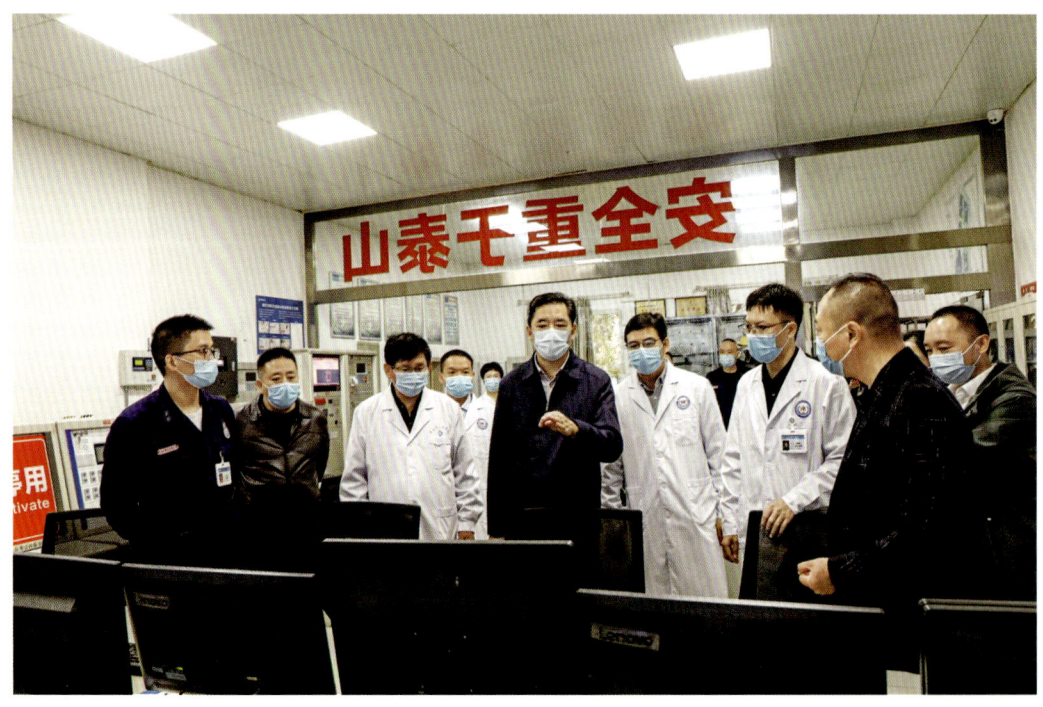

2022年11月19日,四川省卫生健康委员会副主任、党组成员、一级巡视员宋世贵(前中)带队赴眉山市人民医院调研医疗管理重点工作(眉山市卫生健康委◇供稿)

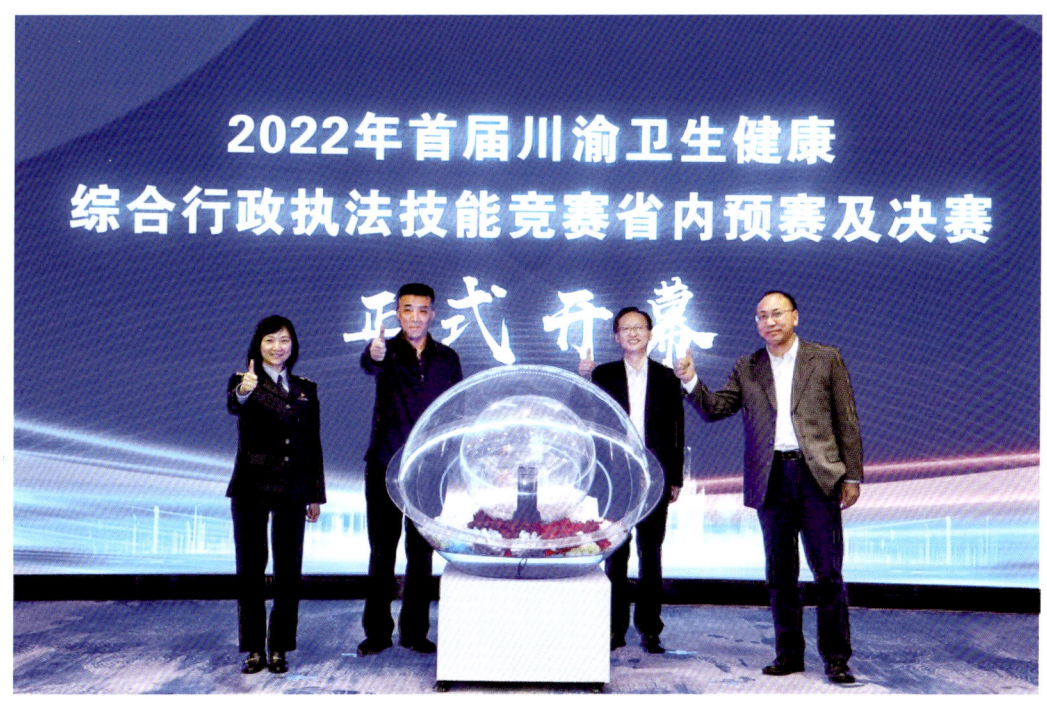

2022年11月6—8日,首届川渝卫生健康综合行政执法技能竞赛省内预赛及决赛在成都市举行。四川省卫生健康委员会副主任、党组成员、一级巡视员徐斌(右二)出席并致辞(四川省卫生健康综合行政执法总队◇供稿)

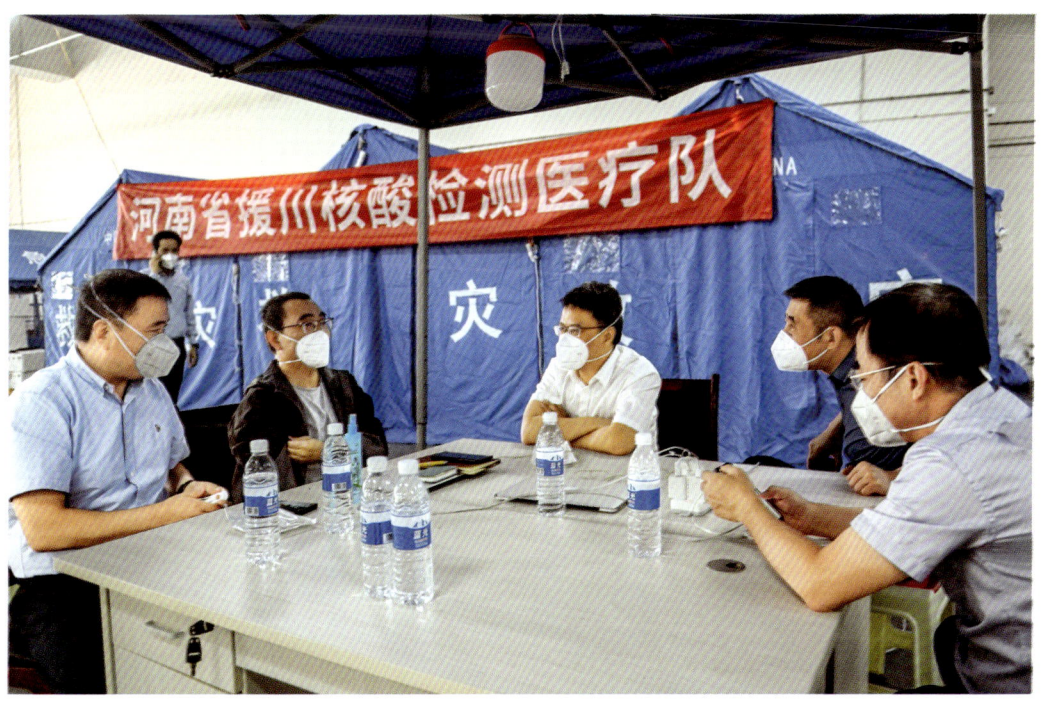

2022年9月9日,四川省纪委监委驻四川省卫生健康委员会纪检监察组组长、党组成员张峰(右三)看望慰问外省(市)援成都市核酸检测一线工作人员(吴婕◇摄影)

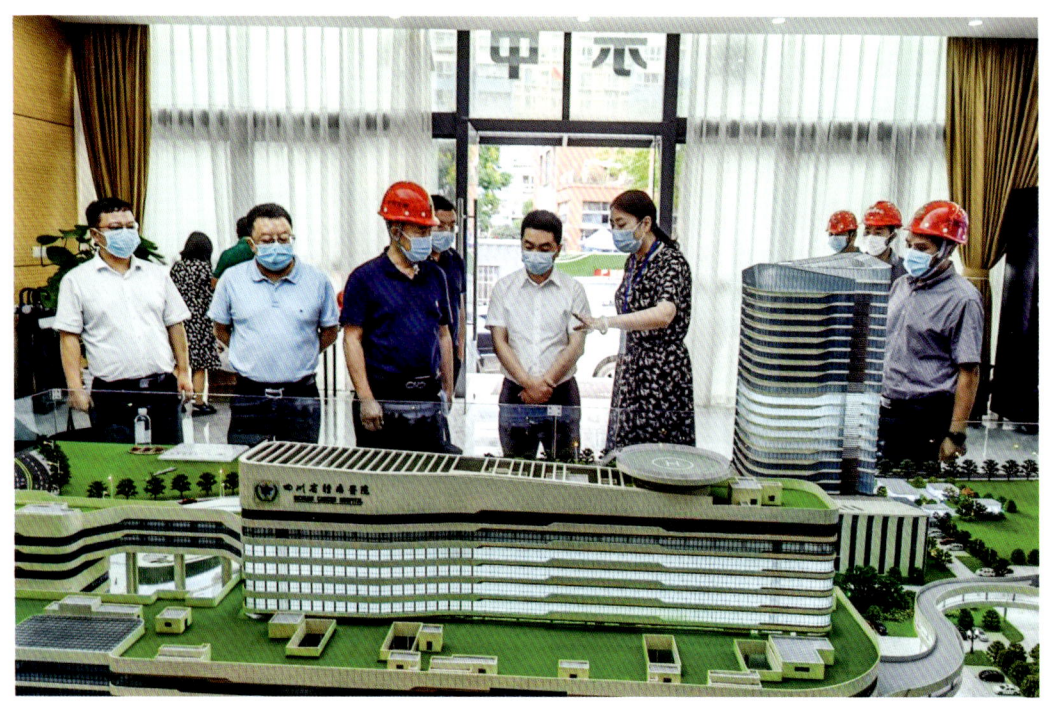

2022年8月2日,四川省卫生健康委员会副主任、党组成员赵汝鹏(前左四)率队调研四川省肿瘤医院天府院区项目建设情况(龙韦秋◇摄影)

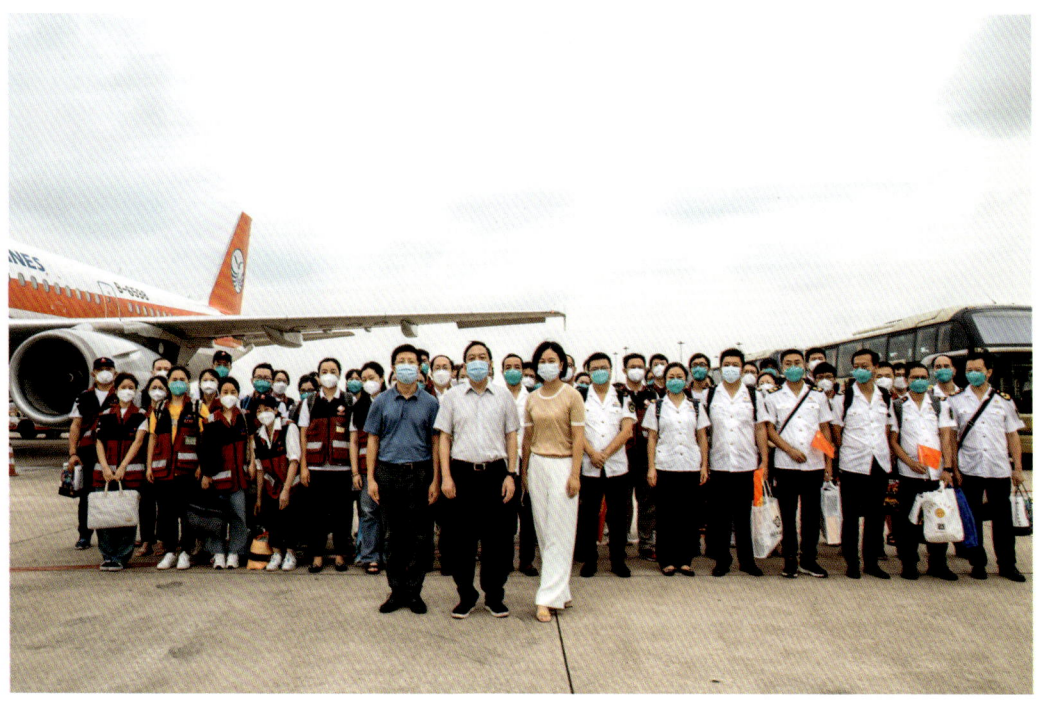

2022年8月30日,四川省卫生健康委员会党组成员、省保健办专职副主任、一级巡视员曾华俊(前中)在成都双流国际机场迎接四川援外省核酸检测应急支援队返回成都市(人事处◇供稿)

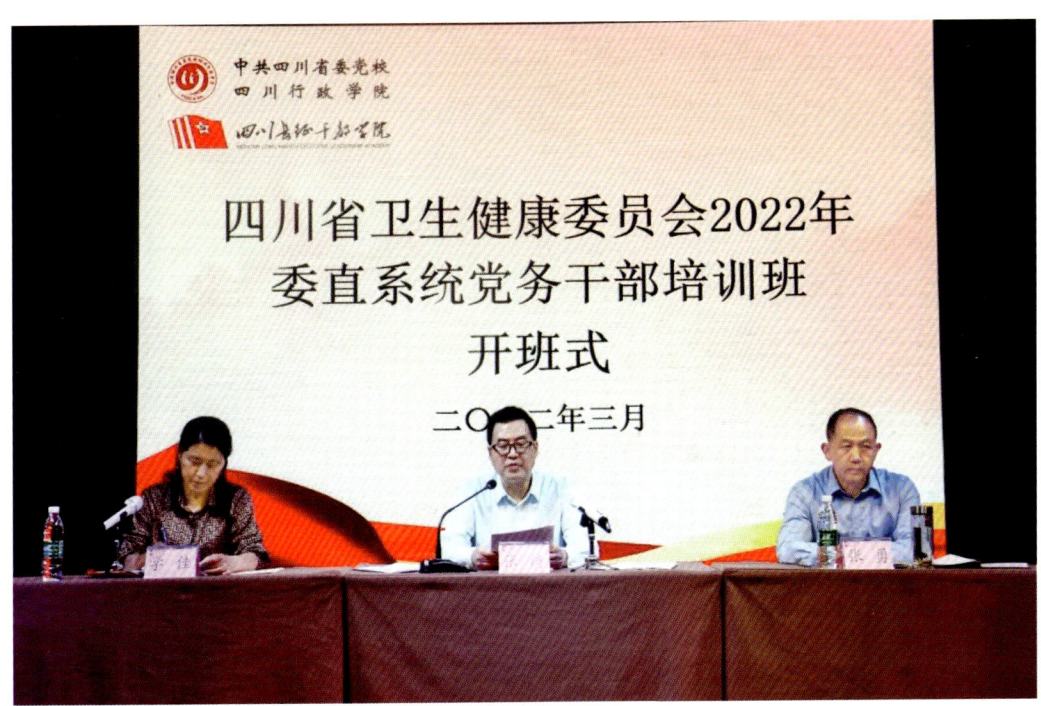

2022年3月16—18日，四川省卫生健康委员会直属机关党委在崇州市举办2022年委直系统党务干部培训班。四川省卫生健康委员会机关党委书记、党组成员张涛（中）作开班动员讲话（来源◇健康四川官微）

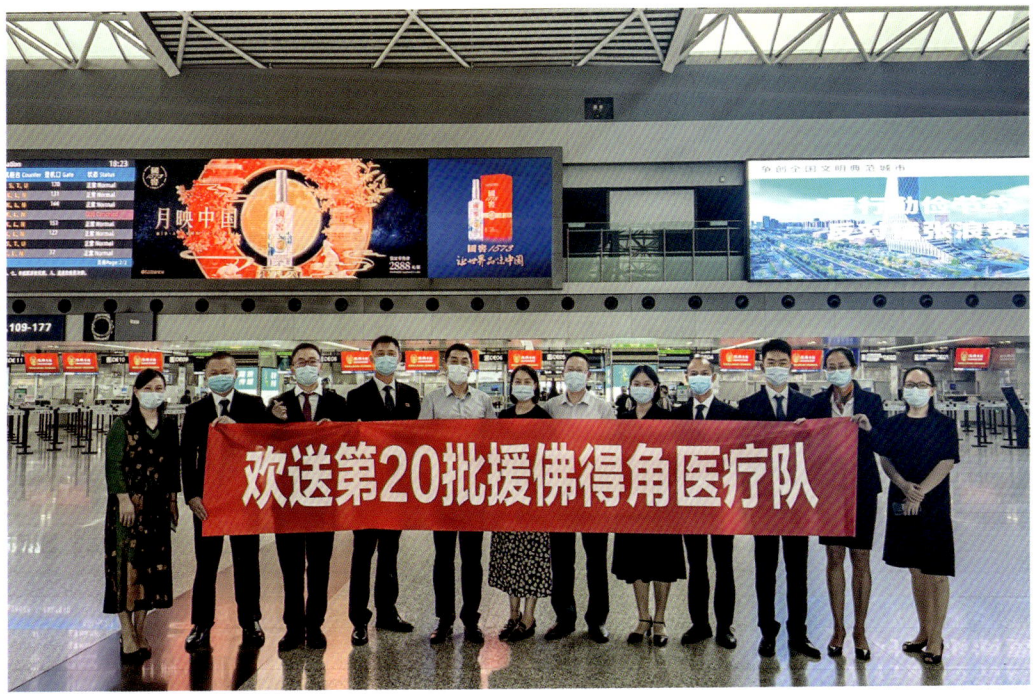

2022年8月31日，四川省卫生健康委员会副主任（挂职）郭毅（左五）在成都双流国际机场为中国（四川）第20批援佛得角医疗队送行（四川省卫生健康委员会国际交流中心◇供稿）

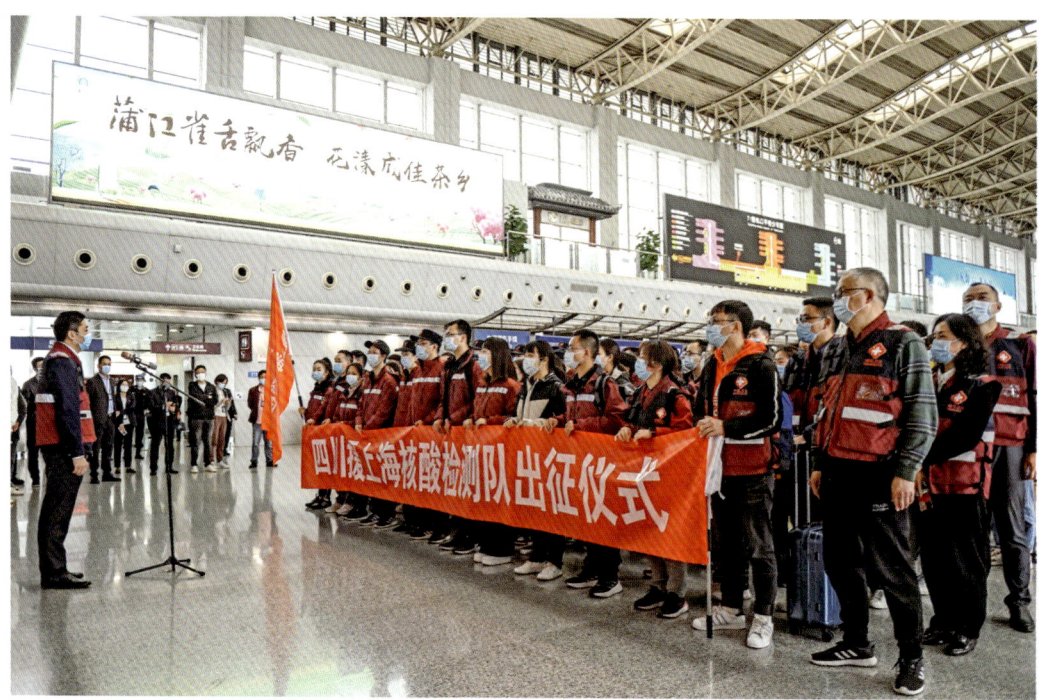

2022年4月3日,四川省紧急抽调204人组成援上海核酸检测队驰援上海市,并举行出征仪式(吴婕◇摄影)

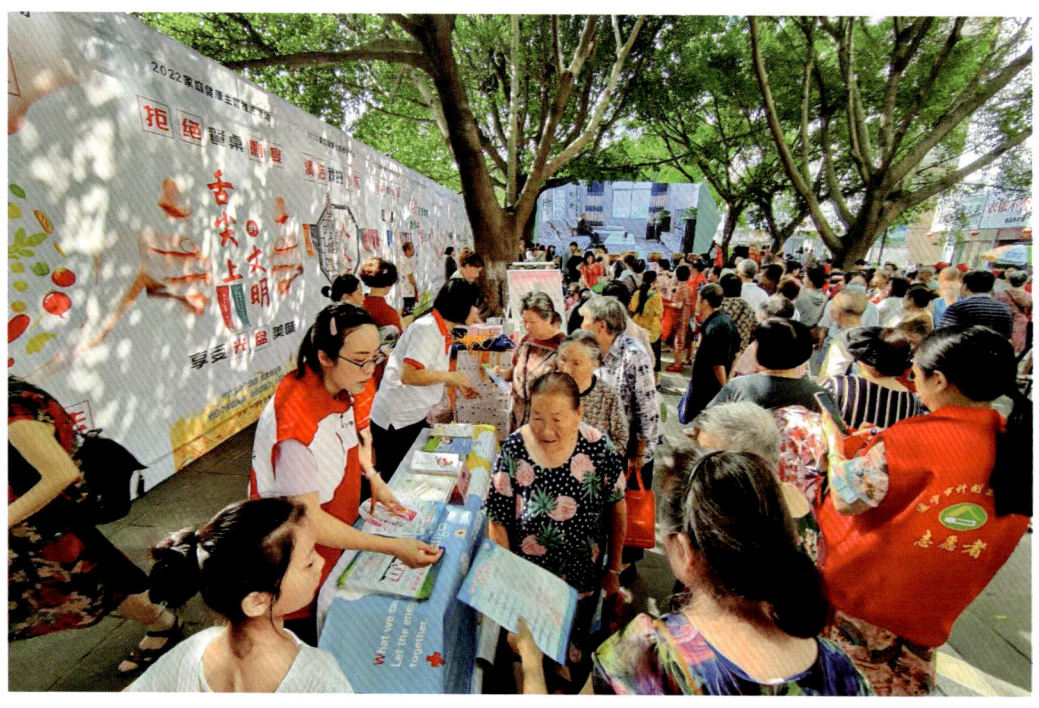

2022年7月5日,四川省家庭健康主题推进活动在遂宁市启动(遂宁市卫生健康委◇供稿)

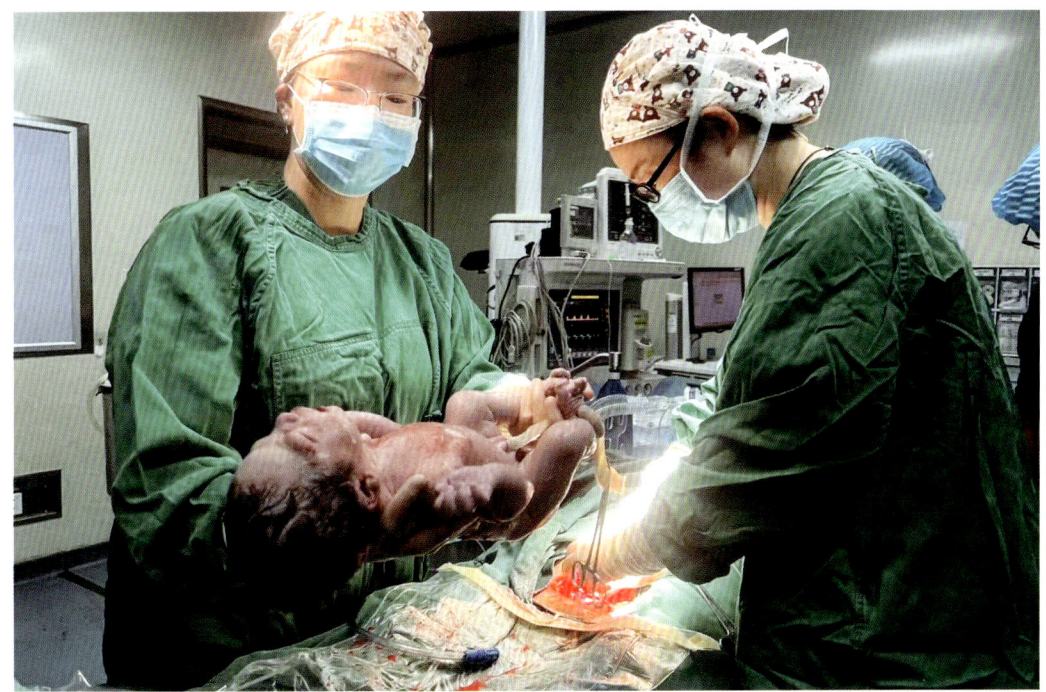

2022年9月5日,四川省甘孜州泸定县发生6.8级地震。当日20时51分,甘孜州人民医院平安降生震后第一个婴儿(卫生应急办公室◇供稿)

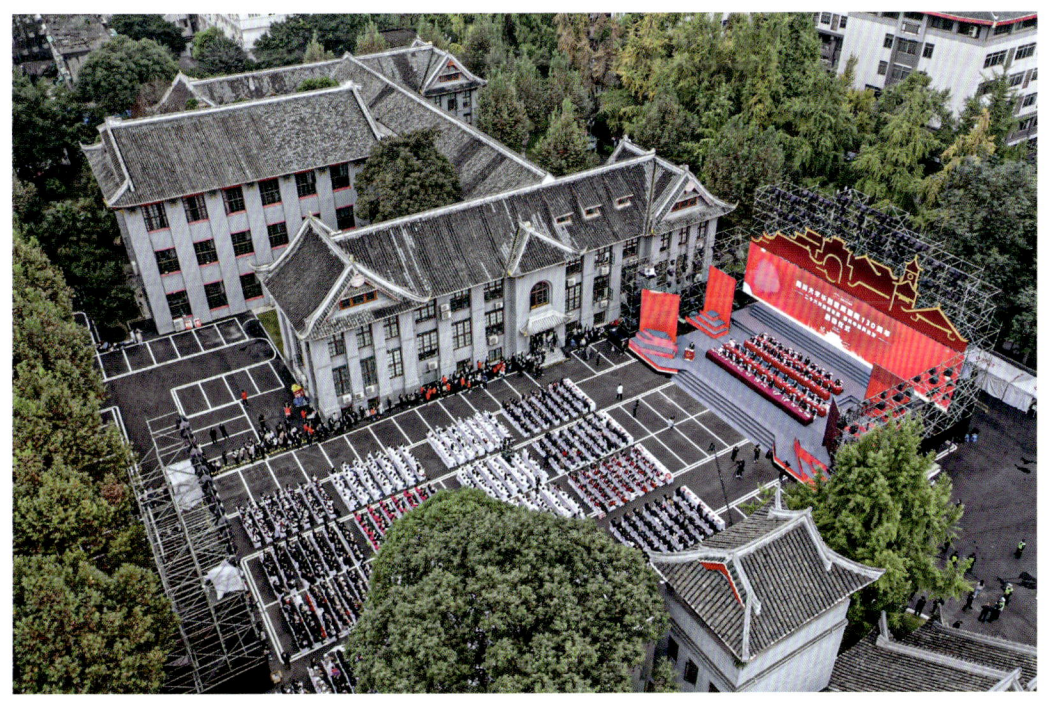

2022年11月3日,四川大学华西医院举行庆祝建院130周年"二十大开启新征程 百卅华西再出发"启动仪式(曾波 周昀◇供稿)

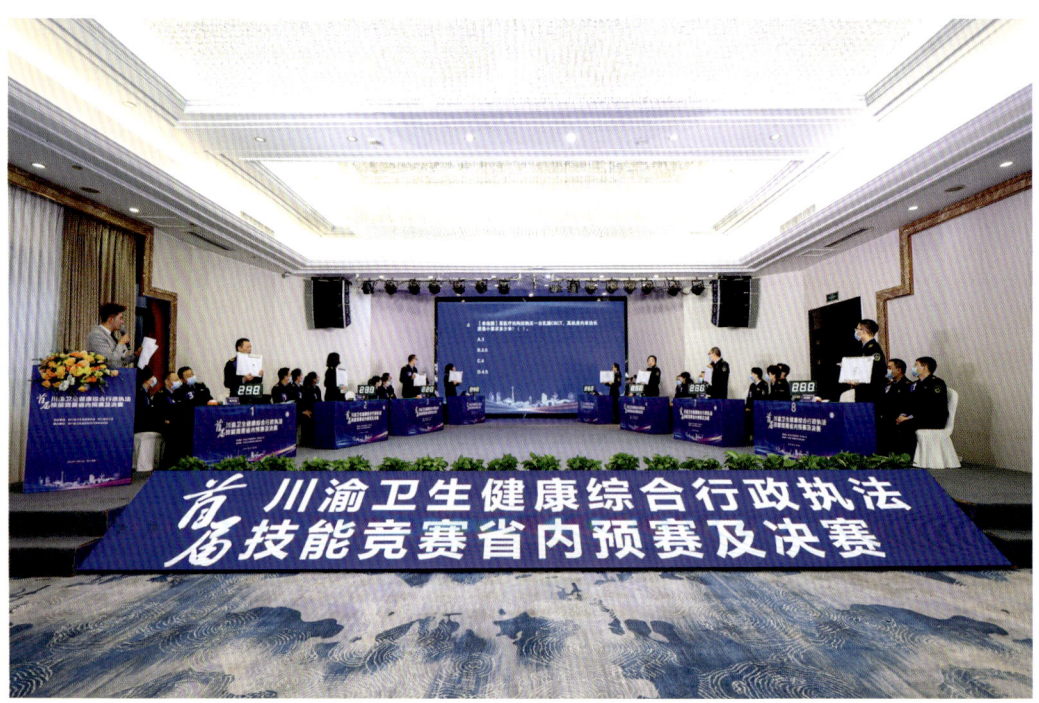

2022年11月6—8日,由四川省卫生健康委员会、四川省总工会主办的首届川渝卫生健康综合行政执法技能竞赛省内预赛及决赛在成都市举行(唐灏◇供稿)

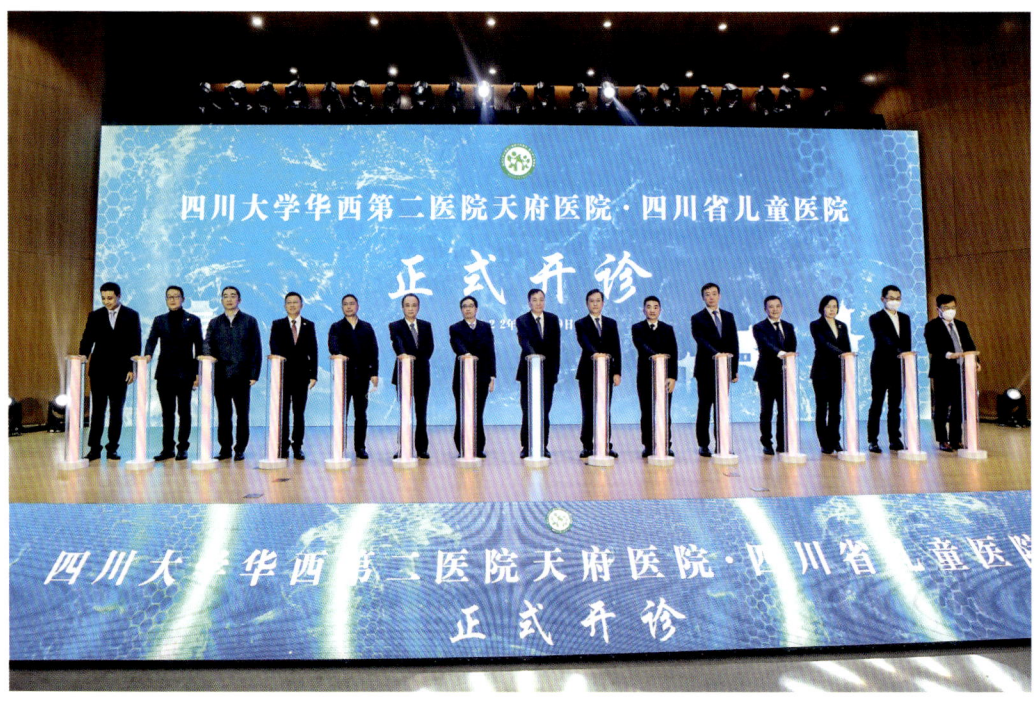

2022年12月19日,四川大学华西第二医院天府医院·四川省儿童医院揭牌开诊(眉山市卫生健康委◇供稿)

《四川卫生健康年鉴》编纂委员会

主　任	徐　斌				
副主任	田兴军	李利华	张　峰	赵汝鹏	唐雪峰
	李　冰	李新华	杨　庆	刘　捷	吴先萍
	黄　勤	兰　勇			
委　员	（以姓氏笔画为序）				
	丁　波	丁智刚	马　俊	王　宁	王　刚
	王　华	毛　序	方晓明	邓　萱	叶　玲
	毕明帅	朱胜国	向祚敏	刘　成	刘　建
	刘　罡	刘　峰	刘嘉馨	刘瀚旻	江　涌
	阮履强	苏建明	苏章辉	李　红	李　伟
	李　阳	李为民	李永春	李晓林	李敬东
	李德芳	杨　泉	杨　莉	杨正林	杨晓涛
	肖金刚	何　鸿	何本祥	何成诗	余明远
	沈　海	张　本	张　君	张　健	张先庚
	张佩如	张晓胜	张勤修	张筱烽	张福鑫
	陈　文	陈　槟	林志敏	林桐榆	欧阳曦
	罗　宾	罗开平	周　力	周昌华	周俊梅
	学　佳	赵卫东	赵永红	赵晓恒	胡　平
	钟新秋	段　鑫	贾建勋	徐保华	唐宇驰
	黄树良	黄晓春	曹　力	蒋传德	韩　梅
	程宏斌	曾　伟*	曾　伟**	曾　妍	曾令和
	谢　立	谢　刚	谢仁兴	谢春光	廖志华
	谭红斌	黎　旭	黎　玲	颜家渝	潘　昀

注：*省卫生健康委人口监测与家庭发展处处长

　　**乐山市卫生健康委员会主任

《四川卫生健康年鉴》编辑室

主　　编　　赵汝鹏
副 主 编　　苏建明　　曹　华　　赵晓恒　　王晓丽　　赵忠明
编　　辑　　向晓莉　　罗玉昆　　张　莉　　王景会
图片编辑　　吴　婕　　董志文　　郭秋阳
编　　务　　吴　娜　　张成静

编辑说明

一、《四川卫生健康年鉴》坚持以马克思列宁主义、毛泽东思想、邓小平理论、"三个代表"重要思想、科学发展观、习近平新时代中国特色社会主义思想为指导，坚持辩证唯物主义和历史唯物主义的立场、观点、方法，准确、翔实地反映上一年度四川卫生健康事业发展进程，为各级领导机关和部门提供决策依据，为社会各界了解和研究四川卫生健康事业提供资料。

二、《四川卫生健康年鉴》是由四川省卫生健康委员会主管、主办，四川省中医药管理局协办的四川省卫生健康行业年鉴，2001年创办，每年出版一卷。

三、本年鉴采用分类编辑，由类目、分目、条目三级组成，设重要会议讲话、年度卫生健康工作、市（州）卫生健康工作、国家委在川医疗卫生机构和委（局）直属单位及医学院校、社会组织、经验交流、大事记、医林人物、文献辑存、附录10个类目。本年鉴所记载的内容，以年度为断限，除因统计需要外，均为2022年内容，于2023年编。

四、本年鉴文稿，主要由省卫生健康委各处室、省中医药局、市（州）卫生健康委、国家委在川医疗卫生机构和委（局）直属单位及医学院校、学会协会提供。若文中同一指标因统计口径不同出现差异，当以《四川卫生健康统计年鉴2022》数据为准。

本年鉴在编辑过程中的不足和疏漏，敬请广大读者批评指正。

目录

重要会议讲话

2022年全省卫生健康工作电视电话会议讲话 ……………………… 1

年度卫生健康工作

2022年四川省卫生健康工作综述 ……… 9
人事工作 …………………………… 13
规划发展 …………………………… 15
财务工作 …………………………… 16
信息统计 …………………………… 18
医改与法治建设 …………………… 20
行政审批 …………………………… 23
综合监管 …………………………… 24
医疗服务 …………………………… 27
基层卫生健康 ……………………… 33
卫生应急 …………………………… 36
疾病预防控制 ……………………… 39
重大疾病防治 ……………………… 42
科技教育 …………………………… 45
药物食品 …………………………… 47
老年健康服务 ……………………… 48
妇幼健康服务 ……………………… 49
职业健康 …………………………… 52
人口监测与家庭发展 ……………… 55

宣传与健康促进 …………………… 57
交流合作 …………………………… 59
预防保健 …………………………… 60
干部医疗和保障服务 ……………… 60
离退休工作 ………………………… 61
党的建设 …………………………… 62
审计与巡察 ………………………… 64

市（州）卫生健康工作

成都市 ……………………………… 66
自贡市 ……………………………… 106
攀枝花市 …………………………… 112
泸州市 ……………………………… 120
德阳市 ……………………………… 132
绵阳市 ……………………………… 137
广元市 ……………………………… 146
遂宁市 ……………………………… 160
内江市 ……………………………… 164
乐山市 ……………………………… 173
南充市 ……………………………… 177
宜宾市 ……………………………… 181
广安市 ……………………………… 188
达州市 ……………………………… 193
巴中市 ……………………………… 202
雅安市 ……………………………… 207
眉山市 ……………………………… 214
资阳市 ……………………………… 221

— 1 —

阿坝藏族羌族自治州 …………… 226
甘孜藏族自治州 ………………… 230
凉山彝族自治州 ………………… 236

国家委在川医疗卫生机构和委（局）直属单位及医学院校

四川大学华西临床医学院（华西医院） ………………………… 241
四川大学华西第二医院（四川大学华西妇产儿童医院） ……… 246
四川大学华西公共卫生学院（华西第四医院） ………………… 249
四川大学华西口腔医学院（华西口腔医院） …………………… 255
中国医学科学院输血研究所 …… 257
四川省医学科学院·四川省人民医院 …………………………… 259
四川省疾病预防控制中心 ……… 261
四川护理职业学院·四川省卫生学校 …………………………… 276
四川省肿瘤医院 ………………… 279
四川省妇幼保健院·四川省妇女儿童医院 ……………………… 281
四川省卫生健康综合行政执法总队 …………………………… 283
四川省计划生育协会 …………… 286
四川省第四人民医院 …………… 288
四川省第五人民医院（四川省老年医院、四川省老年医学研究所） ………………………………… 289
西南医科大学附属医院 ………… 292
川北医学院附属医院 …………… 295
川北医学院第二附属医院 ……… 296
成都医学院第一附属医院 ……… 297
西南医科大学附属口腔医院 …… 299
四川护理职业学院附属医院（四川省第三人民医院） …………… 300
四川省卫生健康发展研究中心 … 301
四川省卫生健康委员会机关服务中心 …………………………… 303
四川省卫生健康委员会人才服务中心 …………………………… 306
四川省卫生健康委员会项目管理中心 …………………………… 307
四川省卫生健康委员会国际交流中心 …………………………… 308
四川省卫生健康宣传教育中心 … 309
四川省医疗卫生服务指导中心 … 311
四川省卫生健康信息中心 ……… 313
四川省药械临床使用监测与评价中心 …………………………… 316
四川省老龄健康发展中心 ……… 317
成都中医药大学附属生殖妇幼医院 … 319
四川省医学科技教育中心 ……… 320
四川省医疗保健服务中心 ……… 321
四川省中医药科学院（四川省中药研究所） …………………… 322
四川省骨科医院 ………………… 324
成都中医药大学附属医院（四川省中医医院） ………………… 326
成都中医药大学第三附属医院 … 328
四川省中西医结合医院 ………… 329
四川省第二中医医院（四川省中医药科学院中医研究所） …… 331
西南医科大学附属中医医院 …… 334
成都中医药大学附属医院针灸学校（四川省针灸学校） ……… 336
四川省中医药发展服务中心 …… 339
西南医科大学 …………………… 341
成都中医药大学 ………………… 343
川北医学院 ……………………… 344
成都医学院 ……………………… 346
电子科技大学医学院 …………… 347

社会组织

四川省健康教育协会 …………… 349
四川省社区卫生协会 …………… 349
四川省输血协会 ………………… 351
四川省人口学会 ………………… 352
四川省预防医学会 ……………… 353
四川省抗癌协会 ………………… 353
四川省卫生信息学会 …………… 354
四川省卫生经济学会 …………… 356
四川省康复治疗师协会 ………… 356
四川省性学会 …………………… 357
四川省民族卫生健康促进会 …… 358
四川省医师协会 ………………… 359
四川省性病艾滋病防治协会 …… 360
四川省防痨协会 ………………… 361
四川省医学会 …………………… 362
四川麻风防治协会 ……………… 363
四川省心理卫生协会 …………… 364
四川省女医师协会 ……………… 365
四川省护理学会 ………………… 366
四川省医院协会 ………………… 367
四川省解剖学会 ………………… 368
四川省康复医学会 ……………… 369
四川省老年学学会 ……………… 370
四川省超声医学工程学会 ……… 370
四川省糖尿病防治协会 ………… 371
四川省优生托育协会 …………… 371
四川省干细胞技术与细胞治疗协会
 …………………………………… 372
四川天府健康产业研究院 ……… 374
四川省医药爱心基金会 ………… 375
四川仁爱医疗基金会 …………… 375
四川省华西天使医学基金会 …… 376

经验交流

顺应新时代人民健康新需求　创新
　推进健康四川行动 …………… 377
四川重大疾病防控工作经验亮相国
　家卫生健康委新闻发布会 …… 381
突出重点　夯实基础　全力以赴筑
　牢筑实疫情防控防线 ………… 383
狠抓"五个到位"　全力构筑免疫屏
　障 ……………………………… 385
以创促治　以创提质　持续提升基层
　中医药服务能力 ……………… 387
政策引领　优化布局　多元服务　全
　力推进医养服务高质量发展 … 389
分类管理　突出特色　推动乡镇医疗
　卫生服务同频共振 …………… 391
广元市卫生健康委员会在全省县域
　医疗卫生次中心建设工作推进
　会上的发言 …………………… 393
强转变　谋创新　优配置　公立医院
　高质量发展实现新突破 ……… 395
深化"三医"联动暨系统集成改革
　试点 …………………………… 397
"四个强化"推进普惠托育试点 … 399
坚持融入融合融洽主基调　以高质量
　党建推动高质量事业发展 …… 402

大事记

2022年四川省卫生健康工作大事记
 …………………………………… 404

医林人物

第四届国医大师陈绍宏 …… 420

文献辑存

四川省人民政府关于印发《四川省建设国家中医药综合改革示范区实施方案》的通知　川府发〔2022〕25号 …… 423

四川省人民政府办公厅关于印发《四川省人口发展中长期规划》的通知　川办发〔2022〕25号 …… 429

四川省人民政府办公厅关于印发《四川省"十四五"医疗卫生服务体系规划》的通知　川办发〔2022〕79号 …… 449

附录

1. 2022年四川省卫生健康委员会领导和各处室主要负责人（截止2022年12月）名录 …… 485
2. 2022年四川省中医药管理局领导及各处室主要负责人名录 …… 487
3. 2022年各市（州）卫生健康委员会主任名录 …… 487
4. 2022年国家委在川医疗卫生机构和委（局）直属单位主要领导名录 …… 488
5. 2022年8月30日，全国"人民满意的公务员"和"人民满意的公务员集体"表彰大会表彰的全国"人民满意的公务员集体""人民满意的公务员"名录（四川省卫生健康系统） …… 492
6. 2022年全国文化科技卫生"三下乡"活动示范项目、优秀团队（四川省卫生健康系统） …… 492
7. 第四届国医大师（四川省） …… 492
8. 第二届全国名中医（四川省） …… 493
9. 2022年全国五一劳动奖章、全国工人先锋号名录（四川省卫生健康系统） …… 493
10. 2022年度全国三八红旗手、全国三八红旗集体和全国巾帼建功标兵、全国巾帼文明岗、全国巾帼建功先进集体名录（四川省卫生健康系统） …… 493
11. 第三届四川杰出人才奖获奖者名录（卫生健康系统） …… 494
12. 第四届四川省十大名中医 …… 495
13. 共青团四川省委、四川省青年联合会授予的第25届四川青年五四奖章、第25届四川青年五四奖章集体名录（卫生健康系统） …… 495
14. 2022年度四川省三八红旗手标兵、四川省三八红旗手、四川省三八红旗集体名录（卫生健康系统） …… 495
15. 2022年度四川省医疗卫生健康科研成果获四川省科学技术奖奖励项目一览表 …… 497

重要会议讲话

2022年全省卫生健康工作电视电话会议讲话

四川省卫生健康委员会党组书记、主任 敬静

（2022年2月16日）

同志们：

刚才，成都、德阳、遂宁、宜宾、绵阳三台和四川大学华西医院6个单位做了经验交流发言，讲得都很好，听了很受启发。希望大家相互学习借鉴、取长补短，为全省乃至全国创造更多的先进典型、学习经验。下面，我讲几点意见。

一、2021年主要工作回顾

过去一年，在党中央国务院、省委省政府的坚强领导下，全省卫生健康系统心怀"国之大者"，坚持人民至上、生命至上，无私奉献、超常付出，一手抓新冠疫情防控不动摇，一手抓事业改革发展不懈怠，各项工作取得显著成效，实现"十四五"良好开局。

（一）新冠疫情防控取得新成效。常态化防控科学精准。全面落实常态防控措施，全流程闭环管理入境人员，多渠道排查管控重点地区入(返)川人员，持续做好"人、物、环境"多点监测预警。建立"三四五"工作机制，全面推进新冠病毒疫苗接种，全省累计接种1.57亿剂次。压实"四方责任"，省级开展疫情防控督查25轮。加强多部门协同联动，利用大数据支撑精准防控，优化"一码两系统"，建设省级疫情防控管理平台，开发应用流调溯源信息化应用系统，助力风险人员锁定、行动轨迹追踪和圈层精准管控。应急处置卓有成效。始终保持指挥体系处于应急状态，组建应急处置前线指挥中心和11个省级常备工作组，健全平急转换机制。持续提升应急处置核心能力，充实流调溯源、核酸检测、转运隔离队伍，全覆盖开展技能培训，常态化开展应急演练。及早发现、迅速处置绵阳、宜宾、泸州、自贡等地疫情，在一个潜伏期内控制住成都"11·2"疫情。医疗救治能力显著提升。坚持"四集中一远程"救治策略，优化设置定点医院79家、救治床位2.94万张、ICU床位3150张。组建15支省级医疗救治应急支援队，实行"一人一案"多学科联合救治，全年救治患者468人，无因新冠死亡病例。加强院感防控，严格落实预检分诊"五个一"、发热门诊"三个必须"、重点人群"两个闭环"，实现院内零感染目标。

（二）行业改革发展开创新局面。积极融入成渝地区双城经济圈建设。签订川渝妇幼健康交流合作协议、卫生健康监督执法合作协议。确定第一批川渝互认医疗机构16项临床检验、41项医学影像互认项目，337家公立医疗机构实现川渝电子健康卡"扫码就医"。实施川渝卫生技术人才"双百"培养项目。获批国家卫生健康委重点实验室1个、国家临床重点专科14个。综合医改试点持续深化。推广三明医改经验，在自贡、宜宾开展"三医"联动暨系统集成改革试点。推进国家口腔医学中心和国家儿童区域（西南）医疗中心建设，首批"辅导类"国家医学中心创建单位落户四川，规划布局省医学中心和区域医疗中心，建成71个城市医疗集团、60个紧密型县域医共体。出台推动公立医院高质量发展实施方案，自贡市被确定为公立医院综合改革第二批国家级示范城市，大竹县公立医院改革受到国务院办公厅通报表扬。做实医疗卫生"后半篇"文章。乡镇卫生院、村卫生室分别调减37%、22%，首批42个县域医疗卫生次中心建设取得积极进展，扎实开展社区医院创建和"优质服务基层行"活动。打造"因病返贫致贫"预警监测系统，统筹下派1300余人对口支援脱贫地区。"放管服"改革深入推进。实现11个事项"川渝通办"、8个事项"省内通办"。国家医疗卫生行业综合监管督察问题整改全面落实，开展医疗卫生行业6大专项整治行动，查处违法案件1.4万余件，市（州）医疗"三监管"平台实现常态化运行。深化"大处方、泛耗材和欺诈骗保"系统治理，开展不合理医疗检查专项治理，群众就医获得感进一步提升。

（三）公共卫生服务取得新进展。健康四川行动深入实施。试点健康城市、健康村镇建设，11个城市通过国家卫生城市复审。持续为城乡居民免费提供国家基本公共卫生服务，将3700余家企业和63余万职工纳入职业健康监测，完成首批营养健康食堂试点建设。普及健康知识，居民健康素养水平达23.6%。疾病防控能力稳步提升。推动疾控机构创等达标，全省甲乙丙传染病发病率连续14年低于全国平均水平。加强慢性病监测干预，学校卫生监测实现县（市、区）全覆盖，5个县（区）成功申报第二批国家儿童青少年近视防控适宜技术试点县。启动实施凉山州艾滋病等重大传染病防治攻坚第二阶段行动并实现范围扩点、病种扩面，包虫病综合防治成效持续巩固，结核病报告发病率稳步下降。卫生应急机制不断完善。修订突发公共卫生事件应急预案，开展川渝卫生应急暨国防动员联合演练。科学处置达州等地人感染H5N6禽流感疫情，高效完成泸县地震等灾害事件紧急医学救援。

（四）中医药强省战略迈出新步伐。工作机制不断完善。召开全省中医药传承创新发展大会，印发中医药强省建设行动方案，获批建设国家中医药综合改革示范区、省部共建西南特色中药资源国家重点实验室。服务水平持续提高。累计建成全国基层中医药工作先进单位108个，建设省级中医药重点学科20个、国医大师工作室和省名中医工作室等109个。文化交流成果丰硕。新增国家级非遗项目1项、省级非遗保护传承基地两个。开展"名中医四川行"等活动，新建奥洛穆茨、布拉格和迪拜3个海外中医药中心。

（五）人口老龄工作顺应新期待。妇幼健康服务扎实开展。启动母婴安全和健康儿童行动提升计划，妇幼保健机构二级以上标准化建设率达84.2%，积极创建国家级、省级新生儿保健特色专科和省级儿童早期综合发展示范基地。实现出生医学证明和预防接种证"一站式"办理。生育政策及时优化。完成《四川省人口与计划生育条例》修正。落实计划生育扶助保障民生实事，确认农村奖励扶助、特别扶助共计253万人。推进普惠托育专项行动，开展全国婴幼儿照护服务示范城市、优质服务托育机构建设。老龄健康工作有力推动。实施"智慧助老"行动，推动解决老年人在就医服务中运用智能技术困难。创建全国示范性老年友好型社区52个，推进全国医养结合示范省建设，支持100个基层医疗卫生机构建设医养结合服务中心。

（六）支撑保障能力实现新提升。重大资金项目保障有力。编制完成"十四五"卫生健康发展规划，争取中央、省级资金25亿元、项目125个，支持现代化疾控体系、县级医院提标扩能、妇幼健康服务能力等项目建设。加快建设省公共卫生综合临床中心、重大疫情防控救治基地等重点项目，我省首个P3实验室建成投运。人才队伍建设成效显著。杨正林教授增选为中国科学院院士，评选"天府青城计划"天府名医、首席专家、领军人才126人，8万多人通过卫生专业技术资格、护士执业资格、卫生人才评价考试。信息化建设加快推进。推进电子健康卡与医保电子凭证融合应用，新增智慧医院68家、互联网医院106家，建立远程医疗协作网157个，55个项目纳入国家"5G+医疗健康"建设应用试点。对外合作交流有序开展。召开援外医疗45周年纪念会，指导援外医疗队开展"春苗行动"，参与抗疫国际合作，全面推进4个中非对口医院合作机制建设。

（七）全行业党的建设焕发新活力。政治建设不断强化。扎实开展党史学习教育和庆祝建党100周年活动，引领全系统开展"我为群众办实事"。深化"四好一强"领导班子创建，推动公立医院"标杆党支部"、委直系统"五好党支部"创建，加强基层党组织规范化建设。全面从严治党纵深推进。建立委党组全面从严治党"四责协同"机制，加强对直属单位"一把手"和领导班子监督。抓好中央巡视和省委疫情防控巡视"回头看"反馈问题整改落实，接受省委第九轮常规巡视。持续深化行风治理，实行委管社会组织廉洁从业"十不准"。宣传舆论有力有效。构建"健康四川传播矩阵"，开通"健康四川学习强国号"，疫情防控舆论引导和健康科普不断加强。

组织"献礼建党百年 讲述健康故事"视频征集展播，8人入围"中国好医护"评选。规范政务微信微博、学术活动等意识形态宣传阵地管理，完善舆情监测引导模式，及时有效应对重大舆情。

这些成绩的取得，是省委、省政府坚强领导的结果，是各级各部门大力支持的结果，是全系统广大干部职工辛勤拼搏的结果。1月22日，黄强省长作出重要批示："2021年全省卫健系统工作很出色。向同志们表示感谢！"这体现了省委省政府对卫生健康工作的高度重视和充分肯定。在此，我代表省卫生健康委向奋战在疫情防控和医疗卫生一线的干部职工致以亲切的慰问，向关心支持卫生健康工作的各级各部门表示衷心的感谢！

同时，我们也应清醒地看到，全省卫生健康发展不平衡不充分的问题仍较突出，优质医疗资源缺乏，大型医院"高精尖优"不强，基层医疗卫生服务能力薄弱；人口老龄化形势严峻，现有医疗卫生资源难以有效满足老年人多层次、多样化健康服务需求；公共卫生应急管理体系不健全，重大疫情防控救治存在能力短板和体制机制问题；卫生人才资源总量不足、质量不优，基层及民族地区、边远山区人才匮乏问题尚未根本缓解。对此，我们要高度重视，采取有效措施切实加以解决。

二、2022年重点任务安排

2022年是实施"十四五"规划的重要一年，也是统筹推进疫情防控和事业改革发展的关键一年。全省卫生健康工作总体要求是：以习近平新时代中国特色社会主义思想为指导，深入贯彻党的十九大和十九届历次全会精神，认真落实党中央国务院、省委省政府和国家卫生健康委决策部署，坚持稳中求进总基调，坚持以人民为中心，以改革创新为动力，以高质量发展为主题，全面推进健康四川建设，为全省经济社会发展提供坚实的健康保障。重点要抓好以下工作：

第一，科学精准抓好疫情防控。要全面准确把握新冠肺炎疫情仍然是最大的不确定因素，疫情防控仍然是卫生健康系统的重中之重，必须牢固树立底线思维，及时研判国际、国内疫情发展趋势，补齐短板弱项，掌握战备主动，为经济社会发展保驾护航。

一要健全机制。坚持"外防输入、内防反弹"，压实"四方责任"。健全多领域专家研判机制，跟踪研判国内外疫情形势，动态调整防控政策。健全公共卫生安全预警多点触发和风险人员早期排查机制，提高监测预警灵敏性。

二要提升能力。建强省、市、县三级三公（工）流调队伍，完善高效协同工作机制，全面提升市（州）基因测序"一锤定音"溯源能力，形成一定规模的省级移动核酸检测应急支援能力，指导各地因地制宜推进集中隔离场所集约化新改扩建。规范设置定点医院，做好应对大规模疫情救治准备，坚持院感零容忍。推进新冠病毒疫苗序贯接种，加快完成3-11岁人群全程接种，持续推动全人群适龄无禁忌人员应接尽接，提高加强免疫接种覆盖率。

三要科学处置。按照满足30天满负荷运转需求，做好疫情防控、生活物资实物储备和供应配送。各市（州）按照"双盲设定"原则，定期开展全流程、全链条、全要素综合应急演练。一旦发生疫情，及时启动平急转换，第一时间组建省、市、县三级协同的前方联合指挥部，确保在一个潜伏期内控制住疫情。

四要做好保障。抓好重要级别任务和重要会议、重大活动疫情防控工作，全力保障省第十二次党代会顺利进行，指导做好第31届世界大学生夏季运动会疫情防控工作。

第二，推动卫生健康高质量发展。要把卫生健康工作放到全省经济社会发展全局中统筹谋划，把"建高地、筑厚底、织密网"作为卫生健康高质量发展的目标路径，勇于改革创新和自我革命，加快建立健全优质高效的卫生健康服务体系，实现健康与经济社会协调发展。

一是建高地。就是要把我省建设成为西部医疗卫生服务高地，推进优质医疗资源扩容和均衡布局，促进医疗机构"看得好病"，满足人民群众日益增长的多元化健康需求。要建设"两级中心"。全力争创综合类、高原病国家医学中心和传染病、呼吸、创伤、妇产等国家区域医疗中心，加快建设省医学中心和区域医疗中心。要健全临床重点专科体系。启动临床重点专科"卓越、精品、支撑、培育"工程，争创国家临床重点专科，建设省、市、县级临床重点专科75个、125个、250个。要推进公立医院高质量发展。实施公立医院薪酬制度改革，统筹做好二级及以上公立医院绩效考核。开展公立医院"四项重点建设行动"和"四项能力提升行动"，推动公立医院"三转变、三提高"。以规划为引领，构建整合型医疗卫生服务体系，规范引导适度发展分院区。要建好国家中医药综合改革示范区。强化省级中医专科联盟建设，支持省级重大疾病中医药防治中心和中医经典传承中心建设，积极创建国家第二批健康旅游示范基地，培育医药健康产业和医疗康养服务业。

二要筑厚底。就是要坚持保基本、强基层、建机制，加快补齐基层医疗卫生短板弱项，实现基层"看得了病"，保障群众基本医疗卫生需求。要巩固深化医改成果。继续推广三明医改经验，扩大紧密型县域医共体范围，推进"三医"联动暨系统集成改革试点和基层卫生健康综合试验区建设试点，支持开展县域医药卫生集成创新改革试点。出台构建优质高效分级诊疗体系实施方案，选择2-3个设区的市开展紧密型城市医疗集团试点。要推动优质资源下沉。全面推进县医院"临床服务五大中心"和"急诊急救五大中心"建设，争取更多县医院纳入国家"千县工程"。建成150个县域医疗卫生次中心，提升基层医疗卫生机构达标率，新建一批社区医院和基层临床特色科室。深化"岗编适度分离""县招乡用""乡聘村用""公益一类保障、公益二类管理"等改革，激发基层活力。要巩固健康扶贫成效与乡村振兴相衔接。坚决守住不发生规模性因病返贫致贫底线，签约农村低收入人口高血压、糖尿病、结核病和严重精神障碍患者规范管理率达90%。实施第二轮民族地区卫生发展十年行动计划、东西部协作和对口支援，持续做好定点帮扶工作。

三要织密网。就是要坚持预防为主、医防协同、平战结合，全面构建起横向到边、纵向到底的公共卫生安全防护网，让人民群众"不生病、少生病"。要深入实施健康四川行动。推动《健康四川行动促进条例》立法，完善动态考核评价体系。开展爱国卫生运动70周年系列活动和卫生城市创建，提高卫生县城覆盖率。开展健康促进行动和健康县区建设，实施职业病危害专项治理，加强食品安全风险监测评估。要强化卫生应急能力。争创国家区域公共卫生中心和重大传染病防治基地，实施省级菌毒种库、市级致病菌识别网、县级疾控机构能力"三项建设"。加快建设全省重大传染病和地方病数据库，推动建设国家紧急医学救援综合基地。要改革完善疾控体系。推进省、市、县三级疾控体系改革，健全疾控网络、管理体系和运行机制。健全医防协同机制，推进公立医疗机构设立公共卫生科和专兼职疾病预防员，推动成立村（社区）公共卫生委员会。要抓好重大传染病防控。实施遏制艾滋病传播三年行动，建设全国艾滋病综合防治示范区，推进凉山州艾滋病等重大传染病防治攻坚第二阶段行动。全面完成遏制结核病四年行动任务，实施消除丙型肝炎公共卫生危害行动，控制包虫病流行县人群患病率，开展地方病全覆盖监测，推动建成5个国家级慢病综合防控示范区。

第三，增强群众看病就医获得感。要始终把维护人民群众健康权益作为一切工作的出发点和落脚点，精准对接群众健康需求，坚持尽力而为、量力而行，不断提高卫生健康供给和服务水平，努力全方位全周期保障人民健康。

一要改善就医体验。推行二级及以上公立医院分时段预约诊疗服务，鼓励提供多学科门诊"一站式"诊疗服务，推进川渝两地三级公立医院同级检验检查结果互认。推进"互联网+医疗健康"，实现"5G+医疗健康"应用覆盖所有县（市、区），新建一批智慧医院、互联网医院和远程医疗一体化协作医疗卫生机构，推行"网上问诊、电子处方、在线结算、送药到家"，让群众日常就医更加便捷。为全省100万35-64岁农村妇女免费提供"两癌"筛查。

二要提升老龄健康服务。构建综合连续、覆盖城乡的老年健康服务体系，启动实施银龄健康工程。为全省650万65岁以上老年人提供免费健康管理，为20万失能老年人开展"健康敲门行动"。推动50%的二级及以上综合医院设立老年医学科。加快医养结合示范省和老年医疗护理、康复医疗服务试点省建设，积极推进老年人居家医疗服务。

三要促进优生优育。完善三孩生育政策配套支持措施，规范实施计划生育特殊家庭扶助保障制度，开展普惠托育专项行动，创建国家婴幼儿照护服务示范城市。推进内外妇儿和院感质控县域全覆盖，健全出生缺陷综合防治产前筛查网络，提高"5大片区"辅助生殖机构覆盖率。

第四，强化事业发展支撑保障。要坚持用全面、辩证、长远的眼光看待卫生健康事业发展，主动适应中央和地方财权事权改革的方向，善于抓主要矛盾和矛盾的主要方面，调整卫生健康重大政策和推动重大改革要把握好时度效，在整体推进中实现重点突破。

一要加大项目资金保障。加快"十四五"各专项规划的编制，给抓落实留足时间。积极争取中央和地方各级政府加大对卫生健康事业的投入，新增资金重点向重大战略、重要改革任务和补短板、保安全等方面倾斜。做好"十四五"项目储备和中央预算内投资项目申报，加强内部审计，规范绩效管理，提高预算执行进度。

二要提升人才科教支撑。打破唯学历、唯资历、唯论文的"三唯论"，改革卫生高级职称申报评审制度，分层分类设置评价标准，通过"放权、松绑、倾斜、优惠"等一系列"组合拳"，让人才发展有空间、晋升有通道、工作有成就感。面向前沿引进培养"天府名医""天府健康英才"等高层次拔尖人才，面向基层培养定向医学生、全科医生等基层骨干人才，面向需求培养重症医学、生殖医学、病理检验等急需紧缺和适宜技术人才，优化人才结构。加强住院医师等规范化培训，持续提升毕业后教育培训质量。规范援外医疗管理，深化中非对口医院合作。

三要提高依法行政水平。制订全系统"十四五"法治政府建设实施方案和"八五"普法规划，推进《四川省医疗机构管理条例》等地方立法相关工作，完善卫生健康法治体系。落实国家"双随机"抽查，组织开展消毒服务机构、预防接种、粉尘和噪声行业专项整治。深化医疗"三监管"和信用监管，完成第二批卫生健康监督机构规范化建设。落实"三管三必须"要求，切实抓好安全生产、信访维稳等工作。

三、确保工作落地见效

发展卫生健康事业不仅是医疗卫生问题，而且是涉及经济社会发展全局的重大公共安全问题。全系统各级党组织要牢固树立高度自觉的大局意识，切实担负起主体责任，充分发挥把方向、管大局、作决策、保落实的重要作用。各单位主要负责同志要扛起第一责任，对标对表重点任务，结合实际创造性开展工作，确保党的路线、方针、政策在全系统贯彻执行、落地见效。

一要抓学习强化思想武装。深入学习宣传贯彻习近平新时代中国特色社会主义思想和党的二十大、省第十二次党代会精神，开展"读习语·颂经典"活动，引导全系统坚决捍卫"两个确立"，做到"两个维护"。分级分类推进党史学习教育，不断深化"我为群众办实事"实践活动。各级各单位领导干部要进一步提高专业化能力，增强补课充电的紧迫感，在学中干、干中学，加快知识更新、优化知识结构、拓宽视野格局，在实践中培养职业精神、丰富管理知识、提高专业能力，努力成为领导事业改革发展的行家里手。

二要抓整改强化责任落实。要坚持管行业必须管行风，更加注重党风廉政和行业作风建设，切实加强重点领域、重点部位、重点环节廉政风险的动态监控和监督检查，聚焦容易损害群众切身利益的现实问题和影响群众看病就医体验的痛点、难点和堵点问题，创新监管方式机制，精准有力对症下药，坚决整治行业乱象，树立行业清风正气。抓实省委巡视以及意识形态、选人用人专项巡视反馈问题整改，切实把党的领导贯穿到卫生健康各领域、全过程，压实各级党组织从严治党主体责任、"一把手"第一责任、班子成员"一岗双责"和纪委监督专责。严格落实意识形态工作"五项制度"，把意识形态工作做深做细做实。规范干部选任程序，提高选任公信力。开展"四责协同"监督检查、采购和耗材专项审计巡察、变相公款旅游、学会协会监管等专项整治，纵深推进党风廉政建设。

三要抓治理健全长效机制。深化"四好一强"领导班子创建，落实公立医院党委领导下的院长负责制。加强领导班子和干部队伍建设，优化队伍年龄、专业、经历和来源结构。推进大型医院巡察，开展医疗机构"红包""回扣"等问题专项整治。开展"健康四川大美医者"评选，讲好为人民服务的卫生健康故事。健全关心关爱医务人员长效机制，营造尊医重卫良好氛围。力戒形式主义、官僚主义，坚决杜绝会议落实、文件落实、表格落实，持续整治"文山会海"，切实改进调查研究、督查考核，让广大基层干部职工有更多时间和精力抓落实。

同志们，习近平总书记在今年新年贺词中指出："民之所忧，我必念之；民之所盼，我必行之。"做好卫生健康工作责任重大、使命光荣。让我们更加紧密地团结在以习近平同志为核心的党中央周围，在省委省政府的坚强领导下，开拓创新、砥砺奋进，努力提供更有温度、更高质量的卫生健康服务，以实际行动迎接党的二十大和省第十二次党代会胜利召开。

年度卫生健康工作

2022年四川省卫生健康工作综述

【新冠疫情防控】因时因势优化防控政策。紧跟国家"走小步、不停步"节奏,不断调整完善防控措施,健全分级诊疗体系,全力防感染、保健康、防重症、降病亡。创新实施"入川即检",扎牢"国门""省门"关口。设置发热门诊(诊室、哨点)4478个,强化30家国家级流感监测网络哨点医院预警功能。规范"10类重点公共场所"管理,监督检查医疗机构、学校、集中隔离点等重点场所31.89万户次。

"小快灵"处置本土疫情。立足圈风险、防外溢、防扩散,第一时间激活指挥体系,以快制快打赢多轮疫情防控阻击战、遭遇战、歼灭战。推行生产企业"白名单""防疫泡泡",最大限度减少疫情对经济社会发展的影响。坚持全国"一盘棋","北上陕西、河南、吉林,东进上海,南渡广西、海南,西挺新疆、西藏"四向出征,救治伤员、支援防控、护佑健康。

从容应对新冠病毒感染。立足实施"乙类乙管"平稳转段,加快提升救治能力。全省定点医院46家,救治床位2.49万张,重症床位3293张,可转换ICU床位2826张;亚定点医院187家,救治床位11.1万余张,监护床位9500余张,方舱医院床位6.13万余张,床位数量总体充足,未出现严重挤兑现象。建立省级多学科医疗救治专家组,实施重症早预警、早介入、早干预,坚持"一人一案"精准诊疗,中医药治疗参与率100%,病亡率低于全国平均水平,央视《新闻1+1》《新闻联播》等节目广泛报道四川经验。

【综合改革】川渝卫生健康一体化。依托优势学科组建跨区域专科联盟90余个,建立远程医疗协作网205个。省内733家医疗机构实现重庆电子健康卡"扫码就医"。完成川渝卫生专业技术人才"双百"培养项目。建立"万达开""120"两小时医疗急救圈,省级危重孕产妇和新生儿救治中心开展互评互认,两地三甲医院互认45项临床检验、67项医学影像结果,确定互认专家41名,切实减轻患者就医负担。

综合医改。省委常委会专题研究部署医改工作,"三医"联动暨系统集成改革试点扎实推进，药耗集采、医疗价格、医保支付、人事薪酬等改革取得新进展，成都市深化医改成效明显获国务院督查激励。在全国率先出台构建优质高效分级诊疗体系实施方案，新增紧密型县域医共体试点县17个，国家"十三五"分级诊疗评估居西部第一。实施公立医院高质量发展促进行动，三级公立医院绩效考核连续两年进入全国前五，4家医院入选复旦大学中国医院综合排行榜100强，其中四川大学华西医院连续13年稳居第2，省人民医院位居第38位、前进19位。省外就医三级医院患者占比3.32%，是全国流出最少的8省之一。

中医药综合改革示范区和中医药强省建设。省政府主要领导担任省推进国家中医药综合改革示范区和中医药强省建设工作领导小组组长，启动实施示范区建设9项主要任务。争取国家中医药传承创新中心建设项目3个、中医特色重点医院建设项目7个，数量居全国第一。获批全国名老中医药专家传承工作室35个。推进天府中药城中医药孵化园建设，新培育省级现代农业园区3个、省级中药材林业园区5个。推动出台医保支持中医药传承创新发展措施。高质量融入共建"一带一路"，中医药国际影响力不断提升。

巩固健康扶贫成果，助力乡村振兴。巩固基本医疗有保障成果，落实健康帮扶举措，30种大病救治管理率99.58%，重点慢性病应签尽签率100%。强化动态监测和精准帮扶，守住防止规模性因病返贫致贫底线。走深走实东西部协作和对口支援，川浙组建医疗卫生"1+N"帮扶团队，全覆盖帮扶50个国家和省定乡村振兴重点帮扶县人民医院，合作建设重点专科36个、智慧医疗及医疗系统数字化改造项目73个，引进诊疗技术27项。

【卫生健康事业发展】"三高"建设。加快推动国家口腔医学中心和国家儿童区域（西南）医疗中心发展，四川大学华西第二医院天府医院（四川省儿童医院）获批建设国家区域医疗中心，一期600张床位启用运营，四川大学华西医院创建国家医学中心推进顺利。申报第五批国家区域医疗中心项目4个，完成3个省医学中心和50个省区域医疗中心规划。国家精准医学产业创新中心、天府锦城实验室等高能级创新平台挂牌运行，国家卫生健康委核技术医学转化重点实验室落地建设。争创18个国家临床重点专科，启动建设首批75个省级临床重点专科。

基层服务能力建设。推动县、乡、村医疗卫生资源优化配置，90家县医院被纳入国家"千县工程"，数量居全国第三。在全国率先提出并建成167家县域医疗卫生次中心，国家"优质服务基层行"基本标准、推荐标准分别新增371家、97家。二、三级医院向基层医疗卫生机构、接续性医疗卫生机构转诊人次较2021年增加141%，双向转诊渠道更加畅通。

公共卫生。实施健康四川行动和爱国卫生运动，推进省级菌毒种库建设，创建三级以上疾控机构35家。建成国家慢性病综合防控示范区28个，村（社区）公共卫生委员会覆盖率达91%。凉山州艾滋病防治攻坚第二阶段行动成效显著，抗病毒治疗覆盖率和成功率分别提高到97.97%、98.5%。结核病报告发病率55.59/10万，同比下降5.45%。88%的包虫病流行县人群患病率控制在1%以内。职业病报告病例数持续下降，新增494家食源性疾病病例监测医疗机构。四川大学华西医院入选国家紧急医学救援基地项目储备库。高效处置"9·5"泸定地震、绵阳平武"7·12"泥石流等数起自然灾害卫生应急救援。

【人民健康获得感增强】医疗服务。持续强化医疗质量安全管理，建成省、市、县三级医疗质控中心4251个，连续两年获评全国抗肿瘤药物临床应用监测优秀工作省份。二级以上医院安防系统建设达标率84.1%，同比增长12个百分点。累计建成互联网医院262家，开展互联网诊疗260余万人次。"5G+医疗健康"远程应用体系建设取得新进展，初步实现远程会诊、远程影像诊断等应用场景。"互联网+医疗健康"4个典型案例获国家卫生健康委通报表扬。2021年门诊患者满意度和员工满意度均居全国第二位。

"一老一小"有保障。启动实施银龄健康工程，为全省765.3万65岁及以上老年人提供免费健康管理服务，"健康敲门行动"服务20.4万失能老年人。创建全国示范性老年友好型社区50个，居全国第三。建成医养服务中心150个、老年友善医疗机构2571家，356家二级及以上综合性医院设立老年医学科，设置率58.36%。省委、省政府印发《关于优化生育政策促进人口长期均衡发展的实施方案》，完善三孩生育支持措施，全省三孩出生人数占比7.3%，同比上升1.9个百分点。新增普惠性托位5800个。

妇幼健康服务。启动《四川省妇女儿童发展纲要》新一轮十年计划，实施母婴安全、健康儿童和母乳喂养行动（提升）计划。完善产前诊断、产前筛查服务体系和质控网络，新增74家产前诊断和产前筛查机构，成功创建32家省级妇幼保健特色专科。超额完成百万农村妇女免费"两癌"筛查民生实事，免费婚检、出生缺陷等项目惠及适龄群众200余万人。省级"云上妇幼"通过国家验收，依托平台组织培训和远程指导390场次。

【卫生健康支撑保障】人才科教支撑。深化卫生专业技术人员职称制度改革，分层分类设置评价标准，更加突出临床实践导向。加强医教协同，全省卫技人员同比增长4.6%，住院医师等五类规培共招收1.13万人。举办首届全科专业教学查房和门诊技能竞赛，在全国竞赛的两个组别中荣获二等奖。推荐130余人参评国家卫生健康突出贡献中青年专家等人才项目。公开招募2.2万余个公共卫生特别服务岗，协同推进"十四五"生命健康重大科技专项和新冠肺炎防控省级科研攻关项目，四川大学华西医院研发的重组蛋白新冠疫苗获批紧急使用。推进"一带一路"卫生健康交流，4个中非对口医院合作项目进展顺利。

依法行政。优化三级行政权力事项清单，立项地方卫生标准7项，加强重大行政决策、规范性文件合法性审查，全年无被撤销或确认违法行政行为。联合教育厅在全国率先开展学校卫生自查，推进医疗机构、采供血机构依法执业在线自查，完成医疗"三监管"平台三期、第二批8个卫生健康监督机构规范化建设。开展医疗乱象、饮用水安全等9个专项整治行动，切实维护群众健康权益。推进"放管服"改革，实施政务服务标准化规范化便利化三年行动，创新上线智能审批预审系统助力疫情防控。全面启动"新生儿出生一件事"多证联办，入选全省网络综合治理数字化应用场景优秀解决方案。

健康宣传。紧扣学习贯彻党的二十大主线，开设"喜迎二十大""奋进新征程·建功新时代"等专栏，多渠道、全方位展示健康四川创新实践和重大成效。策划抗疫、抗震系列报道，多次被央视、新华社、四川日报等主流媒体转载，健康四川官微连续9年获评"十佳省直部门政务新媒体"。加大健康科普宣传力度，发行《健康四川 幸福你我》手册，录制科普节目和短视频230余期（个），引导群众当好自身健康第一责任人。6人入选年度"中国好医生、中国好护士"，我省迄今入选的个人和团体数均居全国第二位。

【从严治党与规范行业治理】党的领导。深入学习贯彻落实习近平总书记来川视察重要指示和中央、省委重大会议精神，在全系统掀起学习宣传贯彻党的二十大和省委十二届二次全会精神热潮，省卫生健康委党组获评省直机关理论学习中心组学习先进单位。召开党风廉政建设和作风纪律警示教育大会，制定委直属机关党建"四级六岗"责任清单，建立全面从严治党"四责协同"机制，完善"一级抓一级、层层抓落实"责任链条。深化"四好一强"班子、"五好党支部"创建，推动三级公立医院党政分设等任务落细落实。

综合监督。深化政治监督，狠抓贯彻中央、省委系列会议精神督导落实，持续推进上级巡视反馈意见以及省委书记专题会点人点事重点问题整改，完成率97.3%。开展借培训名义搞公款旅游专项整治，排查48万余人次、退赔费用约138万元。开展绩效工资专项审计，清理违规发放津补贴。制定7类20条整治形式主义清单对账销号，群众获得感不断提升。综合运用"四种形态"强化纪律监督，对2名因疫情防控不力领导干部给予党纪处分和免职处理。

系统治理。坚持自我革命，以"小切口深解剖"方式系统施治，在全省开展困难群众救助资金专项清理和转嫁行政费用增加企业负担专项整治。组织开展学（协）会监管问题专项检查、委直单位委托采购和领导干部经济责任审计等。深入开展行业领域突出问题系统治理和"不合理检查"治理，切实解决群众就医负担重的问题。

（办公室）

人事工作

【机构编制和干部队伍建设】制定《省委第一巡视组反馈选人用人问题整改方案》及相关问题清单,持续推进省委巡视选人用人专项检查反馈问题整改。深化干部人事制度建设,修订印发《省卫生健康委干部管理办法》等9项制度。加强机关和直属单位领导班子建设,坚持好干部标准,选拔任用处级领导干部32人,其中正处18人,副处14人。交流轮岗和转任干部32人,8名年龄较大的干部退出领导职务。规范职级晋升工作,调研省卫生健康委机关和直属参公单位职级晋升工作,为党组决策提供参考。开展日常晋升工作,晋升一至四级调研员23人,晋升一级主任科员以下14人。办理直属单位人员调动19人,完成2021年度领导干部考核、个人事项集中填报、选人用人一报告两评议工作。开展事业单位骨干人员档案专项审核集中攻坚、领导干部因私出国(境)管理等专项整治工作。协同起草《四川省疾病预防控制局职能配置、内设机构和人员编制规定》《四川省卫生健康工作领导小组组建方案》,制定省肿瘤医院"三定"规定,将四川省儿童医院(四川省儿童医学中心)筹建处更名为四川省儿童医院(四川省儿童医学中心),设立省公共卫生综合临床中心筹建处,撤销四川省卫生学校并入四川护理职业学院。组织开展1期新任职干部培训班,培训新任职干部65人。

【社会组织管理】制定学(协)会"搭台唱戏"问题整改台账,进一步理顺社会组织管理体制机制,经省委编办同意明确由科技教育处负责委管社会组织日常监督管理工作,省卫生健康委社会组织管理办公室从省医疗卫生服务指导中心调整到科技教育处。健全管理长效机制,会同省卫生健康委科技教育处、财务处制定《关于进一步加强委管社会组织监管工作的通知》《关于进一步规范委管社会组织举办学术交流活动的通知》等4个规范社会组织管理制度。开展委管干部兼职清理,省卫生健康委班子成员、中层干部辞去兼任的委管社会组织职务。协助省委组织部审批省管干部兼职2人,审批委管干部兼职8人。审核审批11家社会组织换届、章程修改等7项相关工作。完成委管34家社会组织年检(年报)的初审工作。

【卫生人才工作】谋划推动卫生人才队伍建设,制定《四川省"十四五"卫生健康人才发展规划》。贯彻落实国家卫生职称制度改革精神,会同人力资源社会保障厅印发《四川省深化卫生专业技术人员职称制度改革实施方案》,进一步突出临床实践导向,分层分类设置评价标准。优化整合卫生人才计划,制定《四川省"卫生健康英才计划"实施办法》,修订《四川省"天府青城计划"天府名医项目实施方案》,完成第十届国家卫生健康突出贡献中青年专家、第十四批四川省学术和技术带头人及后备人选、"天府青城计划""天府峨眉计划"等省级人才项目推荐和初评工作，开展民族地区基层卫生优秀人才评选奖励，组织推进乡村振兴卫生健康人才项目。组织全省卫生高级职称、优秀青年人才高级职称，以及省卫生健康委直属单位实验、工程技术人员初中级职称和中等职业学校教师副高级职称等评审。加强专家人才服务管理，核报发放高层次人才岗位激励资金，组织慰问30名省卫生健康委领导联系专家，推荐10余名专家参加国情省情研修等。组织16.95万余人参加卫生专业技术资格考试、护士执业资格考试、卫生人才评价考试，完成7115人高级职称评审，因新冠疫情原因首次组织线上答辩。委人才工作在2022年度省委人才工作领导小组成员单位目标考核中位于"优秀"等次。

【人事薪酬工作】规范省卫生健康委直属事业单位岗位管理，严格落实岗位聘用实名制，加快人事管理信息化建设，完善实时录入、报送、分析、监控信息化平台。组织省人民医院等9家省卫生健康委直属单位调整完善岗位设置方案。推荐25名申报专业技术二级岗，审核同意35名聘用专业技术三级岗。组织省卫生健康委直属事业单位直接考核招聘高层次、紧缺人才104人，公开考试招聘工作人员23人。会同人力资源和社会保障厅、财政厅拟定四川省深化公立医院薪酬制度改革实施方案报省政府。印发《关于进一步规范委属事业单位绩效工资发放管理的通知》，组织召开省卫生健康委直属单位绩效工资政策调整专题会议，指导省卫生健康委直属单位完善内部考核分配办法、申报调整2022年度绩效工资水平。做好省卫生健康委直属单位绩效工资专项据实核增、职务职级晋升调整工资待遇、养老保险、工伤保险申报审核等工作。

【医务人员关心关爱】及时调整加强省卫生健康委新冠肺炎疫情防控领导小组人员力量，推动落实关心关爱疫情防控一线医务人员举措，紧跟疫情防控实际下发《关于切实做好关心爱护一线防疫医务人员工作的通知》等要求，组织全省卫生健康系统开展关心关爱工作自查，并通报各地落实情况。会同有关专班做好援河南省、吉林省（市）、上海市、海南省、新疆维吾尔自治区等地医疗队物资保障、隔离休养、帮困解难、落实待遇等工作，做好上海市、山东省、河南省等8支省外援川核酸检测队撤离欢送，协调安排西藏自治区、新疆维吾尔自治区等地有关人员途经成都市中转、隔离等事宜。印发《四川省应对新型冠状病毒肺炎疫情应急指挥部办公室关于加强跨区域疫情防控支援队伍服务保障工作的通知》，建立健全支援地、受援地协同保障机制。推动疫情防控核酸检测、基因测序、流调溯源、医疗救治4支专业机动队和非专业机动力量组建，会同有关省直部门组织招募省级核酸检测应急机动队2540人。

【医学生就业和医疗帮扶】多措并举拓展医学生就业渠道，会同相关省直部门制定《四川省2022年公共卫生特别服务岗项目实施方案》《四川省2022年新冠肺炎疫情防控应急岗位招募实施方案》，在全省医疗卫生机构、中小学校、乡镇（街道）等设立3万个公共卫生特别服务岗（含4000个疫情防控应急岗），面向社会公开招募医药卫生类专业、社会工作相关专业高校毕业生2.2万余人。会同省委组织部等10部门印发《四川省"组团式"帮扶乡村振兴重点帮扶县人民医院实施方案》，统筹选派浙江省和省内308名优秀医疗人才组建"1+N"帮扶团队，全覆盖帮扶50个国家、省乡村振兴重点帮扶县人民医院。

（人事处）

规划发展

【规划编制及实施】印发《四川省"十四五"医疗卫生服务体系规划》《四川省"十四五"卫生健康发展规划实施方案》《2022年"十四五"卫生健康专项规划任务清单》《2022年"十四五"卫生健康规划实施方案任务清单》，开展《四川省"十四五"卫生健康发展规划》在线解读，实施《四川省"十四五"卫生健康发展规划》中期评估。

【国家医学高峰项目】四川大学华西第二医院天府医院（四川省儿童医院）项目获批第四批国家区域医疗中心建设项目。支持泸州市、德阳市（中医）、宜宾市、南充市申报第五批国家区域医疗中心。四川大学华西医院国家医学中心、四川省人民医院国家重大传染病救治基地等项目正在加快前期工作。

【西部医学高原项目】四川省老年医学中心一期、四川省妇幼保健院天府院区一期项目投入运营，四川省疾病预防控制中心卫生监测检验暨包虫病防治中心完工。四川省老年医学中心二期项目、川北医学院附属医院省级区域医疗中心开工建设，四川省公共卫生综合临床中心、四川省肿瘤诊疗中心质子治疗中心、四川大学华西医院锦江院区建设工程、广元市中医医院省级区域医疗中心项目正在施工，四川省老年医院（四川省第五人民医院金牛院区）一期、四川大学华西第二医院天府医院（四川省儿童医院）二期、四川省妇幼保健院天府院区二期、四川省人民医院综合科研大楼项目获立项批复。西南医科大学附属医院、绵阳市中心医院、凉山州第一人民医院省级区域医疗中心前期工作有序开展。

【项目资金争取】争取中央预算内投资4.29亿元，支持广元市中医医院门诊住院综合楼、自贡市中医医院中医特色重点、内江市中医医院西林新区内科大楼、泸州市疾病预防控制中心科教综合楼、广安市疾病预防控制中心疾病防控和应急处置能力提升6个基础设施建设项目。争取省级资金0.26亿元，支持四川省儿童医学中心（四川省儿童医院）、四川省老年医院（四川省第五人民医院金牛院区）、四川省人民医院综合科研大楼、四川省第四人民医院业务用房改造和信息化建设4个项目建设。

【实施疾病防控救治能力提升行动】四川省公共卫生综合临床中心建设。传染病第二住院楼进行物流系统，周边总平收尾施工,其他楼栋进行二次结构施工。

区域重大疫情防控救治基地建设。凉山州区域重大疫情防控救治基地项目投入使用;成都市、泸州市、达州市、雅安市区域重大疫情防控救治基地项目开工建设;南充区域重大疫情防控救治基地项目完成环评批复和方案设计,正在报规审批。

【推进川渝卫生健康一体化发展】优质医疗资源扩容和均衡布局。推进国家医学中心、国家儿童区域医疗中心建设工作。四川省首个国家区域医疗中心四川大学华西第二医院(四川省儿童医院)一期项目建成投入使用。

医疗服务共建共享。依托优势学科组建跨区域专科联盟90余个,建立远程医疗协作网205个。实现毗邻地区120车辆跨界提供院前急救服务。

医疗信息互认互通。明确首批38家三级公立医院互认45项临床检验、67项医学影像检查项目结果,互认临床检验结果389.4万例次、医学影像检查结果85.1万例次,为患者节约费用超2.78亿元。四川省715家医疗机构实现重庆电子健康卡"扫码就医",累计跨省用卡39.87万余次。强化疫情防控联动,川渝实现境外入境人员信息"点对点"数据实时共享。完成40名川渝卫生专业技术人才"双百"培养项目。

(规划发展处)

财务工作

【疫情防控物资和经费保障】协调财政厅,争取省级财政疫情防控资金3亿元,为省级移动核酸检测能力、流调溯源能力和特殊疾病应急隔离救治能力提升和大规模核酸检测信息系统正常运转提供资金保障。会同财政厅印发《关于强化资金统筹全力做好新冠肺炎疫情防控经费保障工作的通知》《关于做好来(返)川人员核酸"入川即检"经费保障工作的通知》《关于做好新冠肺炎疫情防控跨市(州)转运隔离经费保障工作的通知》。

【健康中国建设保障】财政资金保障。争取省级财政卫生健康专项资金34亿元,扣除按政策配套的民生项目资金外,按照"集中财力办大事"原则,重点用于"一老一小"、疫情防控能力提升、公共卫生能力提升、临床重点专科建设和县域医疗卫生次中心建设。

规范财政财务管理。制定《四川省卫生健康委员会财政资金决策程序规定(试行)》,修订《四川省卫生健康委员会机关财务管理规定》。

预算绩效管理。从事前绩效目标设置及论证、事中绩效运行监控、事后绩效评价及结果运用等全方位、全过程加强财政资金绩效管理。据财政厅反馈,省卫生健康委预算绩效管理考核结果超出省级部门平均4.56分。

【推动深化医改经济政策实施】聚焦高质量发展,持续完善经济政策。会同医保部门完善医疗服务价格政策，研究出台价格动态调整机制并启动新一轮价格调整。

【公立医疗机构经济管理年活动】聚焦运营管理，推进经济管理年活动。围绕"推动以业财融合为重点的运营管理，助力医疗质量安全，提升资源效率效益"，组织开展《公立医院运营管理实施工作指南》课题研究，引导三级大型公立医院探索高效运营管理体系，形成一批业财融合运营管理优秀案例。开展违法违规使用医保基金突出问题专项整治工作，落实2021年医保飞行检查发现问题整改，通过典型案例通报、医保业务培训等方式，进一步规范医保基金使用行为。

聚焦队伍建设，建立分层培训机制。实施总会计师能力提升工程，组织省、市两级公立医院总会计师业务培训，搭建业务交流平台，支持并协助总会计师开展经济管理课题研究。实施卫生健康经济管理人员"335"基本能力提升工程，建立全省卫生健康经济管理人员网络培训平台，形成常态化、全覆盖培训机制。

【规范和加强政府采购管理三年专项行动】印发《关于2022年政府采购实施计划执行有关事项的通知》《关于进一步加强政府采购进口产品管理的通知》《委机关政府采购内部控制管理制度》《委机关非政府采购内部控制管理制度》《关于加快化解拖欠中小企业账款的通知》，开展进口产品专家论证4次，为直属单位和机关各处室开展2022年政府采购业务培训。

【大型医用设备配置与优化资产管理】在全省开展"十三五"乙类大型医用设备规划配置的执行和评估工作，做好"十四五"大型医用设备配置规划需求收集和上报工作。推进大型医用设备配置许可"放管服"改革，推动照后减证和简化审批，进一步优化营商环境，开展社会办医疗机构大型医用设备配置许可"证照分离"改革中期评估。推进省级行政事业单位经营性国有资产集中统一监管工作，签订备忘录，完成清产核资审计。在四川省人民医院和西南医科大学附属医院开展国有资产配置绩效评价试点工作。

【内部审计监督】制度建设。联合审计厅等三部门印发《关于进一步加强和改进全省卫生健康系统内部审计工作的通知》，制定《审计整改管理办法》《加强卫生健康行业内部审计上下联动的通知》。

审计监督。紧盯"关键少数"，对省疾控中心等8家直属单位开展领导干部经济责任审计。紧盯委托采购关键环节，对省四医院等8家委直属单位开展委托代理机构采购情况专项审计调查。紧盯社会组织关键领域，对省医学会等6家学会协会开展财务收支专项审计。

审计整改。针对经济责任审计发现的共性问题，建立审计整改台账，制定《委（局）直属单位主要领导干部履行经济责任重点风险提示清单》，列出22个风险点；将落实审计整改情况纳入对直属单位绩效目标考核。

【乡村振兴】持续做好巩固拓展健康扶贫成果同乡村振兴有效衔接。印发《四川省巩固拓展健康扶贫成果同乡村振兴有效衔接2022年工作方案》《2022年度乡村振兴考核考评主要项目指标及评分细则》。调研广元市等8个市（州）巩固拓展脱贫攻坚成果同乡村振兴有效衔接及县域医疗次中心建设，动态完善四川省健康扶贫大数据分析预警系统，放开市（州）、县（市、区）级使用权限，强化动态监测因病返贫致贫风险较高的脱贫人口、边缘易致贫户和突发严重困难户患者救治情况，共推送预警信息五批次，返贫线索1万余条，切实做到早发现、早预警、早帮扶。

东西部协作和对口支援。联合省委组织部印发《四川省"组团式"帮扶乡村振兴重点帮扶县人民医院实施方案》，督促指导"三州"东西部协作和对口支援工作，组织医疗卫生专业技术人员交流学习、结对帮扶，建立工作信息沟通机制。浙江省四川省互派医疗卫生专业技术人员664人，投入资金1.9亿元，建设重点专科36个，实施基础设施建设等项目73个。

【民族卫生】实施第二轮民族地区卫生发展十年行动计划，印发《关于落实〈四川省民族地区卫生发展十年行动计划（2021—2030年）〉重点工作分工方案的通知》，制定《四川省民族地区卫生发展十年行动计划2022年项目实施方案》，持续推进民族地区健康促进专项行动，开展民族地区卫生健康事业发展专题调研工作，贯彻落实十年行动计划各项工作任务。持续开展业务能力提升培训，为民族地区培养医疗骨干人才1000余人，重点支持民族地区建设县级医疗卫生机构、县域医疗卫生次中心11个，省州县三级临床重点专科12个，P2实验室5个，县级中医（民族医）医院建设项目16个。持续支持省藏医医院、藏羌医医院和彝医医院创建，全面提升三级民族医医院对民族地区基层民族医疗卫生工作的带动作用。

（财务处）

信息统计

【新冠疫情防控支撑】核酸检测系统升级优化。新增"入川即检"功能，与"入川码"扫码信息互联互通，追踪标记入（返）川人员"三天两检"情况。研发样本转运功能，新增大规模核酸检测样本装箱、转运、接收等环节扫码记录和追踪管理功能，实现采、装、转、接、检、报全流程信息化支撑。通过分库分表、采检分离等方式优化系统架构和性能，提升高并发抗尖峰冲击能力，系统每秒并发能力达到3500以上。开发上线核酸检测全流程监控大屏，实现核酸检测实时监控及精准调度。指导成都市上线市级核酸检测系统，根据疫情防控形势组织开展7×24小时系统运行监测，确保全省疫情防控阻击战期间，核酸系统持续安全稳定运行，成功支撑全省单日4200万人次核酸检测的最大峰值，保障各地核酸检测工作正常开展。

抗原检测系统研发。紧急采购部署抗原检测系统，实现公众端自测及机构端检测抗原结果信息上传、查询和统计分析。

云LIS系统紧急采购部署。在183家疾控中心、116台移动核酸检测方舱/车、6组气膜舱实验室部署云LIS系统，确保全省所有移动检测力量统一调度、统一管理，实现实验室内核酸检测全流程无纸化闭环管理，大幅提升核酸检测结果上传及时性。

密接人员管理系统完善。完成个案追踪管理等59项升级任务，与核酸检测系统互联互通，实现密接（次密接）人员核酸检测结果自动抓取，实时掌握风险人员核酸检测情况。

配合推进省级疫情防控管理平台建设。汇集省内各部门疫情防控数据，与国家疫情防控管理平台实现互联互通，风险人员信息可自动比对、补全，跨省协查和结果反馈工单通过省平台顺畅流转。省政府办公厅印发《四川省疫情防控管理平台运行管理实施细则（试行）》。

【信息化基础建设筑基固本】"5G+医疗健康"远程应用体系建设。完成省远程医疗协同调度系统研发和部署实施，覆盖738家医疗机构，初步实现远程协同调度、远程会诊、远程影像诊断和音视频融合管理等功能，全面实现国、省、市、县音视频双向互通。初步开展远程服务场景应用，组织省人民医院为甘孜州、阿坝州、巴中市、德阳市等市（州）开展远程会诊、远程影像诊断、远程培训等应用。

全民健康信息平台（二期）争取立项。向省政府报送《关于立项建设省全民健康信息平台（二期）的请示》。经省政府信息化建设领导小组审议，省卫生健康委全民健康信息平台（二期）通过备案审查。争取财政厅支持，加快编制项目可行性研究报告及初步设计方案。

机关信息化建设。完成省卫生健康委机关网上办公自动化系统新一轮政府采购。完成省卫生健康委信创工程竣工验收。完成省卫生健康委机关无纸化多媒体会议室、多功能视频会议室建设。印发《政务信息系统项目建设管理办法》，组织开展省卫生健康委机关信息化服务政府采购项目，提升机关信息化水平。

专项审计整改。牵头制定审计整改方案，组织省卫生健康委机关相关处室、单位开展审计整改攻坚行动。审计整改工作取得阶段性成效，向审计厅报送《关于2021年度网络安全和信息化相关建设审计整改情况的报告》并按要求公告。

【智慧医疗便民服务】电子健康卡普及应用。坚持定期追踪、考核督导，督促各地推进电子健康卡应用，全省84%的二级以上公立医院实现"扫码就医"。1—12月，全省新增发卡1770万余张，扫码就医3.61亿人次。

指导各地发展互联网医院。1—12月，新增互联网医院103家，共计262家。其中依托公立医院设置100家，依托民营医院162家。已有120家互联网医院开展互联网诊疗服务。1—12月，互联网医院开展网络咨询105.8万人次、网络复诊156.1万人次，开具电子处方208.5万单。

智慧医院建设。140家医院申报创建智慧医院，经市（州）初核与省级复核，92家成功创建，其中三星12家、二星27家、一星53家。

鼓励各地探索"互联网+医疗健康"创新试点。指导各地开展"互联网+医疗健康"创新应用，4个典型案例获国家卫生健康委办公厅通报表扬、入选数居全国第六西部第一，"互联网+医疗健康"发展情况被国家级报刊刊发。绵阳市中心医院正式上线"信用就医"，通过预授权、免密支付实现"医后付""一次付"。德阳市人民医院、广汉市人民医院开通数字影像"云胶片"，支持手机端随时随地查看影像和报告。省妇幼保健院上线"5G+新生儿探视"服务，为患病新生儿家属提供实时高清探视服务。

【医疗健康数据应用】开展卫生健康统计数据采集、报送和年度会审，定期发布统计数据月报、提要、年鉴、公报，推动实施医院统计数据智能采集。加强统计数据应用，成功向国家卫生健康委申报四项"卫生健康统计工作高质量发展揭榜攻关任务"。推动健康医疗大数据产业应用发展，开展数据应用平台等保测评和云安全管控，完善数据使用全流程监管，确保数据安全使用。四川大学华西公卫学院、四川大学华西二院探索开展基于健康数据应用的科研合作。

【网络信息安全防护】加强网络安全风险监测预警，每季度书面通报省卫生健康委网络安全态势感知平台监测发现的风险漏洞，会同省委网信办、国家网安中心四川分中心、公安厅网安总队等部门开展网络安全联合检查。组织省卫生健康委机关各处室、直属各单位开展2022年国家网络安全宣传周活动，举办第三届卫生健康行业网络安全技能大赛四川选拔赛，组织相关单位做好定级备案、等保测评、风险隐患整改等工作。在重大会议、活动期间，实施全省网络安全应急值守和"零报告"制度，做好党的二十大等重要时期网络信息安全保障工作，获省委网信办2022年度全省网信工作先进单位和公安厅2022护网行动优秀组织奖。

（信息与统计处）

医改与法治建设

【综合医改】省委常委会专题研究部署全省医改工作。全面加强医改组织领导，省、市、县三级全部实现由政府主要领导担任医改领导小组组长。印发《关于推进医药卫生体制改革2023年重点工作的通知》。省政府继续将医改工作纳入年度目标绩效考核，完成2021年度市（州）政府医改目标绩效考评，达州市、内江市、成都市、宜宾市、绵阳市、攀枝花市、德阳市、泸州市排名靠前。宣传推广全省各地改革经验，编印

《四川医改动态》8期，中央、省级媒体和新媒体刊发（播）四川省医改报道300余篇（次）。

【"三医"联动改革】印发《深入推广福建省三明市深化医药卫生体制改革经验的工作台账》，细化54项具体落实举措，建立季报制度促推动各地落实。在成都市、自贡市、宜宾市开展"三医"联动暨系统集成改革试点，在邛崃市、富顺县等11个县（市、区）开展县域医药卫生集成创新改革试点，成都市深化医改成效明显获国务院督查激励。落实国家组织药品耗材集中带量采购中选结果，牵头组建31省份口腔种植体系统集中带量采购省际联盟，出台医保资金结余留用政策，全省集采药品363个、耗材7类。出台医疗服务价格动态调整政策，指导各地有序开展调价工作。深化多元复合式医保支付方式改革，全省14个统筹区进入DRG/DIP实际付费。深化公立医院薪酬制度改革，推进卫生高级职称自主评审试点。强化医疗服务综合监管，严厉打击欺诈骗保，加强药品质量监管。

【分级诊疗体系建设】围绕大病重病在本省解决、一般疾病在市县解决、头疼脑热等小病在乡村解决，印发《关于加快构建优质高效分级诊疗体系的实施方案》，着力构建有序就医和诊疗新格局。推进国家口腔医学中心和国家儿童区域（西南）医疗中心建设，四川大学华西医院加强创建国家医学中心工作，省儿童医院获批第四批国家区域医疗中心建设项目，申报第五批国家区域医疗中心项目4个。完成3个省医学中心和50个省区域医疗中心规划。90家县医院被纳入国家"千县工程"，数量居全国第三。启动150个县域医疗卫生次中心建设。成都市、自贡市、攀枝花市开展紧密型城市医疗集团试点，新增17个紧密型县域医共体试点县。全国"十三五"分级诊疗评估四川省居西部第一。

【公立医院改革】推动落实委省共建高质量发展试点医院合作协议，支持四川大学华西医院高质量发展试点医院建设，指导完善试点实施方案。印发《四川省推进公立医院高质量发展专项工作组关于开展公立医院高质量发展省级试点工作的通知》，确定成都市、自贡市、绵阳市、宜宾市以及省人民医院、省肿瘤医院、成都中医药大学附属医院开展公立医院高质量发展省级试点，点面结合、因地制宜推动公立医院高质量发展。推进建立健全现代医院管理制度6家国家试点医院和43家省级试点医院建设，推动医院在医疗质量、运营效率等维度实现规范化、精细化、科学化管理。组织开展二、三级公立医院绩效考核，四川省2021年度三级公立医院绩效考核居全国第五。全省4家医院进入复旦中国医院排行榜前100名，四川大学华西医院连续13年排名第2，省人民医院排名第38位、前进19位。推进成都平原经济区卫生健康一体化发展和成德眉资卫生健康同城化发展，完成各项年度重点工作任务。

【履行法治政府建设主体责任】坚持把法治政府建设纳入卫生健康工作全局中

统筹谋划，印发《2022年度卫生健康法治政府建设实施方案》《四川省法治卫生建设实施方案（2022—2025年）》，推动法治建设任务落地落实。贯彻落实省委全面依法治省委员会"全面依法治县（市、区）示范试点暨推动解决法治建设八个具体问题"相关工作，完善单位、处室和岗位三级法治台账、法治导图，推动解决业务与法制结合不紧问题，强化省卫生健康委机关干部职工依法行政理念。

【卫生健康地方性立法】围绕卫生重点领域工作，协调配合立法机关，推进年度立法工作。推动完成《四川省突发公共卫生事件应急条例》草案报送。配合省人大做好《四川省医疗机构管理条例》立法工作，该条例于2022年12月2日四川省第十三届人民代表大会常务委员会第三十八次会议修订通过并公布。完成年度立法项目和5年立法规划建议项目报送，推动《四川省精神卫生条例》纳入2023年立法规划重点调研项目。

【卫生标准工作】组织完成2022年地方标准立项计划征集工作，经遴选后向省市场监管局报送16项地方标准立项计划，其中7项获批2022年地方标准立项。完成2023年地方标准立项计划征集工作，向省市场监管局报送15项地方标准立项计划。组织送审《城市吸血蠓类监测规程》等5个地方标准，拟于2023年发布实施。

【行政决策法治化建设】贯彻落实"三重一大"事项集体决策制度，严格执行《重大行政决策程序暂行条例》，严格遵循法定权限和程序作出决策共完成26件重大行政决策、规范性文件、省卫生健康委机关对外签订的合同（备忘录）的合法性审查。严格规范性文件管理，规范性文件统一登记、统一编号、统一印发，及时向社会主动公布文本和文件解读，全年向省政府报备规范性文件4件。

【行政复议与应诉工作】贯彻落实国家行政复议体制改革决策部署，按照《四川省人民政府关于省本级行政复议职责调整的通告》要求，引导行政管理相对人按要求向同级人民政府申请复议，及时向有管辖权的人民政府行政复议机构转送行政复议申请。持续提升行政应诉能力，严格贯彻落实行政机关负责人出庭应诉制度，尊重并执行人民法院生效裁判，坚决纠正违法或不当行政行为。全年办理被复议案件4件，办理行政诉讼案件3件，无被撤销或被确认违法的行政行为。

【卫生健康法治宣传教育】组织印发《四川省卫生健康系统法治宣传教育第八个五年规划（2021—2025年）》，发挥法治宣传教育在全面依法治国中的基础性作用，提升全省卫生健康系统法治水平。坚持把习近平法治思想作为全省卫生健康系统法治宣传教育重点内容。制定省卫生健康委机关年度学法学策工作计划，扎实推进集体学法学策制度常态化。运用四川省国家工作人员学法考法平台，以习近平法治思想和宪法、民法典为主，组织委机关全体干部开展学法，建立干部职工法治档案，100%

完成2022年度机关考法工作。"七五普法"工作成效显著，省卫生健康委作为"2016-2020年四川省普法先进单位"受到省委省政府通报表扬。推荐四川省卫生健康综合行政执法"蓝盾卫士"团队，成功当选"四川十大法治人物"。组织参加四川省"纪念现行宪法公布施行40周年"主题知识竞赛及优秀事迹讲述等活动，知识竞赛获二等奖。组织全省卫生系统参加第三届川渝法治微视频微电影大赛，省卫生健康委获优秀组织奖。

（政策法规与体制改革处）

行政审批

【"放管服"改革】强化责任落实。印发省卫生健康委《2022年深化"放管服"改革优化营商环境重点任务清单》和《四川省卫生健康系统推进政务服务标准化规范化便利化三年行动方案（2022-2024年）》，明确任务书、责任人、时间表等，挂图作战、对标对表，进一步加快推进卫生健康系统政务服务"三化"，省政府网以《省卫生健康委扎实推进卫健领域政务服务"三化"建设》予以报道。

聚焦重点任务。落实"一网通办"政务服务推进会精神，指导全省在省一体化政务服务平台上完成开办医院一件事和出生一件事配置，并在四川省政务服务网上对外展示。配合省卫生健康委妇幼处完成全省"新生儿出生一件事"工作视频推广培训会，配合民政厅、公安厅完成"结婚一件事、身故一件事"落地可办。

服务事项梳理。根据省政府办公厅要求，协同10个业务处室完成50项非行政许可的依申请政务服务事项上线省一体化政务服务平台（4.0系统）。完成98个省本级行政许可事项"一图一表一单"的梳理工作。配合省政府政务服务中心"一窗"改革，梳理出71个承诺件现场受理审查细则，完成综合窗口工作任务。

【规范审批行为】健全考核机制。加强评审专家管理，开展专家业务知识测试考核，建立行政许可现场审查专家评估制度。推动省级行政审批专家信息管理系统建设，采用信息系统抽取专家400余次。

规范审批工作。组织专家制定审批现场审查细则，建立了38个审批意见表模板。

防范审批风险。重新梳理审批受理环节和现场审批的12个风险点，落实审批行为"七不准"，严格按照审批工作流程和相关法律法规等制度进行，把权力关进制度的笼子里。

整改"通办"问题。针对审计厅关于政务服务"一网通办"专项审计调查中发现的问题，牵头完成整改任务。

【为企业群众排忧解难】靠前调研指导。主动上门服务省公共卫生综合临床中心、省八一康复中心、省儿童医院等40多家医企，针对新希望等企业新建医疗机构，提供"点对点"的政策咨询服务，及时解决机构设置和执业登记中遇到的实际问题。

服务疫情防控。加快审批流程，缩短审批时间，龙泉驿区"7·15"新冠疫情期间，省第三人民医院增加血液透析单元登记工作较法定审批时限18个工作日提前了15个工作日，实现抗疫"加速度"。

优化服务模式。让群众"少跑腿"、信息"多跑路"，对办件形式简单、频率高的"高致病性病原微生物菌种和样本运输"实行智能审批，退件率由43.15%降至10%以下。通过集中收件、分区办理形式，更换乙类大型医用设备配置证书1216件，放射卫生资质证书发放128件。

（行政审批处）

综合监管

【新冠疫情防控监督检查】疫情防控监督检查。探索建立"432"的督查机制，提升监督检查效能。即综合督查、专项检查、日常监督检查和"回头看"检查"四位一体"的常态化督查机制。建立责任落实闭环、查堵漏洞闭环、政策评估闭环"三个闭环"的工作模式。建立约谈通知书、整改通知书、提醒敦促函"两书一函"的整改制度。全年组织开展20轮专项检查，检查点位6200余个。1人获省政府督查室2022年下半年综合督查"优秀督查队员"称号。

督导检查。牵头组织开展常态化督查20轮次，检查点位6200余个，组织巡回服务指导21个市（州）应急处置工作。持续开展全省执法检查，全省出动监督员77.7万人次，共检查各类机构36.0万户次，分别较2021年同期增加11.1%、9.0%。

舆情监测处置。成立舆情监测处置专班，负责国家卫生健康委落实疫情防控"九不准"公众留言板、省级舆情监测和"12345"热线涉及疫情防控相关问题线索的转办核实，及时处置舆情问题线索，化解群众诉求。全年专班转办各平台问题线索11102件，其中国家卫生健康委落实疫情防控工作"九不准"留言板5725件、"12345"平台问题线索4773件，省级舆情监测平台问题线索604件，办结率100%。

卫生监督保障。完成国家新冠肺炎疫情防控四川工作流调防控组保障任务。"9·5"泸定县地震发生后，立即派出工作组赶赴灾区，统筹抓好抗震救灾卫生监督和疫情防控工作，共监督检查点位413户次，确保灾后无大疫。完成省两会、省十二次党代会等重大会议和活动的卫生监督保障工作。

【综合监管制度建设】川渝协同监管。落实《川渝卫生健康监督执法合作协议》，在成都市举办川渝卫生健康监督管理干部能力素养培训班、首届川渝卫生健康综合行政执法技能竞赛省内预决赛。会同重庆市卫生健康委开展川渝毗邻地区联合普法、执法工作。两地共遴选120名卫生健康监督执法专家组建川渝卫生健康监督执法专家库。

"互联网+监管"。全面推进基层医疗机构、疾控机构、采供血机构等医疗废物在线监管,共接入各类机构21319家;其中二级以上医疗机构接入率100%,扫码入/出库率97.7%,环保线上交接率97.1%。统筹推进生活饮用水、游泳池、放射卫生等在线监管。完善"四川智慧卫监"平台,建成10大功能模块,基本涵盖综合监管各方面工作,实现由单一的监督执法信息填报系统升级为面向监督执法机构、监管对象、社会公众等服务的卫生监督综合管理平台。持续推进医疗"三监管",完成省级和绵阳市、泸州市医疗"三监管"平台三期全流程监管功能试点,初步建成医疗服务线上线下全方位、事前事中事后全流程监管机制。全省各级卫生健康行政部门通过常态化疑似问题线索核查认定问题1277例次。完成省本级重点监管药品目录修订。梳理2021年度医疗"三监管"典型判例组织专家点评并印发全省,为各级提升疑似问题裁定判决提供参考。

依法执业自查。截至2022年12月底,全省1.6万余家医疗卫生机构在"四川智慧卫监"平台注册,2.2万户次医疗机构、260余户次采供血机构完成在线自查。联合教育厅从省级层面探索开展学校卫生自查工作,在智慧卫监平台建立学校卫生自查系统,设立传染病防控、教学及生活环境等8个方面128条学校卫生自查指标,选择成都市、绵阳市等7个市(州)开展学校卫生自查试点,落实每年春、秋季开学后1周内全面开展卫生自查、重大传染病多发等重要时段增加自查频次等任务。

不良执业行为记分落实。全省共2700余户次医疗机构、730余人次医务人员被实施不良执业行为记分,推行医务人员记分动态管理模式,医务人员自行开展学习抵扣记分420余分。

信用体系建设。重点聚焦医务人员与社会办医疗机构,在成都市、攀枝花市等5个市13个县(市、区)开展"信用+综合监管"试点工作,全省共评价社会办医疗机构403家,医务人员16159人,形成一套指标体系与多元化信息采集模式,探索了评价结果的综合应用。2022年所有行政审批和行政处罚信用信息均在7个工作日内在省卫生健康委网页公示,在"信用中国(信用四川)"平台公示和推送信息1557条,完成"双公示"工作。按照政务诚信评价工作要求,分别从法治政府、政务公开、勤政高效、守信践诺、信用建设等五个方面自评价省卫生健康委2021年政务诚信工作。

"放管服"改革。清理调整省卫生健康委行政权力权责清单,清理、更新、新增各类行政权力事项100余项。派员参加国家疾控局综合监督二司召开的公共场所监督工作研讨会,并就自贸区实施音乐厅等7类公共场所许可改备案管理效果讨论发言。

【卫生健康监督执法】完成2022年随机抽查"两库"清理维护,下发2022年抽查任务2.56万单,任务完结率100%,全年办理行政处罚案件11151件,较2021年同期降低23.3%，严厉打击了违法违规行为。2022年协办政协提案、人大建议4件，办理政府信息公开申请2件，办理完结信访投诉58件，完成两件中央重复信访治理交办案件办理，办理行政诉讼2件、行政复议2件，无败诉和被撤销的案件。组织全省开展城市二次供水与农村集中式供水、医疗机构传染病防治、乙类公共场所、粉尘职业病危害、人工游泳场所等9个专项监督检查。

【监督执法能力建设】卫生健康监督体系保障建设。推动将全省卫生监督人员3年轮训计划纳入省政府办公厅印发的《四川省"十四五"医疗卫生服务体系规划》，规定每万人口配备1—1.5名卫生监督员。强调进一步强化监管效能，将推进卫生健康监督机构规范化建设、卫生健康监督远程指挥中心建设、公共卫生风险智能监测点建设等纳入体系规划。

监督机构规范化建设。在2021年建成第一批9个规范化卫生健康监督机构的基础上，全面完成第二批绵阳市等8家卫生健康监督机构的试点建设工作。通过规范化建设，试点机构硬件、保障水平、执法效能和队伍形象大幅提升，同时总结形成"两个指导、两个建设、四个机制、五个标准"的"四川模式"。

监督执法技能培训。组织人员参加四川省"纪念现行宪法公布施行40周年"主题知识竞赛及优秀事迹讲述，邀请省内外行政机关管理人员、司法部门相关专业人员以及大学教授等为全省卫生健康执法机构开展线上、线下相结合的"12·4宪法宣传周"系列法治培训。四川省卫生健康综合行政执法"蓝盾卫士"团队获2022年"四川十大法治人物"。省级举办各类监督业务线上线下培训30余期，培训15万余人次；制作166期视频培训资料上传"四川智慧卫监"平台。

执法稽查。随机抽取成都市、绵阳市、泸州市、德阳市、自贡市、广安市、甘孜州重点稽查监督执法机构规范执法、监督执法机构办案质量、监督执法机构能力建设，同时完成针对甘孜州、阿坝州、广安市、乐山市的"双随机"专项稽查工作。结合案件评查工作，修订2021年度全省案评推荐的33个典型案例的案例评析，编印《2021年全省卫生健康行政处罚案例评析汇编》，

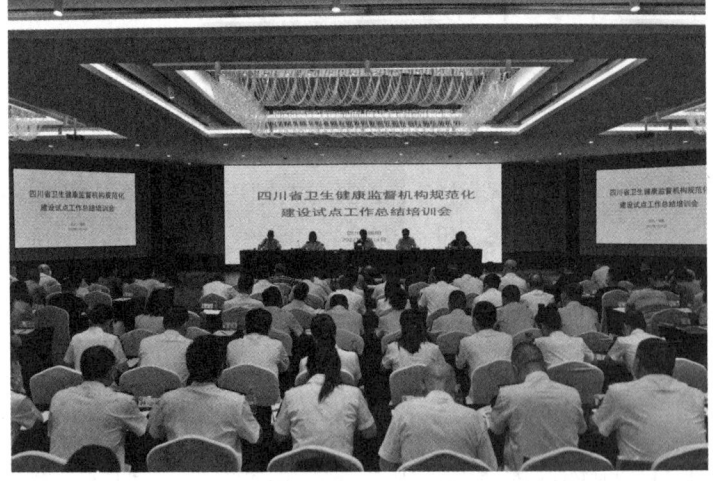

◎2022年7月14日，四川省卫生健康委员会在绵阳市召开全省卫生健康监督机构规范化建设试点工作总结培训会（综合监管处◇供稿）

下发各市（州）供学习参考。

卫生监督"四化"建设。组织四川省卫生健康综合行政执法总队拟定《四川省卫生监督法治化、标准化、规范化、信息化建设工作方案》，以"四化"建设为抓手，建立健全卫生监督法治体系、完善行政执法业务标准和监督机构管理规范，提高信息化监管水平及保障措施。

（综合监管处）

医疗服务

【服务体系建设】国家和省级"双中心"建设。四川大学华西医院入选首批"辅导类"国家医学中心创建单位；争取各级配套资金27.89亿元，在成都未来医学城落实项目用地258亩，四川大学华西医院已上报国家相关部委国家医学中心总体建设方案要点、总体发展建设规划和可研报告。四川大学华西第二医院天府医院（四川儿童医院）作为第四批国家区域医疗中心项目正式揭牌开诊。指导泸州市、南充市、宜宾市、德阳市申报第五批国家区域医疗中心建设项目。出台《四川省"十四五"医学中心和区域医疗中心设置规划》及实施方案，在全省范围规划设置3个省医学中心和50个省区域医疗中心。

公立医院高质量发展。印发《四川省公立医院高质量发展促进行动（2022—2025年）》，在国家28个考核指标的基础上，结合四川省实际，增设"卫生专业技术人员占比""电子病历应用功能水平分级""四川省公立医院绩效考核结果"3个指标，最终形成包含8大类31个评价指标的省级评价体系。2022年全省274家医疗机构通过4级及以上电子病历省级评审，通过率79%，同比增长10%，新增5级1家。强化绩效考核结果运用，实现公立医院"三个转变，三个提高"，2021年度三级公立医院绩效考核中低风险组死亡率、抗菌药物使用强度（DDDs）等12个指标在2021年度三级公立医院绩效考核中获得满分。四川省2020年和2021年三级公立医院绩效考核分别位列全国第3位和第5位。

临床重点专科建设。争取中央财政资金7000万元，相关医疗机构配套资金9000万元，争创2021年度国家临床重点专科项目14个；组织申报2022年度国家临床重点专科建设项目18个，其中央财资金支持项目10个、自主申报项目8个。启动四川省首批省级临床重点专科建设工作，印发项目规划和实施方案，省、市级财政和医疗机构支持和配套投入共5.1亿元建设省级临床重点专科75个，民族地区州级、县级临床重点专科各3个，推动四川省二级、三级医院重症医学科能力提升建设项目。完成2019年和2020年国家临床专科能力建设项目中期评估工作。

县医院综合能力建设。印发《2022年县域医疗卫生机构能力建设项目实施方案（修订版）》；通报"十三五"时期县医院医疗服务能力评估情况。全省

90家县医院被国家卫生健康委纳入"千县工程",数量居全国第3位。争取中央资金1.8亿元支持67个县加强县医院综合能力建设,县医院服务主责进一步强化,2022年度县级医疗机构总诊疗量11,528.56万人次,较2021年增长55.89万人次;2022年度县域就诊率81.02%,与2021年持平。

分级诊疗、医联体建设。发挥公立医院在城市医疗集团中的牵头作用,建成各级各类医联体1121个,确定成都市、自贡市、攀枝花市作为紧密型城市医疗集团试点城市,全省双向转诊上转下转人次数分别为50.9万、169.4万,同比增长35.37%、141%。

乡村振兴。50家国家和省乡村振兴重点帮扶县人民医院纳入医疗人才"组团式"帮扶范围,选派1785名医护骨干下沉脱贫地区、民族地区、革命老区开展对口支援"传帮带"。监测农村人口大病专项救治,防止因病返贫致贫与扶贫成果巩固拓展,促进健康扶贫与乡村振兴有效衔接。

【公立医院综合改革】公立医院绩效考核。2020年和2021年三级公立医院绩效考核连续两年进入全国前五,公立医院绩效考核工作获国家卫生健康委医政司表扬,省卫生健康委党组成员、副主任、一级巡视员宋世贵署名文章《四川:二级医院是实现分级诊疗的"桥梁"》刊登在《中国卫生杂志》上。

电子病历评价。完成全省967家医疗机构省级初评,较2021年增加113家,平均级别为2.69级;通过4级及以上省级评审274家,同比增长10%,其中高级别11家(5级8家、6级3家),较2021年度增加4家。

【医疗服务水平改善】急诊急救能力建设。印发《四川省热射病防治专家共识》,制定部队卫生人员和院前急救人员培训方案,构建省市县乡村院前急救网络,持续开展川渝毗邻地区120跨界救援服务。争取攀钢集团总医院、巴中市中心医院纳入全国航空医疗救护联合试点,部队卫生人员院前急救培训57人次,川渝跨界毗邻地区120应急救援服务32人次。截至2022年12月,全省共有91家胸痛中心、27家胸痛救治单元、111家卒中中心完成建设及验收认证工作,较2021年分别增加3家、16家、17家。

预约诊疗和互联网医院建设。2022年全省571家二级以上公立医疗机构开展预约诊疗服务;99.04%三级公立医院开展分时段预约诊疗,开展率较2021年同期(94.56%)增加4.7%;206家二级以上公立医疗机构实行检查检验集中预约,较2021年同期(151家)增加36.4%。截至2022年12月,全省建成互联网医院262家,较2021年增长58.79%;累计提供网络咨询390.8万人次、网络复诊509.1万人次,开具电子处方543.7万单。

医疗控费。2022年全省公立医院平均住院日9.77天,同比减少0.36天;住院次均费用10077.24元,同比下降0.48%;住院次均药品费用2060.96元,同比下降4.15%;药占比22.52%,同比下降0.46个百分点;百元医疗收入消耗的卫生材料费26.95元,同比下降1.02%;医疗服务

（不含药品、耗材、检查检验）收入占比32.73%，同比增加0.13个百分点。

患者满意度。716家公立医院参与2021年度满意度测评，较2020年度增加47家，参评医院数量居全国首位，其中三级公立医院220家，二级公立医院496家。四川省2021年门诊患者满意度和员工满意度均居全国第2位。

护理康复水平建设。全面建成省、市、县三级护理质量控制体系，共有省级护理质控中心1个、市（州）级21个、县（区）级178个。印发《四川省护理事业发展规划（2022—2025年）》，启动护士服务能力培训行动和老年医疗护理提升行动，全省146家专业护士培训基地共培训专业护士5363人，69家医疗护理员培训机构共培训各类医疗护理员1247人。21个市（州）全覆盖开展康复医疗服务、老年医疗护理试点工作，增加康复医疗服务和老年人医疗护理供给。继续推进"互联网+护理服务"工作实施，开展中心静脉导管维护、更换胃管等上门服务项目23项，累计上门服务2584人次，护患互评满意度100%。

特殊疾病救治。印发《关于进一步加强儿童血液病、恶性肿瘤诊疗信息登记管理工作的通知》，明确全省81个儿童血液病、恶性肿瘤网络监测点单位，其中国家定点监测点7家、非定点监测点74家。印发《关于上报罕见病协作网医院病例诊疗信息登记工作情况的通知》，督促各地持续做好全省罕见病诊疗信息登记工作，2022年全省儿童肿瘤信息登记工作位居全国第2位；组织召开罕见病诊疗协作网工作会议，2022年7家医疗机构申报罕见病增补医院。印发《四川省"十四五"眼健康规划》，明确"强化统筹规划，资源整合；坚持预防为主、防治结合；聚焦重点人群、重点防控"三个原则，推动眼健康防治盲工作高质量发展。

疾病应急救助。印发《关于进一步加强疾病应急救助工作的通知》，优化制定疾病应急救助基金申请流程图、患者确认审批表和医疗费用审核支付表，指导各地结合本地区实际情况，适当扩充救助病种范围，增补病种应符合"急危重"特点。进一步加强疾病应急救助工作信息化管理工作，下发通知督促指导各地建立部门协调推进机制，完成全省疾病应急救助信息平台疾病应急救助相关信息报送，加强疾病应急救助信息化管理水平，提高救助基金支付效率。

医护关心关爱。组织开展四川省2022年"5·12"国际护士节和"8·19"中国医师节活动，进一步贯彻落实党中央、国务院和省委省政府关于保护、关心、爱护医护人员的决策部署。征兵体检。组织完成14万余人次应征青年上站体检工作，获四川省人民政府、四川省军区2021年度征兵工作成绩突出单位表扬。

【医疗质量安全管理】医疗质量控制、医疗技术监管。新增罕见病、急性脑梗死再灌注治疗两个省级质控中心。分别建成省、市、县三级医疗质控中心56个、984个、3463个，较2021年分别增加两个、16个、234个。编撰《2021年四川省医疗服务与质量报告》《医疗机构不良事件典型案例》；制定《四川省抗菌药物临床应用分级管理目录（2022年版）》《四川省长期处方管理规范实施细则》《四川省限制类技术目录（2022年版）》《四川省限制类技术临床应用管理规范（2022年版）》，切实强化医疗质量和药事安全水平。

临床路径管理。召开临床路径管理工作专题研究会，印发《关于进一步加强医院临床路径管理工作的通知》，扩大临床路径管理病种覆盖范围，提升临床路径管理率。2022年，全省二、三级公立医院临床路径管理率分别为38.42%、46.05%，同比增长9.06%、5.41%。

医院评审评价。印发《四川省医院评审实施办法》，起草《四川省医院评审专家库管理实施细则》《四川省二级医院评审标准实施细则》、十类专科医院评审实施细则；组织开展医院评审专题培训会，500余名评审专家参训并考核；抽调44家医院198名评审专家，完成全省37家医院复评和10家医院新评评审评价；优化医院等级评审数据采集功能，细化评审指标，设置400余条审核条件，收集全省2000余家医院2021年等级评审数据，开展等评数据质量会审，实现各参评机构全量指标数据自动生成、动态监测。

检查检验结果互认。联合省医保局、省中医药局印发《四川省医疗机构检查检验结果互认工作实施方案》，确立检验结果互认项目16项，医学影像检查结果互认项目53项，明确互认检验报告单模板、互认标识和质控标准，梯次部署2022—2025年工作任务。全年检查检验结果互认672.24万例次，累计为患者节约费用约3.88亿元。服务成渝地区双城经济圈建设国家战略，会同重庆市卫生健康委员会印发《关于进一步加强川渝两地三级甲等公立综合医院检查检验结果互认工作的通知》，将川渝两地临床检验结果互认项目由16项扩展至45项，医学影像检查结果互认项目由41项扩展至67项，确定互认专家41人，优化互认标准。遂宁市、绵阳市、泸州市、达州市等地先后与重庆市相关地区联合印发检查检验互认相关文件通知，明确互认项目、质控标准和工作目标，有效降低患者就医负担。万州区、达州市、开州区互认检查检验结果26.8万例次，累积为患者节约费用968万元。

药事管理。发布《四川省抗菌药物临床应用分级管理目录（2022年版）》，目录共包括25个大类167个品种。与省医保局、省中医药局联合印发《四川省长期处方管理规范实施细则（试行）》，形成96个疾病病种的长期处方用药范围，明确长期处方的适用人群、用药范围、开具与终止等规定，满足慢性病患者长期用药需求。印发《关于进一步规范医疗机构麻醉药品、第一类精神药品和药品类易制毒化学品管理的通知》，促进全省持续规范麻精药品、药品类易制毒化学品全流程各环节管理，推动全面实行印鉴卡电子化管理。

器官移植。印发《四川省人体器

官移植技术临床应用规划（2022—2025年）》。遴选确定四川大学华西医院为四川省第一批人体器官移植医师培训基地；完成西南医科大学附属医院、成都市第三人民医院、遂宁市中心医院申请器官移植资质现场初审并报国家卫生健康委。2022年，全省完成人体器官捐献208例；完成器官移植手术1073例，同比增长7.6%；完成活体器官移植材料审核544例，同比增长2%。

血液安全管理。组织制定《四川省"十四五"血站服务体系建设规划》，部署"十四五"期间重点工作任务。联合省委宣传部等21个厅（局）印发《2022年全省血液管理重点任务的通知》，明确年度10项重点工作和3大核心指标目标。开展2020—2021年度全国无偿献血表彰工作，拟推荐全省2020—2021年度全国无偿献血奉献奖近2.5万人。"线上+线下"举办"6·14""12·14"无偿献血主题宣传活动，营造全省无偿献血良好社会氛围。

【行风建设】行风治理。印发《四川省医疗机构工作人员廉洁从业九项准则实施方案》《四川省2022年纠正医药购销领域和医疗服务中不正之风工作实施方案》。全省3850人主动上交"红包"、回扣共计583.07余万元，各地移交线索和公开查处"红包"、回扣案件73条（件），涉及违法违规金额239.71余万元，10人受到纪法处分。加大"大处方、泛耗材、不合理检查行动"整治力度，全省二级以上医疗机构住院患者次均药品、耗材费用分别下降94.52元、5.4元，累计为患者节约8.48亿元。

医院巡查。组织7个巡察组38名专家，在7家省卫生健康委直属医院开展大型医院巡查以及回头看，发现问题271条，均专题研究分类处理，放大巡查工

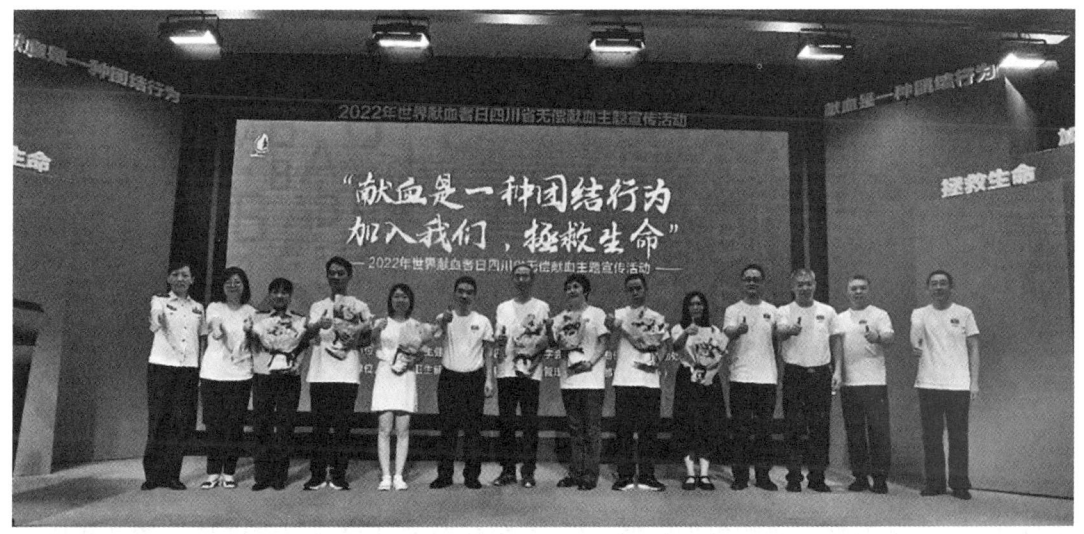

◎2022年6月14日，由四川省卫生健康委员会、四川省红十字会、西宁联勤保障中心卫勤处主办的2022年世界献血者日四川省无偿献血主题宣传活动在成都市血液中心科普大讲堂举行（医政医管处◇供稿）

作实效。组织巡查324家民营医院，其中罚款192家、暂停执业6家、吊销科目2家、处理违规人员32人，收到巡查线索1968条，均妥善处理。

平安医院建设。联合省委政法委、公安厅等9部门印发《关于四川省平安医院建设工作的指导意见》。全省三级医院安防系统达标率、专职保卫部门设置率、保安员数量达标率、驻院警务室设置率、一键报警装置安装率、一键报警装置接入率、安检覆盖率分别为100%、100%、100%、99.36%、100%、96.5%、100%，同比增长7.94、0、6.01、4.74、3.16、12.84、15.51个百分点，就医环境安全稳定。发扬新时代"枫桥经验"，有效发挥"三调一险"作用，健全医疗纠纷多元化解渠道，增强第三方调处优势，从实际出发、从源头抓起，预防减少各类涉医矛盾，不断增强人民群众获得感、幸福感和安全感。全省医疗纠纷数量同比下降5.2%，其中医疗机构自处同比增长0.76%，卫生健康行政部门调处同比增长7.13%，法院受理同比下降10.73%，人民调解委员会调解同比下降27.2%。全省二级以上医院医疗责任险覆盖率79.3%，同比增长3.55个百分点。运用平安医院建设工作协调机制，会同公安、检察院、法院严厉打击各类涉医违法行为，调处各类涉医矛盾1600余起，查处涉医案件211起，打击处理违法犯罪人员88人，依法处置"扰乱医院秩序"案件79起，起诉涉医寻衅滋事刑事案件1件1人，审结非法行医罪7件7人，较2021年降低63%。未发生恶性伤医案事件和媒体恶意炒作事件，医患双方安全感显著提升。

【健康产业区域协同发展】川渝合作。畅通川渝跨区域采供血合作通道，成都市、资阳市、广安市等多地血站与重庆市涪陵区等血站签订《采供血协同发展合作协议》，2022年依托血液运输绿色通道川渝跨区域紧急调拨各类血液8425.5单位，通过血小板捐献者和检测信息共享，融合成渝两地血小板供者库，提升血小板库容量和精准输注使用率。推进川渝120应急救援服务，有序扩大川渝"120"应急救援服务范围，2022年累计跨区域转运急救患者32人次。达州市投入600万搭建万达开急诊急救跨界调度信息化平台，泸州市共培训川渝毗邻乡镇医护人员340人，广安市与重庆市合川区试点开展"120"信息系统对接。推动川渝合作医联体建设，西南医科大学附属医院、西南医科大学附属中医医院、西南医科大学附属口腔医院与重庆永川区妇幼保健院、江津区中心医院等医疗机构建立川渝口腔等专科联盟；泸州市与重庆永川区、江津区建立川渝儿童自闭症、口腔、脑卒中专科联盟；遂宁市与重庆市潼南区建立专科联盟20个；广安市与重庆市部分区（县）建立医联体6个、专科联盟28个、远程协作网1个。

【促进社会办医发展】社会办医规范管理。开展诊所运营情况调查和精神专科医疗服务体系建设情况评估。强化医疗机构设置和准入管理，完善医疗服务体系建设。下发《关于加强社会办医疗机构日常监督管理工作的通知》。总结全省民营医院管理年工作进展。参与国家卫生健康委修订完善《诊所备案管理暂行办法》《诊所基本标准》。协助省人大完成修订《四川省医疗机构管理条例》。编制《四川省"十四五"医疗机构设置规划》并协助省卫生健康委规划处将其纳入《四川省十四五医疗卫生服务体系规划》。截至2022年12月，全省建成互联网医院262家。

【儿童医疗卫生改革】开展第十一批次35名儿科医师转岗培训，逐步充实全省儿科医师队伍。总结全省儿童医疗卫生服务改革与发展工作。

【医师资格考试】印发《四川省医师资格考试领导小组公告》《医师资格考试医学综合考试新冠肺炎防控方案》《关于做好2022年医师资格考试医学综合考试"一年两试"试点和第一试延考巡考工作的通知》等文件，落实新冠疫情防控措施，加强服务保障，完成医师资格考试实践技能考试、医师资格考试医学综合考试，参考考生43583人，通过考试考生17390人，总通过率39.9%。

（医政医管处）

基层卫生健康

【统筹推进新冠疫情防控医疗救治服务工作】

1. 基层发热诊室（门诊）建设

充分利用核酸采样点（亭）等现有资源，就地改造为发热患者服务站（发药点），由二级以上医疗机构牵头派驻医务人员，重点为无基础性疾病的发热患者就近提供看病、拿药、付费一站式服务，大幅度减少群众就诊流程，缓解等级医院发热门诊压力，完成958个发热患者服务站改造。加快基层医疗卫生机构发热哨点升级改造，尽快做到应设尽设、应开尽开。截至2022年12月底，按照国家"优质服务基层行"申报系统统计，全省共有基层医疗卫生机构（乡镇卫生院、社区卫生服务中心）3276个，发热诊室（门诊）3276个，建设覆盖率为100%。

2. 运用调查成果开展重点人群分级分类健康服务

按照国务院联防联控机制综合组《关于开展新冠重点人群健康调查的通知》要求，依托健康档案云平台，全面完成重点人群健康调查。共调查65岁以上常住人口1444.33万人，其中标记为红色的重点人群（高风险）104.27万人（占比7.22%）；标记为黄色的次重点人群（中风险）249.12万人（17.25%）；标记为绿色的一般人群（低风险）1090.94万人（75.53%）。运用重点人群健康调查工作阶段成果，按照新冠重点人群健康服务工作方案等要求，为重点人群（高风险）、次重点人群（中风险）、一般人群（低风险）开展健康教育、线上指导、健康监测、入户随访、联系转诊等分级分类健康服务。为重点与次重点人群研究制定健康服务措施，建立村（社区）级、乡镇（街道）级、县（市、区）级、市

（州）级四级责任管理台账，多个责任人与高风险重点人员形成"多对一"包保责任关系，力争让每一位高风险重点人员在四级服务网中都有对应的责任人和医疗服务网点。2022年12月，全省各地累计为重点人群发放健康包338.1万份。

3. 强化药物设备配备提升基层医疗救治能力

建立农村地区紧缺医用防护物资储备体系，分级设置195个紧缺医用防护物资储备点。县级统筹配送"三药三方"等中药、解热类药物、止咳类药物和必要设备等物资至乡镇卫生院、村卫生室。截至2022年12月底，受药品供应短缺影响，约50%的乡镇卫生院和社区卫生服务中心相关药品储备可用量达到1周以上，各地通过统筹调配方式保障基层医疗卫生机构基本用药需求；乡镇卫生院和社区卫生服务中心均按照每个机构配备20个以上监测血氧饱和度设备加快补齐短板。

4. 夯实基层网底实施社区和农村地区补短板计划

印发《农村地区疫情防控和健康服务工作委内任务清单》，明确重点事项和责任工作组（专班），并加快推进落实。组织基层医护人员、家庭医生进入村（社区）居民"微信群"，通过开展线上健康宣教，为群众提供用药指导、病情诊断和健康提示等贴心服务，充分发挥基层网底作用。发挥家庭医生作为群众健康"守门人"的作用，为基层医疗卫生机构每个家庭医生团队指定1名上级医联体（医共体）综合医院临床业务骨干作为技术指导；清理既往签约的老年人基础信息，完善健康档案，入户健康服务，开展基层老年人等重点人群家庭医生签约全覆盖行动。发挥县乡村三级医疗卫生机构医防协同分级服务作用，县级医院、乡镇卫生院逐级建立医疗卫生人员梯队，在乡镇卫生院、村卫生室医务人员发生短缺时，梯队人员立即通过驻点、巡回医疗等方式填补空缺，确保乡镇卫生院、村卫生室正常开诊，卫生健康服务不断档。

【县域卫生医疗次中心建设】对照省政府工作报告建成150个县域医疗卫生次中心（以下简称次中心）的任务，明确市（州）建设任务。省级投入项目资金1.5亿元支持市（州）次中心建设，拟验收机构争取地方财政投入11.4亿元、单位自筹2.2亿元开展建设。印发《四川省县域医疗卫生次中心建设项目验收方案》，确定建设保障、功能定位、卫生设施、人力资源及服务能力四个方面的验收内容。调研部分市（州）次中心建设工作，召开全省县域医疗卫生次中心工作推进会。2022年底，共有167家基层医疗卫生机构建设成为次中心。

【基层医疗机构服务能力建设】在全省基层医疗卫生机构广泛开展"优质服务基层行"活动。组织全省各级卫生健康行政部门和基层医疗卫生机构开展《乡镇卫生院服务能力标准（2022版）》和《社区卫生服务中心服务能力标准（2022版）》内涵培训。2022年，达到优质服务基层行推荐标准97个、基本标准371个，全省累计达到基本标准及以上的机构覆盖率提升到63.13%。新创建社区医院29家，完成本年度创建社区医院既定目标。编制《四川省基层医疗卫生机构临床特色科室建设实施方案（2021—2025年）》，2022年117家机构120个科室通过，完成第一批基层临床特色科室建设。

【基本公共卫生服务】将"持续为全省8300余万常住城乡居民免费提供12项国家基本公共卫生服务"纳入省委省政府2022年民生实事。截至2022年12月底，全省基层医疗卫生机构管理高血压患者548.86万人、2型糖尿病患者190.16万人、65岁及以上老年人816.93万人、0—6岁儿童391.05万人。完成2021年度国家基层12项基本公共卫生服务项目省级绩效评价，将对市（州）的评价结果与2022年度资金分配挂钩，实现奖惩。接受国家对四川省的绩效评价，获1万元基本公共卫生服务绩效奖励资金，全部用于基层。召开全省基本公共卫生服务项目调度会，通报绩效评价结果，分析存在主要问题，部署全年工作计划。完成全省居民电子健康档案开放情况摸底统计，研究推动城乡居民电子健康档案开放。组织专家现场指导21个市（州）基层12项基本公共卫生服务工作，开展相关业务工作的培训和日常监管，线上线下共10个培训班，培训师资2100余人，全省各地根据实际开展拓展培训。

【家庭医生签约服务】印发《四川省推进家庭医生签约服务高质量发展实施方案》，实施方案提出循序渐进、需求导向、上下联动、政策协同和质量为先等五项基本原则。分层分类明确家庭医生签约服务内容，分为基础服务包、基本服务包和个性化服务包。实行弹性签约服务周期。签约服务完成质量好的基层医疗卫生机构可结合签约服务费收入情况，在绩效工资核定时予以倾斜。推进家庭医生签约服务按人头付费、医共体总额付费等支付方式改革，资金结余部分作为医疗服务性收入归医疗集团或医共体所有，用于医疗卫生健康事业发展。

加强全科医生和家庭医生签约服务团队建设，鼓励二级三级医院专科医生为家庭医生签约服务团队提供技术支持。完善签约服务内容和功能，探索建立全科专科有效联动、医防有机融合的签约服务模式，在医共体牵头医院组建健康管理中心，为出院患者开展康复期随访服务，与基层家庭医生团队建立"全专结合"模式，参与家庭医生签约服务，建立慢性病全程闭环管理服务链。鼓励公立医院在职骨干医师以及中级以上职称的退休临床医师到基层医疗卫生机构执业，开设医生工作室，参与家庭医生签约服务。推动将"两病"门诊用药保障纳入家庭医生签约服务包，在签约服务的基层医疗卫生机构实行按人头付费。重点提升农村低收入人口高血压、糖尿病、结核病和严重精神障碍患者的规范化管理率。

【基层卫生人才队伍建设】根据国家基层卫生人才能力提升培训项目，线上和线下培训21个市（州）基层骨干人员和乡村医生。全省共培训乡镇卫生院、社区卫生服务中心骨干人员1095人，乡村医生4113人。开展民族地区骨干人进修培训项目，组织全省67个民族县中心卫生院134名从事临床、检验、影像等专业的骨干人员到成都市三级医院进行为期6个月的全脱产进修培训。实施全省基层人才振兴工程，集中培训全省100名中心乡镇卫生院院长和1580名三州村医。

【基层卫生服务体系改革】组建紧密型县域医疗卫生共同体专家组，强化全省医共体工作的技术指导和决策支持。依托专家组开展全省紧密型县域医疗卫生共同体建设试点监测工作，监测医共体建设综合效果及主要目标实现程度，按照国家的监测方式方法，全省试点县达到紧密型标准的县（市、区）32个，占比86.49%，高于上年5.4个百分点；县域内就诊率94.69%，实现改革预期目标；县域内住院人次占比82.22%，总体趋于稳定；县域内基层医疗卫生机构门急诊占比55.08%，比上年上升1.53个百分点（全省水平为比上年下降了3.74个百分点）。基层中医药门急诊占比43.35%，上升2.84个百分点。牵头医院出院患者三四级手术占比53.06%，比上年上升2.82个百分点。每万人口全科医生数3.6人，比上年增加0.29人；下转患者数量占比4.62%，比上年上升1.2个百分点。

【综合试验区改革路径探索】泸州市泸县成立试验区建设领导小组，印发《泸县基层卫生健康综合试验区建设领导小组议事规则》《泸县基层卫生健康综合试验区建设重点工作任务清单》。《泸县紧密型县域医疗卫生共同体城乡居民基本医疗保险"一个总额付费"改革试点实施方案》获泸州市医保局书面批复；制发《泸县医共体事业编制周转池管理办法（试行）》。成立医共体事业基金池，共筹集资金800万元。16个公共医疗卫生PPP子项目建成投用，医共体信息化建设项目全面完成。开展"优质服务基层行"活动，创建推荐标准6家、占比30%，基本标准12家、占比60%，创建社区医院3家。建成基层临床特色科室1个。2022年县域内就诊率提高7.02个百分点。建成"一主二副四次多点"的县域医疗资源均衡配置格局，实现村级10分钟、镇级20分钟、县级30分钟医疗卫生服务圈。

（基层卫生健康处）

卫生应急

【卫生应急机制体制建设】公共卫生应急管理条例立法。为构建公共卫生法治保障体系，有效解决公共卫生应急处置工作中存在的问题，会同省人大教科文卫委、司法厅成立《四川省突发公共卫生事件应急条例》立法工作领导小组，组建起草专班。先后完成文献梳理及资料汇编，组织调研考察、征求意见等，召开3次闭门改稿会，2次省级有关职能部门及专家论证会，并经省卫生健康委第4次委务会审议通过，形成《四川省突发公共卫生事件应急条例（草案送审稿）》报司法厅审查。因上位法正在修订，省人大、司法厅建议暂缓报送审议，列入省人大2023年调研项目，并纳入下一个5年立法规划。

自然灾害防范应对。组织专家模拟"急、难、险"灾害事故叠加情景，汲取河南省郑州市"7·20"特大暴雨灾害教训，吸收借鉴近年来应对处置地震、洪涝、地质灾害、危化品爆炸等灾害事故经验做法，制订《多灾叠加重特大地震应急救援医疗救治方案》《多灾叠加重特大地震应急救援公共卫生安全应急处置方案》，编制《多灾叠加重大地震灾害事件医疗卫生应急救援工作手册》，指引省、市、县三级卫生健康部门在组织、指挥、协调、处置等环节高效应对。配合四川省抗震救灾指挥部制定《省重点地区特大地震灾害防范应对专项预案》中的《重点地区特大地震灾害医疗防疫子预案》。

【卫生应急能力建设】卫生应急培训演练。建立并不断优化常态化培训演练模式，持续完善培训演练方式、内容和组织管理机制等。3月14—26日，举办香港赛马会四川省卫生应急培训项目卫生应急管理子项目第二期骨干培训班；3月30日—4月1日，举办四川省卫生应急救援队能力建设培训班。6月16—18日，开展"无预警"全员集结拉动演练。

参加抗震救灾联合演习。5月16日，组队参加2022年应对暴雨洪涝与地震地质灾害综合实战演练。共调派国家级医疗队3支、省级队伍5支、市县级卫生应急队伍8支，共计医疗装备车（含核酸检测车）30余台、医务人员近400人分赴成都市、乐山市、达州市等地参演。本次演习充分展示多地联动下四川省卫生应急救援能力和运行效率，进一步磨合指挥协调和联防联控机制，有效提升综合救援能力。

【突发事件防范与处置】卫生应急责任落实。持续督促和指导各地做好卫生应急值班值守、监测预警、信息报告、应急准备和应对处置工作，及时转发传达国家、省突发事件应对处置相关文件精神，要求各级卫生健康行政部门和医疗卫生机构进一步强化责任意识和政治站位，建立以单位行政一把手负责制为核心、分级负责、岗位负责为主体的卫生应急责任体系，将各项工作量化细化，责任到人。配合有关厅局做好森林草原防灭火、防汛抗旱、抗震减灾救灾等专项督查活动。

鼠疫、禽流感防控。坚持每月通报全省突发公共卫生事件风险评估结果，分析、研判传染病防控形势，将鼠疫、人感染禽流感疫情防控作为重点关注，开展专项风险评估，为科学精准决策提供参考。印发《2022年四川省人禽流感、SARS防控监测项目实施方案》《关于切实做好2022年全省鼠疫防控工作的通知》，要求各地认识做好防控工作的重要性和紧迫性，加强监测预警，广泛开展培训演练、宣传教育，全面提高防控能力，做好各项应对措施。派出工作组及专家实地调研指导川藏铁路建设工区鼠疫防控工作，及时处置雅江县、石渠县两起鼠疫动物疫情，现场查看疫点区域内卫生院、318国道沿线卫生院及诊所发热记录，未发现聚集性发热病例及不明原因发热病例。

突发公共卫生事件处置。2022年，除新冠病毒感染事件外，全省共报告一般及以上突发公共卫生事件10起，其中较大级别事件1起，一般级别事件9起，共计发病284人、死亡9人。影响较大事件包括：成都市、德阳市人感染H5N6禽流感事件，泸州市丰乐镇"3·21"误食醇基燃料中毒事件，宜宾市三江新区"3·22"误食醇基燃料中毒事件，泸州市江阳区"9·28"霍乱病例事件。在各起事件处置中，省卫生健康委调派专家赶赴当地指导现场处置，责成属地卫生健康部门会同市场监管、农业农村等部门开展流行病学调查处置并做好患者救治、健康宣教、心理抚慰等工作，将事件影响降到最低，无负面舆情发生。

紧急医学救援。2022年，全省自然灾害和事故灾难频发，绵阳市江油市"1·2"交通事故、自贡市荣县"5·9"山体垮塌、雅安市芦山县"6·1"地震灾害、阿坝州马尔康市"6·10"震群灾害、绵阳市北川县泥石流灾害事件、彭州市龙漕沟"8·13"山洪灾害、甘孜州泸定县"9·5"地震均造成重大人员伤亡。在灾害和事故处置中，省卫生健康委第一时间指导地方卫生健康部门落实伤员检伤分类、快速转运、集中救治、心理救援和公共卫生等措施，根据当地需要及时派出专家组成前方工作组参与现场救援，优化治疗方案，最大程度地降低伤员死亡和伤残。

【三次地震医学救援】芦山县"6·1"地震医学救援。6月1日17时00分，雅安市芦山县发生6.1级地震，省卫生健康委启动重大地震卫生应急响应，调派国家队伍赶往震中，会同省级高原队雅安支队快速展开紧急医学救援。本次地震灾害累计收治轻重伤员42人，其中危重伤1人、重伤2人、轻伤39人，所有伤员均获有效救治。现场参与救援国家及省级队伍37人、救护车5辆、卫生应急专业车两辆，雅安市派出救护车23辆，医护人员196人。灾区无地震相关传染病暴发疫情和突发公共卫生事件报告。

马尔康市"6·10"地震医学救援。6月10日00时03分，阿坝州马尔康市发生5.8级地震，震源深度10公里；同日1时28分，发生6.0级地震，震源深度13公里。地震发生后，省卫生健康委第一时

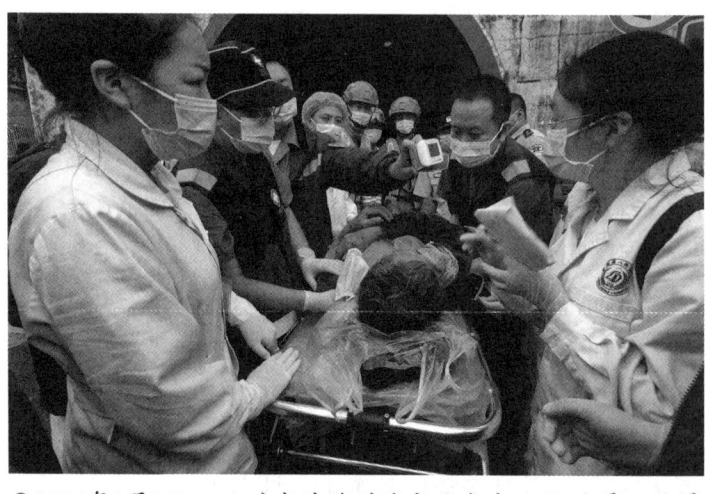

◎2022年9月5日，四川省甘孜州泸定县发生6.8级地震，地震现场医疗救援立即展开（卫生应急办公室◇供稿）

间开展地震紧急医学救援工作。指导阿坝州卫生健康委做好医疗资源统筹，协调当地县、乡医疗卫生机构就地开展急救和伤情统计等工作；调派省高原卫生应急总队阿坝分队两只小分队分别前往马尔康市和红原县。此次地震累计收治伤员6人（重伤1人、中度伤4人、轻伤1人），所有伤员均获救治。灾后，抽派省中医药紧急医学救援队康复、内科、皮肤、护理等多学科人员组成巡回小分队，前往阿坝州指导当地开展灾后卫生应急相关工作。灾区无地震相关传染病暴发疫情和突发公共卫生事件报告。

泸定县"9·5"地震医学救援。9月5日12时572分，甘孜州泸定县发生6.8级地震。省卫生健康委启动重大地震卫生应急响应，第一时间开展医疗救治、卫生防疫和心理抚慰等工作。本次地震灾害累计收治伤员424人（甘孜州265人、雅安市158人、凉山州1人），其中危重伤10人、重伤40人、中度伤109人、轻伤265人，所有伤员均获救治。赴现场参与救援的国家、省级医疗救援队12支、人员185人；国家、省级卫生防疫队5支、人员27人；省级心理干预和宣传教育队伍两支、人员6人。设立52个临时医疗点，累计开展巡诊医疗5.31万人次，健康知识宣传教育7.4万余人次，新冠病毒核酸检测195.9万余人次，结果均为阴性；累计开展环境消杀189.2万余平方米，饮用水采样检测350份。发放健康知识宣传单1.2万余份，心理咨询评估1270人次，心理干预1.32万余人次。加强卫生执法监督，累计出动卫生监督人员805人次，车辆234台次，检查集中安置点74个（次），集中供水单位108家（次），对重点地区末梢水采样快检74处，学校102家（次），医疗机构及其他疫情防控单位505家（次）。灾区无地震相关传染病暴发疫情和突发公共卫生事件报告。

（卫生应急办公室）

疾病预防控制

【推动健康四川行动】监测考核。完成《健康四川行动2021年监测评估实施进展报告》。考核2021年各市（州）推动实施健康四川行动指标，印发《健康四川行动2022年度考核实施方案》。

宣传引导。组织各地在各类国家级媒体平台发表健康四川行动相关经验稿件42篇，获健康中国行动推进委员会颁发的"2022健康中国行动专网传播突出贡献机构"奖牌和表扬信。在"健康中国行动三周年主题展"上展出健康四川行动主体展板。组织各地参与全国知行大赛，获全国优秀组织奖、全国知行奖。发挥先进典型示范引领作用，评选出10个健康四川行动推进典型案例、10名健康四川行动"健康达人"。指导各地组建宣讲员队伍，遴选出健康中国行动四川省宣讲员4254人。

探索立法工作。评估全省实施健康四川行动现状和面临问题，组织完成《健康四川行动地方立法研究报告》。草拟《健康四川行动促进条例（草案）》。

【疾控体系建设】疾控机构提能达标。持续通过疾控机构等级评审推动能力水平提升，截至2022年12月底，全省205个疾控机构中200个取得等级资质，其中三级35个、二级165个。

疾控体系"四化"建设。成立"四化"建设工作专班，每季度专题研究推动。为55个县级疾控机构能力提升提供资金支持和技术指导。组织草拟《国家区域公共卫生中心建设方案》，推进项目立项。

脱贫地区疾控机构人才建设。全年省市县三级疾控中心共抽调89名业务骨干对口帮扶脱贫地区疾控机构。为67个民族县（市、区）及三州疾控中心培养140名实验室检测和流调专业骨干。

【传染病防控】监测体系建设。2022年全省194家二级及以上公立医疗机构实现法定传染病监测信息报告自动交换，比2021年同期提高44个百分点。完成21个市（州）致病菌识别网现场评审和网络搭建，实现全省区域内工作体系全覆盖。

传染病联防联控。会同山东省等8个省份签署《黄河流域公共卫生高质量发展协作区合作框架协议》。深化川渝传染病联防联控信息互通，组织召开川渝疾控机构合作交流会议。会同成都海关签署《合作备忘录》，加强区域和部门传染病防控工作合作交流。

急性传染病防控。强化传染病分析研判，每月通报各地传染病防控形势及存在问题。2022年，全省21个市（州）报告法定传染病33种，报告发病438811例，死亡4030人。与2021年同期相比，报告发病数上升2.56%、死亡数上升7.47%。报告发病率524.42/10万，死亡率4.82/10万，持续处于低流行水平。

【预防接种】常规免疫规划。全年完成免疫规划疫苗接种1242万剂次、非免疫规划疫苗接种1998万剂次。开展乙肝疫苗和麻腮风疫苗查漏补种，摸底登记目标儿童5157542人，乙肝疫苗快速评估接种率98.05%，麻腮风疫苗快速评估接种率98.62%。

信息化建设。开展"四川预防接种"微信公众号试点，公众服务功能覆盖全省21个市（州）375家预防接种门诊，绑定个案63.08万个。投入6450万元，建设430家预防接种数字化门诊。

疫苗采购供应管理。全年完成免规规划疫苗879.95万支、配套注射器1500万具采购供应。开展非免疫规划疫苗增补挂网阳光采购工作，完成19家疫苗企业和80个产品资质信息变更审核，并挂网公示新增的17家企业26个产品资质审核情况。

疑似异常反应处置。设立四川省特殊健康状态人群预防接种评估专家组，在成都市第三人民医院挂牌成立四川省首家"特殊健康状态儿童预防接种评估门诊"。全年无群体性预防接种异常反应发生。完成免疫规划疫苗预防接种异常反应保险补偿31例，共计289.13万元。

通过世界卫生组织疫苗国家监管体系评估。省卫生健康委疾控处等10个集体和20名个人受到四川省疫苗管理厅际联席会议通报表扬。

疫苗接种宣传。举办家长课堂宣讲竞赛总决赛,通过四川观察等直播,直播最高访问量37万人次。

【慢性病防治】慢性病综合防控。成都市温江区、攀枝花米易县、雅安市石棉县、阿坝州松潘县成功创建省级慢性病综合防控示范区。组织41个县(市、区)、近1.7万人参加第七届"万步有约"健走激励大赛。培训健康生活方式指导员7039人,以"三减三健"为重点,促进养成健康行为。

慢性病监测筛查。共完成35岁以上成人心血管疾病筛查9928人、慢阻肺初筛40794人、脑卒中院内外筛查和干预6.3万例、学龄儿童窝沟封闭牙数95915颗、学龄前儿童第一次用氟40118人。全省所有市(州)、县(市、区)均建立癌症防治中心,110家医疗卫生机构开展癌症早诊早治项目,全年完成高危人群筛查63.56万人次,全省癌防核心知识知晓率77.54%。继续全覆盖开展死因监测工作,重点慢性病过早死亡率16.08%,人均预期寿命77.91岁。

慢性病健康管理。继续在12个市(州)的88个县(市、区)开展慢阻肺和类风湿关节炎患者、在阿坝和甘孜州的19个高海拔县开展高原性心脏病患者的健康管理服务,累计规范管理三种病患者分别为129822例、32121例、408例。累计培训基层医疗卫生机构合格健康管理员7532人。

【精神卫生】推进各类心理建设与服务工作。加强与平安四川建设、健康四川行动、市域社会治理现代化试点等工作结合。广泛开展社会心理服务,在成都市、自贡市、绵阳市、广元市、南充市开展常见精神障碍防治和儿童青少年心理健康促进试点工作。

强化心理援助与危机干预工作。面对"点多、面广"的新冠疫情形势和泸定县"9·5"地震,有序开展心理援助

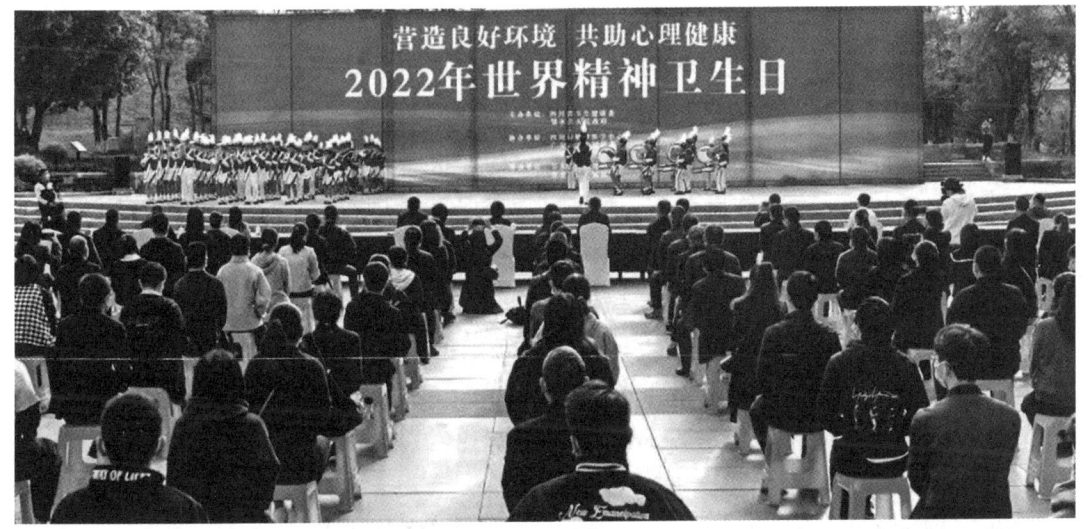

◎2022年10月10日是世界精神卫生日,以"营造良好环境 共助心理健康"为主题的四川省省级主题宣传活动在广安市邻水县举行(来源◇四川省卫生健康委员会网站)

和危机干预。联合公安厅、司法厅、教育厅、省妇联、省总工会发文开展"五个100"社会心理骨干培训。组织开展2022年四川省心理健康科普赛课各级比赛活动，并完成省级决赛。

强化严重精神障碍治疗管理。持续推进省市县三级电话质控，推进严重精神障碍管理治疗做深做实，按月通报工作质量与进展。联合省委政法委、省医疗保障局等10个部门印发《四川省严重精神障碍患者应用第二代长效针剂门诊治疗试点工作方案》，在全省范围内针对2000名高风险患者开展门诊长效针剂注射。2022年，全省严重精神障碍报告患病率4.97‰，规范管理率94.98%，规律服药率72.86%。

【健康危害因素监测】饮用水卫生监测。在21个市（州）、183个县（市、区）所辖城区和所有乡镇设立1.04万个水质监测点，保持全省监测乡镇全覆盖。完成城市和农村监测水样4588份和18368份，城市和农村饮用水31项评价指标合格率分别为97.65%和79.91%，较2021年分别提升1.92、7.54个百分点。省、市、县按职能职责公开水质卫生监测结果或饮用水卫生状况信息。

学校与环境卫生监测。在21个市（州）183个县（市、区）开展学校中小学生常见病和教学与生活环境卫生监测，监测学校1228所，学生常见病监测覆盖学生36.8万人，健康状况及影响因素监测23.4万人。2022年，儿童青少年标化近视率47.79%，较2021年度的49.63%降低1.84%；超重率、肥胖率分别为14.14%、8.82%，较2021年度年监测结果分别上升0.95%和0.90%。将空气污染（雾霾）对人群健康影响监测与防护工作扩展至6个市。公共场所健康危害因素监测场所任务完成率111.05%。在成都市等6个市和成都市青羊区等12个区（县）继续开展环境健康风险评估试点，初步建立环境健康风险评估工作体系。在绵阳市启动空气质量健康指数（AQHI）发布试点工作，引导广大群众在空气重污染时科学做好防护。

【爱国卫生】卫生城市创建。全省7个单位、15名个人被全国爱卫会授予爱国卫生运动70周年全国先进集体和先进个人称号。组织开展第34个爱国卫生月活动和第35个世界无烟日宣传活动。新建成省级卫生县城2个，省级卫生乡镇146个，省级卫生村3070个，省级卫生单位1957个，省级无烟单位4828个。完成乐山等13市（县）病媒生物达标考核。指导各地开展健康村等健康细胞、健康乡镇、健康县区建设，完成2021年度健康城市评价。持续在45个脱贫县开展"卫生家庭"和"健康红旗能手"评选活动。成都市扎实推进癌症防治和妇幼健康促进专项行动试点工作，攀枝花市认真开展健康影响评价评估试点。

（疾病预防控制处）

重大疾病防治

【艾滋病防治】

1. 组织保障

省政府办公厅印发《2022年全省艾滋病防治工作年度重点任务》，召开2022年全省疾病预防控制卫生应急与综合监管工作培训会，安排部署全年重点工作；印发年度中财资金实施方案，召开资金使用专题会，推动项目经费规范高效执行。调研核查艾滋病治疗管理工作相关数据质量。

2. 防控措施

宣传干预。坚持宣传教育是最有效的"社会疫苗"，把预防艾滋病教育作为健康四川行动的重要内容，在全省开展防治宣传教育"五进"（进社区、进企业、进医院、进校园、进家庭）拓展年活动。强化各类宣传教育，做好建筑工地、娱乐场所等重点场所集中和持续性宣传，加强老年人和学生防治宣传教育。各防治成员单位配合开展各系统、行业宣传。通过形式多样的宣传倡导，各类人群艾滋病防治知识知晓率在90%以上。

监测检测。持续完善检测策略，分层分类科学制订各市（州）检测目标任务。加大暗娼、男男同性性行为者、中老年男性等重点人群检测力度。推行新发感染者溯源检测。对新发现的现住址感染者在告知确证阳性结果的基础上，结合日常随访工作进行溯源调查，追踪其高危接触者进行HIV检测。加强公安、司法行政等部门合作，对在打击卖淫嫖娼、聚众淫乱、吸毒贩毒等活动中抓获的人员，以及看守所、戒毒所、监狱等场所内的羁押人员一律进行检测。截至2022年年底，全省共建成艾滋病监测哨点140个、艾滋病检测实验室5401个（确证实验室97个、筛查实验室769个、检测点4535个）。全省艾滋病常住人口检测覆盖率53.11%。

治疗管理。完善省、市、县三级治疗服务网络，优化管理办公室运行管理，配齐配强专职人员。全面落实应治尽治，抓好新报告病例、感染育龄妇女等重点人群治疗管理。优化考核评价标准，对患者治疗成功率考核指标提出更高的标准和要求，督促全省各地抓好治疗质量。加强患者诊断、治疗、随访和疗效监测评价，落实面对面依从性教育、督导服药等工作。加强艾滋病并发肺结核、乙肝、丙肝、性病等疾病的筛查，规范开展转介和诊治，做好治疗失败病例个案分析和精准管理，推进个案管理。截至2022年12月底，全省抗病毒治疗覆盖率96.89%，治疗成功率97.29%。

母婴阻断。始终把预防母婴传播作为政治任务和刚性要求。推进孕情早发现早报告。各地预防艾滋病母婴传播管理办公室梳理辖区孕情早发现工作流程，探索建立依靠村医、村社干部、社区网格员等结合本职工作进行孕情早发现的工作机制。在医疗机构推广"逢妇必问"，落实孕妇首次产检进行"三病"检测和未检测孕产妇追踪检测力度。各地建立感染育龄妇女动态管理工作台账，实行个案精准管理，推进预防母婴传播工作关口前移。各地强化艾滋病感染育龄妇女抗病毒治疗管理，并在随访中落实感染育龄妇女孕情检测和孕情询问。截至2022年12月底，全省孕产妇艾滋病、梅毒和乙肝检测率99.87%，孕期检测率99.38%，孕早期检测率94.00%。艾滋病感染孕产妇抗病毒用药率100%，所生儿童抗病毒用药率100%，全省梅毒感染孕产妇治疗率99.06%，乙肝感染孕产妇所生儿童乙肝免疫球蛋白注射率99.98%，全省母婴传播率持续下降。

综合治理。持续开展打击卖淫嫖娼等违法犯罪专项行动，落实"三个一律"要求，为涉嫌卖淫嫖娼人员开展性病检查，建立工作情况月报制度并定期通报；持续加强吸毒人员的综合干预。全省共建成美沙酮维持治疗门诊52个、延伸点100个，美沙酮维持治疗在治0.6万人。

凉山艾防攻坚行动。把宣传教育作为关键任务，将每年12月定为"艾滋病防治宣传月"、每月12日定为"艾滋病防治宣传日"，常态化开展艾滋病防治知识"八进"活动。把全覆盖体检筛查作为基础工作，全年共计筛查艾滋病625万人次、丙肝165万人次、结核病70万人次，筛查覆盖率居全省第一位。把抗病毒治疗作为核心手段，落实"一对一""人盯人"规范治疗，实行分层分类管理，艾滋病治疗覆盖率、成功率分别为97.97%、98.5%，感染者生存质量持续提高。把预防母婴传播作为政治任务，完善孕情早发现机制，落实治疗管理、长效措施、全程阻断、住院分娩、科学喂养、儿童和男单家庭治疗"六个全覆盖"措施，死亡校正母婴传播率降至2.0%。

【结核病防治】启动实施甘孜州结核病综合防治集中攻坚行动，完成遏制结核病行动计划终期评估。推进结核病防治服务体系建设，加大主动发现和治疗结核病患者，着力控制传染源。加强全省结核病实验室质量控制，提高病原学阳性肺结核诊断率，扩大耐药筛查范围。加强学校结核病防治，规范学校结核病疫情处置。开展健康教育，在广元市川北幼儿师专开展省级世界结核病日宣传活动暨大学生志愿者结核病防治倡导及助力患者发现项目启动仪式。组织全省17个市（州）的20多个城市通过地标建筑灯光系统，共同点亮"中国红"；启动大学生志愿者结核病防控倡导及患者发现项目。截至2022年年底，覆盖大学生31万余人，参与项目的志愿者总数8550人；继续开展百千万志愿者结防知识传播行动，招募志愿者8万余人。全省肺结核报告发病率55.12/10万，连续15年下降，病原学阳性率62.38%，成功治疗率95.77%，总体到位率98.79%。

【包虫病防治】在全省35个流行区落实犬只管控、人群查治、宣传教育、环境治理等包虫病综合防治措施。印发包虫病综合防治2022年重点工作任务。进一步巩固提升石渠县包虫病综合防治试点成果，全面推广"两抓四管六结合"的石渠模式和综合防治措施，推进8个包虫病综合防治干预区工作。印发《关于2021年四川省包虫病外科治疗定点医院抽查评估情况的通报》，对4个流行市（州）和7家定点医院提出相关工作要求。组织有关专家分4个组明察暗访重点流行县（市），掌握当地防治情况。2022年，全省包虫病患者10571人，药物治疗9685人，手术治疗402例，88%的包虫病流行县（市）人群患病率控制在1%以内。

【血吸虫病、疟疾和地方病防治】成立四川省卫生健康系统推荐评选全国消除疟疾工作先进集体和先进个人工作领导小组，开展推荐评选工作，全省3个集体和10名个人获全国消除疟疾工作先进集体和先进个人表彰；全省报告疟疾病例72例，均为境外输入性疟疾病例，无死亡病例；全省153个流行县（市、区）全部达到消除疟疾标准。现场验收评估芦山县血吸虫病消除达标，实现全省63个血吸虫病流行县（市、区）中62个达到消除标准。地方病实现监测全覆盖，并开展地方病治疗和氟骨症患者复核工作；全省183个县（市、区）全部保持消除碘缺乏病危害状态；32个大骨节病病区县均保持消除状态；55个克山病病区县均保持消除状态；23个燃煤污染型氟中毒病区县均达到消除标准；12个饮水型氟中毒病区县有8个县达到控制标准，4个县防治措施达到控制标准；耙子病保持消除状态。

［重大传染病防治处（艾滋病防治处）］

科技教育

【医学科技】创新平台建设。协同推进国家精准医学产业创新中心、天府（锦城）实验室等高能级创新平台落地建设。指导绵阳市中心医院加快建设国家卫生健康委核技术医学转化重点实验室，完成PET-CT、医用回旋加速器等硬件设施的安装投运，实验室团队发表SCI论文41篇（最高影响因子10.753分）。围绕"两癌"筛查、新冠病毒核酸检测等领域，以"基地+技术+人才"相结合模式，分层分类设置适宜技术基地，并全部纳入省卫生健康委科技项目管理，共遴选立项师资培训基地5个，区域示范基地27个。加快推进艾滋病、肺结核、包虫病、大骨节病等全省重大传染病和地方病数据库建设。

科研项目攻关。组织实施全省医疗卫生机构临床研究规范管理试点工作，印发《四川省医疗卫生机构临床研究规范管理试点工作实施方案》等配套文件，遴选全省临床研究培训中心1家，组织开展全省医疗机构临床研究规范管理培训和摸排工作，进一步规范临床研究管理。会同科技厅组织实施"十四五"生命健康重大科技专项，省财政资助17个项目共8200万元，其中医疗卫生机构牵头承担7项，资助经费3700万元；协同推进47项新冠肺炎防控省级科研攻关项目。完成"十三五"期间省卫生健康委级科研项目结题验收和绩效评估工作。

科技支撑保障。组织召开省级生物安全协调机制联络员会议，分析研判风险形势，梳理汇总行业风险点。会同科技厅、农业农村厅等7部门印发《关于加强高等级生物安全实验室的若干意见》。组织开展全省病原微生物实验室生物安全专项督查和医疗卫生机构人类遗传资源管理调查，举办全省生物安全管理培训。组织开展全省医疗卫生机构科研诚信整治行动，开展知识产权保护专项培训。

成果转移转化。会同科技厅加强推进重大新药创制国家科技重大专项成果转移转化试点示范工作。支持成都天府国际生物城管委会与国家卫生健康委医药卫生科技发展研究中心在成都天府国际生物城共建成都卫生健康科技成果转移转化示范平台。支持四川大学、成都中医药大学申报国家产教融合创新平台。

健康产业发展。参与科技厅牵头编制的《四川省"十四五"科技创新规划》，协同推进卫生健康领域产业创新平台构建、强化健康四川建设科技支撑。参与省发展改革委牵头编制的《四川省"十四五"生物经济发展规划》，配合推进生物医药产业和医疗健康装备产业高质量发展。配合相关部门开展医药产业及健康服务业调研，形成《四川省医疗康养产业发展现状、存在问题及对策建议》，以及落实省领导关于《支持我省医药产业创新发展的建议》批示的专报，为全省大健康产业发展建言献策。加强健康产业统计监测，协同推进中国牙谷、天府生物城、绵阳核医疗装备基地等园区建设，鼓励和支持各地依托自然禀赋和当地资源，推动5G+智慧医疗及生态康养、医养和健康旅游产业发展。

【医学教育】毕业后医学教育。会同公安厅、人力资源和社会保障厅、省中医药局印发《关于贯彻落实住院医师规范化培训"两个同等对待"政策的通知》。完成五类规范化培训基地动态调整，基地总容量达到3.55万人，2022年共招收1.14万人，结业考核总体合格率94.72%。组织开展全省住院医师、专科医师、护士、医疗机构药师规范化培训基地督导，两个住培基地和3个住培专业基地被亮牌通报整改。举办全省首届全科专业住培指导医师教学查房和教学门诊技能竞赛，推荐四川大学华西医院参加全国竞赛并获全国教学查房组及教学门诊组二等奖2项。

继续医学教育。获批国家级继教项目517项，批准省级继教项目1691项。规范省级学（协）会、直属单位Ⅱ类学分继教项目管理，组织修订《四川省继续医学教育项目管理办法》，印发《进一步规范和加强社会组织开展继续医学教育项目培训八条举措的通知》。组织开展国家卫生健康委继续医学教育"可验证自学模式"试点项目，组织实施2022年川渝卫生专业技术人才"双百"培养项目。配套印发2022年医疗服务与保障能力提升财政补助项目实施方案，统筹各类紧缺人才培训项目。

院校医学教育。会同教育厅持续优化医学专业规模和结构，组织完成4所本科高校5个专业及21所中、高职院校35个拟新设医药卫生类专业的审核工作。完成2022年农村订单定向医学生招收任务。组织开展定向医学生履约情况专题调研，起草《关于进一步规范和加强农村订单定向医学生履约管理的通知》，完善"定向医学生信息管理系统"，进一步加强定向医学生管理。

（科技教育处）

药物食品

【**基本药物制度综合试点**】将基本药物制度建设纳入省政府对市（州）的医改任务目标考评内容，组织完成2021年度市（州）基本药物使用情况绩效考核。成都市青白江区、凉山州德昌县等基本药物制度综合试点县完成处方前置审核系统管理和县域医共体内上下级用药目录统一等试点任务，推动医疗机构优先合理使用国家、省级集中采购中选药品和国家医保谈判药品。

【**短缺药品保供稳价**】依托公立医疗卫生机构短缺药品信息直报系统，持续开展短缺药品信息上报和应对处置工作。2022年全省各级各类医疗卫生机构共上报短缺药品信息48条，涉及药品27个品种，通过替代使用、协调供应等方式解决25个品种，建议国家处置两个品种。发挥会商联动机制牵头部门作用，联动省医保局协商处理因未挂网等原因导致的药品供应不足问题。

【**医疗机构药品使用监测**】组织完成全省2022年公立医疗卫生机构药品使用监测填报及数据质控工作。组织四川大学华西医院编制"2016—2020年全国公立医疗机构药品使用监测专题研究报告"四川省部分。开展全省妇女儿童医院/保健院药品使用监测数据专项分析。

【**完善食品安全标准管理体系**】印发《2022年四川省食品安全地方标准立项计划》，制定发布《食品安全地方标准 竹叶粉》（DBS51/010-2022）并及时向国家备案。组织各市（州）通过问卷调查、现场调查等方式，开展年度食品安全标准跟踪评价。进一步优化食品安全企业标准网上备案流程，举办2022年四川省食品安全企业标准备案管理工作培训班，全年共办理企业标准备案1866件。有序推进全省食药物质管理试点，完成12家企业19项食药物质企业标准备案。

【**食品安全风险监测评估能力建设**】联合相关部门制定下发《2022年四川省食品安全风险监测实施方案》，在国家下达监测任务的基础上，增加水产品、儿童食品、散装白酒、生湿米粉（米线）和生湿豆腐皮、自制泡菜等地方特色食品专项监测。全省共有1678家医疗卫生机构纳入食源性疾病病例监测系统，均开展食源性疾病病例监测工作。全省医疗卫生机构共上报食源性疾病病例信息142538条。食品污染和有害因素监测样品采样点覆盖183个县（市、区），覆盖率100%，共监测食品样本7898份、检测83277项次，样本任务完成率103.97%。加强食品安全风险评估能力建设，组建成立四川省第一届食品安全风险评估专家委员会，并对"天冬"申报纳入食药物质目录开展安全性评估。及时汇总分析风险监测数据，加强部门（单位）沟通协调，组织会商研判，按季度通报食品安全风险监测数据分析报告，及时向有关部门通报风险监测中发现的食品安全相关信息。

【食品营养工作】推进国民营养计划与合理膳食行动。联合教育厅、省市场监管局等部门印发《2022年四川省营养健康食堂（餐厅）、营养与健康学校试点建设工作实施方案》，制定四川省营养健康食堂（餐厅）、营养与健康学校评估验收细则，在全省近300家食堂（餐厅、学校）开展试点建设。四川2022年全省共建成150家营养健康食堂（餐厅）、营养与健康学校。开展2022年食品安全宣传周、全民营养周和"5·20"中国学生营养日主题宣传活动，组织全省卫生健康系统营养相关专业人员，宣传《中国居民膳食指南（2022）》，向社会广泛传播食品安全与合理膳食科普知识。组织全省医疗卫生机构参与四川省首届食品安全科普作品创作大赛，共获全场大奖1名、一等奖2名、二等奖6名、三等奖3名、优秀奖13名，4家单位获优秀组织奖。规范组织实施居民营养健康知识知晓率调查，在成都市推进营养指导员培训试点，组织近300名完成培训人员参加国家统一考试。贯彻落实成渝地区双城经济圈建设有关工作部署，支持和推动四川大学华西医院、重庆医科大学建设"川渝·区域性营养创新平台"。

[药物政策与药械临床使用监测评价处（食品安全标准与监测处）]

老年健康服务

【老龄整体工作统筹推进】贯彻落实中共中央、国务院《关于加强新时代老龄工作的意见》，制定《四川省加强新时代老龄工作重点任务清单》，明确新时代全省老龄工作的重点任务、责任单位和完成时限。会同相关部门编制《四川省老龄事业发展和养老服务体系规划》，从提高社会养老服务水平、完善养老服务体系等7个方面部署老龄工作。发挥省老龄办统筹协调作用，推动落实《关于切实解决老年人运用智能技术困难的工作任务清单》，完成老年人在出行、就医、消费等9大方面40项重点任务，助力老年人跨越"数字鸿沟"。

【老年健康支撑体系建设】启动银龄健康工程，联合省发展改革委制定《四川省银龄健康工程实施方案（2022—2025年）》，明确做实老年人健康管理等14项重点任务。做实老年人健康管理项目，为812.71万名65岁及以上老年人免费提供健康管理服务，1128.73万名65岁及以上老年人拥有自己的家庭医生。调查1444万名65岁及以上老年人健康状况，提供分级健康服务。推进省老年医院一期项目和二级及以上综合性医院老年医学科建设，全省356家二级及以上综合性医院设立老年医学科，设置率58.36%。组织开展老年友善医疗机构建设，全省认定老年友善医疗机构2571家，老年人就医体验明显改善。扩大安宁疗护服务覆盖范围，全省210家医疗机构开展安宁疗护服务，德阳市、自贡市、攀枝花市、雅安市、眉山市落实安宁疗护按床日付费等政策。

【医养结合示范省建设】省级财政补助资金5000万元，支持50家医疗机构建设医养服务中心，重点为失能老年人提供医康护养服务。召开医养结合厅际联席会，推动解决医养服务难点堵点。全省医养服务机构491家，床位12万张，医疗机构与养老机构签约合作5210对。开展失能老年人"健康敲门行动"，组织1.04万支家庭医生团队为20.4万名失能老年人免费上门提供"三个一"健康服务（开展一次上门健康管理，提供一套上门健康服务，开通一条健康咨询热线）。组织开展打击整治养老机构非法行医专项行动，全覆盖排查全省3050家养老机构非法行医情况，发现的问题全部整改到位。全省认定医养服务示范机构63家，打造四川医养服务品牌。

【老年友好社会环境优化】推动人口老龄化国情省情教育进学校、进机关、进企业、进社区、进家庭等"五进"活动，开展"敬老月""老年健康宣传周"等系列活动，发放宣传资料150余万册，举办健康讲座千余场次。组织开展全国示范性老年友好型社区创建，50个社区成功建成全国示范性老年友好型社区，数量全国第三。组织开展第六轮敬老模范县（市、区）创建活动，推动构建养孝老敬老政策体系和社会环境。

（老龄健康处）

妇幼健康服务

【妇幼健康安全有保障】妇幼新冠疫情防控。开展21个市（州）全覆盖的妇幼保健机构院感防控省级质控，组织应急演练和多轮线上培训，远程调研指导涉疫市（州）妇幼保健机构和"黄码"孕产妇就诊定点医院，落实妇幼重点人群台账动态管理，规范管理孕产妇1.35万例、0-6岁儿童7.90万例，加强危重、临产孕产妇的"一人一案"精准管理，召开四川省特殊时期强化全省妇幼健康服务联线会、特殊时期妇幼健康服务工作远程调研指导20余次。

母婴安全保障，出台《四川省母婴安全行动提升计划实施方案（2022—2025年）》，开展妊娠合并心脏病防治专项行动和5岁以下儿童肺炎死亡专项治理，制定市级、县级危重孕产妇和新生儿救治中心评估标准，组织开展新生儿死亡评审，持续提升危重孕产妇和新生儿救治能力，印发母婴安全工作提醒函10份，举办母婴安全管理培训班6期，分市（州）开展孕产妇死亡线上评审10次，在5个重点市（州）开展孕产群体保健质量控制工作，省市县三级建成危重孕产妇救治中心272个、危重新生儿救治中心264个。

促进儿童健康全面发展。制定《四川省健康儿童行动提升计划实施方案（2022—2025年）》，联合14部门印发《四川省母乳喂养促进行动计划实施方案（2022—2025年）》，编制《四川省0—6岁儿童口腔保健核心信息》，强化工作部署，细化工作举措，加强科普宣传，着力提升儿童健康水平。

【妇幼健康事业发展】落实省两纲目标任务。印发省卫生健康委贯彻四川妇女儿童发展纲要（2021—2030年）实施方案和两纲统计监测指标职责分工，成立省卫生健康委两纲工作领导小组，推动两纲目标任务落实。

川渝联动合作。联合印发《川渝人类辅助生殖技术质量控制标准（试行）》《川渝人类精子库质量控制标准（试行）》等文件，筹建川渝辅助生殖技术管理专家库，川渝联动合作进一步加强。

妇幼健康文化建设。组织妇幼健康文化建设特色单位评估，遴选推荐国家级候选单位1家、省级候选单位25家。组织26家参评单位制作文化建设视频，便于后期展播宣传。

妇幼健康中医药服务。成立妇幼健康领域中医药工作领导小组及专家组，组织开展妇幼健康领域中医药适宜技术培训、制定妇幼健康领域中医药诊疗方案和四川省妇幼名中医传承工作室建设项目实施方案与评价标准，更好服务妇女儿童。

【妇幼体系建设】省儿童医院项目建设。以省儿童医院为依托医院，以四川大学华西第二医院为输出医院创建国家区域医疗中心，正式纳入第四批国家区域医疗中心项目。省妇幼保健院天府院区一期工程建成投用。

妇幼保健机构能力建设项目。印发实施方案，争取中央财政资金5900万元，支持28个妇幼保健机构加强人才队伍建设、重点设备配备和开展省域妇幼健康大手拉小手行动，省级"云上妇幼"远程诊疗平台通过国家验收，在全省推广运用"云上妇幼"平台。

等级评审。完善妇幼保健机构等级评审前置要求和专家库，推进52家机构评审工作，2022年度全省创建二级机构3家、三级机构8家，二级及以上妇幼保健机构共计174家，比例为86%。

妇幼保健专科体系建设。组织开展婚前保健、孕前保健和新生儿保健等妇幼保健特色专科建设，开展爱婴医院和省级儿童早期发展基地创建评估工作。2022年，新增国家级妇幼保健特色专科1家，省级妇幼保健特色专科32家，省级儿童早期发展基地16家，爱婴医院8家。

绩效考核。下发数据采集通知，组织抓取、填报数据和人员培训，开发省级系统并与国家系统对接，全量导入数据资料。创新绩效考核质控方法，集中会审把控质量关的做法得到国家卫生健康委认可并刊用。加强现场质控指导，现场指导成都市郫都区、广汉市妇幼保健院。组织专家完善评分规则并对37家三级妇幼保健院打分，向国家卫生健康委妇幼司上报初评结果。针对国家卫生健康委首次绩效考核通报情况，督促指导各地开展对标找差距、提出提升举措。组织召开绩效考核提质专题会，研究提质冲"峰"对策，编辑冲"峰"

月报。

产前诊断和筛查服务管理。印发《关于进一步加强产前诊断（筛查）技术服务管理工作的通知》，采取线上全覆盖、线下分级和部分技术专项质控"三结合"的方式组织开展质量控制工作，推动《四川省产前筛查个案信息报告卡》和产前诊断个案数据共享，全省新增产前诊断机构两家，产前筛查机构72家，市域、县域覆盖率均超过80%。

人类辅助生殖机构建设。全省建成人类辅助生殖机构14家、人类精子库1家，批复规划筹建人类辅助生殖机构16家，完成辅助生殖机构全覆盖质量控制和随机抽查工作。

【妇幼惠民项目】"两癌"筛查。印发《2022年农村适龄妇女免费"两癌"筛查项目实施方案》《四川省"两癌"诊断治疗技术指导工作方案（2022年版）》，成立"两癌"筛查民生实事工作专班，组建"两癌"筛查专家组，开展"两癌"筛查服务能力摸底调研，建立省级"两癌"筛查信息系统，开展"两癌"筛查科普宣传活动，截至2022年12月31日，为全省111.82万名农村妇女提供"两癌"筛查服务，超额完成100万年度目标任务。

出生缺陷惠民项目。争取中央、省资金1.68亿元，实施免费婚检、免费孕前检查、增补叶酸、脱贫地区新生儿疾病筛查项目和产前筛查与诊断定额补助试点项目，惠及适龄群众212.75万人。争取中国出生缺陷干预救助基金会支持，实施新生儿多种遗传代谢病检测和出生缺陷救助项目，惠及全省4万余名新生儿。

持续推进脱贫地区儿童营养改善项目。为项目地区34.45余万名6—24月龄婴幼儿提供免费营养补充品。

基本避孕服务。制定印发2022年度免费基本避孕服务项目实施方案，督促四川省药械临床使用监测与评价中心按照采购法规要求，做好药具采购、调拨、仓储、质量管理、发放和药具信息化网络平台安全整改等工作。开展"9·26"世界避孕日主题活动，宣传科学避孕健康理念，普及避孕节育科学知识，引导育龄期群众正确选择高效的避孕方法。

【人员培训教育】实施基层产科医师、新生儿科医师、县级儿童保健人员和出生缺陷防治人才培训项目，规范化、系统化培训妇幼健康专业技术人员500人。

启动实施婴幼儿营养喂养咨询指导能力提升培训项目，培训88个项目县、乡、村三级儿童保健人员。

依托"云上妇幼"平台，组织开展危重儿童救治能力培训、小儿肺炎诊治专题网络培训、妇幼保健机构院感防控等专项培训班，提升基层妇幼健康服务能力。

采取线上线下结合方式，组织举办2022年全省妇幼保健体系能力提升暨妇幼保健机构绩效考核工作培训班，邀请国家、省绩效考核专家和2020年度国家绩效考核名列前茅的省、市妇幼保健机构的专家作培训指导，同时邀请省内部分市、区妇幼保健机构交流绩效考核工作经验，4000多人参训，收到良好效果。

举办2022年四川省避孕与女性生育力保护专题培训，全省各级医疗保健机构从事计划生育、生殖健康等专业人员线上线下共计培训1000余人次，医护人员避孕节育基本知识和技术水平得到进一步提升。

【妇幼健康状况持续改善】截至2022年底，全省孕产妇死亡率、婴儿死亡率、5岁以下儿童死亡率分别降至13.09/10万、4.17‰、6.67‰，同比分别下降4.10%、11.28%、4.17%，全省妇幼健康状况持续向好。

（妇幼健康处）

职业健康

【建立协同工作机制】编制《四川省"十四五"职业病防治规划》，全面部署全省"十四五"期间深化源头预防、严格监管执法、做好救治救助、推进健康促进、强化技术支撑、推动创新应用、提升管理效能、推进社会共治等方面23项职业病防治工作。成立由分管省领导任组长、17个厅级部门为成员的四川省卫生健康工作领导小组职业健康推进专项工作组，形成部门协同推进职业健康重点工作的新格局。19个市（州）已建立市级职业病防治部门联系协调机制。强化各方职业健康保障责任，连续3年将职业健康保护行动纳入健康四川行动省政府考核，2022年进一步将职业健康保障工作纳入省政府对市（州）安全生产党政同责考核细则。印发《四川省"十四五"职业病防治规划重点任务实施分工方案》《2022年度市（州）职业健康工作综合评价清单》。

【推进健康四川行动】强化职业健康宣传教育，结合新冠疫情防控形势，采取线上线下相结合方式，组织全省开展《职业病防治法》宣传周活动，累计主题宣讲2069次，宣传受众185万余人；结合疫情防控、防暑降温等重点热点工作加强企业宣传教育。与省总工会协同推动"安康杯"竞赛活动，组织发动各级各类公司将各项职业健康工作与竞赛活动有机结合，以赛促学、以赛促练、以赛促建、以赛促发展、以赛促提升。2022年省卫生健康委被中华全国总工会、应急管理部、国家卫生健康委评为2020—2021年全国"安康杯"竞赛优秀组织单位，全省31个用人单位被评为四川省"安康杯"竞赛优秀组织单位，20人被评为四川省"安康杯"竞赛优秀个人。将健康企业建设作为健康四川建设的重要内容和有力抓手，规划"十四五"时期"争国优、强省优、建梯队"的建设目标；组建省级专家指导团队，修订四川省2022年健康企业创建标准；积极会商人力资源社会保障、总工会、妇联等部门明确健康企业创建激励措施，推动全省健康企业创建，实现共建共享、广泛受益。动员全省260余家企业争创健康企业，树立优秀案例典型，面向全省征集、评选出38个职业健康保护行动组织实施优秀案例和69个职

年度卫生健康工作

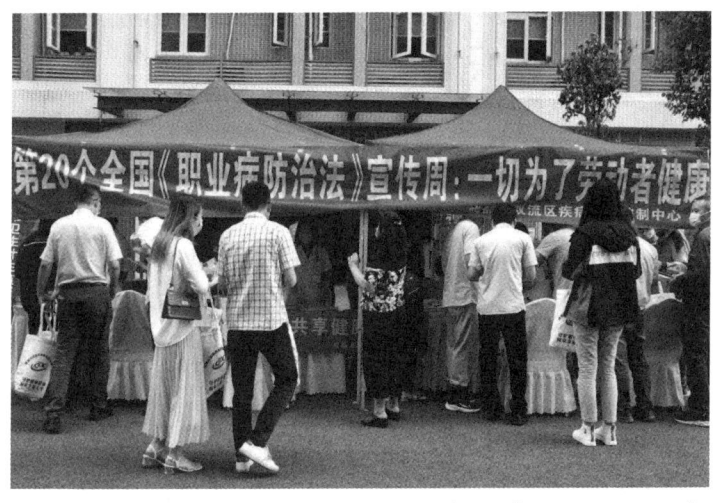

◎2022年4月25日，2022年四川省、成都市《职业病防治法》宣传周暨职业健康保护行动启动仪式在成都市双流区举行（来源◇健康四川官微）

业健康达人优秀案例报国家卫生健康委职业健康司。在2021年推荐的案例中，广元市卫生健康委入选国家健康企业建设行政推广优秀案例，成都生物制品研究所有限责任公司、广元海螺水泥有限责任公司、国网四川省电力公司等7家企业入选健康企业建设优秀案例。"点—线—面"促进落实健康责任，面对多轮新冠疫情冲击叠加极端高温天气限电造成企业生产经营困难等超预期因素的影响，鼓励支持成都市高新区以落实辖区内企业新冠疫情防控责任为切入点，率先突破、先行先试，以设立首席健康官为载体，构建企业主体、行业监管、社区服务的"点—线—面"一体协同健康管理体系，建立企业健康管理奖惩激励机制，织密职业健康责任网，为下步落实企业职业健康管理责任奠定了基础，截至2022年12月底全区企业实现首席健康官全覆盖。

【职业病防治服务】职业病监测随访。2022年全省开展职业健康检查98.52万人，发现职业禁忌证16211人，疑似职业病1106人；职业病诊断接诊3119例，新诊断职业病1042病例，其中职业性尘肺病892例；免费职业健康检查356家企业的11497名在岗劳动者，发现疑似职业病111人，职业禁忌证128人，34人胸片检查出现尘肺样改变，检出率0.37%；全覆盖随访尘肺病患者4.38万例，摸清全省现存尘肺病患者底数4.24万例。

康复站建设。制发《四川省尘肺病康复站建设工作方案》，制定质量评估指标体系，健全四川大学华西第四医院为龙头、15家市级医院为骨干的康复站指导机制，分批对87家康复站的专（兼）职人员进行康复站运行管理业务知识培训，共计600余人次；为14名基层尘肺病康复站医务人员提供3个月的免费进修。

康复站服务质量评估。发挥四川省尘肺病康复站信息系统平台"互联网+"高效管理优势，确定"现场评估内容（40分）"+"信息系统评估内容（60分）"+"加分项（20分）"三部分评分体系和"市（州）康复站自评—省评估组现场评估—省级信息系统平台复核评估"三步走评估流程。抽调康复站建设与运行指导精锐力量组成省评估小组，通过评估前集中培训，评估中及时反馈调整，评估后复盘研讨，保障评估质量，促进康复站服务提质增效。

【体系建设】职业病监测能力建设。全面开展省、市、县职业病防治项目培训，组织四川大学华西第四医院、省疾控中心和10个分基地启动实施国家级职业病危害监测评估专业骨干人才培训项目，培训187名专业骨干人才。

职业健康服务体系建设。截至2022年年底，全省有职业病防治院所5家；职业病诊断机构29家，实现21个市（州）以市为单位全覆盖；职业健康检查机构287家，实现全省内地市（州）134个县（市、区）以县为单位全覆盖；职业卫生技术服务机构69家、放射卫生技术服务机构39家，为全省用人单位和劳动者提供技术服务。组织推荐遴选包括综合管理、职业卫生、放射卫生、职业病诊疗、职业病鉴定、工程防护六大领域的四川省省级职业健康专家库专家308人。

【职业病危害治理】印发《四川省职业病危害专项治理工作方案》，从源头控制和消除职业病危害。严格落实"属地管理"原则，多方联动发展改革、税务、市场监管等部门，形成工作合力，实现数据共享，全省纳入台账企业22093家，纳入治理企业6025家，并将2019年以来未开展职业病危害因素定期检测的、有疑似职业病或新诊断职业病的、属于"严重"风险类别行业但未开展职业病危害现状评价或控制效果评价的、或受到过职业健康相关行政处罚且整改后仍不达标的从业人数在10人及以上的企业纳入整治的重点范畴，打牢治理工作基础。

职业病危害因素监测。印发2022年四川省5个职业病防治项目工作方案，包括重点职业病监测、工作场所职业病危害因素监测、职业性放射性疾病监测、医疗卫生机构医用辐射防护监测和非医疗机构放射性危害因素监测，采取台账式管理，强化适时调度，全面及时按时完成全省职业病防治项目。

检查督导。结合2022年度职业健康工作调研，从9月底开始组成7个小组实地检查各地工作情况，督促各市（县、区）准确掌握治理企业信息，建立完善治理台账。

【川藏铁路职业健康服务】协同提升沿线防护水平。对接川藏铁路公司，建立职业健康防护组联系机制，进一步健全包括两个组长单位，19个成员单位（含13个参建单位）在内的联系机制，落实落细工作任务。

职业防护培训。委托省职业安全健康协会实施川藏铁路建设职业健康宣贯培训项目，开发涵盖法律法规、管理和防护知识等在内的川藏铁路职业健康互联网培训系统，并分批次全覆盖线上培训沿线参建单位相关人员500人次。

统筹职业卫生监测项目。开展川藏铁路沿线粉尘、化学毒物、噪声、电离辐射、高原等重点职业病危害因素监测。截至2022年8月，雅安段全面完成2022年工作场所职业病危害因素监测任务，共完成沿线二郎山隧道等4条隧道的检测，采集样品102个。

职业健康监护保障。指导沿线市（州）县（市、区）加强职业健康诊断和检查机构建设，沿线共备案职业病诊断机构两家（分别为雅安市疾控中心和甘孜州人民医院）、职业健康检查机构9家（包括市级人民医院两家，县级人民医院5家，民营医院两家）。

（职业健康处）

人口监测与家庭发展

【完善积极生育支持政策】牵头制定积极生育支持措施。牵头起草并以省委、省政府名义印发《关于优化生育政策促进人口长期均衡发展的实施方案》，从稳妥实施三孩生育政策、降低生育养育教育成本等方面，完善和落实四川省积极生育支持政策。

地方政策法规清理。会同省纪委、省委组织部按文件要求中清理涉计划生育党内法规，全省共清理不适应、不协调、不一致的涉计划生育党内规范性文件725件，其中省级两件、市级132件、县级591件。提请省政府按程序废止《四川省计划生育条例实施办法》等省政府规章两部、规范性文件134件。

配套政策法规修改完善。修订完善《四川省农村部分计划生育家庭奖励扶助政策解释》《四川省生育登记服务办法》，印发《四川省农村部分计划生育家庭奖励扶助政策实施意见》，促进相关政策有效衔接。

【健全人口预警机制】人口监测。落实国家生命登记管理制度，加快建立健全覆盖全人群、全生命周期的人口监测体系，上报国家人口全量数据8379.65万条。

人口形势分析研究。监测全省生育形势和人口变动趋势，研判人口形势和面临问题挑战。指导各地依托全员人口信息库及"七普"数据，开展人口变动趋势等研究，产出人口课题研究报告、人口形势分析报告200余篇。

部门间信息互联共享。成立全员人口信息应用管理领导小组，建立省级集中的全员人口信息库，与省统计局签订战略合作协议，合作开发"七普"数据，定期开展信息比对核查，成果共享。协调公安、民政等部门，通过数据共享交换，进一步整合出生、死亡等数据，推动部门间和系统间人口信息共享，提升全员人口数据质量。

人口数据分析应用。遴选人口学、社会学领域专家学者，建立四川省人口智库。组织部分人口专家、学者和学协会相关人员召开促进四川人口长期均衡发展专题研谈会两次，客观分析四川人口现状，为完善生育政策提出建议意见。

【"两项制度"管理】信息质量核查。督促基层专人负责，与财政、公安、民政、医保、残联等部门对接，及时比对数据信息，降低资格确认的误差率；定期赴基层调研，直接入户调查，做到及时发现问题、及时整改。

资格把关确认。把关"两项制度"（农村计划生育家庭奖励扶助制度、计划生育家庭特别扶助制度）对象资格确认、规范程序、审核把关、资金发放等重点环节，完成"两项制度"资格确认，依托"一卡通"审批信息系统，加强扶助资金阳光申请、审批、发放和监管，确保扶助资金精准到户到人。采取"四不两直"方式，赴问题较多市、县、乡、村开展绩效评价，以乡（镇、街道）为单位在全省范围内全面开展奖特扶资格确认工作自查，结合残联、医保等信息，复核所有数据。

奖特扶资金发放。在足额兑现国家标准基础上，结合实际，建立省级特别扶助金动态调标机制。从2022年7月1日起，四川省独生子女伤残、死亡家庭扶助标准提高到790元/人·月和1000元/人·月。

特殊家庭关心关怀。将特殊家庭住院护理补贴保险保费标准由200元/人·年提高到300元/人·年，为全省计划生育特殊家庭成员购买住院护理补贴保险，切实解决特殊家庭成员住院无法照顾问题。培育10个省级社会组织，关爱帮扶计生特殊家庭。

【多举措促进托育服务健康发展】支持措施。配合省发展和改革委印发《关于托育机构水电气价格政策有关事项的通知》，落实托育机构用水、用电、用气执行居民生活价格。落实3岁以下婴幼儿照护个人所得税专项附加扣除及社区托育税收优惠政策。组织开展全国婴幼儿照护示范城市创建，指导申报城市对标创建内容，制定出台一系列支持措施清单，成都市、眉山市成功入选首批全国婴幼儿照护服务示范城市。

托位供给增加。联合省总工会组织遴选2022年全国爱心托育用人单位，鼓励引导有条件的政府机关、企事业单位等为职工提供普惠性、福利性托育服务。

托育服务民生实事。争取国家公办托育服务能力建设、普惠托育服务专项行动等项目，争取中央预算内投资1402万元，支持建设14个普惠托育项目，新增普惠托位1402个。将"新增5800个普惠性托位"纳入2022年省委省政府30件民生实事，新建、改扩建的普惠性托育机构，按照每个托位1万的标准给予建设补助。

行业规范发展。制定托育机构卫生监督和疫情防控检查指标，会同教育厅下发《关于开展托幼(育)机构卫生自查工作的通知》，组织托育机构按月从卫生保健、环境卫生与消毒等方面开展自查，实地督导自查情况。开展提供托育服务机构摸底核查，分类梳理、规范引导，重点对无证照经营、超范围经营等机构督促整改，切实消除风险隐患，保障婴幼儿安全健康。

【"公民婚育一件事"联办便民服务】省卫生健康委自建系统"四川省计生便民服务平台"与省政务一体化服务平台进行"统一身份认证、统一区划信息、统一基础信息、事项办件数据(统一路径B)、统一好差评和统一办事指南"对接。推进生育登记、婚姻登记、户口登记项目变更、户口迁移等"公民婚育一件事"多联办。

（人口监测与家庭发展处）

宣传与健康促进

【理论学习教育宣传】印发《关于深入学习宣传贯彻习近平总书记来川视察重要指示精神和省第十二次党代会精神的通知》《党的二十大集中宣传报道方案》，全面展示党的十八大以来健康四川建设的创新实践和重大成效，共同讲好四川卫生健康故事。在健康四川官微和两家行业报开设"喜迎二十大""奋进新征程·建功新时代""行走巴蜀话健康"等专栏并刊发稿件200余篇。

【新冠疫情防控政策和科普宣传】印发《关于印发疫情信息发布参考模板的通知》《关于进一步规范本土疫情信息报送和信息发布的通知》。发布"四川疾控健康提示"363期，同步在健康四川官微、天府健康通微信公众号上发布，策划制作微视频27条、宣传海报与长图18张，其中"做核酸检测需要注意什么"被央视新闻、新华社转载。"8·19"疫情宣传片"家国情怀 蜀你担当"展现了巴蜀儿女的强大自我修复能力、家国情怀、担当精神，被央视、新华社、《人民日报》等媒体转载。短视频"高原上的白骑士"入选央视新闻当日全国十佳稿件。

【健康知识普及行动】邀请权威医学专家录制《一周医讲》栏目25期，开展健康科普网络直播34期，在线总观看量约9000万，其中《两癌筛查》科普直播观看量180万。通过20万个大喇叭，广泛传播健康科普知识59余期、121余条，开展"村村演"坝坝电影5000场。发行《健康四川 幸福你我》日常健康手册，被川观新闻推荐为"居家好书"。打造"熊猫医生+松鼠护士"动漫IP并制作相关科普短视频，策划制作健康生活方式、中医、青少年心理健康、健康运动和新冠疫情常态化防控5个主题的科普动漫短视频。与四川大学华西医院等医院专家合作，制作健康科普文章412篇、短视频133个，总播放量超千万。制作"预防一氧化碳中毒"和"科学运动"两个主题公益广告在四川电视台、微信公众号等平台上投放推广，同时将内容制作成U盘，发放到各市（州）投放推广。组织开展第七届健康知识上高原活动，前往凉山州喜德县、越西县开展医疗专家健康宣讲、入户巡诊、义诊服务以及乡村医生培训。

【传递行业声音讲好行业故事】联合省委宣传部、省文明办组织开展第四届"健康四川 大美医者"典型评选宣传活动，评选出20名"大美医者"，并于8月初举办第四届"健康四川 大美医者"现场交流活动，同时在全省各级电视台、新媒体平台、各地地标楼宇集中宣传大美医者事迹。

参加"中国好医生、中国好护士"评选活动，2022年7人入选，截至2022年12月底，四川省有49位个人、两个团队入选，个人和团体数均居全国第2位。

派出宣传干部组成前方宣传组配合四川省卫生应急队伍"北上吉林、东进上海、南渡海南、西挺西藏"四向出征，收集一线资料，讲述一线故事，央视新闻专题刊播四川省赴上海市、吉林省核酸检测支援情况。

赴石棉县、泸定县等地开展地震救援宣传报道，协调央视、新华社、四川卫视等媒体推出系列报道。协调央视等媒体推出《争分夺秒，各级医护精心救治伤员》《救灾防疫两不误，四川目前累计收治地震伤员246人》《关注泸定6.8级地震 海螺沟部署4个大规模核酸采样点地居民、支援队伍、游客实行"每日一检"》《四川（川南）紧急医学救援队完成驻新民乡医疗点建设》等报道。《暖心！泸定地震后首个"地震宝宝"平安降生》进入微博热搜榜，阅读量近千万。

在医师节联合网红医宣团队联合打造《都怪医生》《跳跳歌》科普短视频两部；在医师节、护士节等行业节日节点策划制作"那年那兔那些事儿——学医之路""从50后到00后，不同的年纪，同样的担当"等宣传短视频，短视频新浪微博话题登上热搜，阅读量近6000万人次。

2022年，健康四川官微获"微政四川2022年度优秀政务公开政务新媒体"，连续9年获十佳省直部门政务新媒体。

【筑牢意识形态安全防线】举办4次党组中心组学习会，引领带动省卫生健康委直属系统，把思想统一到中央和省委决策部署上来。每季度召开意识形态领域形势分析研判会议，把做好党的二十大政治安全和网络安全作为意识形态工作的重中之重。配合完成省委网信办开展委党组落实网络安全工作责任制（含网络意识形态责任制）专题实地督导工作。

规范意识形态阵地管理。调整充实网络评论员队伍，完善微信微博审核发布制度和网站管理制度，规范省卫生健康委官网和健康四川官微管理，在官微、官网信息发布时同步开展舆情风险评估，实行日常自查、每月巡查监测，及时发现纠正错漏信息，未发生过安全、泄密事故等严重问题，未出现过严重表述错误问题。开展省卫生健康委机关及直属单位内部资料性出版物清理工作，规范宣传栏、标语等宣传载体管理，印发《重大项目、重大政策、重大活动舆情风险评估制度》，推动巡视整改问题落实。

提升舆情预警处置能力。坚持舆情公司、各类媒体、卫生热线、网信快报、官微留言"五位一体"监测体系，以及7×24小时舆情监测报告制度，确保第一时间掌握第一手舆情信息。持续优化"舆情公司网上监测、媒体记者一线采报、执法监督现场反馈"三结合的舆情监测处置专班工作机制，印发《"健康四川官微"网民留言办理制度(试行)》，及时回应群众关切。2022年，省级舆情监测平台转办舆情508条，办结率100%。

【健康县区建设和健康素养监测】启动20个县（市、区）健康县区建设工作，组织师资集中培训立项区县和现场技术指导建设县区。建成健康促进县区76个，正在建设健康促进县区24个，建成和建设中的健康促进县区占全省县区数的54.64%。完成14个国家监测点、44个省级监测点入户调查及数据整理录入工作，2022年全省居民健康素养水平25.6%，较上年度提升1.5个百分点。

（宣传与健康促进处）

交流合作

【援外医疗工作】优化援外医疗队管理服务工作。完成援佛得角、莫桑比克、几内亚比绍3支医疗队76人轮换工作，完成46名援外医疗队预备队员选拔、考察及资质上报工作。做好东帝汶、佛得角、莫桑比克、几内亚比绍、圣多美和普林西比5支医疗队58人在外日常管理。组建四川省援外医疗队安防专家库，实施"平安医疗队"专项行动。指导援外医疗队在驻外使领馆的领导下配合做好"春苗行动"相关工作，助力保障当地同胞生命健康安全。

推动4个中非对口医院合作机制建设项目。协助四川大学华西医院对口莫桑比克马普托中心医院和圣多美和普林西比国家医院项目完成经费申请、川北医学院附属医院对口几内亚比绍卡松果完成国家级评审，督促省人民医院对口佛得角普拉亚中心医院做好国家级评审准备。

【"一带一路"卫生合作】完成非洲英语国家艾滋病防治官员研修班等7期援外线上培训项目，来自埃及、蒙古、巴拿马等21个国家的178名学员远程参加培训，内容包含医院管理和专科建设、医疗技术及设备、艾滋病防治以及疫情应急管理等领域，语言涉及英语、葡萄牙语和西班牙语等。首次开展四川省医护人员赴（国）境外线上研修项目，完成34期项目，来自全省15个市（州）的53家医疗机构共计446位医护人员参加研修。

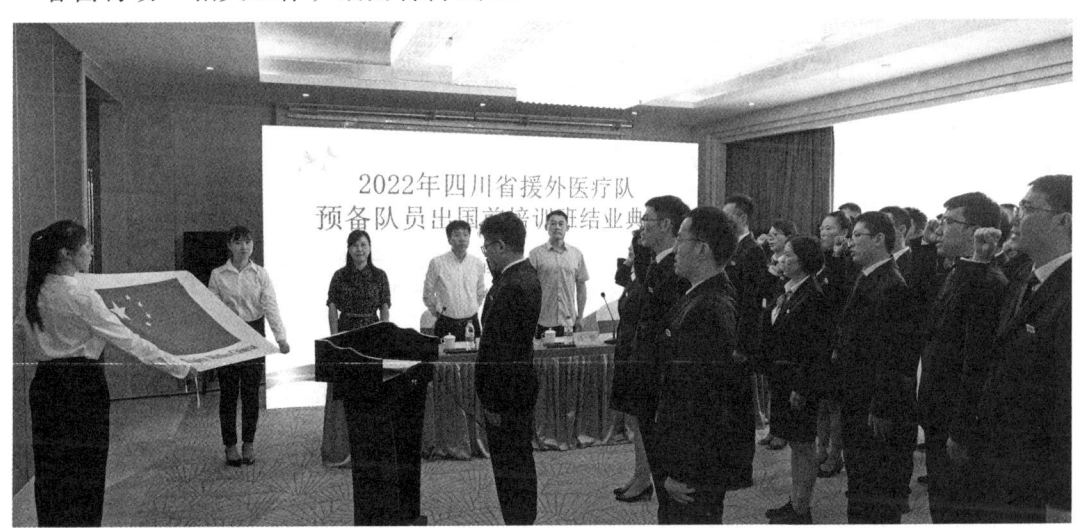

◎2022年7月12日，2022年四川省援外医疗队预备队员出国前培训结业典礼在成都市举行（伍凌嘉◇供稿）

【意识形态工作境外非政府组织管理及服务】为利玛窦社会服务基金会（澳门）四川代表处、儿童医健基金会有限公司（中国香港）四川代表处、国际专业服务机构有限公司（中国香港）四川代表处提供工作指导。完成第六届天府急危重症国际学术会议、中美国际眼科会议等国际会议的报批和成效管理。

〔国际合作处（港澳台事务处）〕

预防保健

【队伍学科建设】实施四川省干部保健优秀人才培养项目，完成高层次人才和青年骨干人才年度考核34人，验收考核21人；完成2022年省干保科研课题受理、评审和申报工作，共立项68项，其中重点课题5项，普通课题61项，招标课题两项。

【基地建设】新增四川大学华西第四医院为四川省级保健基地医院，截至2022年12月，全省共有15家省级基地医院。

开展2022年保健经常性建设项目，确定省肿瘤医院"保健场地改造设备购置设施更换项目"、省第五人民医院"干部病房提升改造"、省妇幼保健院"女性干部常见肿瘤防治中心"3个项目立项。

【健康体检】组织开展2022年省干部健康检查工作，共3953人报名，3292人参检，参检率83.28%，满意率93.71%，细化省级个性化项目，优化厅级自选项目，新增体检医院1家，增加女性干部特色体检项目；协助省委组织部（省人才办）开展特殊一线岗位人才健康检查工作，制定体检项目、细化服务流程，共141人报名，98人参检，参检率69.50%。

【保健服务】完成2022年全国"两会"和"党的二十大"四川代表团健康筛查、疫苗接种、健康信息以及在北京市期间随团保健服务。

联系医生和巡诊服务。全年联系医生上门巡诊711人次、电话及短信随访13376人次。在省四大班子办公区开展巡诊工作，省第四人民医院和省第五人民医院及金牛西苑巡诊组提供巡诊服务935人次。

中医保健。全年共开展节气保健等传统中医服务4208人次。为保健对象提供中医养生饮片2188付。

【健康宣教与促进】组稿编印《四川保健》期刊4期，主题分别为"讲讲风湿免疫病的那些事""科学护发、理性护肤""身体中的蝴蝶""关注泌尿系统健康"，共发放17800册；寄送各类健康杂志23000册；组织专家为省、市级机关单位开展健康巡讲5场。

（预防保健处）

干部医疗和保障服务

【综合协调管理】推进《四川省省级领导干部医疗专项补助经费管理办法（试行）》和《四川省省级机关事业单位厅级干部医疗专项资金管理办法（试行）》两个文件各项工作落地落实。完成青海省地厅级领导干部纳入特约医疗服务各项工作，享受四川省同等特殊优质医疗资源服务待遇。组织举办2022年四川省重大任务医疗保障工作规范化培训会，为21个市（州）、15家省级基地医院培训骨干人员190人。持续做好证件管理服务，为省级机关、事业单位和其他类别保障人员办理、更换特约医疗证3953人次。

【重大任务保障】统筹做好省级四大班子重大会议活动保障，指导省直部门和市（州）制定行业系统大型活动疫情防控措施，有效确保各类重大会议活动顺利开展。完成习近平总书记来川视察、2022年省"两会"、省第十二次党代会等重大会议活动防疫保障189项。以更高标准、更严要求、更优举措明确职责任务，落实责任分工，实现国家重要领导人来川视察等重要级别任务、重大会议活动医疗保障服务万无一失。累计完成重要级别任务、会议活动医疗保障118批次，其中二级以上重要级别任务27批次，重大会议活动及健康休养91批次，共派出医护人员342人次、救护车61台次、启动后备医院201次。共收到感谢信16封。

【离休干部医疗费管理】印发《2022年省级离休干部定点记账医疗机构专项督导方案》，参与并指导四川省医疗保健服务中心开展专项调研督查1次、专项巡查6次，实现主要定点记账医院全覆盖。共完成68个省级机关离休干部费用记账管理，审核并划拨专项资金4367.39万元；共完成153个省级事业单位离休干部医疗费审核，下拨专项补助资金4220.18万元。

（医疗保健处）

离退休工作

【思想政治引领】组织省卫生健康委离退处干部及5个离退休支部集中收听收看党的二十大。组织机关离退休老党员、老同志到成都市温江养老社区参观考察，并集中开展学习习近平总书记来川视察系列讲话和学习贯彻落实省第十二次党代会精神活动。组织机关及直属单位423名离退休干部收听收看"深入学习贯彻习近平经济思想专题报告会"。组织机关及委直系统离退休党支部书记及工作人员收看《关于加强新时代离退休干部党的建设工作的意见》专题辅导报告会和传达学习全省老干部局长会议精神。组织5个离退休党支部老同志共计138人自愿为"9·5"泸定地震捐款9400元。新冠疫情期间机关共有10名离退休老党员参与社区、小区的抗疫志愿者服务工作。常态化组织5个离退休支部老同志关注、观看"离退休干部工作"和"天府晚霞"微信公众号，网上参学老同志3200余人次。省卫生健康委离退处党支部完成换届改选，补充1名支部副书记。

【落实党组关怀】春节、"八一建军节"、端午节和重阳节等慰问活动4次，参加活动1200余人次；走访慰问离退休老干部老同志253人次，床旁及治丧慰问22人，发放慰问金（购物券）18.63余万元。完成137名离退休干部健康体检。组织机关离退休老同志到省人民医院免费接种流感疫苗。坚持每月电话慰问8名离休干部、每季度电话慰问6名建国初期干部，定期不定期通过微信和短信等方式慰问老党员老同志。慰问党龄满50周年的老党员9名并发放"光荣在党50年纪念章"，走访退役军人71名，为3名困难退役军人发放慰问金各3000元。为年满80周岁逢五、逢十的24位离退休老同志举办集体生日。组织机关19名省管退休厅级干部赴峨眉山市参加健康休养。为离退休干部订阅《求是》《晚霞杂志》《晚霞报》《大众健康报》等报刊34类859份。

【兑现各类待遇】落实机关和委直属单位退休人员养老金调整待遇共计3800人。为机关及委直系统建国初期参加革命工作的部分退休干部申报生活、医疗照顾经费37.14万元。为机关195名离退休老同志发放生活补贴共计783.4万元。完成机关38名退休省管干部落实医保相关待遇。完成机关及委直系统54名离休干部提高离休费待遇。为5位老同志报销抚恤金及丧葬费共计114万元。在疫情特殊时期配合家属及时办理老同志的丧事并为家属发放慰问金共计5000元。

【关工委工作】印发《关于调整关心下一代工作委员会成员的通知》。调研彭州市"双走进"工作和青少年近视防控工作，举行"双走进"工作联系点授牌仪式，标志着彭州市"双走进"工作经验成为省卫生健康委关工委定点联系点位，也是省卫生健康关工委在全省建立的第一家点位。到四川护理职业学院附属医院（省第三人民医院）调研离退休和关工委工作，会同省残联到资阳市调研残疾儿童康复和残疾儿童保障服务工作，到省肿瘤医院彩虹幼稚园开展"六一"儿童节走访慰问活动，启动凉山州唇腭裂慈善公益手术活动。推选四川大学华西医院终身教授李幼平同志为第十届"四川关爱明天十佳五老"，获活动提名奖。

（离退休人员工作处）

党的建设

【管党治党责任压实】把政治建设摆在首位，深入学习习近平新时代中国特色社会主义思想，以迎接学习宣传贯彻党的二十大精神为工作主线，引导全系统各级党组织和广大党员干部职工衷心拥护"两个确立"，忠诚践行"两个维护"。

压紧压实主体责任，印发省卫生健康委直属机关党建"四级六岗"责任清单，建立全面从严治党"四责协同"机制，组织委直单位（处室）主要负责人述责述廉、党组织书记抓基层党建工作述职评议，开展委直系统"政治巡察"、党建调研督导，不断压实党建和党风廉政建设工作责任。

【思想政治建设】抓实中央和省委重要精神学习。向全省卫生健康系统印发方案，学习贯彻习近平总书记来川视察重要指示和中央省委重大精神，举办8次中心组学习会、两次专题讲座。省卫生健康委领导班子成员带头研讨交流，带头宣讲大会精神，带头讲专题党课。委党组被评为2021年省直机关理论学习中心组学习先进单位。举办全省卫生健康系统党员干部学习班暨学习宣传贯彻党的二十大精神培训会。各基层党组织结合实际，开展"三甲医院书记讲党的二十大"和"我讲二十大"党员讲微党课等基层宣讲活动，推动党的二十大精神深入基层、深入人心。

创新载体深化学习效果。搭建"健康四川先锋"学习平台，建设党的二十大、党建、党史、党纪等模块，上万人注册并学习。参加"七一""书记党课60讲"党课展播，开展"我在抗疫一线讲党课"和青年"读习语、颂经典"系列学习分享活动。组织参观四川荣军博物馆、省人民医院气膜方舱实验室，开展爱国主义、革命传统和抗"疫"精神教育，不断深化学习效果。

抓实学以致用学用结合。开展"我为群众办实事"实践活动，印发通知动员党员干部职工投身新冠疫情防控，组建党员先锋队、青年突击队，为打赢疫情防控歼灭战、守护人民群众生命健康安全发挥了"排头兵""主力军"作用。

【基层组织功能提升】机关基层组织建设。深化委直系统"四好一强"班子和"五好党支部"创建，完善机关支部党建工作测评细则，开展党务工作突出问题清查整治，举办2022年委直系统党务干部培训。加强基层党组织换届工作，约谈超期未换届基层党组织负责同志。加强聘用人员党员、出国（境）党员组织关系管理。注重在高知群体中发展党员，提升党员队伍整体质量。做好党的二十大和省第十二次党代会代表选举工作，委直系统推选出5名省党代会代表、1名党的二十大代表。

行业党建指导。印发《2022年度全省公立医院党建工作重点任务》，开展"党建工作示范医院"和公立医院"标杆党支部"创建，推动三级公立医院党政分设等任务落实。印发《关于加强公立医院党务工作人员队伍建设的若干措施》，建立健全党务干部"选、育、管、用"全链条工作体系，打造公立医院高素质党务工作队伍。持续探索加强委管社会组织和社会办医疗机构党建工作。

统战群团工作。首次组织无党派人士政治面貌认定工作，向省委统战部推荐20名优秀党外代表人士，优化党外人士队伍结构，增强向心力凝聚力。推进共青团建设，开展"学习二十大、永远跟党走、奋进新征程"主题教育实践活动，持续抓好青年志愿服务、青年文明号创建等品牌活动。23个集体被命名为四川省青年文明号，1个项目获四川十佳志愿服务项目，2名个人被评为四川百名优秀志愿者。依托工会抓实一线医务人员关心关爱，组织捐赠党员爱心互助金32万余元、未成年人保护慈善金26万余元。委工会联合会职工子女暑期托管营被评为"全国工会爱心托管班"。

[机关党委办公室（审计与巡察处）]

审计与巡察

【责任落实】始终把党风廉政建设摆在重要位置。坚持党风廉政建设与中心工作同部署、同推进、同落实,及时传达学习习近平总书记关于党风廉政建设系列指示和党的二十大、中央省委历次会议精神。召开纪委会议两次,协助省卫生健康委党组召开10次专题会研究分析党风廉政建设和反腐败工作、6次研究省委书记专题会点人点事问题、6次赴省委巡视组等部门沟通协调。

推动《意见》等部署要求落地见效。省直机关党风廉政建设工作推进会暨警示教育大会召开后第二天,委党组会立即组织传达学习。根据省委《关于加强省直部门机关纪委建设的意见》,调研委直机关纪检组织,进一步理顺领导关系,建立案件管理、定期汇报、审核考评等工作机制。对照《专项行动方案》,梳理5个方面10个问题,制定14条整改措施。

压实管党治党责任。召开全省系统党风廉政和作风纪律警示教育大会,反复强调委党组提出的"党政同责、一把手主责、一岗双责、纪委专责、失职追责"的工作要求,让问题单位"上台亮相"。通过下发《党风廉政建设工作要点》、组织基层党组织"一把手"向委党组述责述廉、约谈党组织负责人等方式,不断强化各级主体责任意识。

【政治监督】学习贯彻党的二十大报告和上级重要文件精神。督导委直机关各单位及时传达学习党的二十大报告、新《党章》、中纪委报告,要求学原文、悟原理,把贯彻落实融入单位工作实际。第一时间召开专题会议,及时组织70余名在蓉委直机关党政主要负责人以上领导干部,传达学习中央政治局关于维护集中统一领导和中央八项规定实施细则两份重要文件,将思想统一到中央、省委要求上来。

落实习总书记重要批示指示精神。针对习总书记对困难群众救助资金工作的批示和省纪委部署要求,开展涉及省卫生健康委3项全省资金专项清理,对基层向不符合条件人员发放和通过"小病大治"等方式套取补贴等问题,督促系统施治抓整改。

落实省委巡视、省委书记专题会点人点事等重点问题整改。协助清退违规绩效资金,专项检查15家委直医疗机构;推动学(协)会清理兼职、清退占用行政资源;开展借培训名义搞公款旅游专项整治,特别是彻底清理委机关党的十八大以来情况,委直机关共发现问题班81个,退赔276人次、137余万元。

落实新冠疫情防控工作要求。对照新冠疫情防控工作会议要求,逐条梳理,督促责任部门(单位)落实到位。在委直机关开展疫情防控、工作劳动纪律、值班值守等专项检查,党纪处分、免职处理因疫情防控工作开展不力的两名领导干部,批评教育违反疫情防控规定的两名干部。

【日常监督】拓宽"三位一体"综合监督模式。综合运用巡察、审计等结果,拓宽监督渠道，为执纪问责提供信息支撑。集中管理、动态更新、综合研判违规违纪违法案件，早预警、早治理苗头性、倾向性等问题，以有效监督促进行业领域有效治理。

持续强化研判重点领域和关键环节风险。加强分析研判重点问题突出性、倾向性风险，提出务实工作举措，杜绝问题发生。梳理学（协）会收支脱离财务监管风险，委直单位所属企业党建未入章、采购合同纠纷风险以及卫生健康行政单位转嫁行政费用、增加企业负担等风险问题。

搭建"五方协同"监督联动机制。持续推进机关纪委与省直纪工委、驻委纪检监察组、委领导班子、职能处室协调联动，建立在监督执纪中与省直纪工委、驻委纪检监察组"双联动"，发现问题向被监督检查党组织和分管委领导"双反馈"，重点问题线索向被监督检查党组织和职能部门"双移交"等机制。

【执纪问责】综合运用"1+N"执纪问责手段。以办案为主，结合约谈、发纪律检查建议书等，让"红脸出汗、强震慑"成为常态。根据党纪政务处分决定执行工作办法，规范委直机关党纪政务处分决定执行工作，结合立案审查工作，不断规范办案程序。

形成震慑。集体廉政谈话1个委直属单位党组织领导班子，约谈5名单位负责同志，函询1人；初核3名涉嫌违纪违规人员，立案1起，给予党纪处分1人；配合驻委纪检监察组初核两起20人，给予党纪处分7人。

【贯通三类教育】年轻干部教育管理监督。在开展省直纪工委五个规定动作基础上，印发《关于进一步加强年轻干部教育管理监督的通知》，制定五个方面15项措施，引导年轻干部廉洁从政，扣好"第一粒扣子"。

"以案促改"和典型案例警示教育。在调查处理借培训名义搞公款旅游涉案人员后，参加并指导涉案单位召开专题民主生活会和警示教育会，用"一张纸教育一片人"。建立违规违纪典型案件通报机制，通报违反新冠疫情防控和工作纪律的两起案件。

常态化教育。通过组织读忏悔实录、观看警示教育片，参观天府家风馆警示教育基地等系列"廉政套餐"，在省直纪工委组织的红色家书诵读比赛中获三等奖和优秀组织奖，在潜移默化中引导党员干部严守纪律规矩。

［机关党委办公室（审计与巡察处）］

市（州）卫生健康工作

成都市

【卫生健康资源概况】2022年底，全市有医疗卫生机构12415个、床位16.72万张。卫生技术人员21.74万人，其中执业（助理）医师8.06万人、注册护士10.34万人。每千人口执业（助理）医师3.79人，每千人口有注册护士10.34人，每千人口有床位7.86张。

【人事工作】卫生人才队伍建设。2022年，完善人才制度建设。撰写完成《成都市卫生健康人才队伍建设调研报告》，制定印发《成都市卫生健康"十四五"人才发展规划》。修订完善《委直属医疗卫生机构高层次人才激励政策实施方案》，重点对申领流程、发放规则、考核要求等工作步骤进行了细化明确。配合市人才办完成《成都市建设吸引和集聚人才平台的若干政策措施》等人才新政3.0制定，印发《成都名医工作室评选管理办法》；加大人才招引力度。配合成都人才白皮书发布，收集全市卫生人才急需急缺岗位信息，完成成都市人才白皮书（2022年）卫生健康行业紧缺人才岗位需求统计和申报工作。组织直属公立医院开展2019级藏区"9+3"护理专业学生聘用工作，共计聘用10人。审议并通过委属单位人才引进、调动等共计101人，累计引进副高职称以上或博士（含海外留学硕士）96人。组织委属事业单位启动公开考试招聘、高校应届毕业生专项招聘、2022年蓉漂人才荟招聘工作，共招聘人员272人。做好专家人才管理工作。推进人才评选工作，评选出首批十个成都名医工作室。2022年，核发高层次人才绩效共计744余万元。申报完成第十届国家卫生健康突出贡献中青年专家、四川省"天府学者"特聘专家、第十四批四川省学术技术带头人、天府峨眉计划、天府青城计划专家人才等项目。完成第十批成都市有突出贡献的专家的年度考核工作。市级3家医院设为"蓉城人才绿卡"定点服务医疗机构，为高层次人才提供就医便捷通道，上半年累计服务专家人才100余人次（门诊60余人次、电话咨询40人次）。

干部队伍建设。严格执行《党政领导干部选拔任用工作条例》，结合职位空缺情况和工作需要，经分析研判、综合比选，提拔任用处级领导干部15名

（其中机关10名、直属单位5名），指导市支队提拔任用科级领导干部6名。贯彻落实《成都市公务员职务与职级并行制度实施方案》，晋升一级调研员3名，三级、四级调研员9名（含市支队人员6名），一级主任科员及以下职级36名（其中机关13名，市支队23名）。完成委机关、直属单位2021年干部选拔任用"一报告两评议"及结果运用工作；开展选调生培养管理工作。上半年，市卫健委经市委组织部遴选确定为2022年度市级公务员队伍建设创新工作试点单位，开展"选调生及新录用公务员培养管理使用机制"试点项目。制定下发《成都市卫生健康委员会选调生管理使用方案》，着力通过强化教育培训、健全管理机制、搭建锻炼平台、完善服务保障等4个方面10条措施，为选调生成长引航、护航、助航、续航。建立由人事分管领导、所在处（室）主要负责人、往届优秀选调生构成的"传帮带"三级导师机制，全程跟踪培养新录用的选调生；加强干部队伍考核与监督。组织实施委机关公务员2021年度考核，按照《成都市公务员平时考核实施细则（试行）》开展平时考核工作。组建干部考核专项检查组，通过述职述廉、民主测评、个别访谈等方式，实地考核19家直属单位班子及成员履职情况，形成总体考评意见，为党组分析研判提供依据。组织召开2022年领导干部个人有关事项集中填报工作培训会，完成199名领导干部个人报告事项的填报、录入、汇总及上报工作。按照市委组织部要求，开展卫健系统领导干部因私出国（境）管理、兼职管理及档案管理专项整治工作，签署领导干部按规定在社会团体兼职承诺书250余份。

表彰奖励。2022年委机关及委属单位共获得行政类省部级表彰先进集体2个，市厅级表彰表扬的先进集体5个、先进个人11人次，市级部门表扬的先进集体18个、先进个人32人次；以市卫健委名义共开展7次新冠病毒感染防控工作的表扬，累计获评先进集体150余个，先进个人386人次。

【项目建设】重点项目建设。经第三季度市重点项目调整后，2022年成都医疗卫生重点项目建设共56个，其中在建项目49个，项目总投资475亿元，截至2022年12月底完成年度投资计划的104%，14个竣工投产项目均完成年度竣工任务。

民生项目建设，市中西医结合医院急救中心和感染科项目、市五医院门急诊住院综合楼配套工程项目等竣工投产项目均完成竣工目标。

复工复产。按照"决战四季度，大战一百天"工作方案要求，推进重点项目建设，每周召开调度会，倒排工期、挂图作战，在建卫生项目均顺利复工复产，均按计划有序推进。

【乡村振兴】印发《成都市巩固拓展健康扶贫成果同乡村振兴有效衔接实施方案》，确保帮扶地区村民得到医疗救治的同时不因病致贫返贫，督促责任处室完成2022年乡村振兴重点工作考核任务。

【信息化建设】"互联网+医疗健康"

便民服务。截至2022年12月底，全市共有28家医院通过四川省智慧医院评审，190余家医院获互联网医院牌照，全部二级以上医院通过微信、支付宝、App等第三方应用在移动终端开展预约挂号、移动支付、报告查询、院内导航等便民服务。

电子健康卡管理系统推广应用。全市有404家公立医疗机构（含乡镇卫生院和社区卫生服务中心）和17家工矿民营医院接入成都市电子健康卡卡管中心平台，提供基于电子健康卡的医疗服务，全市累计发码近2000万张，记录扫码看病就医4964万人次。

数据资源整合应用与互通共享。截至2022年12月底，全市全民健康信息平台接入医疗机构800余家，汇集数据约182亿条；成都市健康医疗大数据平台在30家医疗机构试点，汇集535亿余条数据，初步构建了健康医疗大数据的全生命周期、应用服务全流程的大数据体系。

医疗卫生保障信息平台管理。成都市医疗卫生保障平台已上线运行，实现公共卫生服务（智慧卫监在线监测监控信息服务、传染病智能监测预警与指挥管理服务、病媒生物智能监测预警与防制指挥综合管理服务）、智慧急救、定点医院医疗救治（医疗应急保障云HIS服务）等跨部门多机构信息化协同作业，为重要会议、重大活动的医疗救治服务、公共卫生服务等提供信息化、智能化支撑。成都"世乒赛"期间，利用平台云HIS系统共接诊患者330人次，转运患者22人次。根据保障人员的反馈优化升级。

网络安全。先后多次组织开展网络安全培训和演练，连续开展医疗卫生单位网络安全执法检查和攻防演练；开展挖矿软件、弱口令等安全漏洞自查，全市医疗卫生机构涉防疫信息系统梳理和网络安全风险排查。市县两级医疗卫生机构共204个系统达到信息安全三级等保。

智慧蓉城城运分中心建设。按照智慧蓉城"王"字形架构建设深化试点工作方案要求，启动卫生健康城运分中心试点建设工作，完成卫生健康城运分中心大屏、值班值守系统、事件枢纽系统与市城运平台的对接。

【法治建设】卫生健康领域立法修法。《成都市公共场所控制吸烟条例》将于2023年1月1日起施行。《成都市除四害管理办法》将按照市政府立法工作计划启动修订程序。做好政策文件合法性审查工作，审查市卫生健康委政策文件9件，报市司法局合法性审查的政策文件26件。党组会审议议题的合法合规性审查66个。

依法治市、依法行政。印发《2022年卫生健康法治政府建设工作要点》《成都市卫生健康系统关于贯彻落实全面推广"1+8"示范试点成果深入推进法治四川建设的实施方案》。集中评比全市2021年行政处罚案卷46件、行政许可案卷17件。办理行政复议案件1件，被复议案件7件，行政诉讼案件9件，市卫生健康委负责人出庭应诉率100%，全年无行政复议、行政诉讼败诉案件。审查行政处罚案件93件。组织召开行政处罚听证会3次，根据听证情况依法依规作出听证意见，确保行政处罚决定合法合理。

法治宣传教育。开展职业病防治法宣传周、《民法典》宣传月活动、世界精神卫生日、宪法宣传周等专题宣传活动。抓住领导干部这一"关键少数"带头学法。市卫生健康委被省委、省政府评为2016—2020年四川省普法先进单位。成都市急救指挥中心被市委全面依法治市委员会办公室、市司法局评选为全市普法先进单位。

【医疗卫生体制改革】医药卫生综合改革。建立高效改革决策机制，市及区（市）县由政府一把手担任医改领导小组组长，一位分管医疗、医保（或医药）领导担任副组长。联合市医改领导小组各成员单位，建立健全监测、督查、通报、约谈、绩效考核和责任追究6项工作推进制度，印发《成都市深化医药卫生体制改革2022年重点工作任务》，起草工作台账，推进各项改革任务落地落实。因地制宜制定并印发《成都市深入推广福建省三明市经验深化医药卫生体制改革实施方案》，建立工作台账，探索重点环节改革创新，全面纵深推进综合医改。2022年，成都市获国务院办公厅2021年度深化医药卫生体制改革真抓实干成效明显地方表彰。

综合医改试点。承接省级"三医联动集成改革"试点任务，赴都江堰市、邛崃市、新津区等地调研，厘清基层卫生综合改革中存在的堵点、难点，印发《成都市推动基层卫生"三医联动"系统集成改革实施方案》，该《方案》结合城市新区、中心城区、郊区新城在全市的发展定位、产业特点和未来人口规划，基于各自医疗卫生服务体系发展现状，分类指导各有侧重的"以基层为重点"的成都特色医疗卫生服务体系建设。印发《关于确定成都市新一轮基层卫生综合改革试点的通知》，在城市东、南、西、北、中各选择2—3个试点区（市）县，计划于2023年初步打造成一批未来公园社区健康医养场景并总结推广先进经验。指导邛崃市开展县域医药卫生集成创新改革试点，协调解决改革中遇到的问题和困难。加强改革经验成效宣传，推广具有"成都特色"的改革经验，1篇改革经验在国家卫生健康委官方期刊《中国卫生》刊发，1篇已投稿国家发改委官方期刊《改革内参》。《四川省成都市社区医院建设》收录在《2022年医改蓝皮书》中。《四川省医改动态》2022年第7期以"成都市积极探索三医联动暨系统集成改革新路子"推广成都市改革经验。

公立医院改革。印发《成都市推动公立医院高质量发展实施方案》。重点支持公立医院"一院多区"，着力解决医疗资源总量不足、布局不均，加强临床重点专科群建设，提升公立医院质量，加强公立医院精细化管理，强化绩效考核结果正向激励和约束作用。压实公立医院长效投入责任，对市级公立医院基本建设、大型设备购置、重点学科发展等6项政府投入责任进行量化和实化，逐步化解公立医院合规的长期债务。启动市属医院高水平临床重点专科建设，每年市财政给予10个专科各1000万元建设经费支持，着力提升市域诊难病水平，医疗服务满意度在全国公共服务质量监测情况通报中位居全国第一。

"三医"联动协同改革。有序推进药品耗材集中带量采购，2022年以来，药品和耗材集采采购范围不断扩大，已落地执行10批药品集采结果，群众可选择使用的集采药品已达到357个（265种化学药品、16种胰岛素及76种中成药），其中国家集采1—4批及八省二区省际联盟1—2批超合同量完成，国家集采第5、6批中成药和八省二区第3批药品集采正在执行，另有三批药品集采已报量待执行；已落地执行7类耗材集采结果，范围包括冠脉支架、球囊、骨科人工关节、骨科创伤等高值医用耗材，骨科脊柱集采结果即将落地。落实全省统一的医疗服务价格动态调整触发评估指标体系，2022年以来，开展1次调价评估，并协同推进省市联动调价工作；建立省市医疗服务价格联动调整机制，转归并调整144项、新增及修订33项医疗服务项目及价格，医疗服务收入占比稳步提高。

紧密型县域医共体建设。5个国家级紧密型县域医共体试点区（市）县共建立10个以县级医疗机构为龙头、基层医疗机构为成员单位、村卫生室为服务网底的紧密型县域医共体，医共体内建立开放共享的远程影像中心、远程会诊中心等，实现区域内检验检查结果互认。2022年，医共体内建设一体化村卫生室295个，累计上转患者3.2万余人次，下转患者7.4万余人次，远程会诊135余万人次，建立全专结合门诊146个，全专结合家庭医生团队746个，两病临床特色科室77个，在管两病签约率和控制率分别达到80%和70%以上，县域就诊率达90%以上，基本实现"大病不出县、小病不出乡"。

公立医院绩效考核。组织完成30家三级公立医院、33家二级公立医院2021年度绩效考核工作。2021年度三级公立医院绩效考核结果中，成都市西医类共计1家医院进入A+等级，是成都市首次进入该等级范围，6家医院进入A等级。全市33家三级公立医院，30家二级公立医院（不含省部级、省注册医院）纳入2022年度全国公立医院绩效考核。依托成都市病案质控中心开展病案数据质量提升培训会等3场培训，提升了医院病案人员和质控专家业务能力，为公立医院绩效考核奠定了坚实的数据基础。完成113家医疗机构电子病历系统应用水平分级评价评审工作。

公立医院薪酬制度改革。全市共有36家公立医院开展薪酬制度试点工作，试点医院可单独核增改革性绩效。开展改革以来，市属公立医院人均薪酬水平逐年提高，2022年人均绩效工资达到18.46万元。修订完成《直属医疗卫生事业单位人才激励政策实施方案》，为高层次人才核发绩效744.1万元。

公立医院综合改革效果评价。按照财政厅、省卫生健康委相关文件要求，制定《2022年成都市医疗服务与保障能力提升（公立医院综合改革）项目实施方案》，进一步巩固公立医院改革成果，着力推进医疗服务价格、人事薪酬、提升医疗卫生服务水平、分级诊疗以及医疗卫生信息化建设等领域改革，并按时完成全市公立医院综合改革评价考核工作，根据公立医院综合改革效果评价结果正式下达2022年全市公立医院综合改革中央补助资金。

重大课题研究。按照《成都市政府系统重大课题管理细则（试行）》要求，完成5项重大课题申报工作。委托成都卫生经济学会开展《2022年医改监测数据统计分析》课题研究项目。完成《促进成都市健康服务业高质量发展政策效果评估及优化建议》和市领导交办课题《以老年友好型社区创建推动为老服务体系发展的路径研究》结题工作。基本完成《联合筛查降低成都市宫颈癌发病率研究》《成都市医改监测课题研究》《成都市健康城市发展规划研究》3项课题。

医疗服务价格管理。配合市医保局做好成都市医疗服务价格动态调整基础工作，提供医疗服务价格动态调整触发评估指标体系相关数据，为制定价格政策提供依据。

自贸试验区改革试验。鼓励外资企业参与投资医疗服务业，中德合资设立的"勃林格殷格翰霁达（成都）康复医疗中心"在温江协同改革先行区落地，为勃林格殷格翰面向中国投资西部建设的第一家康复医疗中心。

【行政审批】"一网通办"。落实"三集中、三到位"，按照依申请政务服务事项"应进必进"要求，将依申请政务服务事项全部纳入省一体化政务服务平台运行和管理，及时更新完善实施清单，办事指南准确率100%，"网上可办"率100%，全程网办率85%以上，承诺提速率80%以上。

"一件事一次办"改革。推进实施"新生儿出生一件事"办理，围绕个人出生阶段需办理的多个单一事项，推进集成化政务服务。推进新生儿《出生医学证明》和《预防接种证》两证联办，联办率96.85%。在此基础上，主动沟通网络理政、公安、民政、医保、人社等部门，打通信息壁垒，在"天府市民云"平台实现"新生儿出生一件事"上线试运行，按照上级要求进一步优化完善省一体化平台流程。按照全省统一推进的"一件事一次办"工作进度，实施"开办医院一件事"。

数据按需共享和电子证照应用。全面启用医疗机构执业许可证、医师执业证书、护士执业证书、出生医学证明等17类电子证照，申请人办理相关政务服务事项时，上述电子证照原则上不再提供纸质证照。开展老年人证电子证照试点，探索"成都特色"老龄人群个性化服务新模式。作为全国开展老年人证电子证照5个试点城市之一，制定《成都市关于依托全国一体化政务服务平台开展老年人证电子证照应用试点实施方案》，建设完成成都市老年人信息管理系统，实现与国家老年人证电子证照平台对接，在天府蓉易办各端口和天府市民云App新增"老年人证电子证照"功能模块，实现掌上办、网上办、窗口办的多渠道办理模式。聚焦老年人日常生活高频场景，联合相关部门探索在医疗、景区等场景应用。

成渝地区跨域通办。推进"省内通办""跨省通办"与"川渝通办"有机融合，实现同一事项无差别受理、同标准办理。

政务服务。推进服务事项标准化。严格实施许可清单制。对照国务院、省政府行政许可清单，及时动态更新行政许可清单，对应调整权责清单，严格按照清单履行审批职责，严格做到清单之外无行政许可行为发生。以行政许可为重点，优化完善"一单一图一表"，依托省一体化政务服务平台和天府蓉易办平台编制政务服务事项清单，推进更多事项进驻政务中心受理办理，统一事项名称、类别、依据，明确实施层级，实现线上线下事项清单一致、实施要件统一、办事指南同源。

推进办事服务规范化。规范审批服务行为，严格落实"应进必进"，规范公开服务指南，明确服务条件、流程时限等要素，按照"一单一图一表"提供办事服务，严格执行首问负责、一次告知和限时办结等制度。落实重大行政许可审批事项集体议决制度、行政审批结果定期公示和推送制度。2022年共召开委重大行政许可审批委员会会议6次，审议通过新设置医疗机构12家。加强审管联动，按照"谁审批、谁监管，谁主管、谁监管"原则，健全审管衔接机制，加强协同配合。规范中介服务事项。开展涉及行政许可中介服务事项清理，按照相关法律法规，市卫健委无需委托开展纳入行政许可审批程序的中介服务事项。对所有需付费取得的要件，均未指定中介机构实施。

推进服务方式便利化。配合做好成都市政务服务中心"一窗受理"改革和"蓉易办"平台运行，配合做好窗口咨询、帮办代办、提醒服务、跨区域通办等，形成"前台综合受理、后台分类审批、综合窗口出件"的工作模式。与市网络理政办签订《一窗受理事项委托书》，将窗口28个办理项的收件、受理、出件授权委托市网络理政办统一实施。增强数据共享和业务协同能力，推进卫生健康系统17类电子证照数据归集，探索电子证照跨行业领域社会化应用，提升群众获得感。

【综合监管】医疗卫生行业综合监管。强化卫生监督检查，提升执法办案质效，全市卫生监督执法机构共开展监督检查99661户次，总体监督合格率98.52%；共抽检健康相关产品类样品30360件，抽检合格率97.96%；完成"双随机"监督抽查，共领取国家、省级双随机任务6128条，按时完结率、公示率100%。打击非法行医，监督覆盖各类单位2.3万户次，协同公安、市场监管等部门开展联合检查103次，查处案件385件。全市共办理行政处罚案件2029件，罚（没）金额928.73万元。强化医疗"三监管"工作，探索医疗"三监管"

区（市）县分级监管，全市平台接入医疗机构810家，抓取异常数据信息5612条，共核查疑似问题982条，责任追究101条。推进医废在线监管，二级以上医疗机构接入率100%，二级以下医疗机构接入率17.42%、疾控机构接入率25%、采供血机构接入率80%。

推进卫生健康领域信用体系建设。探索"信用+综合监管"新路径，搭建并试运行"成都市卫生健康信用信息管理系统"，制定社会办医疗机构、托育机构、消毒服务机构、检验机构等领域的12类机构信用评价指标，完成指标验证性评价。双流区、新都区、大邑县、金堂县试点探索开展社会办医疗机构和医务人员信用管理，细化试点工作实施方案，推进辖区内社会办医疗机构及其医务人员进行信用体系考核评价，落实分级分类监管。成都市卫生健康领域"消毒产品生产企业信用管理"推荐案例获评2022年度成都市社会信用体系建设"十大提名案例"。

大型综合医疗机构"全景式"监管。着力破解大型综合性医院监管难题，探索开展大型综合医疗机构"全景式"监管，以市直属医疗机构、县域重点医疗机构为重点，实施全方位、多角度、精细化的监管，加强"全景式"执法检查，督促指导大型医疗机构切实落实依法执业主体责任，规范医疗机构执业行为。2022年共对6家大型综合医疗机构开展全景式执法检查，以医疗质量安全核心制度为重点，围绕临床用血、医疗技术临床应用等12个方面，帮助有关医疗机构发现和整改违法违规问题50余条。

【医政医管】分级诊疗制度。截至2022年12月，成都市共组建各类医联体161个，实现医联体乡镇卫生院（社区卫生服务中心）100%全覆盖，医联体成员单位与上级单位、对口支援单位之间100%开展远程医疗服务。各级医疗机构间"双向转诊、上下联动"的格局进一步巩固，医疗卫生服务体系进一步优化。推动网格化城市医联体试点，6个试点区已签订网格化城市医联体协议，在一体化管理、资源及信息共享平台建设、家庭医生签约等方面，切实开展网格化城市医联体建设。推动成德眉资医疗健康同城合作，加快建设区域医疗专科联盟等多种形式的医联体，推动城市大医院与县级医院建立对口支援和远程医疗制度，完善四市专家人才库共建共用制度，整合优化都市圈医疗资源。

医疗资源合理配置。将医疗机构发展与经济社会发展紧密衔接，满足区域内居民日益增长的医疗服务需求，避免资源重复配置。结合成都市医疗机构现状，拟定《成都市"十四五"医疗机构设置规划（2021—2025年）》，并报请省卫生健康委审定。

医疗机构等级评审。配合省卫生健康委开展成都市新晋三级综合医院等级现场评审工作，其中金堂县第一人民医院、邛崃市医疗中心医院新晋三甲综合医院，成都市新津区人民医院、蒲江县人民医院新晋三乙综合医院，均为县级医院。配合省卫生健康委开展成都市三级综合医院等级现场复审工作，其中包括成都市第二人民医院、成都市第三人民医院、成都市第五人民医院、成飞医院、三六三医院、成都大学附属医院、核工业四一六医院、简阳市人民医院8家三级甲等医院，四川天府新区人民医院和大邑县人民医院两家三级乙等医院。

医疗质量控制。截至2022年底，成都市共建立61个专业的市级医疗质量控制中心，23个区（市）县累计成立842个覆盖市级质控中心相关专业的质控分中心，拟新增医疗机构门诊管理、日间手术、消毒供应、院内静脉血栓栓塞症防控、心身医学医疗质量控制管理质量控制中心，进一步填补成都市质控空白。成立成都市脑卒中联盟、胸痛中心联盟，并发布急救地图。以《2022年国家医疗质量安全改进目标》为抓手，统一质控指标，提出改进策略，细化落实举措，切实提高质控工作科学化、精细化、信息化、同质化水平。

老年医疗护理。印发《成都市老年医疗护理服务试点工作实施方案》，在全市开展老年医疗护理服务试点，探索多元化差异化老年护理服务模式，推进老年医学科建设，增加老年医疗护理服务资源，强化老年医疗护理从业人员培养培训，持续推进成都市老年医疗护理服务高质量发展。

康复医疗。根据国家、省、市要求，印发《成都市康复医疗服务试点工作方案》《成都市加快发展康复医疗服务工作实施方案》，在全市试点开展康复医疗服务工作，进一步完善成都市康复医疗服务体系，加强康复医疗专业队伍建设，提高康复医疗服务能力，加快推动成都市康复医疗服务高质量发展。2022年引导一家二级医院转型为康复医院，增加成都市康复医疗服务供给。

区域医疗机构检验结果互认。截至2022年11月底，成都市纳入区域医疗检查检验结果互认的医疗机构，互认临床检验项目762597人次（生化632546人次、免疫29180人次、血细胞分析100871人次），减免费用约436万元；互认医学影像项目73385人次（X线摄影项目27652人次、CT项目28035人次、MR项目17698人次），减免费约1071万元。

采供血服务。持续健全无偿献血服务体系，强化各区（市）县卫健局与市血液中心的协同联动，加强血液安全监督和技术核查，提高血液安全质量水平。开展"6·14""12·14"无偿献血主题宣传活动。2022年，成都市共采集血液43.6万单位，同比增长0.6%，其中采集单采血小板5.4万单位，同比增长4.6%。向临床供应各类血液产品78.8万单位，同比增长2.8%。12月13日起，受多重因素影响成都市血液采集量出现大幅下降，立即采取多项措施，加大宣传招募、优化献血服务、倡导临床合理用血，全力保障成都市医疗机构用血，血液采集保持上升势头。

医疗技术管理。做好限制类医疗技术的备案工作，加强对限制类医疗技术临床应用的质量管理与控制，落实事中事后监管工作。各市级质量控制中心应结合日常工作并应用各信息平台对医疗技术临床应用进行监测及定期评估，加强质量管理，做到对国家级及省级限制类医疗技术质量控制全覆盖和医疗机构全覆盖。截至2022年12月底，完成7家医疗机构共计8项限制类医疗技术备案，其中国家级限制技术7项，省级限制技术1项。

城乡医疗对口支援。选派1985名传帮带队员，赴脱贫地区、革命老区和其他地区499家医疗机构开展医疗卫生对口支援。驻点帮扶队员参与诊疗量23.80万人次，开展新技术新业务2950例、学术讲座6783次、业务培训11793次、教学查房13106次、手术示教9776次、会诊及疑难病例讨论11799次、开展巡回医疗、义诊等惠及就医患者54190人次，开展传染病（地方病）防治，包虫病筛查18943人次，结核病筛查46323人次、艾滋病筛查54352人次。

医疗机构巡查。截至2022年11月10日，完成成都市6家三级甲等民营医院巡查工作，通过开展专项巡查行动，打击违法违规行为，引导民营医院端正办医理念、规范执业行为、强化内部管理、加强行风建设。聚焦"微腐败"开展三轮医院巡查。加强医疗机构巡查"回头看"，对2021年受检的三六三医院、核工业四一六医院、崇州市人民医院、成都市第七人民医院、都江堰市人民医院、成都市郫都区人民医院开展"回头看"，针对2021年医疗机构巡查中发现的问题，根据医院整改方案，追踪问题整改落实情况，督促医院以问题为导向，持续提升医院管理综合能力。强化医疗机构巡查，从加强公立医院党建、行业作风建设、运行管理、新冠疫情防控等方面巡查温江区人民医院、双流区第一人民医院、新都区人民医院、青白江区人民医院、彭州市人民医院5家三甲医疗机构。

成德眉资区域医疗检查检验结果互认。巩固检验检查结果互认成果，继续探索推进医疗检查检验结果互认工作，组织市临床检验中心、医学影像中心通过开展线上质控培训，有序扩增检查检验结果互认机构和互认项目，推进医疗资源共享。会同德阳、眉山、资阳市卫健委，将成德眉资四地医学影像互认项目16项扩增为41项，在四市25家三甲医院内实现了99项检查检验结果互认，成德眉资纳入检查检验结果互认的医疗机构互认检验检查项目48万余人次，累计减免费用1065余万元。

卫生健康行业作风建设。持续实施医疗机构及其工作人员廉洁从业行动计划，结合群众身边"可视""有感"腐败和作风问题专项治理工作安排，印发《关于进一步推进医疗领域专项治理工作的通知》，持续深化治理大处方、泛耗材、不合理医疗检查等问题。印发《关于在医疗领域专项治理中开展"管行业必须管行风"制度机制试点工作方案的通知》，确定试点单位，不断完善监管机制，以点带面、以面带全抓好医疗领域专项治理。通过自查自纠及督查共计调查核实不合理医疗检查4586条，不合理用药1737条，不合理使用医用耗材184条，院内提醒谈话442人次。

医师资格技能考试。2022年医师资格考试共12443名考生通过网上报名，经过三级审核通过11171人，审核通过率89.8%。6月13日—25日，组织实施医师资格考试实践技能考试，共设考试基地5个，考生共12060人（含其他市州）。8月19—21日，组织实施医师资格考试医学综合考试，成都市考点共设立9个考场，参考考生共9363人，1人违纪。11月12—13日完成医师资格考试医学综合考试（二试），成都市考点共设置3个考场，参考考生共有2127人，其间无违规违纪考生。

医疗纠纷依法处置。办理各渠道投诉件1417件，其中新冠疫情相关231件。完成医疗事故技术鉴定83例，其中属于医疗事故41例，鉴定事故率49.39%。

【健康服务业】营商环境建设。开展成都市促进健康服务业高质量发展政策效果评估及优化建议、消费中心城市建设等课题研究，编制完成《成都探索医疗旅游融合促进健康服务业高质量发展研究报告》，进一步优化完善卫生健康领域营商环境，助力"医美之都"建设。完成2021年度3040万元健康服务业高质量发展资金拨付工作，奖励7家新获三级甲等资质社会办医疗机构、5家开通国际医疗保险直付服务并办理实际业务的企业（机构）。联合市网络理政办搭建卫生系统"蓉易享"线上申报平台，完成2022年度全市健康服务业高质量发展资金线上申报工作，经专家评审后有6家医疗机构与9家保险公司签约并办理实际业务的申报材料通过评审，评审资金120万元。动态管理成都市健康服务业重点企业库，加强联系服务，收集整理企业问题清单，依法依规协调解决企业诉求70余项。探索"互联网+医疗"等健康服务业新业态，鼓励依托实体医疗机构发展互联网医院，成都市"互联网+医疗健康"工作经验成功入选国家《优化营商环境百问百答》案例。

产业建圈强链。委托第三方机构编制成都市健康服务业"十四五"发展规划。鼓励有条件的医疗机构办理药物、器械临床试验备案，促进健康服务业机构深度参与产业链上下游要素资源配置，会同市市场监管局前往四川大学华西第二医院、四川大学华西口腔医院、省肿瘤医院、成都新华医院等医疗机构调研药物、器械临床试验相关工作，推动建立多中心GCP合作机制。会同市地方金融监督管理局印发《成都市智能商业保险数据服务平台试点方案》，推动医疗大数据产业化应用，遴选8家市属医疗机构、7家保险公司开展商业保险快速理赔服务试点工作。探索依托医疗大数据开展商业健康保险产品开发，支持医疗机构提供多样化、分层次、高品质健康服务。支持举办2022成都全球创新创业交易会——第二届国际区块链创新应用博览会暨数字健康创新峰会、川澳健康管理产业发展论坛暨肿瘤早筛大会、世界美容抗衰老大会、第五届成都国际医美产业大会等重大展会活动，组织本土重点机构赴外地参展参会，搭建平台推动重点机构交流合作，推动会展产业建圈强链。

重大项目招引促建。对接跟踪阿斯科力、迈克生物、华瑞同康生物技术（深圳）有限公司等医疗健康服务领域知名机构，赴深圳市、青岛市等地拜访迈瑞医疗、海尔集团等健康服务业重点机构，加强本地健康服务供给、需求、项目梳理推介工作，重点引进符合市场需求和产业导向的健康服务业重点项目和国际先进医疗健康服务资源，推动项目落地成都市。牵头做好中日（成都）开放合作项目健康及社会服务领域各项工作，持续对接重点日资机构，开展多种形式投资促进活动，促进健康及社会服务领域中日合作。配合产业功能区结构调整和产业政策完善，以产业建圈强链为牵引，推进未来医学城、成都天府国际生物城、成都医学城、天府中药城、华西医美健康城建设，按照功能区主导产业和功能定位，引导社会资本投资医疗健康项目。赴成都市重点在建项目调研，协调解决项目建设中存在的问题，持续巩固"送政策、帮企业、送服务、解难题"专项行动成果。截至2022年年底，全市健康服务业非政府办重点项目共47个，预计总投资537.91亿元，2022年计划投资63.76亿元，2022年1—12月完成投资40.10亿元。

【基层卫生健康】二级基层医疗卫生机构等级评审。为全面深化医药卫生体制改革，加快构建优质高效的整合型基层医疗卫生服务体系，促进基层医疗卫生机构管理水平和服务质量持续发展，更好的满足群众的健康需求，结合成都市实际，制定《成都市二级基层医疗卫生机构评审标准（试行）》，印发《关于印发成都市基层医疗卫生机构等级评审实施方案的通知》。

"十三五"基层医疗卫生机构硬件提升工程。截至2022年年底，"十三五"基层医疗卫生机构硬件提升工程基础设施提升改造项目启动359家，完工354家；诊疗设备提档升级项目启动383家，全部采购完成并投入使用；村卫生室公有化标准化建设项目启动2063家，完工2033家。

基本公共卫生服务项目实施。持续优化市级绩效评价系统功能，依托市平台日常监管信息系统全程监管项目执行情况，每季度定时通报项目监管结果，将监管结果纳入年度绩效评价，并与市、县财政补助经费挂钩。采用第三方调查方式评估基本公共卫生服务和家庭医生签约服务的知晓率、满意度、获得感及重点人群管理效果，跟踪项目实施成效。推进居民电子健康档案向个人开放工作。持续提升居民电子健康档案质量，明确档案清理规则，做好健康档案的个人基本信息、健康体检、重点人群随访等服务记录全面核实清理，2022年全市共计清理各类居民健康档案152万余份。各区（市）县探索通过App、微信公众号等形式向居民免费开放电子健康档案。新津区确认为省级城乡居民电子健康档案免费向个人开放试点区（市）县。

家庭医生签约服务。推进"全专结合"的家庭医生签约服务模式，通过上级医院专科医生参与签约服务、家庭医生经绿色通道优先转诊专科医生等形式，为签约居民提供"一站式"全专结合服务。医防融合提升家庭医生服务能力。支持市级医院开展对口支援"传帮带"工作，引进市级医院优质医疗资源，助推家庭医生诊疗服务水平提升，提高其在基本公共卫生服务项目管理中的主观能动性，为居民提供优质便捷的基本医疗、基本公卫服务。加大宣传力度营造良好氛围。以"与家医相约 和健康相伴"为主题，在地铁1号线、7号线持续播放家庭医生宣传视频。在《健康成都》开展家医专题宣传，宣传推广家医签约的经验做法，宣扬优秀家庭医生工作事迹。截至2022年底，全市共组建家庭医生团队3134支，签约服务870.17万人，其中签约重点人员434.24万人，重点人群签约率78.28%。

基层临床特色科室建设。印发《成都市卫生健康委员会关于创建基层医疗卫生机构临床特色科室的通知》，鼓励各机构结合辖区居民健康需求和自身发展实际开展特色科室建设。成功创建成都市第一批基层临床特色科室30个，其中29个特色科室成为四川省第一批基层临床特色科室，通过率96.7%。

优质服务基层行活动和社区医院建设。截至2022年底，全市累计261家机构达到基本及以上标准，占89%；98家机构达到推荐标准，占33%；成功创建社区医院45家。四川天府新区、青羊区、青白江区、新都区、温江区、双流区、郫都区、新津区、崇州市、大邑县和蒲江县所有基层医疗卫生机构达到基本及以上标准。

村卫生室规范化建设。印发《成都市村卫生室规范化建设工作方案》，建立村卫生室规范化建设等级评价体系。通过村卫生室等级评审，做到以评促建、以评促改，持续改善村卫生室服务条件，提升服务能力。2022年全市432家村卫生室通过等级评审，其中AAA级村卫生室390家，AAAA级村卫生室39家，AAAAA级村卫生室3家。

重点人群健康调查和服务。按照国务院联防联控机制综合组《关于开展新冠重点人群健康调查的通知》要求，成立新冠重点人群健康调查工作专班，开展新冠重点人群健康调查。发挥村（居）民委员会及其公共卫生委员会和城乡社区、基层医疗卫生机构以及家庭医生的作用，组织专门团队，摸底调查辖区内患有心脑血管疾病、慢阻肺、糖尿病、慢性肾病、肿瘤、免疫功能缺陷等疾病的65岁及以上老年人及其新冠病毒疫苗接种情况。按照居民患基础疾病情况、新冠病毒疫苗接种情况、感染后风险程度等分为重点人群（高风险）、次重点人群（中风险）、一般人群（低风险），分别用红、黄、绿色进行标记，并根据不同颜色，分级分类做好健康教育、健康咨询、用药指导、抗原检测指导和转诊等服务。截至2022年12月20日，全市共调查295.68万人，调查率100%。

紧密型县域医共体建设。5个国家级紧密型县域医共体试点区（市）县共建立10个以县级医疗机构为龙头、基层医疗机构为成员单位、村卫生室为服务网底的紧密型县域医共体。医共体内建立开放共享的远程影像中心、远程会诊中心等，实现区域内检验检查结果互认。医共体内完成一体化村卫生室建设295个，累计上转患者3.2万余人次，下转患者7.4万余人次，远程会诊135余万人次，建立全专结合门诊146个，全专结合家庭医生团队746个，两病临床特色科室77个，在管两病签约率和控制率分别达到80%和70%以上，县域就诊率达90%以上，基本实现"大病不出县、小病不出乡"。在2021年四川省紧密型县域医共体建设试点监测考核中，成都市青白江区、蒲江县在全省37个国家级试点区（市）县中分别排名第二名和第三名。稳步扩大紧密型县域医共体试点建设，新增简阳市作为紧密型县域医共体试点县。

县域医疗卫生次中心建设。印发《关于成立成都市县域医疗卫生次中心建设推进专班的通知》，成立由市卫健委主要领导为组长、分管领导为副组长、相关处室负责人为成员的县域医疗卫生次中心建设推进专班。印发《市级医院与县域医疗卫生次中心对口支援联系名单通知》，根据区域布局，确立市级医院与次中心的对口支援关系，建立市级医院与次中心帮扶机制，纳入对市级医疗机构的年终绩效考核。举办"医次·改变"县域医疗卫生次中心发展论坛，分四期开展外科、中医、老年人健康管理、医院高质量发展四个专场，聚焦次中心发展成功经验，分享治院理念，提供医院发展思路借鉴。加强指导监督，加强对次中心硬件设施、人才梯队和科室建设的指导。第一批21个县域医疗次中心共新增科室29个，新创基层特色科室17个，新添置万元以上设备209件，共引进医疗卫生人才39人。

基层人才培训培养。根据《2022年基层卫生人才培训方案》，利用市财政投入的200万基层卫生人才培训经费，依托三级医院、高校、专业公共卫生机构和基层培训基地，通过集中培训、技能实践与临床进修相结合，脱产、半脱产相结合，分层次、分专业的形式进行培训，开展乡村医生骨干、社区护士骨干、基层急诊急救、管理干部能力、疫情防控知识和院感知识等培训、公共卫生委员会师资培训，共培训1000余人次。印发《成都市2022年乡镇卫生院、社区卫生服务中心骨干人员和乡村医生培训项目实施方案》，利用基卫人才提升培训中央专项资金228.96万元，通过线上与线下相结合、理论与实践相照应的方式，开展基层卫生人才能力提升培训。举办2022年成德眉资基层卫生技能竞赛，以赛促学、以赛促用，全面提升基层医疗卫生机构医疗服务质量和水平。

【卫生应急】应急能力建设。启动成都市紧急医学救援体系"十四五"规划编制工作，开展"急救站"试点建设，着力构建与城市发展定位相适应的均衡可及、优质高效的院前急救网络；修订《成都市市级120急救网络医院管理办法》，加强院前急救规范化管理；印发

《成都市2022年120网络医院院前智慧急救能力建设项目实施方案》，启动院前医疗急救优化提升试点工作，打造成都市院前院内一体化救治的智慧急救网络；在全国率先印发《成都市院前急救单元标准化操作手册》，加强院前医疗急救体系标准化建设；市级120网络医院累计达到117家，成都市智慧急救信息平台与智慧蓉城平台、"110"中心信息系统、1家二级指挥分中心实现互联互通；安装网络医院视频终端101家，与市三医院院内急诊系统实现对接；初步实现120呼救大致定位；开发"蓉易救"小程序，实现智能手机终端"一键呼救"、AED搜寻智能导航、病历输入等智能化功能，进一步推动院前急救高质量发展。

突发事件处置。加强24小时应急值守，特别是汛期卫生应急值守，密切关注自然灾害预警信息，完善与应急、公安、交通、气象等部门联动机制，落实防汛减灾卫生应急准备，积极开展基层点位防汛准备督导检查，及时、高效开展各类突发事件卫生应急处置。处置伤亡十人以上突发事件16次，救治213人，及时上报值班报告20期，突发事件有效处置率和报告率均为100%。

突发公共卫生事件监测预警及处置。通过市突发公共卫生事件应急指挥部办公室印发预警监测报告11期。针对重大会议及活动等开展新冠病毒感染疫情等专题风险评估30次，为相关活动顺利开展提供保障。处置突发公共卫生事件1起（非职业性一氧化碳中毒事件），一般级别，累计发病3人，死亡3人；未分级事件89起。指导区（市）县开展除新冠病毒感染疫情外的突发公共卫生事件（疫情）处置151起，参与处置突发公共卫生事件（疫情）15起，出动人员57人次。突发公共卫生事件及时报告和处置率100%，无重大负面舆情发生。

卫生应急培训演练。全面推进AHA和PHITS标准化培训，2022年完成基础生命支持（BLS）培训30期、高级心血管生命支持（ACLS）培训18期，开展AHA培训66期，共培训1413人；完成大运会医疗保障人员专项培训225人，共计培训医务人员920人。组织卫生应急救援队伍共计109人次赴理县、大邑新场开展卫生应急集结拉练，实施营地搭建、紧急徒步穿越、检伤分类、现场紧急医疗救援培训、野外生存技能及模拟灾害医疗现场应急医学急救操作比武，来自眉山市、大邑县、邛崃市卫健局以及多家市级网络医院的卫生应急队员参与演练，卫生应急处置能力进一步提升。

卫生预案体系建设。编制完善预案方案。印发《成都市极端疫情情况下120院前急救应急预案》《成都市新冠肺炎聚集性疫情处置指南（第二版）》，牵头编制《成都市应对极端条件下新冠肺炎疫情静态管理应急预案》总预案及子预案。

紧急医疗救援体系建设。①应急装备配置。根据国家"每3万人配置1辆救护车，其中至少40%为负压救护车"要求，新增配置200辆5G监护型负压救护车。救护车参照120院前急救救护车车载设备配置标准，配备除颤监护仪、急救转运呼吸机、负压隔离舱等性能较为先进的急救转运设备，并配备车载数据传输系统，与成都市智慧急救信息平台无缝对接。按照"平战结合"的原则，疫情防控期间用于传染病病例急救转运，平时用于院前紧急医疗救援，实现"上车即入院"，有力提升成都市大规模奥密克戎疫情应对处置能力，优化成都市健康保障环境，切实保障人民群众身体健康和生命安全。②公共急救能力提升。编制印发实施《成都市公共场所配置自动体外除颤器工作方案》，2022年在重点公共场所配置自动体外除颤器320台，加强公共场所急救设施设备，提升公众急救技能。③院前医疗急救优化提升试点。围绕公园城市示范区和健康成都建设，充分发挥区域性医疗资源优势，促进医院胸痛、卒中、创伤等"五大中心"与智慧急救信息平台共建共享、院前院内有机融合，优质高效开展院前急救服务，打造一体化院前智慧急救信息化体系，做优做强急危重症患者紧急医学救援，规范院前急诊急救医疗行为质控管理。

汛期卫生应急救援。加强汛期24小时卫生应急值守，密切关注自然灾害预警信息，完善与应急、公安、交通、气象等部门联动机制，落实防汛减灾卫生应急准备，开展基层点位防汛准备督导检查，及时、高效开展各类突发事件卫生应急处置。

卫生应急交流与合作。11月，中国西部第五届院前急救学术高峰论坛在成都召开，成都市急救指挥中心副主任侯宇飞以《成都市疫情期间调度应对措施》为题进行汇报交流。

公众急救知识与技能普及。按照《成都市公共场所配置自动体外除颤器工作方案》，在城市轨道交通、长途车、铁路列车、飞机以及交通场站、大型企事业机关单位、工厂车间、城市广场、教育和培训机构、养老机构、社区、体育和文化娱乐场所、大型商超、酒店、旅游景点等AED配置点位，培训点位工作人员0.32万人次。市急救指挥指挥中心培训11个AED点位200名工作人员。成都市"救在身边"志愿服务项目全年开展36场志愿服务活动，线上线下服务4500余人。

【疾病预防控制】疾控体系和能力建设。①实施疾控机构能力提升工程。申请1200万元补助资金用于6个县级疾控机构能力建设，锦江区、温江区、崇州市、都江堰市疾控机构通过二级甲等现场复评，简阳市疾控机构通过三级乙等现场评审；完成16个县级疾控P2实验室能力提升和52家预防接种数字化门诊建设项目。②区域疾控交流合作。印发《成德眉资都市圈新冠肺炎疫情联防联控方案》，举办成雅眉甘精神卫生区域工作会议、成都市第四届"蓉你说艾"高校学生艾滋病防治同伴教育暨第一届成德眉资同城讲师大赛，进一步完善成德眉资重大疾病联防联控、协防协控工作机制；健全成渝地区双城经济圈重大传染病联防联控机制，开展MDT学术交流，联合申报科研项目。

疾控惠民工作。严重精神障碍患者"阳光救助"工作连续14年被市委市政府纳入民生实事项目，截至2022年12月底，全市累计入院"阳光救助"患者4027例，出院患者3784例；将重大传染病防治、疾控机构能力提升、等级创建、传染病疫情监测预警等纳入2022年"幸福美好生活十大工程·高品质公共服务倍增工程""公园城市示范区建设"；关心关爱适龄儿童口腔健康，组织实施全市儿童口腔疾病综合干预项目，全市口腔健康检查率94.61%；持续实施"60岁以上户籍老年人肺炎疫苗接种补助项目"和"13—14岁在校女学生HPV疫苗接种补助项目"，惠及全市197万余名老年人和11万余名在校适龄女学生。

传染病防治。成都市连续18年无本土甲类传染病报告，2022年无甲类传染病报告，报告乙类传染病19种35131例，报告发病率166.42/10万，持续处于低流行水平状态。强化流感哨点监测和数据分析，传染病预警信息及时响应率99.80%。

艾滋病防治。全面落实省市艾滋病防治各项措施，以遏制经性传播为主攻方向，实施艾滋病、梅毒、丙肝三病同防，强化精准扩大检测发现和高危人群互联网+宣传干预，推进新报告感染者溯源调查，不断提高治疗管理质量，防治工作取得积极进展。剔除采供血机构和第三方实验室中其他市（州）送检量，1—12月全市艾滋病检测1013.82万人次，较2021年同期增加5.76%，总检测覆盖率48.42%；在检测量持续增加的前提下，2022年新报告病例数较2021年下降21.27%，新报告病例连续3年呈现下降趋势；持续强化宣传教育，2022年各类人群艾滋病防治知晓率均超过90%；全面落实应治尽治，截至2022年12月底，现存活艾滋病感染者和病人治疗覆盖率96.85%，治疗有效率98.35%，治疗效果显著；持续开展打击卖淫嫖娼专项行动，1—12月共开展打击行动4456次。举办2022年成都市"世界艾滋病日"主题活动，市领导参与主题活动，听取全市艾滋病防治工作情况并调研学校艾滋病防治工作。

结核病防治。开展《成都市遏制结核病行动实施方案（2019—2022年）》终期评估，截至2022年12月底，肺结核报告发病率29.67/10万，患者成功治疗率97.59%，基层医疗卫生机构肺结核患者规范管理率97.92%，耐多药肺结核高危人群耐药筛查率97.94%；开展"3·24"世界防治结核病日"点亮城市红"系列主题宣传活动，"百千万志愿者传播行动"获省级优秀表彰；推进"无结核校园"创建，全面落实学校结核病防控措施，稳妥处置学校结核病聚集性疫情；成都市组织开展的大学生结核病志愿者活动，在亚太地区结核病人发现会上交流。

慢性病防治。成功创建12个国家级、4个省级慢性病综合防控示范区；推进全民健康生活方式行动，完成2022年度"脑卒中高危人群筛查和干预"项目。

癌症防治。开展癌症防治工作专题调研，进一步健全市—县两级癌防工作协调机制和癌症综合防治网络；推动癌症监测大数据平台建设；组建成都市肿瘤专科联盟，举办首届川澳健康管理产业发展论坛暨肿瘤早筛大会，提升全市肿瘤性疾病防治能力；国家癌症早诊早治项目有序推进，累计开展临床筛查近3万余人次，助推癌症防治"关口前移"。

寄生虫病和地方病防治。贯彻落实血吸虫病和地方病防治综合措施，巩固血吸虫病和碘缺乏病消除成果；完善血吸虫病、地方病监测体系，监控病情动态；加强血吸虫病、地方病防治能力建设。全市13个血防重点区（市）县开展输入钉螺监测49处，监测面积384857平方米，未捕获输入性钉螺。按照省卫生健康委相关要求，成都市疾病预防控制中心先后5次前往凉山州西昌市、普格县、昭觉县、会理市，按照"一县一策"原则，开展形式多样的血吸虫病防治帮扶工作。强化疟疾监测，完善监测检测网络，及时报告并规范处置疟疾病例，加强媒介调查，防止输入性疟疾继发传播，持续巩固消除疟疾成果。截至2022年12月31日，全市共报疟疾病人33例，规范化治疗率100%。

精神卫生。强化严重精神障碍患者服务管理力度，全面实现患者住院治疗、属地接收、随访管理等信息无缝对接，完成四川省严重精神障碍患者应用第二代长效针剂门诊治疗试点工作。截至2022年12月底，全市严重精神障碍患者报告率3.6‰，社区管理率97.21%，规范管理率95.07%，规律服药率80.27%。推进社会心理服务体系建设，完善市—区（市）县—镇（街道）—村（社区）四级心理卫生服务网络，各级均成立心理危机干预小组，联合政法、公安等部门通过"专兼结合、三社联动"，建立数量足、质量高的跨部门、跨行业的市级心理健康服务专家智库，推进成都市社会心理服务体系建设。强化心理健康服务，注重点面结合，普及传播心理健康知识，减少心理行为问题的发生；持续开通12条24小时专业心理援助热线，2022年累计为民众提供15016人次心理热线援助服务；广泛开展科普宣传，重点关注"一老一小"心理服务，开展孕产妇、老年人、在校学生抑郁症筛查及老年人认识功能评估；进行在校学生心理健康状况测评，建立"医教结合"模式，为在校重点人群开通绿色转介通道。

预防接种。适龄儿童免疫规划疫苗报告接种率为98.17%，常规疫苗AEFI累计报告发生率8.43/万，及时处理率100%，无群体性和重大预防接种异常反应发生。更新完善市级预防接种异常反应调查诊断专家库，进一步规范全市预防接种异常反应诊断处置。按照世卫生组织全球基准评估考核内容，对标国家要求，完善门诊信息化建设、冷链运转、疫苗接种、异常反应监测处置等工作迎检准备，通过疫苗国家监管体系（NRA）评估工作，卫健系统共4家单位和8名个人获全省NRA评估先进集体和个人；获省级预防接种"家长课堂"宣讲竞赛一等奖。

环境卫生。完成287个点位"水十条"管网水水质监测公示及全市枯、丰水期2195件饮用水水样水质监测工作；完成113家公共场所健康危害因素监测，完成每月空气样品采集及特征污染物检测分析，采集并检测空气样品676份。

学校卫生。深化"健康副校长"工作机制，学校卫生综合监测点校从2021年的36所大幅增加到2022年的161所；学生近视及其他重点常见病和健康影响因素监测学校，从2021年的128所增加到2022年的192所；协同及时处置学校/托幼机构各类传染病聚集性疫情1228起。

儿童青少年近视防控。在117所中小学校、38所幼儿园共44149名儿童青少年开展视力筛查工作。组织开展爱眼护眼宣传活动，线下汇编发放中小学校教学环境近视防控相关标准、制作发放宣传品和宣传资料、专家进校园开展学生近视防控科普讲座；线上开展专题宣传、知识问答等活动。

【新冠疫情防控】

一、概况

坚持科学精准、务实高效，以最小代价、最快速度打赢了2022年多轮疫情防控阻击战、歼灭战；快速适应国家防疫政策调整，经受住了感染高峰和救治高峰考验，把疫情对经济社会发展和群众生活的影响降到了最低，防控工作受到国务院新型冠状病毒防控四川工作组肯定。

强化"外防输入、内防反弹"，严守"国门""省门"。作为全省境外航班第一入境点和中西部地区最大的区域航空枢纽，从严落实入境人员全链条、无缝隙、闭环式管理，升级入境管理规范至第六版，作为全国8个试点城市之一高质量完成国家防控优化试点研究任务，试点成效位列全国第二，为全国隔离政策、区域管控政策调整贡献了成都力量。全年累计管理服务入境航班2046架次、19.98万人，拦截境外输入阳性病例3687例。动态发布《来（返）蓉人员疫情防控最新政策》，开展西藏、新疆乘机来蓉人员集中隔离房间预先确认试点，确保供需平衡，共计管控西藏、新疆航班948架次11万余人。强化常态化核酸监测防止隐匿传播，全年累计核酸检测16.24亿人次，累计检测定点医疗机构、外卖快递、交通运输服务等重点行业重点人员超2.19亿人次。召开新闻发布会27场，及时公布权威信息，回应社会关切。

坚持"未雨绸缪、补短提能"，夯实疫情防控基础能力。高标准完成市临床检验中心、正兴方舱医院、天府国际健康服务中心三大基础设施建设。建成城市核酸检测基地44个、核酸检测机构254家，最大核酸检测能力达369.3万管·日。全市共设置定点、亚定点医疗机构29家，市级方舱医院2家，总床位数超2万张。建立中西医专家共同组成的市级多学科专家组，实现中西医并重和医疗同质化规范化，中医药使用率达99.71%。全年累计在重点场所发放中药大锅汤715万余人份。升级集中隔离场所工作规范至第六版，完成大型场所改造5处，建成全市集中隔离场所748个、房间15万余间，完成国家和省级标准的119.8%和102.68%，累计管理服务46.57万余人次。"智慧蓉城"疫情防控平台不断完善，上线"全场景疫情病原体检测信息系统"，实现"采、送、检、报"全流程把控；根据防控形势动态更新完善"入川即检""黄码核酸检测""发热门诊"等服务，为全市科学精准开展疫情防控提供有力信息化支撑。

突出"重兵合围、以快制快"，高效处置本土疫情。有效处置成都市"2·20""7·22""8·25"等多轮本土疫情。特别是面对2020年以来受到冲击最大、防控难度最高、最为严峻复杂的"8·25"疫情，坚持"一场所一专班""一爆点一专班"，流调、排查、管控"三同步"，两周多时间实现社会面清零；累计排查风险人员122.77万人次，从"爆点"场所累计排查阳性病例942例；连续实施23轮全员核酸检测，累计筛查3.3亿人次，单日最高采样达2110万人；组建阳性处置专班，平均追阳时效由全员核酸检测初期的8.88小时·管缩短至后期的5小时·管，国务院新型冠状病毒防控四川工作组评价"成都是从组建专班到正常运行最快的城市"。

此外，完成成都世乒赛保障，实现工作人员零感染的目标，"防疫泡泡"模式被全国推广。快速适应国家防疫政策调整，努力做到无缝衔接、平稳过渡。11月11日，国家出台优化疫情防控二十条措施后，成都市在全国率先调整了密接、入境等重点人员的管理措施。12月7日，国家发布"新十条"当天，连夜对防控措施进行优化调整，次日即发布贯彻落实措施，在全国特大城市中首批迎峰渡峰、迎战迎考，并实现生产生活秩序有序恢复。

二、中医药参与新冠病毒感染疫情防控

2022年，市卫健委严格按照国家、省、市联防联控机制要求，统一思想，提高政治觉悟，全面贯彻落实党中央、国务院和省委、省政府决策部署，强化组织领导，明确责任担当，积极完善应对方案，优化中医药防控体系，组建中医药防治专家队伍，充实中医药资源储备，全力以赴做好新冠疫情防控工作。

未病先防，充分发挥中医药"治未病"作用。组织专家讨论拟定《成都市2022年春季新冠肺炎中医预防建议处方》《成都市2022年秋冬季节中医治未病指引》等预防建议措施，组织各级各类医疗机构，参照国家、省、市相关中医预防建议方案，向高风险人群、重点人群、重点场所、交通枢纽等，发放中药预防"大锅汤"，全年累计发放中药大锅汤715万余人次，实现成都市社区、乡镇100%全覆盖，通过官网、微信公众号、自媒体等方式推广防疫香囊、太极拳、八段锦、穴位按摩等传统保健方法和中医技术，提升群众自我防病能力。

中西医并重，完善中西医结合医疗救治机制。成都市第一时间建立中西医结合防控救治新冠肺炎工作机制，组建

有中医药专家全覆盖的8个市级医疗救治专家组，分片区指导收治医疗机构。并依托各市县级中医医院，结合中医强基层"百千万"行动，组建94支市、县级中医巡回医疗队，定期面向基层医疗机构开展巡回诊疗工作，提高基层医疗机构临床救治能力。

保持高压态势，确保感染防控制度落实到位。形成市、县、医院三级风险大排查机制，定期督导各级中医医疗机构落实首诊负责制、预检分诊、三级预检分诊等制度，督促完善发热门诊（诊室、哨点）的建设，持续做好对医务人员院感防控培训和考核，做到人人过关。举办全市新冠病毒感染者中医药干预方法线上培训会，达成对新冠病毒感染者预防、治疗、康复的中医药诊疗共识。18家中医医疗机构派出支援队共199人支援广安、吉林、河南、新疆等地疫情防控工作。

三、新冠病毒感染疫情防控科技支撑

3月24日，"成都造"新冠一体化核酸检测盒在成都举办的"科技赋能大运专场对接会"活动现场正式亮相。这也是业内首款"打火机"式核酸快速自检产品，适用各类感染性疾病，任何人任何地方都可进行核酸检测。核酸检测盒采用微流控芯片技术突破现有核酸检测中"仪器+试剂"配合的传统模式，整合样本制备、扩增及检测三个步骤于一个打火机大小的检测盒中，借助恒温扩增技术经特殊工艺处理，将核酸扩增所需的试剂通过冻干处理预装在检测盒中，大大减少样本预混和加样操作中可能出现的人为失误，也杜绝了核酸产物的污染。

四、应急状态下重点人群医疗服务保障

1月26日，成都市新冠肺炎疫情防控指挥部医疗救治组印发《成都市应急状态下重点人群医疗服务保障实施方案》，方案要求：市疫情防控医疗救治组、区（县）级疫情防控医疗救治组和定点医疗机构要在因新冠疫情暴发导致大面积区域封控管控乃至封城等极端情况下，慢性病患者、危急重症患者、透析患者、肿瘤放化疗患者、孕产妇、新生儿、精神病患者、残疾人、行动不便老年人等特殊重点人群医疗服务保障工作，维护正常就医秩序，满足疫情防控期间群众急需的基本就医需求，尽最大努力保障人民群众健康权益。

五、"2·20"疫情防控

2月20日，四川天府新区报告1例新冠肺炎本土病例。疫情发生第5天，实现社会面动态清零；第12天起，无新增病例；第15天起，中风险地区有序解封；第19天起，中风险地区清零，实现成都全域低风险。此次疫情共报告38例病例（确诊35例、无症状3例）；4例为主动就诊发现（其中3例看到轨迹信息主动检测），其余均为管控中发现，病例分布在四川天府新区、成都高新区、温江区、金牛区、成华区、金堂县。所有病例均为同一传播链条。累计划定风险点位213个，其中高风险点位103个、中风险点位44个、低风险点位66个，密接

4590人，次密16879人，属于奥密克戎变异株，与一入境人员病例基因序列高度同源。

六、"3·28"疫情防控

3月28日，成都市新都区报告一例本土新冠病毒无症状感染者，3月10日从成都市到上海市某公司出差，3月15日、16日、17日在当地核酸检测均为阴性。3月18日自上海市返回成都市，接受居家健康监测。3月18日、20日、24日核酸检测均为阴性。3月27日核酸检测初筛阳性。初筛阳性样本及重采样本送市疾控中心复核，复核结果为阳性，经成都医学院第一附属医院诊断为新冠病毒无症状感染者，转运至市公卫中心进行隔离诊治。基因测序结果与一上海市外溢病例同源性高，结合流行病学调查，判断本次疫情为上海市外溢疫情。

七、"4·1"疫情防控

4月1日，接报武侯区一名上海来蓉人员核酸检测初筛阳性后，成都市立即启动疫情防控应急响应机制，发挥省市联合工作专班机制作用，构建市区街三级扁平化指挥调度体系，有力有序推动疫情防控各项工作。本次疫情出现5条传播链，疫情已波及成都市11个区（市）县。1—4条传播链已报告病例传播链清晰。4月11日新报告的第5条传播链，其密接、次密接均已排查管控到位，开展核酸检测，传播风险基本可控。"4·01疫情"于4月25日实现封控区、管控区，密接、次密接人员全部清零。

八、"5·23""5·25"疫情防控

"5·23"疫情（奥密克戎变异株），为吉林通化输入疫情。共报告1例病例，为通化集安市来蓉人员，5月22日落地检阴性，次日主动检测发现。共排查密接366人、次密接2115人。

"5·25"疫情（奥密克戎变异株），为河北省廊坊市输入疫情。共报告1例病例，为廊坊市永清县返蓉人员，5月23日落地检混检阳性，后单检发现。共排查密接125人、次密接586人。

九、"7·15""7·22"疫情防控

7月中旬以来，成都市经历了"7·15""7·22"两轮本土疫情的同期叠加。市卫健委执行第九版防控方案，因时因事及时动态调整防控措施，以最强力量、最硬举措，用28天时间实现中高风险区全部清零，两波疫情得到成功处置。成都市立足超大城市实际探索实施动态滚动全员核酸检测等疫情处置策略获得国务院联防联控机制专家认可和肯定。

"7·15"疫情为奥密克戎BA.2.12.1变异株引起，系国内首发病株，疫情处置无可学习借鉴资料；病毒传播能力强、传播速度快，存在同乘电梯短暂接触感染、病例最短潜伏期仅为1天的情况。累计报告确诊病例61例、无症状感染者15例，所有风险区于8月4日6时清零。

"7·22"疫情为奥密克戎BA.2.38变异株引起，系国内新发病株（甘肃省7月7日疫情）。病毒传播能力更强、传播速度更快，存在短时间内传播大量人员、病例最短潜伏期不足1天、部分病例无明确的直接或间接接触感染的情况，导致疫情在成都市呈现相对集中，多点并发的传播态势，报告感染人数（首次超过200人）、排查管控风险人员（首次达到3.9万人）超过往期历次疫情。累计报告确诊病例127例、无症状感染者76例，所有风险区于8月11日0时清零，治愈出院203人。

十、"8·25"疫情防控

"8·25"疫情，是自2020年以来成都市受到冲击最大、防控难度最高、最为严峻复杂的一次疫情。8月25日10时，接报省人民医院东区核酸检测初筛阳性报告，立即启动疫情防控应急响应机制，迅速组织开展流调追阳等应急处置工作，经基因测序，病毒毒株序列为奥密克戎BA.2.76变异株，与前期西藏自治区、新疆维吾尔自治区、青海省、南充市输入病例测序结果相同。

在疫情防控处置中，严格按照第九版要求，因地制宜、因应施策，果断采取全域全员核酸检测、居民原则居家、分区分级管控等举措，切实避免"一刀切"，牢牢掌握疫情防控主动权。

9月18日起全市实现零新增。市委市政府决定自9月19日零时起，在严格落实常态化疫情防控基础上，全面推动复工复产复学复市，加快城市经济社会正常运行，按照"决战四季度、大干一百天"的部署要求，全面加快复工复产复学复市，千方百计找补时间、抓紧推动重点项目建设和重点企业达产满产。

十一、"12·8""新十条"后疫情防控

12月8日以来，全市卫健系统落实"新十条"和"乙类乙管"防控措施，及时调整防控策略，工作重心由"防感染"转移到"保健康、防重症"和"保健康、防重症、降病亡"，2022年12月下旬至2023年1月上旬分别平稳渡过感染高峰和救治高峰。①适度超前调整防控策略，"防"的同时注重"治"相关数据分析研判，成都市感染高峰来临时，60岁以上老年人群加强接种完成率达到93%，医护人员在岗率达到近100%，有效缓解动态清零和医疗救治双重压力。②四级统筹调配医疗资源，市级统筹调配院前急救资源、片区统筹省、市多学科专家资源、县级统筹区域内医疗资源使用、院内统筹医疗单元转换，高峰时期，院前急救服务能级，120受理率、出车率以及平均急救响应时间等指标均达到甚至超过国家标准，累计扩容重症救治床位11000余张满足重症救治需求，避免医疗资源挤兑风险。③优化双向转诊救治机制，完善定点医院、亚定点医院、医联体和外部协作医院之间的转诊机制，依托全市已建成的161个医联体，8家市级医院分片区全覆盖结对帮扶区（市）县，17个涉农区（市）县龙头医院分片结对帮扶225个乡镇卫生院、社区卫生服务中心，基本形成"基层医疗卫生机构为基础、二级医院为支撑、三级医院为龙头"的立体诊疗网络和双向转诊救治机制，分级分类有序开展新冠救治。④推进"微网实格"重心下移，全市3044个村（社区）划分为12.6万个微网格，对65岁及以上老年人基础疾病摸底调查，家庭医生团队融入"微网实格",对红色、黄色标识重点人群每周联系分别不少于3次和两次,提高基层医务人员转诊指征、危重症识别和小分子药物规范使用能力,医防融合最大程度减少重症发生率。

【爱国卫生】爱国卫生运动。进一步加强新时期爱国卫生工作,印发《成都市关于深入开展爱国卫生运动的实施意见》。推出《成都疫情防控指引》快板视频、《新冠防控小贴士》系列视频、《爱卫有我 防疫到家》等科普文章,提高群众健康素养水平。组织开展每月1次"卫生大扫除"活动,创造干净整洁的生产生活环境,以卫生健康"小环境"筑牢疫情防控"大防线"。组织开展"建设健康家园 共享健康佳节"为主题的"迎新春"爱国卫生专项活动,夯实疫情防控群众基础。组织开展以"文明健康 绿色环保"为主题的第34个爱国卫生月活动,引导群众养成并践行文明健康绿色环保生活方式。组织开展秋冬季爱国卫生运动助力常态化疫情防控,以环境卫生整治提升、强化病媒生物防制等重点工作为抓手,不断改善城乡环境卫生面貌,巩固来之不易的疫情防控成果。开展爱国卫生运动70周年纪念活动,选取代表全市爱国卫生优秀成效的照片编入2022年中宣部重点选题《家国同行——爱国卫生运动70年画卷》。结合文明典范城市创建工作要求,开展小区(院落)环境卫生攻坚行动,全面消除小区卫生死角。进一步做好全市爱国卫生工作,保障新型冠状病毒感染"乙类乙管"平稳有序实施。

卫生城镇创建巩固。成都市通过第八次国家卫生城市复审,于2022年1月被全国爱卫会重新确认为国家卫生城市,连续28年保持国家卫生城市称号。开展国家卫生城镇新评审管理办法和新标准宣贯学习,通过举办线上线下培训,深入解读新评审管理办法和新标准内容,全面提升全市卫生城镇创建工作水平和能力,不断巩固国家卫生城镇创建成果。推进2021年度国家卫生城市复审担当作为先进集体表扬工作,根据工作实绩,市委办公厅、市政府办公厅对7个区、14个部门进行了通报表扬。扎实抓好卫生城镇创建(巩固)工作,先后开展两轮国家卫生城镇创建(巩固)评估工作,对照新版国家卫生城镇创建标准,深入查找问题,加快补齐城镇卫生短板。扎实推进卫生创建工作,年内全市新建省级卫生镇1个,省级卫生村102个,省级卫生单位147个。

公共场所控烟。配合市人大常委会推动公共场所控烟修法进程,《成都市公共场所控制吸烟条例》于2023年1月1日起正式施行。做好控烟条例后续宣贯工作,制定控烟条例实施方案,规范公共场所禁烟标识设置,拍摄控烟宣传片,制作宣传海报,组织全市控烟执法部门开展培训。突出公益广告宣传,拍摄制作的《无烟成都,好安逸哟》公益宣传片,并在成都电视台各频道、地铁、公交、户外LED播放宣传。利用春节、世界无烟日等开展控烟宣传活动,举办第35个世界无烟日现场宣传活动,并联合市机关事务局在市级机关集中办公区开展了无烟党政机关建设现场宣传。深化无烟环境建设，市机关事务局《打造无烟机关 共建绿色成都》入选全国建设无烟党政机关优秀案例，市疾控中心《发挥专业技术优势 助力"无烟成都"建设》入选2022年健康中国行动控烟行动优秀案例。继续开展省级无烟单位创建，年内全市新建省级无烟单位149个。

病媒生物防制。在全市组织开展以春秋季灭鼠为重点的病媒生物防制工作，加强重点区域、重点行业消杀力度，降低"四害"密度，预防和控制了病媒传染病的发生和传播。保质保量完成灭前、灭后密度监测和效果评估工作。组织工作组对30个国家卫生镇开展病媒生物防制单项达标效果评估。在全市开展病媒生物防制示范点创建活动，年内全市新建市级病媒生物防制示范点179个。

农村户厕改造。加强卫生宣传和健康教育引导，推动农民群众养成良好卫生健康习惯。加强农村改厕卫生健康培训和宣传教育，在青白江区弥牟镇白马村开展农村户厕改造提升现场宣教活动。采用网络答题与现场活动相结合的方式，组织17个涉农区（市）县开展了全市农村户厕改造健康教育宣传赛课活动，其中参与网络答题共4759人，活动有效提高了农村户厕改造健康教育宣传人员专业知识水平。开展线上线下宣传教育，做到宣传入村、教育入户、家喻户晓。年内全市共开展改厕技术培训161次，培训人数5200余人次，开展健康教育宣传486次，发放宣传品38.7万件，覆盖人数达29.9万人次。

城乡环境卫生治理。紧密结合国家卫生城市成果巩固和文明城市创建工作，在全市持续开展环境卫生整治和大扫除活动，特别是农贸市场周边、城中村、城郊接合部等城市薄弱区域，全面整治环境"脏、乱、差"现象，进一步改善城乡环境卫生面貌。配合市农业农村局落实《成都市农村人居环境整治提升工作方案》，推动家庭、林盘、村社等环境卫生优化整洁。完成市治理办、市城管委交办的各项任务，配合做好每季度全市"最美街道""最差街道"评选工作，促进全市整体卫生水平提升。

表1 2022年，成都市健康城市建设实践十佳案例名录

案例名称	报送单位
立交桥下打造"新天地"天让城市发展更有温度 市民生活更有质感	市公园城市局
填补"微服务"空白 增强"造血"功能 由社区治理向社区发展治理转型	武侯区
中医药服务走进千家万户 焕发勃勃生机	郫都区
以推动"三化"服务为切入点 成功创建全国智慧健康养老示范基地	成华区
控烟行动全区总动员 成人吸烟率24.17%降至21.21%	成华区
打造社区营养健康食堂 促进防、治、康、管融合发展	锦江区

续表

案例名称	报送单位
营造新场景 构建新模式 打造综合发展基地	新津区
破局脏乱差"破旧"花园 实现城市建设与人群健康协调发展	双流区
农村生态文明建设与健康服务有机结合 增强了体质 陶冶了情操 丰富了生活	彭州市
"润物细无声"的宣教形式 让区域内工伤事故发生率连续3年下降	温江区

【健康城市建设】在全国爱卫办倡导文明健康绿色环保生活方式活动推进暨冬春季爱国卫生工作电视电话会议上作经验交流发言。成都市健康城市建设模式在国家卫生健康委"世界卫生日"专题新闻发布会上获肯定。开展健康城市推动健康中国行动创新模式试点工作,并在国家卫生健康委规划司线上举办的各试点地区宫颈癌防控工作进展情况交流会上作经验交流;2021年度健康城市建设推动健康中国行动创新模式试点工作获全国爱卫办、健康中国行动推进办通报表扬。形成《关于清华城市健康指数城市简报成都篇有关情况的报告》,与清华大学开展《成都市健康城市发展规划研究》课题合作。市领导受邀在全国爱国卫生运动大会上就健康城市建设作经验交流。成都市《传承爱国卫生运动光荣传统 探索健康城市建设创新模式》作为健康城市典型案例入选《健康中国建设发展报告(2021—2022)》。组织开展健康城市建设实践十佳案例评选及健康知识大赛活动。加强"健康细胞"建设和复评工作,全市新建市级健康街道(镇)18个,市级健康社区(村)97个,市级健康单位104个,市级健康家庭2341个。

【健康成都行动】组织开展健康四川行动2020—2021年市州自评工作。明确重点任务,建立专项行动工作月报制度,全面推动各专项行动并完成年度考核指标。组织领导小组(推进委员会)各成员单位、各区(市)县、委直属单位参加健康中国行动知行大赛,线上参赛人数达7.8万人次。《四川省成都市高新区健康企业建设筑牢疫情防线》入选健康中国行动推进委员会办公室《健康中国行动工作简报》。进一步落实健康中国行动专网稿件报送要求,《成都市新生儿先天性心脏病免费筛查项目》《成都市全面开展健康企业建设,助力健康成都行动》获评"健康四川行动推进十大典型案例"。成都市推荐的刘熹同志获评健康四川行动"健康达人"。在健康中国行动专网建设工作中表现突出,获得健康中国行动推进办肯定和健康四川建设专项工作组办公室表扬。

【科技教育】医学重点学科建设。全市立项医学重点学(专)科共计130个,其中重点学科(实验室)56个,重点专科74个。新立项市级医学科研课题677项。持续推进2个国家级临床重点专科及成都市10个高水平临床重点专科项目建设，市四医院精神病学、市公卫中心结核病学、市四医院神经病学、市三医院重症医学、市二医院烧伤外科学、市三医院变态反应学、市妇儿中心医院儿科学、市公卫中心传染病学、市妇儿中心医院变态反应学9个专科进入中国医科院科技量值学科百强榜。市妇儿中心医院小儿内科、市公卫中心结核病科分别进入复旦大学医院管理研究所排行榜西南地区专科声誉榜前5强。同时，带动全市临床重点专科建设高速发展，2022年全市立项医学重点学（专）科共计130个，比2021年增加42个，增幅32%，推进全市范围内公立医院高质量发展。

科技创新能力提升。加强科技创新平台建设，市三医院为国家呼吸系统疾病临床医学研究分中心、国家消化系统疾病临床研究中心四川省分中心；市五医院、市八医院为国家老年疾病临床医学研究中心分中心；市公卫中心为国家感染性疾病临床医学研究中心省级分中心。推荐6个市级单位13个领域申报四川省临床医学研究中心建设，建强临床医学创新平台和网络，促进医学科技进步，提升医疗服务水平。推动医疗卫生机构适宜技术能力建设，支持市一医院、市三医院、市五医院4个省级适宜技术基地建设，加快全市卫生健康领域科技创新。市五医院建成市级医院首个医学研究与转化中心，生物样本库获批"中国人类遗传资源保藏行政许可"，成为川内首家获保藏许可的地市级医院生物样本库。持续推进市级医院7个"四川省博士后创新实践基地"建设。抢抓成渝地区双城经济圈建设历史机遇，支持市三医院、市五医院和成都市中西医结合医院加入成渝地区双城经济圈医学科技创新联盟，推进成渝地区双城经济圈医学科技创新联盟建设，促进两地医学科研合作。

生物安全管理。牵头建立成都市生物安全协调工作机制，规范生物安全实验室备案管理。截至2022年12月31日，成都市备案二级生物安全实验室1655个（其中医疗系统1217个，疾控系统132个，各类企业275个，科研系统23个，教育系统4个，出入境系统4个）。开展两次实验室生物安全自查及专项检查活动，督导检查金牛区、温江区、新都区共12家机构、47个实验室，存在相关问题的实验室已在限期内完成整改。

教育培训。住院医师规范化培训招收941人，专科医师规范化培训招收72人，护士和医疗机构药师规范化培训注册分别为982人、30人。全科医生转岗培训招收学员314人，已完成理论培训，进入临床轮转培训阶段。全科专业住院医师规范化培训招录全科住培学员134人，助理全科医生18人。完成2022年招录农村订单定向免费医学生16人，到岗履约学员51人，履约率94.4%。获批国家级继教项目188项，省级继教项目527项，市级继教项目590项。

医校跨区合作。市级医疗机构与成都中医药大学、电子科技大学、成都大学、成都医学院等高校联合申报国家自然科学基金项目共计14项。在教学方面，与成都医学院、成都中医药大学、电子科技大学、遵义医科大学、西南医科大学等高校联合进行硕士、博士人才培养及人才引进，承担高校本科及研究生理论课教学、临床实习教学数千人次。

【药政管理】基药补助资金管理。2022年，国家、省级投入基本药物制度补助资金1.94亿元，成都市同步配套4950万元，并按要求全部划拨医疗机构，督促全市公立医疗机构严格落实挂网采购并实行零差率销售。

药品和耗材集中采购。配合市医保局组织成都市公立医疗机构落实国家组织药品和耗材集中采购工作，药品和耗材集中采购范围不断扩大，成都市已落地执行十一批药品集采，群众可选择使用的集采药品达到416个。

国家药品使用监测系统。落实成都市公立医疗卫生机构在国家药品使用监测系统的数据上报工作，成都市405家应监测公立医疗卫生机构均已全部完成机构账号核实、药品YPID对码以及2022年数据上报工作。

药品和医用耗材专项整治。成都市开展公立医疗机构药品和医用耗材采购行为专项检查工作，共检查公立医疗机构38家，全覆盖检查委直属医疗机构11家，区（市）县公立医疗机构21家，重点抽查委注册公立医疗机构6家，均现场反馈整改意见并正式印发通报。

药品供应保障。指导医疗机构强化新冠感染治疗药品储备，持续开展医疗机构"四类药品"储备使用情况监测，及时摸清医疗机构短缺药品需求，向市经信局提出需求清单。截至1月1日共计提出6批次涉及感冒药、解热镇痛药、抗病毒药、抗菌药、化痰止咳平喘药、急抢救药、增加免疫用药等36种药品，并提出13个品种的市级药品储备清单。

国家基本药物制度实施。持续巩固实施国家基本药物制度成效，督促全市公立医疗卫生机构按规定比例采购和配备使用基本药物，2022年全市三级公立医院基本药物配备使用金额比例达到27.82%，二级公立医院达到43.70%。

【食品安全】开展食品安全风险监测，新增食源性疾病哨点医院66家。全年报告食源性疾病病例27209例，开展食品样品理化及微生物监测5566件。举办2022年食品安全风险监测暨国民营养计划培训班，培训全市300余位食源性疾病监测、病原学检测人员。食品安全企业标准备案挂网公示792件，办结802件。开展营养健康食堂（餐厅）、营养与健康学校试点，5家餐厅、12家食堂、11个学校达到验收合格标准，并择优推荐4家单位参加四川省营养健康食堂（餐厅）、营养与健康学校试点建设省级评估验收。全民营养周暨"5·20"中国学生营养日活动，引入国际化、创新化营养宣教阵地"知食小卖部"，通过特别的食品模型设计及丰富有趣的互动体验让儿童青少年学会识别含高糖、高盐、高脂的加工食品，并了解这些食品对身体的危害。

【老年健康服务】统筹协调机制完善。发布《成都市2021年老年人口信息和老龄健康事业发展状况报告》，印发《成都市关于加强新时代老龄工作实施方案》《2022年成都市老龄委工作要点》。会同市民政局、市医保局研究制定《成都市失能照护需求评估标准（试行）》。及时调整老龄工作委员会成员单位，建立联络机制，不定期组织相关成员单位开展老龄政策研究、老年友好型社区创建、"敬老月"活动、老年艺术节等为老服务工作，沟通整合职能，推进各项政策措施落实落地。

老年友好环境建设。根据省卫生健康委《关于开展2022年全国示范性老年友好型社区创建工作的通知》《关于开展老年友善医疗机构创建工作的通知》精神，制定成都市实施方案，组织各区（市）县创建申报，组织专家评审小组对申报的区（市）县进行现场评估指导。2022年，共建设23个"成都市老年友好型社区"。其中，成都市成华区二仙桥街道下涧槽社区、温江区万春镇天乡路社区等10个社区获批全国示范性老年友好型社区，占全省创建总数的20%。全市共639家综合医院、老年专科医院、康复医院、护理院、基层卫生院等被评为老年友善医疗机构，创建率达93.83%。

老年健康宣传活动。根据省卫生健康委《关于组织开展2022年老年健康宣传周活动的通知》要求，以"改善老年营养，促进老年健康"为主题，开展"成都市2022年老年健康宣传活动"，活动紧紧围绕老年营养、中医养生保健、康复护理、心理健康、伤害预防、应急救助、防范养老诈骗等方面开展宣传。市五医院组织专家开展了老年营养健康和预防保健品诈骗科普讲座，开展义诊服务，并发放了健康宣教、老年人预防养老诈骗、老年人预防电信网络诈骗等相关健康手册，帮助老年人树立"每个人是自己健康的第一责任人"的理念。

"敬老月"活动。组织老龄委各成员单位、各区（市）县、各级各类医疗机构开展健康教育、义诊讲座、文艺汇演、老年人权益保障、疫情防控知识宣

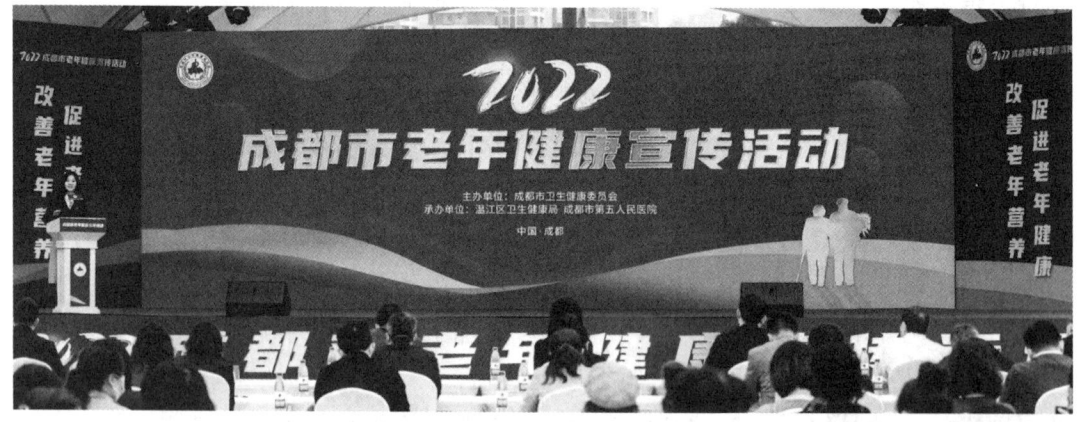

◎2022年11月2日，成都市卫生健康委员会在温江区光华公园举行"2022成都市老年健康宣传活动"（勾承锐 刘益民◇供稿）

讲、智慧助老等丰富多彩的敬老爱老助老活动。对全市23个区（市）县共100名失能失智失独、百岁以上、为国家作出重大贡献、有社会新风尚引领示范作用的老年人进行了慰问，发放慰问金共计10万元。以"社会主义美好共同富裕幸福"为主题，开展成都市第二十一届老年艺术节、诗书画影联展等系列活动。

打击整治养老诈骗行动。按照全国、省、市打击整治养老诈骗专项行动要求，扎实推进打击整治养老机构非法行医专项行动，依法查处养老机构内设的无资质医疗机构、无行医资质相关人员擅自为老年人开展诊疗活动等违法行为。成立专项行动办公室，公开市级以及23个区（市）县的举报电话等线索举报方式，常态化宣传开展打击整治养老诈骗工作。市县两级卫生部门多次排查全市123家医养结合机构和457家养老机构，并根据12337智能举报平台收到的线索，多次组织民政、卫健部门监管、执法支队等对区（市）县进行"四不两直"督导检查。

"健康敲门行动"。根据《省财政厅省卫生健康委关于提前下达2022年基本公共卫生服务中央和省级补助资金的通知》，为全市不少于18%的65岁及以上失能老年人开展免费上门健康服务。根据《2022年四川省失能老年人"健康敲门行动"实施方案》的通知，结合成都市实际情况，明确目标任务和项目内容，建立考核考评机制。截至2022年12月底，组织开展市级培训1次，县级培训3次，培训工作人员600余人，1857个家医团队参与"健康敲门行动"，服务失能老年人4.1万人次。

"蓉城长者健康学堂"。联合成都老年开放教育联盟在成都开放大学开设"蓉城长者健康学堂"，依托市级医疗机构，围绕老年人关心的疾病预防、健康管理、中医养生等方面内容，邀请相关专家开展每月不低于1次的健康直播课堂，通过健康成都官微、成都社区教育公众号进行直播宣传。已开展《阿尔茨海默病的防治》《老年朋友如何正确选择保健品——科学保健营养健康乐享晚年》两场直播课堂，直播点赞量超3万。

医养结合能力提升行动。为贯彻落实《中共中央国务院关于加强新时代老龄工作的意见》精神，按照创建医养结合示范省的安排部署，建立健全医养结合相关制度和标准体系，成立了成都市医养结合质控中心，制定《成都市医养结合服务与质量评估标准》，编印《老年照护常用技术》培训教材与培训视频，结合临床实际，编印《医养结合机构老年衰弱干预指南》并下发各区（市）县医养结合机构学习并运用。截至2022年12月底，全市有医养结合机构125家，医养结合机构总床位2.91万张。医养签约数量（对）共计2101对，其中医疗机构与养老机构建立签约合作关系的情况有434对，医疗机构与日间照料中心签约1667对。

老年人证电子证照试点。按照《国务院办公厅秘书局关于依托全国一体化政务服务平台开展老年人证电子证照应用试点工作的通知》要求，制定试点工作方案，构建市卫健委、市网络理政办双牵头、多部门共同参与的"2+19"工作机制，统筹推进试点工作。建设成都市老年人信息管理系统，并于5月27日成功签发第一批老年人证电子证照。探索应用场景，率先在市一医院、市五医院、金沙遗址博物馆、武侯祠博物馆场景应用试点。组织全市23区（市）县下辖乡镇（街道）便民服务中心开展"老年人证电子证照培训"，提升老年人证电子证照事项办理质效。

安宁疗护。根据《国家卫生健康委办公厅关于开展第二批安宁疗护试点工作的通知》精神，组织各区（市）县开展安宁疗护服务试点工作，形成具有成都特色的安宁疗护服务模式。为进一步加强成都市安宁疗护质量管理，不断提高安宁疗护质量和服务水平，健全安宁疗护质量控制体系，切实保障安宁疗护相关医疗质量和医疗安全，编印《成都市安宁疗护实践指南》丛书，开展2022年成都市安宁疗护定点机构评定和指导工作，新增四川天府新区新兴卫生院、成都大学附属医院等10家机构为安宁疗护定点机构。与市医保局加强联系沟通，结合成都市开展安宁疗护的现状和发展瓶颈，先后多次形成安宁疗护服务收费标准建议的函，致力解决安宁疗护收费标准的困难。

老年心理关爱行动。根据《国家卫生健康委办公厅关于开展老年心理关爱行动的通知》《四川省老年心理关爱行动实施方案（2022—2025年）》要求，成立成都市老年心理关爱行动专家组，明确工作目标、工作指标、实施范围、重点任务、实施步骤和工作要求。2022—2025年全市有20个城市社区和农村行政村开展关爱行动，其中城市社区关爱点数6个，农村行政区关爱点数14个。

【妇幼健康服务】妇幼保健机构创等达标。坚持保健与临床融合发展的原则，加强妇幼保健机构标准化建设，推动县级妇幼保健机构提档升级。3月30日，省卫生健康委印发《关于确定四川省妇幼保健院等40家妇幼保健院等级的通知》，新津区妇幼保健计划生育服务中心成功创建三级乙等妇幼保健机构。金牛区、青白江区、金堂县妇幼保健院接受创建三级甲等妇幼保健机构省级评审。截至2022年12月，全市85%县级妇幼保健机构达到三级水平，其中三级甲等3家、三级乙等14家。4月，完成成都市2021年度二级妇幼保健机构绩效考核工作，通报结果排名和雷达图，引导妇幼保健机构健康可持续发展。加强基层医疗卫生机构妇幼保健服务规范化、同质化建设，2022年新增5A级妇女保健规范化门诊1家、儿童保健规范化门诊6家、市级儿童早期发展示范基地4家。

母婴安全。持续巩固母婴安全五项制度，加强产儿科急救网络体系建设，开展相关危重症、死亡评审及产儿科急救演练，强化医务人员培训，提升产儿科危急重症识别应对和处置能力。举办全市妇幼健康技能大赛，比赛连续3年纳入成都市百万职工技能大赛一级赛事管理。推进母婴传播预防工作，2022年孕产妇艾滋病、梅毒和乙肝检测率100%，艾滋病感染孕产妇用药率100%，其中孕早期用药率92.17%；2022年艾滋病母婴传播率为零，先天梅毒报告率4.59/10万，12月龄乙肝表面抗原阳性率为0.10%。2月17日，省卫生健康委印发《四川省卫生健康委员会关于通报表扬2021年度母婴安全保障工作成效突出集体的通知》，成都市获2021年度全省母婴安全保障工作成效突出集体称号。2022年，全市助产机构全人口活产数156858人，孕产妇死亡率3.19/10万、婴儿死亡率1.87‰。

妇幼服务能力提升。开展妇幼保健特色专科创建工作，推动医疗保健机构进一步规范和加强婚前保健、孕前保健、新生儿保健工作，不断提高服务质量和水平，2022年全市妇幼健康领域共创建省级特色专科7个。成立成都市推进妇幼健康领域中医药工作领导小组及专家组，充分发挥中医药在妇女儿童常见疾病诊疗和预防保健等方面的独特优势，努力为妇女儿童提供全方位全周期的优质中医药医疗保健服务。推进儿童友好城市建设，联合市妇儿工委办印发《成都市儿童友好医院建设方案（2022年版）》，推荐市妇儿中心医院等5家医疗保健机构开展儿童友好医院建设试点工作。

出生缺陷预防。实施婚检、孕前优生健康检查、增补叶酸预防神经管缺陷、新生儿疾病免费筛查等项目，逐步探索扩大项目覆盖范围和免费内容，提升全市出生缺陷综合防治水平，减轻群众生育负担。2022年全年结婚登记对数66670对，婚检对数59991对，免费婚检率89.98%；共为75772人提供免费孕前优生健康检查，目标人群覆盖率111.73%。5月1日起，新生儿耳聋基因免费筛查突变位点由15个增加至23个，免费筛查对象由户籍新生儿扩展为成都市助产机构出生的所有活产新生儿。8月15日，启动孕妇外周血胎儿游离DNA免费产前筛查（NIPT）省级试点项目，2022年全市NIPT试点项目共筛查2446例孕妇，目标人群筛查率为92.86%；10月28日，启动中国出生缺陷干预救助基金会新生儿多种遗传代谢病免费检测项目，免费筛查的病种由原4种扩大到20种。2022年，新生儿遗传代谢疾病累计筛查156141人，筛查率99.54%；新生儿听力累计筛查155588人，筛查率99.19%；先天性心脏病累计筛查156665人，筛查率99.88%。

妇幼健康管理。印发《关于进一步加强母婴保健专项技术服务机构管理工作的通知》《成都市母婴保健专项技术服务评审方案（2022年版）》《成都市孕产妇和5岁以下儿童死亡病历调取工作规范（试行）》《成都市5岁以下儿童死亡评审规范（2022年版）》《成都市母婴安全行动提升计划实施方案（2022—2025年）》《成都市健康儿童行动提升计划实施方案（2022—2025年）》《成都市托幼机构卫生保健工作管理实施细则（2022年版）》《关于印发成都市妇幼健康信息相关管理制度的通知》等文件，持续强化全市妇幼健康相关工作管理的规范性。

妇幼健康区域合作。健全以市妇儿中心医院为龙头，其他实力较强的部省市级医疗机构为依托，覆盖区（市）县妇幼保健机构的整合型妇幼健康体系，截至2022年底，全市共有18家县级妇幼保健机构与市妇儿中心医院签订医联体协议、17家县级妇幼保健机构与部省级医疗机构签订医联体协议。推进区域妇幼健康学术交流，2022年共邀请德阳、南充、广安、眉山、资阳62名相关专业人员参加成都市举办的产儿科急救演练、死亡评审培训会和妇幼健康技能比赛等活动，促进区域妇幼健康事业协同发展。

两癌综合防控。会同市教育局、市财政局修订《成都市宫颈癌综合防控HPV疫苗接种实施方案》，坚持"知情同意、自主选择、自愿接种"和财政补助标准不变，将2022年新上市的国产二价HPV疫苗"沃泽惠"纳入项目用苗，选择该款疫苗将实现疫苗免费。2022年为242965名适龄妇女免费"两癌"筛查，超额完成年度目标任务，获评四川省2022年度农村适龄妇女免费"两癌"筛查民生实事工作成效突出集体。

【职业健康】职业健康体系建设。联合16部门印发《成都市"十四五"职业病防治规划》，通过健康成都官微发布"十四五"规划一图读懂，宣传"十四五"期间职业病防治工作任务、目标指标及工程项目。组织24个部门（单位）召开市职业健康局际联席会议，开展职业健康相关政策培训，布置年度工作目标任务，协同开展职业健康保护行动。

职业病危害源头管控。①职业病危害专项治理。开展冶金、化工、制革制鞋等15个重点行业企业职业病危害摸底调查，指导区（市）县全面核实职业病危害10以上工业企业底数，摸排企业21486家（其中关闭、停产6825家，搬迁1479家），纳入专项治理工业企业2914家，接害人数118163人。区（市）县建立专项治理企业基础信息台账、重点问题隐患台账、专项治理进度台账、"一企一策"治理方案，推动专项治理工作扎实有效开展。②职业卫生"三同时"监督管理。2022年成都市涉及职业病危害新、改、扩建建设项目203项，项目处于初步设计阶段23项、施工建设31项、运行（试运行）149项，开展建设项目职业病防护设施"三同时"专项检查，监督检查建设单位179家，下达执法文书118份，给予警告责令限期整改4家。③中小微型企业职业健康技术帮扶。争取中小微型企业职业健康帮扶经费939.4万元，共计帮扶1358家中小微型企业。④职业病危害主动监测。全市收集报送劳动者职业健康检查个案卡406698张、收集整理临床诊断尘肺病例资料904例，完成职业病主动监测409人、职业性尘肺病患者随访1173人、重点人群职业健康素养监测与干预10个行业4034人。⑤职业健康监督检查。2022年"双随机"监督抽查用人单位3906家次，监督检查职业（放射）卫生技术服务机构、职业健康检查机构和职业病诊断机构2596家次，覆盖率100%。办理用人单位行政处罚案件89件,罚款232.55万元,放射诊疗机构行政处罚案件36件,罚款65.785万元,技术服务机构案件3件,罚款8.1万元。

健康企业建设。组织创建25家健康企业,其中市级健康企业15家,省级健康企业10家。探索集团化公司建设健康企业新路径,成都市"全面开展健康企业建设"入选健康四川行动推进十大典型案例,成都市高新区"首席健康官"案例被国家卫生健康委办公厅卫生健康工作交流职业健康工作专刊第14期刊载;组织63家企事业单位参加,培育评选职业健康达人103人,评选出市级"职业健康达人"50人,向省卫生健康委推送"职业健康达人"优秀案例13个;动员涉及职业病危害用人单位积极参与,开展职业病危害隐患排查整治,加强班组能力建设、健康文化建设、职工健康培训教育,压紧压实用人单位职业健康主体责任。同时印发《关于做好2022年夏季防暑降温工作的通知》。市卫生健康委被评为2022年度四川省"安康杯"竞赛优秀组织单位。

【人口监测与家庭发展】三孩生育政策落实。贯彻中央、省关于优化生育政策的相关要求,全面依法实施三孩生育政策及配套支持措施,代市委、市政府起草拟《关于完善和落实积极生育支持措施促进人口长期均衡发展的实施方案(送审稿)》。

人口监测。提升人口监测数据信息质量,落实国家生命登记管理制度,健全覆盖全人群、全生命周期的人口监测网络,依托市政务信息资源共享交换等平台,推动教育、公安、民政、统计、卫生健康、医保、社保等人口服务基础信息融合共享、动态更新,完善全员人

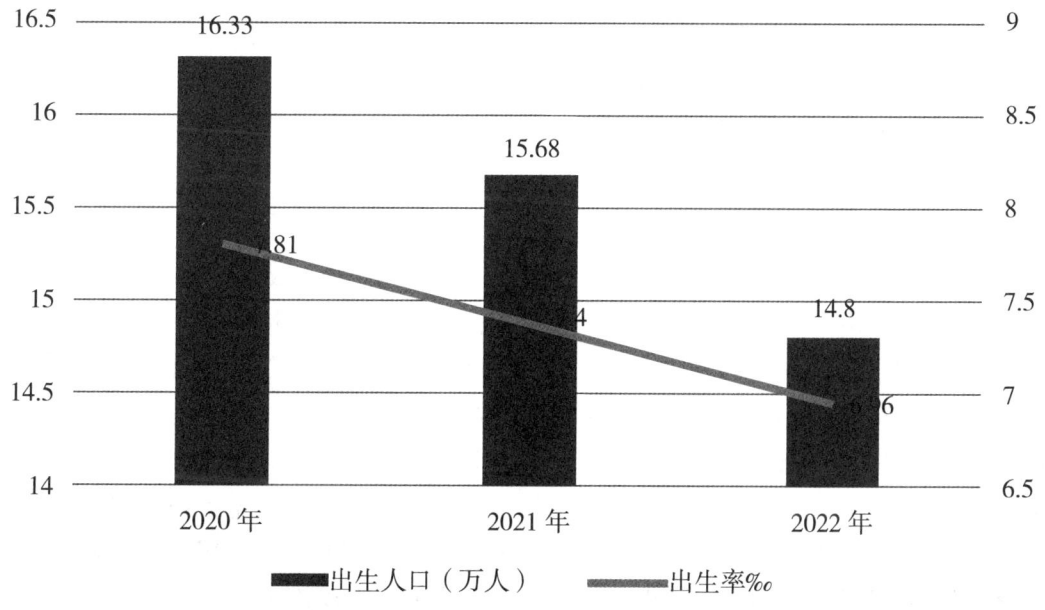

图1　2020—2022年,成都市户籍人口出生对比图

口基础信息库。强化以出生人口为重点的人口信息管理，密切监测全市生育形势和人口变动趋势，全市全员常住人口覆盖率等主要数据指标准确率均保持在90%以上。充分运用国家人口长期均衡发展指标体系，开展人口形势分析，加强人口预测预警，为完善公共服务体系、推动经济社会发展的科学决策提供基础信息支撑。

计生家庭扶助关怀。全面落实计划生育家庭奖励与扶助"三项制度"，共计兑现11.78亿元，其中奖励扶助金6.52亿元、惠及67.93万人，特别扶助金4.98亿元、惠及4.89万人，独生女父母奖励金0.28亿元、惠及46.94万人。实现基层"双岗"联系人、家庭医生签约、优先便利医疗服务"三个全覆盖"。全市4085名特扶对象享受城乡低保或特困人员供养待遇，重大节日及生日全覆盖走访慰问23.88万人次，发放慰问金5028.34万元。资助2708名特扶对象购买城乡居民基本医疗保险、资助金额121.84万元，免费健康体检高品质服务2.76万名特扶对象，家庭医生签约服务4.47万人次，就医绿色通道360个，"两免五优先"政策惠及1.85万人次，住院护理保险补贴4.82万人次、共计970万元，一次性医疗救助1349人、共计259.66万元，心理热线疏导1000余人次。资助5724名特扶对象参加城乡居民养老保险、资助金额2220.23万元，优先安排99人入住公立养老机构，为239名符合条件的失能老人落实长期照护保险，为374名年满70周岁且生活长期不能自理、经济困难对象落实每人每月300元标准的护理补贴，落实保障性住房166户，为418人落实殡葬惠民服务。

托育服务。以创建全国婴幼儿照护服务示范城市为抓手，围绕发展与规范，力促普惠优先、形式多样、覆盖城乡的托育服务高质量发展。推进公办托育机构建设，实施国家、省级普惠托育服务专项行动项目27个，新增普惠托位1952个。支持利用社区综合体等公共服务设施以及国有闲置资产发展普惠托育服务，推进"蓉易托"社区智慧托育中心试点建设，评选出10家优秀社区智慧托育中心，并给予每家30万元的奖励。将托育机构纳入"蓉易贷"普惠金融服务范围，组织开展托育消费补贴券活动，为托育企业纾困。开展省级婴幼儿照护优质服务区（市）县创建，评选出第二批市级示范性托育机构14家，累计创建47家。深化"1（示范性托育机构）+N（社区托育点）""医育结合"的托育服务。全市提供托育服务机构达到1632家，其中登记882家，备案329家，同比增加144家，备案机构数占全省的50%；每千人口3岁以下婴幼儿托位3.42个，高于全省全国平均水平；创建全国婴幼儿照护服务示范城市通过省级评审，评审推荐省级婴幼儿照护优质服务区（市）县6个。

【中医药事业】2022年，成都市中医医疗机构2785个，占全市医疗卫生机构的22.43%，其中医院90个（含2家民族医医院），门诊部68个，诊所2625个（含5家民族医诊所），研究机构2个。中医医疗机构比上年增加142个，同比增加5.37%。全市社会办中医医疗机构2745个。共有三级甲等中医医疗机构16家，三级乙等中医医疗机构7家。2022年，全市100%的镇卫生院和社区卫生服务中心建有中医馆，99.47%的村卫生室和100%的社区卫生服务站可提供中医药服务。65岁及以上老年人、0—36个月儿童中医药健康管理率分别为70.98%、83.71%，基层中医药服务量达到56.67%。14家社区卫生服务中心（乡镇卫生院）在建基层中医特色优势专科。3家医疗机构确定为"成都市综合医院/妇幼保健院中医药工作示范单位"。3家中医医院纳入省级区域中医康复次中心建设单位。成都市中西医结合医院放射科副主任医师钱树森获第十三届中国医师奖。

中医药融合发展。市推进中医药传承创新发展专项工作组召开中医药工作专题会议，研究部署全市中医药传承创新发展工作。探索公园城市背景下中医药健康养生"成都模式"，推进"中医药+旅游+文旅"等融合，在多个景区、景点、绿道，融入中医药文化与内涵，增加中医药健康养生文化显示度。在西岭雪山开设全国首个AAAA景区中医馆，配置中医养生系列产品，为游客提供服务。完成《公园城市背景下中医药健康养生"成都模式"探讨》专题调研报告。联合市医保局印发《医疗保障促进中医药传承创新发展若干举措》，在推进平台资源共享、助力中医药产业创新提能等方面提供政策支持。推动《做好疫情防控新阶段下"惠民助企·医保十三条"工作措施》出台，将跨院调剂使用的中药类医院制剂纳入医保报销。新增立项的5项中医医疗服务项目及时制定成都市执行价格。新增中医药健康旅游示范基地1家。

中医医院服务能力提升。从公立中医医院绩效考核66项指标中梳理26项重点指标数据进行监测，每季度通报，督促医院及时整改。郫都区中医医院2021年公立中医医院绩效考核全国排名第45名。郫都区中医院、简阳市中医院、彭州市中医院成功申报省级区域中医康复次中心建设单位。完成对新都区中医院、都江堰市中医院、彭州市中医院、郫都区中医医院进行的大型中医医院巡查。2022年，龙泉驿区中医院、金堂县中医院分别获评三级甲等、三级乙等中医医院，新增二级甲等中医医疗机构1家，二级乙等中医医疗机构2家。完成都江堰市骨科医院二级乙等复评工作。

基层中医药服务能力提升。实施中医强基层"百千万"行动，共组建58支市级专家团队，近千名中医医师下沉基层开展结对帮扶，市区两级开展帮扶19598次，服务近10万人次。推进新都区新繁中心卫生院、彭州市通济镇卫生院中医医疗次中心建设。印发《中医治未病干预方案》，向基层推广具体操作指南。召开全市中医药参与家庭医生签约服务推进会，推广应用中医药防治慢性病服务包和家庭医生签约服务包。推进国家中医药管理局在青羊区、金牛区开展中医适宜技术防控儿童青少年近视试点工作，服务学生5000余人。

中医药人才队伍建设。①中医药高素质人才培养。推进"天府岐黄医者"培养计划，启动首批中医临床优秀人才培养项目（岐黄班），遴选31人参加为期3年培训。开展第五批中医药专家学术经验继承工作，完成6次大课培训。评估督导10个"天府名中医工作室"建设。②基层中医药人才队伍建设。做好国家及省市中医药继教项目。中医住院医师规范化培训在培570人，中医全科医生转岗培训150人。继续开展中医医术确有专长人员医师资格考核工作，完成65人中医（专长）医师执业注册。

中医药文化宣传。联合市教育局命名首批10家成都市中医药文化传承基地。拍摄《奇妙成语中医说》视频，讲述中国成语中隐藏的中医文化，普及实用的中医健康知识。开展成德眉资基层中医药技能比赛，26支队伍、近200名选手参赛，共设置个人奖项14名，团体奖项15个；开展成德眉资中医经典竞赛，36支队伍、144名参赛选手参加，共设置个人奖项64名，团体奖项18个。组织各级医疗机构参加四川省中医药文化抖音短视频征集评选活动，《新冠预防中药》等21部作品获一、二、三等奖。搭建"蓉侨康海外惠侨远程医疗服务平台"，向30个国家和地区的"海外成都"工作站侨胞及留学生推广宣传中医药文化、提供中医药健康保健及疫情防控服务，2500套"大爱成都"中医药暖心包运抵东盟八国和意大利。

中医药产业发展。2022年全市中药材种植面积20.27亩，同比增加0.36%；产值13.59亿元，同比增加2.60%。中药工业总产值181.89亿元,同比增长约10%。天府中医药城全年完成固定资产投资55亿元，实现规上工业产值175亿元。启动成都中医药大学天府中医药创新港项目。推进与江西中医药大学合作建设的四川中医香疗大健康产业研究院工作。签约引进华氏医药等CRO转化平台，加快推进中医药分析测试中心和中试平台建设，推动创新成果产业化。

中医医疗质量控制。全年共开展6次基线调查、15次督导检查，召开24次培训班（覆盖39367人次）、18次专题会，参加23次学术交流，制定16个病种的质控标准，形成19本质控手册。中医药事管理质量控制中心制订并验证《中药饮片供应商评价细则》，进一步确保医疗机构购进中药饮片质量符合有关标准，保证患者用药安全。2022年市中医针灸质控中心经四川省中医针灸专业医疗质量控制中心综合考评，获2022年度四川省优秀市州中医针灸专业医疗质量控制中心称号。开展2022年市级医疗质量控制中心考核，全市8个中医质控中心均验收合格，其中中药药事管理质量控制中心、中医病案质量控制中心获得优秀质控中心称号。

中医药区域合作。举办主题为"传承中医药技艺 弘扬中医药文化"2022年成德眉资基层中医药技能比赛，26支参赛队伍近200名选手参赛。举办2022年成德眉资中医经典竞赛，涵盖经典默诵、经方识用、经文理解、文献常识、经典应用等方面，36支队伍、144名参赛选手参与。成都市中草药研究所与重庆市药物种植研究所在前期签订的合作协议框架下开展协作互补发展，完成一款基于酶解鹿血蛋白的养生酒开发，完成科研用土壤土质分析、药用植物园艺化筛选，在川渝共有道地药材灵芝、陈皮、筠姜等大品种研究上达成合作研究共识。成都市新都区中医医院儿科主任、主任中医师、四川省名中医林绍琼工作室在重庆市九龙坡区中医院建成落地，两院共同申报四川省继续医学教育项目4项。

中医治未病。发挥中医药"治未病"作用，组织专家结合临床经验编印《中医治未病干预方案》，向广大基层医疗卫生机构治未病服务人员15项疾病预防方案提供推广临床指导性建议，促进重点人群和慢性病患者治未病服务规范化。制订《成都市2022年春季新冠肺炎中医预防建议处方》，印发《成都市2022年秋冬季节中医治未病指引》《关于进一步做好中药"大锅汤"服务的通知》。开展全市中医药参与家庭医生签约服务推进会，推广应用中医药防治慢性病服务包和家庭医生签约服务包。贯彻中医治未病服务理念，二级以上中医医疗机构设置治未病科比例达到100%，100%的镇卫生院、社区卫生服务中心能提供6类以上的中医非药物疗法。95.7%的村卫生室、100%的社区卫生服务站能提供4类以上中医非药物疗法，全市基层中医药服务量56.67%。

表2 2022年，四川省名中医工作室（第二批）成都市入选名录

姓名	单位	职称/专业
杨向东	成都肛肠专科医院	肛肠
林象贤	成都市邛崃市中医医院	内科
刘艳萍	成都市新都区中医医院	主任中医师
邱 玲	成都市中西医结合医院	主任中医师
叶 庆	成都市公共卫生临床医疗中心	主任中医师
周从容	成都市妇女儿童中心医院	副主任中医师

【卫生健康宣传】探索医院健康教育管理机制。探索将对医务人员开展健康教育纳入单位绩效考核机制，将此项工作落实情况列入市卫生健康委对直属单位的管理考核指标。

健康教育人才队伍建设。建立健康科普专家库和健康教育材料资源库，并培训和考核。举办健康教育技能培训，线上线下共计培训1000余人次。

普及健康知识。推动健康教育进乡村、进家庭、进学校，为群众提供精准健康教育服务。多形式多途径广泛开展健康知识普及宣传，倡导市民群众树立"个人是自我健康第一责任人"理念。全市共举办各类健康教育讲座9000余次，近35万人次参加培训，举办健康教

育咨询活动1万余次，近96万人次接受健康教育活动现场咨询。开展健康知识"讲遍蓉城"活动，市、区两级健康科普专家100余人深入基层开展健康知识巡讲活动，参与群众数千人。连续多年在全市范围内举办健康知识大赛，采用网络竞赛和现场竞赛两种形式，吸引超过数十万人参与。

打造健康支持环境。青羊区、都江堰市通过国家健康促进县（市）技术评估，青羊区建设案例成为全国15个推广的典型经验之一；金堂县、彭州市、邛崃市推进健康县（市）创建工作。2022年全市居民健康素养总体水平为32.88%，与2021年相比提升3.30个百分点。其中，慢性病防制素养水平35.15%，提升3.0个百分点；传染病防制素养水平34.82%，提升2.75个百分点。

【机关党建】2022年，坚持党对意识形态工作的领导，压紧压实各级党组织主体责任、党组织书记第一责任人和班子成员"一岗双责"责任，加强意识形态阵地建设和管理，形成"一盘棋"格局和"一呼百应"态势。构建党风廉政"四责"体系。党组织主体责任、党组织书记第一责任人责任、党组织领导班子其他成员"一岗双责"、机关纪委监督责任贯通联动、协同发力，推进全面从严治党责任落地落实。综合运用监督执纪"四种形态"，严格执纪、严肃纠风、严厉反腐，给予党内严重警告处分2人、党内警告处分2人、立案调查政务处分1人、诫勉9人、书面检查12人、批评教育4人、警示谈话2人、提醒谈话1人，共计33人次，涉及委管干部21人。3家医院党委、1家医院作出书面检查。

深入实施成都基层党建高质量发展三年行动计划，突出"基层党组织政治功能质量提升年"主题，深化基层党组织标准化规范化建设，编制《基层党支部标准化规范化建设工作手册》，规范基层党组织设置。严肃党内政治生活，严格执行"三会一课"、党员领导干部双重组织生活、民主评议党员等基本制度，丰富主题党日形式和内容，开展基层党建工作对标检视整改和党务工作突出问题清理整治，增强机关和直属单位基层党组织政治功能和组织功能。①明确工作重点。印发《2022年全市公立医院党建工作要点》，明确责任分工和完成时限，把党的建设各项工作落到实处。持续加强公立医院党的建设，严格落实党委领导下的院长负责制，联合市委组织部印发《2022年全市公立医院党建工作要点》，明确15项重点工作任务，确保各项工作落实到位、抓出成效。②提升基层党组织建设质量。坚持"一切工作到支部"的鲜明导向，严格落实"三会一课"等制度，深化"一机关一品牌、一支部一特色"党建品牌创建，进一步加强入党积极分子对党的基本理论知识系统教育，提高入党积极分子的理论水平，全年，机关党委组织市卫健系统126名入党积极分子参加了由市直机关党校举办的入党积极分子培训，2022年共发展党员118名。③抓好"两新"组织党建工作。制定《2022年全市卫生健康系统"两新"党建重点工作》，鼓励民营医疗机构党组织与公立医院党组织开展党建结对共建活动，引导民营医疗机构党组织积极参与成都市医药健康产业生态圈党建联盟建设。组织召开全市卫健系统"两新"党建拉练会，组织"两新"组织参加卫健系统党组织书记、党建指导员培训和党建工作交流论坛。④推进基层党员微党校"中心校"建设，提升党员教育本土师资队伍素能，在广泛宣传、直属单位推荐、机关党委审核把关的基础上，推荐5名讲师参赛，市妇女儿童中心医院陈旭同志当选市级本土讲师。分级分层分类开展党员干部集中培训，12月7—16日，对全系统公立医院党组织书记和党务干部、基层党支部书记进行党性教育及党务工作方面的培训。

按照"围绕中心、建设队伍、服务群众"要求，紧紧围绕十九届六中全会精神和成渝地区双城经济圈建设、省市全会精神，紧扣卫生健康工作发展大局，把党建阵地前移到卫生健康重大任务、重点项目、重要活动中去，加强对健康成都行动，医药卫生体制改革，公共卫生服务体系建设等重大任务的政治引领和提供组织保障，加快推进公共卫生领域补短板项目建设，增强早期监测预警能力、快速检测能力、应急处置能力、综合救治能力，真正让基层党组织战斗堡垒作用在卫生健康工作和疫情防控一线发挥，党员先锋模范作用在攻坚克难、善作善成上彰显。

2022年的几次疫情发生后，第一时间印发通知号召系统各级党组织和广大党员在疫情防控工作中当先锋、做表率，组建党员突击队305支，青年突击队98个，成立临时党组织28个，设立党员先锋岗384个，组织发动党员志愿者8602人，第一时间投入战斗，为打赢疫情防控阻击战付出了巨大的努力。

【"四风"整治】贯彻落实中央八项规定和实施细则精神以及省、市实施细则，开展群众身边医疗领域"可视""有感"腐败和作风问题专项治理，重点整治内外勾结欺诈骗保、在药品和医疗器械采购中索贿受贿、对虚假宣传、"大处方泛耗材"、对过度医疗监管不力等问题。联合市医保局印发《关于医疗领域开展专项治理群众身边"可视""有感"腐败和作风问题工作方案》，将专项治理工作纳入年度党建考核与年度目标考核内容，成立领导小组，组建工作专班，6次在委机关党组会上研究部署专项治理工作，召开两次领导小组联席部署会、全系统工作推进电视电话会、两次联席座谈会、两次工作培训会，传达学习市纪委监委调度会议精神，通报各单位推进情况和存在问题，统筹安排下一步工作。严格落实"一月一调度、一季一通报、半年一评估"工作制度，不定期抽调干部和专家对全市各类医疗机构开展交叉专项督查，共计督导医疗机构171户次，发现问题197个，完成整改109个。启动2022年医疗机构巡查"回头看"与全市民营医疗机构巡查，通过医疗"三监管"平台对全市各级各类医疗机构医疗行为数据实时监测，结合监测结果与问题线索，卫生监督执法部门每月开展不合理门急诊药品使用、不合理住院药品使用、不合理住院费用、不合理耗材使用、不合理检验检查行为现场调查核实，严肃排查和打击医疗领域侵害群众利益问题。

【廉政文化建设】把党风廉政教育作为中心组学习、民主生活会、"三会一课"学习的重要内容，系统学习习近平总书记关于全面从严治党重要论述，跟进学习领悟习近平总书记重要讲话和指示批示精神。坚持每月开展1次警示教育，参观天府家风馆，到金堂县贺麟故居家风教育基地接受教育。召开习近平总书记来川视察重要指示精神和省市党代会精神宣讲报告会，组织"喜迎二十大 奋进新征程"主题党课宣讲竞赛、"身在基层·党在心中"有奖知识竞赛，开展万场微党课进支部、"雪山下的公园城市、烟火里的幸福成都""喜迎二十大、永远跟党走、奋进新征程"系列主题实践活动，"志愿随行大运有我、办赛营城添光彩""夯基铸魂砥砺忠诚、红色基因代代传""蓉城健康先锋志愿服务龙泉行"等党员志愿服务主题活动。不断健全作风建设长效机制，弘扬党的光荣传统和优良作风，涵养行业新风。制定《关于开展政治谈话工作的实施办法》，建立完善机关内部谈心谈话制度，汇编印发2017年以来全国医疗系统发生的100起严重违纪违法典型案例，坚持每月开展1次警示教育，紧盯中秋、国庆等重要节日节点，做到警钟长鸣，防微杜渐。

（勾承锐 刘益民）

自贡市

【卫生健康资源概况】2022年底，全市有医疗卫生机构2127个、床位23822张。卫生技术人员22173人，其中执业（助理）医师7846人、注册护士10146人。每千人口卫生专业技术人员8.99人，每千人口执业(助理)医师3.18人，每千人口护士4.11人，每千人口床位9.66张。

【人才建设】引进高层次和急需紧缺人才205人，遴选100名卫生健康系统后备干部参与青蓓计划。获评"天府青城计划"天府名医1人，评选"盐都百千万英才计划"卫生领军人才和卫生人才208人。

【规划与财务】组织开展《自贡市"十四五"卫生健康发展规划》监测工作，全面掌握《规划》印发以来的实施进度和效果，了解全市推进卫生健康高质量发展主要指标进展情况和重点任务落实情况。市级财政投入卫生健康专项经费保持在2304万元以上，为卫生健康事业发展提供有力支撑。加强内部控制，建成内部控制信息化协同平台。

【乡村振兴】开展两项改革医疗卫生工作，持续优化基层医疗卫生资源配置，加强村级医疗卫生服务覆盖动态监测，及时发现并消除服务"空白点"。全市所有建制乡镇和行政村均有1所达标医疗卫生机构。持续做好脱贫人口大病救治工作，在原有定点救治医院和救治病种不变基础上，进一步加强临床路径管理，降低患者就医负担，完成2110户5648人返贫监测对象信息核查工作。以医共体"全专"结合和"两病"签约服务为抓手，做实农村低收入人口健康帮扶，强化老年人、慢性病患者等重点人群健康服务，启动残疾人家庭医生签约增值服务试点工作，高血压、糖尿病患者规范化管理率分别为72.47%、70.83%，签约残疾人12630人。选派1名副科级干部到大安区牛佛镇青年村开展帮扶工作，制定并落实帮扶规划。市卫健委领导率队调研指导3次，市卫健委捐资1万元用于发展村经济。召开乡村振兴工作推进会，部署工作任务，制定全面推进乡村振兴年度重点目标任务分解表，实行月盘点、月通报，推动政策和工作落实。协调乡村振兴局、两项改革办开展专项督导，协调解决县域医疗次中心、基本公共卫生资金不到位等问题。

【信息化建设】开展"互联网+医疗健康"试点示范建设，推进电子健康卡在基层医疗卫生机构的普及应用，建成三星智慧医院1家、二星智慧医院3家、互联网医院1家，90%的二级及以上医疗机构通过微信公众服务平台实现预约挂号、智能导诊、检查检验报告查询、在线支付等全流程便民服务，群众就医体验显著改善。

【依法行政】全面落实党政主要负责人履行推进法治政府建设第一责任人职责，开展副县级以上领导干部年度述法，组织开展党委会会前学法6次。完成各级立法修订、立法调研任务23件。清理规范性文件3次，废止规范性文件1件，审查规范性文件3件次。开展本系统行政处罚案卷评查，公布2022年度全市卫生健康行政处罚十大典型案例。审查一般程序行政处罚案件14件次，备案重大行政处罚2件，审查机关采购文件、合同（协议）26件次。

【行政审批】公布市、区县行政审批事项清单，实施"一网通办"攻坚行动，省级事项认领率、网上办理率100%，网上办件覆盖率85.29%。压缩许可事项办理时限，市级卫生健康许可事项比法定时限提速81%。开通川渝通办11项，跨省通办5项，省内通办8项。市属6家三级医院完成"天府通办"平台对接，实现医生号源信息查询、病人检查检验报告查询、二级以上医疗机构临床检验结果互认。继续实施公共场所卫生许可承诺制服务。

【综合监管】169家医疗机构全面落实依法执业自查，1244家医疗卫生机构接入医疗废物在线监管平台。组织医疗"三监管"线上集中现场核查3次，核查疑似问题线索496条，完成闭环运行12例次，责任追究2例次。动态清理"两库"本底信息，双随机抽检完成708家，监督完成率、任务完成率、任务完结率100%。开展新冠疫情防控专项检查5次、集中行动3次，检查各级各类机构8687家次，行政处罚208家，罚没款5.35万元，关停整顿121家。联合市场监管、公安等部门开展医疗乱象、非法医疗美容、职业、学

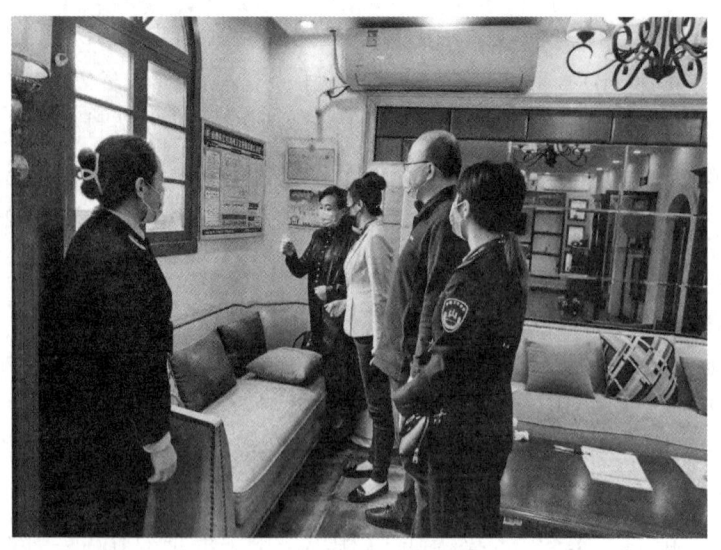

◎2022年11月21日—12月8日，自贡市自流井区卫生和计划生育监督执法大队在辖区开展打击非法医疗美容专项行动（自贡市卫生计生监督执法支队◇供稿）

校卫生等专项行动，检查医疗机构8265家、生活美容机构336家、养老机构174家，取缔游医摊点190个，拆除违规医疗美容广告159处，查处无证行医、不合理用药等违法案件70起，罚没款66.63万元。检查二次供水设施196个、小型集中式供水单位32家，发出卫生监督意见书228份。完成541家消毒服务机构摸底排查。全年查办案件563件，罚没款98.05万元，办案率8.06%，处于全省第二，216家次医疗机构被记分918分、41名医务人员记分318分。自流井区职业卫生分级分类试点通过省级预评。获首届川渝卫生监督技能竞赛川内预决赛团体三等奖。1名选手获全省中医药十大办案能手称号。

【医政（药政）管理】自贡市被确定为"三医"联动暨系统集成改革省级试点城市、公立医院高质量发展和紧密型城市医疗集团省级试点城市，全省2021年度三级公立医院绩效考核排名第一。修订自贡市医疗质量控制中心考核标准（2022年版），开展质控培训、质控指导近300次。推进区域协同，与重庆市、成都市、川南渝西等地医院组建专科联盟，签订协议86个，与内江市、重庆市等地开展检验检查结果互认。开展卫生健康行业领域系统治理，收集问题线索315条，主动说清问题33人，组织处理33人。推进贡井区紧密型医共体基本药物制度省级试点工作，督促全市105家医疗机构注册登录国家药品使用监测平台，开展国家药品YPID对码工作，实现药品信息全面准确抓取。推动国家、省短缺药品清单监测，会同6部门印发《关于进一步做好全市短缺药品管理工作的通知》。

【基层卫生健康】加快推进紧密型县域医共体试点，贡井区医共体建设单位实施药品集中采购和信息化建设任务，自流井区成立以区医院为牵头医院的医共体。荣县组建首个基层片区医共体。沿滩区全面实施基层医疗机构绩效工资改革。荣县、大安区加快推进"岗编适度分离""县招乡用"改革试点。完成五宝镇、牛佛镇、代寺镇、永安镇4家县域医疗卫生次中心建设任务。开展基层卫生能力提升行动，启动建设优质服务基层行、社区医院、临床特色科室工作，在市级初评基础上，推荐上报优质服务基层行达标机构7个、推荐标准4个、社区医院1个，建成省级基层医疗机构临床特色科室4个。实施基层卫生人才能力培训项目，培训基层骨干全科医生、乡村医生300人；实施万名专家下基层、中医强基层千百万行动。持续落实在岗村医养老保险缴费补助和离岗村医生活困难补助。

【卫生应急】组织修订《自贡市突发公共卫生事件应急预案（试行）》《自贡市突发事件医学救援应急预案（试行）》，牵头制定《地震医疗救治子方案》《地震卫生防疫子方案》。推动长征方舱医院按时建成并通过省级验收，组织开展启用综合演练。

【疾病预防控制】艾滋病筛查覆盖率45.48%、治疗覆盖率97.36%、治疗成功率98.73%，无新发母婴传播病例。结核病报告发病率47.78/10万，与较2021年下降0.94%。持续推进中小学生心理健康疏导与危机干预专项工作，累计筛查中小学生47.64万人，干预7万余人次。推进长效针剂门诊治疗试点工作，与市医保局、市财政局印发《关于我市试点推进"精神分裂症"纳入门诊特殊病种管理的通知》，将符合要求的患者纳入职工基本医疗保险B类门诊特殊疾病、居民基本医疗保险第三类门诊特殊疾病待遇管理，享受长效针剂门诊治疗患者名额由120名增加至142名，较省下达任务增长18.33%。

【新冠疫情防控】实行前置摸排预警管理，优化实施"入川即检、到市必检"，开发应用返乡人员到市报备系统，优化落实分区分级精准防控措施，打赢多轮疫情防控阻击战、遭遇战、歼灭战。

【爱国卫生】市卫生健康委王永良获市级爱国卫生运动70周年先进个人称号。新建成省级卫生乡镇（街道）8个，省级卫生村（社区）96个，省级卫生单位46个，省级无烟单位48个。全市524家党政机关全部建成无烟党政机关。全市城区鼠、蚊、蝇、蟑螂的密度保持国家病媒生物密度控制水平标准C级要求，重点行业和单位"三防"设施合格率在95%以上。广泛开展爱国卫生运动，组织第34个爱卫月、第35个世界无烟日等系列宣传活动50余场次、新冠防护知识培训和讲座2752场次、科普宣传活动70余场次，发放宣传册（单）45万余份，累计开展义诊、健康咨询两万余人次。全市累计开展城市社区挂包17805次，投入资金90万元，组织参与老旧小区改造、市政基础设施、公共服务设施维护及社区疫情防控等49665人次。

【科技教育】获省科技进步奖1项，省医学科技奖2项，市科技进步奖33项。市级重点学科（实验室、专科）验收16项、动态管理项目验收评审4项。市第一人民医院启动与广州呼吸健康研究院、钟南山院士团队合作建设区域生物样本库和生物分子实验室，市精神卫生中心获批建设自贡区域细胞制备中心和区域细胞库。住培、护培基地通过省卫生健康委督导检查。

【食品安全】采集食品安全风险监测

样品325件，完成率100%。新增食源性疾病哨点医院60家，报告有效病例3972例，完成率127.31%，发生暴发事件21起，无食品安全异常事件报告。完成食品安全企业标准备案45件。新建成市级营养健康食堂（餐厅）、营养与健康学校20家，并推荐两家参加省级营养健康学校验收。推动川南区域合作，接收宜宾市婴幼儿罐装辅助食品检测样品10件。开展全民营养周暨"5·20"中国学生营养日、食品安全周系列主题宣传活动，组织各类活动、讲座100余场，制作展板横幅150余个，推送科普文章6篇、健康信息2万余条，发放宣传资料3万余份，普及群众3.5万余人次。组织区县、市属各医疗卫生单位积极参与四川省首届食品安全科普作品创作大赛，征集选送参赛作品12件，获社会类视频二等奖1项、社会类图片优秀奖1项。

【老年健康服务】全省首批养老应急救援中心建设试点项目、3个特困供养机构、10个社区养老服务综合体项目共到位中央、省级养老服务业发展补助资金1.1亿元。建成老年友善医疗机构的二级以上综合医院、基层医疗机构占比40%。争取省级资金200万元，用于市三医院老年病科服务能力提升建设。二级以上综合医院开设老年医学科比例85%。实施老年人就医体验改善民生实事，保留人工窗口的医疗机构100%，累计服务老年人20万余人次。

【妇幼健康服务】沿滩保健院启动创建二级乙等保健院，市第一人民医院、大安区妇幼保健院、富顺县妇幼保健院申报创建妇幼健康特色科室；成立自贡市产前诊断中心，完成产前筛查质控检查。市妇幼保健院2020年绩效评价获全国第49名。规范实施0—6岁儿童眼保健、新生儿疾病筛查等妇幼重大公共卫生项目。出生医学证明、预防接种两证线下联办和线上办理11918份，其中电子证件7份。全市孕产妇死亡率8.14/10万，婴儿死亡率2.44/‰，5岁以下儿童死亡率4.88/‰。

【职业健康】完成辖区内116家用人单位工作场所职业病危害因素监测，507家企业重点职业病监测项目工作和全市14647名接触重点职业病危害员工体检。设立荣县疾病预防控制中心和富顺县晨光医院为自贡市尘肺病主动监测点，为813例劳动者实施免费职业健康检查，完成率101.62%。完成1930名职业性尘肺病患者随访调查和上报。第一批3个尘肺病康复站投用，累计服务2866人次，建档率、评估率100%；第二批、第三批康复站建设有序推进，实现超100名尘肺病患者的乡镇尘肺病康复站建设全覆盖。自贡硬质合金有限责任公司和中昊晨光化工研究院有限公司被省卫生健康委认定为2021年度四川省健康企业。

【家庭发展】网上办理生育登记10885例，及时受理率、办结率100%。确认农村计划生育家庭奖励扶助对象80082人，计划生育特别扶助对象9383人，兑现计划生育奖励特别扶助金17399万元，完成率100%。落实计划生育特殊家庭"双岗"联系人5371人。开通各级就医绿色通道112个，家庭医生签约覆盖率

100%，实施计划生育特殊家庭免费体检6244人。加快推进托育服务体系建设，现有托位7752个，每千人口拥有托位3.12个，在卫生健康部门备案托育机构10家。

【中医药事业】全市11家医疗机构加入成都体育学院附属体育医院骨伤与运动康复专科联盟。市中医医院牵头组建肿瘤专科联盟。全市中药院内制剂品种增至29种。全市基层中医药服务量占比48.53%，较2021年增加3.97%。命名首批自贡市基层医疗卫生机构示范中医馆11家、示范中医阁10家。命名首批3家单位为自贡市中医药文化宣传教育基地。获省第二届基层中医药适宜技术竞赛唯一的团体一等奖。

【宣传与健康促进】开设"我学党代会 卫健系统党员干部热议省第十二次党代会精神""喜迎二十大，共话卫健这十年"等专题。开展健康知识进万家活动，全系统开展健康知识宣讲近800场次，发放宣传资料8.4万余份，覆盖惠民15.3万人次。2022年全市居民健康素养水平为27%，较2021年提高1.67%。

【荣县组建首个农村片区医共体】6月，荣县打破乡镇卫生院单体发展格局，在长山中心卫生院组建首个农村片区医共体，明确1个医疗实力相对较强的乡镇卫生院作为牵头单位，整合周边3—4个邻近乡镇卫生院作为分院，在体制上推行"三共"（即：共用一块牌子、共建一套班子、共享片区资源），在功能上实行"三强化"（即：强化分级诊疗、强化签约服务、强化公共卫生）；在管理体系上坚持"六统六不变"思路（即：医共体内的乡镇医疗机构在保持原有医疗机构非营利性事业性质、行政隶属关系、资产归属关系、职工人员身份、财务补偿政策和政府投入方式、原有债权债务等"六不变"的前提下，实行人员、财务、物资、信息、医保、绩效统一管理；实现"三破三建成"效果（即：破解乡镇医疗机构医疗力量普遍偏弱、分布不均，医疗物资多点散投、靶向无力和医疗服务水平低下、质量不高等"三大问题"，建成国家二级综合医院、县域医疗次中心、一镇一品的特色专科"三大目标"）。医共体组建以来，片区内管理岗位由原来63个精简为44个，行政运行成本较改革前下降20.17%，医用耗材及办公耗材成本下降22%，门诊、住院人次分别增加34%、29%，职工可发放绩效工资提高15.1%，实际发放人均月工资增加295.1元、增长5.2%，医务人员钻业务、比服务热情更足、氛围更浓，群众健康获得感增强、满意度上升。

【富顺县探索实施严重精神障碍患者门诊免费服药政策】自2020年新冠疫情发生以来，富顺县卫生健康局围绕严重精神障碍患者服药难、服药率低等问题，协同多部门，从资源整合到机制保障，探索实施富顺县门诊免费服药政策，降低了患者病情复发和肇事肇祸案（事）件发生率，更好地维护了社会大局和谐稳定。

围绕患者购药、诊疗、家庭区位等实际情况，由专科医护人员组建7个家庭医生小分队开展送医下乡活动，每季度为17个镇乡、3个街道开展门诊免费服药工作，使全县5000余名在册精神障碍患者及时享受诊疗、面访和社区康复指导等综合免费服务。自2020年以来，申办门诊免费服药患者3675人，累计领药2.7万人次，服药率94.42%。在新冠疫情封（管）控期间，各级医疗卫生机构把服务地点从医院办公室搬进患者家里，详细了解患者病情及药物储备情况，通过联合专科医生远程会诊、逐一入户发放药物等措施，确保居家患者在疫情期间不断药、病情稳定不反弹。同时，建立上下联动机制，开通县人民医院门诊绿色就医通道，确保99名封（管）控区患者及时得到医疗救治。

（陈　洁）

攀枝花市

【卫生健康资源概况】2022年底，全市有医疗卫生机构1070个、床位10781张。卫生技术人员12038人，其中执业（助理）医师4355人、注册护士5669人。每千人口有执业（助理）医师3.60人，每千人口有注册护士4.67人，每千人口有床位8.88张。

【人才建设】引进各类专业技术人才289人，招募公共卫生特别服务岗人员394名。全年212名人才新取得高级职称任职资格。入选攀枝花创新领军人才1人，获评四川省民族地区基层卫生优秀人才称号4人、四川省民族地区基层卫生优秀人才称号4人、"天府青城计划"天府名医（基层项目）称号1人。组织开展2022年国际护士节十佳护理团队和十佳护士、"花城名医""青年骨干医师""公卫先锋""基层健康卫士"评选表扬活动，68名优秀医务工作者和10支护理团队受到表扬。

【规划与财务】印发《攀枝花市"十四五"卫生健康发展规划》。全年争取卫生健康项目上级资金2.185亿元。强化资金支出绩效管理，建立卫生健康项目直达资金使用监测机制，资金执行质效进一步提升。指导建立预算管理单位一体化系统内控管理制度，及时依法依规公开财务信息。

【市级医疗设施建设】争取到市公共卫生应急处置中心等4个项目前期工作经费96.5万元，中西医结合康养示范中心地方政府专项债5000万元，申报2023年中央预算投资普惠托育项目4个。4家医院获批卫生健康领域设备采购贷款贴息项目贷款1.9亿元。

【乡村振兴】巩固健康扶贫成果同乡村振兴战略有效衔接，2022年度城乡居民参保给予特困人员全额资助，低保对象、防止返贫监测对象给予最低缴费标准75%的定额资助，已稳定脱贫人口实施5年过渡期内执行资助参保政策渐退，共资助7.47万人参保，支出2161.69万元，脱贫人口、防止返贫监测对象应保尽保。全市脱贫人口在县域内定点医疗机构就医住院4439人次，住院总费用1327.80万元，个人支付73.64万元，个人自付比5.55%；卫生扶贫救助基金累计救助住院脱贫人口（含县域外）8026人次，拨付救助基金753.90万元；"十免四补助"医疗救助优惠政策惠及3.87万人次，减免金额174.88万元（不含参保）。

实施专家智力服务基层项目6个，建立示范基地两个，选派23名专家到基层医疗卫生机构帮助提升医疗服务能力。实施对口支援"传帮带"和"组团式"帮扶选派32名干部人才援助盐源县、木里县等脱贫地区；派遣6名专家团队"组团式"帮扶到木里县人民医院；选派162名专业技术人才援助会东县、会理县、德昌县、米易县、仁和区、盐边县6个未纳入脱贫地区的其他地区。

【信息化建设】建成二星智慧医院1家、一星智慧医院1家、互联网医院4家。建成攀枝花市全民健康信息平台，实现市、县、乡三级医疗卫生机构诊疗信息互联互通，累计采集整合全员人口个案信息98.14万人、居民电子健康档案115.54万份、电子病历2171.42万份。建搭建以三级医院为核心的远程医疗服务网络，建成区域远程影像、心电会诊中心6家，市内外70余家医疗（养老）机构接入网络，医疗服务覆盖川滇地区10余个县（区），2022年累计开展区域远程诊疗服务15.18万人次。

【依法行政】印发《攀枝花市卫生健康系统法治宣传教育第八个五年规划（2021—2025年）》。落实法律顾问制度，全年审核各类合同、规范性文件28件，出具法律意见书4份，参与案件讨论、法律指导20次。执行重大行政执法决定法制审核、行政执法全过程记录、行政执法公示"三项制度"，落实"双随机、一公开"监督执法工作机制。组织攀枝花市卫生健康委机关和5家直属事业单位166人参加学法考法，合格率100%，优秀率99.4%。

【行政审批】市本级行政许可事项按时办结率100%，行政许可事项压缩审批时间70%，纸质申请材料减少50%，20%的许可事项实现"零材料"审批。好差评主动评价率、群众满意率均为100%。

【综合监管】推进医疗卫生行业多元化综合监管，建立和完善"双随机一公开"监管机制，及时完成监管单位库、执法人员库清理，完成330家公共卫生（含生活饮用水、学校卫生）、57家传染病防治（含消毒产品）、214家职业卫生、115家医疗卫生机构（含中医、放射诊疗、妇幼健康）、1家采供血机构双随机监督抽检，任务完结率100%。组织开展传染病专项执法检查、医疗乱象整治、生活饮用水专项整治、养老诈骗专项整治卫生监督执法行动，查处各类卫生健康违法行为举报投诉82件。办理各类行政处罚案件430件，罚款96万余元，公示上报送典型案例6例。

【医政医管】确定大渡口社区卫生服务中心、玉泉社区卫生服务中心为该市居家医疗服务试点机构，二级以上综合医院康复医学科、老年医学科建设覆盖率100%。2022年4月，该市成为紧密型城市医疗集团省级试点城市。米易县人民医院被纳入国家"千县工程"建设单位。组织辖区内医疗机构参加2022年度

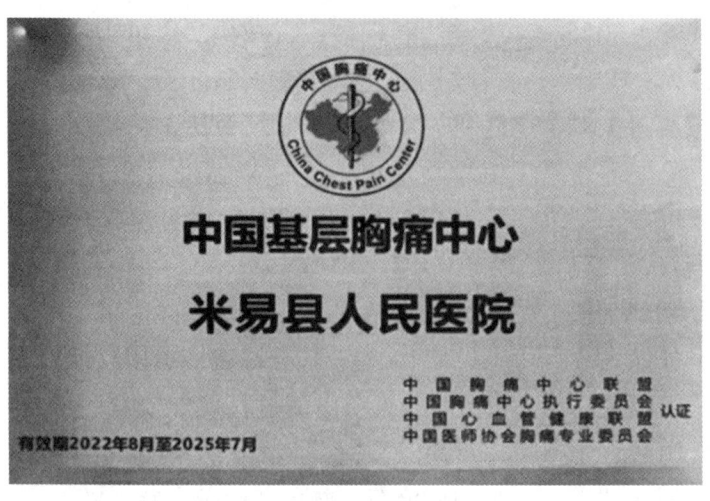

◎2022年8月，米易县人民医院获中国基层胸痛中心授牌（曾绍凤◇供稿）

国家、省二级三级公立医院绩效考核，2022年二级以上医院参与率100%。开展二级以上医院电子病历应用分级评价和推进二级综合医院等级评审，8家通过电子病历应用4级，占二级以上医疗机构50%。建成三级甲等医院5家，三级乙等医院1家，二级医院9家。截至2022年年底，累计建成国家级重点专科1个、省级重点专科30个、市级重点专科95个，建成国家胸痛中心、卒中中心各两个，建成专病诊疗中心5个。健全医疗质量管理体系，新增高压氧质控分中心，完成27家到期质控分中心改选，建立"行政主导+专业质控"相结合的医疗质量管理模式。辖区医院与北京301医院、中国科学院阜外医院、四川大学华西医院等15家优质医疗资源建立合作关系，与大理大学等4所高校开展合作共建，建立院士（专家）工作站14个，组建区域专科联盟12个，开展远程会诊、学科共建等合作。

【基层卫生健康】持续推进米易县、盐边县紧密型县域医共体建设，初步建成目标明确、权责清晰、分工协作、运行高效的整合型医疗卫生体系。该市紧密型县域医共体工作在2022年全省综合排名第12名。仁和区平地镇中心卫生院、米易县白马镇中心卫生院、盐边县红格中心卫生院、渔门中心卫生院4家县域医疗次中心通过省级验收。新增优质服务基层行基本标准基层医疗卫生机构44家、推荐标准3家，建成社区医院3家、省级基层医疗机构临床特色专科3家、市级示范村卫生室5家。将12项基本公共卫生服务项目纳入民生实事，严格把控工作进度、资金到位和拨付进度。2022年，居民电子健康档案建档率率93.70%，预防接种全年累计接种151285针次，0—6岁儿童健康管理率93.36%，孕妇早孕建册率90.05%，高血压患者规范管理率66.45%，血压控制率80.62%，糖尿病患者规范管理率67.59%，血糖控制率64.62%；严重精神障碍患者报告患病率4.71‰，规范管理率95.89%，病情稳定率99.24%，累计为121.6万人提供基本公共卫生服务，城乡居民公共卫生差距不断缩小、健康素养水平不断提高。

【航空救援试点】以首批省级深化航空医疗救护联合试点为契机，将航空医疗应急救援纳入全市紧急医学救援体系，建立"空地"联动机制和急救队伍共培制度，形成以攀钢集团总医院、市紧急医学救援中心为核心、15家二级以上急救网络医院为支撑、64家其他医院和基层医疗机构为补充的"空地"急救体系，实现空中救援与院前急救无缝衔接。

【疾病预防控制】急性传染病及重点疾病防控。严格传染病报告管理，强化传染病疫情监测报告，全市共报告各类法定传染病19种，报告发病数4176例，死亡54人，年报告发病率344.40/10万，死亡率4.45/10万，病死率1.29%。在全省21个市（州）中发病率位居第19位，较全省发病率低33.98%。2022年，全市共报告新型冠状病毒感染434例，无死亡病例报告，报告发病率35.79/10万，2021年同期无病例报告，发病率居全省第9位，低于全省平均发病水平（39.03/10万）。2022年全市共报告自然疫源及虫媒传染病3种（出血热、布病、疟疾）5例，无死亡病例报告，报告发病率为0.41/10万。规范开展各类急性传染病监测，霍乱监测任务按期完成，流感、禽流感、手足口病、鼠疫监测有序进行，流感病例咽拭子标本2369份，阳性率13.38%，禽流感外环境样本132份，阳性率29.55%，手足口病咽拭子标本128份，阳性率75.78%，全市无人间鼠疫疫情发生。

艾滋病防治。完成5家社会组织8个央财项目的考核评审工作，成功申请2022—2023年国家基金关怀项目6个，涉及艾滋病感染者和病人关怀、吸毒人员干预和失足妇女等领域，项目金额35.2万元。全市共建成艾滋病确证实验室两个、CD4细胞检测实验室5个、病毒载量检测实验室2个、初筛实验室18个、快速检测点69个。

重大传染病防控。落实结核病防治各项措施，实施结核病控制项目工作。2022年全市各级结防机构共接诊肺结核可疑者1981人，初诊查痰1818人，初诊痰检率91.77%。共发现、登记活动性肺结核病人347例。共免费筛查结核病家庭以及非家庭成员密切接触者717人，筛查率100%，未发现活动性肺结核患者。全市各级结防机构积极开展多部门合作健康教育、乡村医生结核病防治等培训共计17期，培训县（区）、乡镇、村社、街道、社区等相关人员465人次。利用世界防治结核病日、"三下乡""卫生宣传月"等活动，全年开展电视节目宣传67次，广播节目宣传14次，报刊发表结核病防治专题文章1篇，印制、发放各种宣传单、册、画近36770余份，张贴宣传材料1019幅，开设宣传栏40期，市、县（区）共进行街头、下乡等现场宣传82次，应用新媒体宣传74次，其他宣传1次。

免疫规划。推进脊髓灰质炎灭活疫苗、麻腮风疫苗和乙肝疫苗查漏补种，国家免疫规划各类疫苗接种率98%，维持无脊灰状态。规范开展麻疹、AFP、疑似预防接种异常反应监测，各项监测指标均达省级要求，疫苗可预防传染病发病均保持在较低水平。开展AAA级门诊复评审和数字化门诊验收工作，全市共建成AAA级预防接种门诊16个和数字化门诊12个。组织开展家长课堂演讲比赛，推选市级比赛明星讲师参加省级家长课堂演讲比赛，获个人二等奖和团体优秀组织奖。

血吸虫病及地方病防治。地方病监测完成率100%，地方病核心指标监测率100%。仁和区新确诊慢型克山病2例；全市系统管理克山病病人35例，管理率100%。仁和区、盐边县检出氟斑牙71人；盐边县完成22人氟骨症病人治疗管理，治疗率100%。成功处置1例输入性疟疾。全年在盐边县、米易县开展4次血吸虫病防治技术指导；在两个乡镇10个村开展钉螺调查，查出有螺面积约0.46万平方米，查获钉螺375个，未发现阳性钉螺。对新发现的有螺点及历史有螺点的周围环境采用氯硝柳胺药剂开展喷洒灭螺工作，累计灭螺面积约1.5万平方米。完成盐边县和米易县的监测点及其周围存在钉螺输入风险的5.37万平方米可疑环境风险监测。

慢性病防控。持续开展死因监测、肿瘤随访登记、心脑血管事件登记报告、伤害监测等工作，米易县成功创建为省级慢性病综合防控示范区，全市人均期望寿命79.13岁。组织1996人参加全国"万步有约"健走激励大赛，获全国优秀健走示范区称号两个，健走省级赛行业奖项3个，全国优秀健走组织单位奖10个。在辖区适龄儿童中进行涂氟及窝沟封闭，提倡减油、减盐、减糖饮食。

【新冠疫情防控】8月、11月，该市经历两轮新冠疫情，第一时间启用定点医院，组建多学科专家救治团队，每日会诊和"一人一案"个体化治疗收治的新冠病毒感染者，新冠患者"零死亡"，医务人员"零感染"。8—11月，按照"快、严、准、细、实"标准，先后组织开展31个外省市毗邻村全员核酸筛查4轮、全市区域核酸检测11轮，设置"流动+固定"核酸采样点574个，完成核酸采样、检测1500余万人次。

【爱国卫生】国家卫生城镇创建。重点对国家卫生城市、国家卫生县和国家卫生乡镇巩固进行监督指导和业务培训。市爱卫办全年组织城管执法、市场监管、卫生监督、疾病预防等专业技术和管理人员协同开展明察暗访、督查检查，并不定期回访抽查整改情况，印发督查检查通报。各县（区）已创建的国家卫生乡镇完成国家卫生城镇新标准自查评估。考核评审、社会公示、命名2022年新创市级卫生单位30个、市级无烟单位82个。

病媒生物预防控制。开展病媒生物防制示范街和示范村试点建设，按期开展病媒生物监测、登革热蚊媒监测、蜱虫监测，完成白纹伊蚊、家蝇抗药性监测。以街道（乡镇）为单位，评估全市春秋季病媒生物防制效果，并印发情况通报。5个县（区）和钒钛高新区鼠、蚊、蝇、蟑螂的密度均达到国家病媒生物密度控制水平标准C级，重点行业和单位防蚊蝇和防鼠设施合格率≥95%，符合《国家卫生城市标准》要求，评估合格。春季在建成区考核15个街道（乡镇），有8个街道达到国家病媒生物密度控制水平标准B级及以上要求，占比达53.33%。秋季有9个街道达到国家病媒生物密度控制水平标准B级及以上的要求，所占比例60%。

爱国卫生运动系列活动。在全市广泛组织开展以"文明健康 绿色环保"为主题的爱国卫生月活动，通过电视台、电台、微信公众号宣传和现场有奖知识问答等方式开展爱国卫生运动70周年主题活动。全市共发放宣传资料、宣传品、有奖问答礼品8.2万余份，LED屏滚动播放宣传标语、视屏2.6万余次，全市参与卫生大扫除5.4万余人次，清理乱堆乱放、卫生死角等658处，清理垃圾706吨，新建或更换灭鼠毒饵站1221个。共计印制张贴爱国卫生月海报12763份。

【健康城市建设】以推进国家卫生城镇新标准落地和弥补健康城市短板为主要目标，开展国家卫生城镇巩固、环境卫生基础设施提升、农村供水保障、食品安全保障、全民健身促进、健康细胞提升、妇幼健康促进、慢性病管理提升、社会急救体系提升、职业人群健康促进、文明健康绿色环保生活方式倡导、控烟专项等十二项专项行动。2021年度，攀枝花健康城市综合指数为70.33，在397个参评城市中排名第93位、在全国322个地级市中排名第57位、在148个西部地区城市中排名第10位、在121个西部地区地级市中排名第7位，在四川省内排名第2位。

【健康影响评价评估制度建设】搭建工作机构，研究试点方案，明确试点目标、范围、评价方法。组建由71名行业专家组成的评价评估委员会，制定技术指南，通过行政命令和宣传引导等方式，全面推广实施评价评估工作。健康影响评价评估作为政府出台公共政策和实施重大项目的前置审核条件，对"十四五教育体育发展规划"等9个重大事项实施健康影响评价评估。

【科技教育】科研技术项目申报。立项省级科技计划项目1项，省卫生健康委医学科学研究项目1项，市级指导性科技计划项目43项，市社科联科研课题10个。新增市级重点实验室1个；获批省卫生健康委科技项目（适宜技术基地）1项，建设省医疗卫生机构临床研究试点单位1家。联合成都信息工程学院、攀枝花市康养技术研究院获批省级定向财力转移支付科技项目1项，市中心医院科技计划项目"基于时空极端随机树模型的环境空气颗粒物长期暴露、体力活动、睡眠时长与中国中老年群体抑郁症间的关系研究"获云南省科技计划项目立项，并获10万元科研经费支持。

医疗教学实践基地。下达住院医师规培中央资金1185万元，省级补助资金242.7万元，培训住院医师392人。下达助理全科医师培训中央资金22万元，全科转岗和骨干全科培训中央资金15.6万元，省级补助资金2.4万元，实施全科医生转岗培训29人，骨干全科医师培训7人，培训助理全科医师13人，护士规范化培训培训学员273人。市三医院成为成都医学院实习医院，市疾控中心成为川北医学院教学实践基地，4家公立医院全年累计接收川北医学院、西南医科大学等6所省内外医学高校400余名医学专业实习生。深化与川北医学院、重庆理工大学的学术交流，新增硕士生导师3名，新增培训基地4个。

继续医学教育培训。实施国家级继续医学教育10项，省级继续医学教育54项，市级继续医学教育项目97项，共计培训卫生专业技术人才60000人次，覆盖率100%，人员合格率95%以上。

【食品安全】全年共采集样品6806件，其中冷链食品、环境和从业人员新冠病毒核酸检测样品2297件、食品化学污染物和有害因素监测样品2686件、食品微生物及其致病因子监测样品1519件、餐（饮）具消毒效果检测样品284件、食品抽检和农产品深加工企业监测样品20件。食品安全风险监测中食品化学污染物和有害因素、食品微生物及其致病因子监测省级样本任务数为328件，完成382件，完成率116.46%，省级项次任务数为14577项次，完成14717项次，完成率100.96%，均按要求完成全年监测任务。

【老年健康服务】老年人健康管理。实施银龄健康工程，全市65岁及以上老年人城乡社区规范健康管理服务率52.95%，65岁及以上老年人家庭医生签约111482人，"健康敲门行动"服务65岁及以上失能老年人2678人。

适老化改造。全市二级及以上综合性医院老年医学科设立100%，"无健康码通道"设立100%，老年人就医"绿色通道"设立100%，被省、市、县（区）认定的老年友善医疗机构60家，占比91%。西区清香坪街道杨家坪社区、米易县攀莲镇城北社区被认定为2022年全国示范性老年友好型社区。

医养结合。为9家医疗机构增设养老服务职能，市二医院被认定为第一批省级医养服务示范单位，6个社区医养结合项目建设完工。全市开展安宁疗护服务的机构有10家，共设安宁疗护床位114张，累计服务440人。

【妇幼健康服务】加强孕产妇管理，落实各级责任，按照"基层建册、医院建档、分级管理、辖区追访"原则，加强孕妇全程追踪和动态管理。2022年，全市无孕产妇死亡，婴儿死亡率3.08‰，5岁以下儿童死亡率4.95‰。

【职业健康】职业健康监管。建成职业健康检查机构12家、职业病诊断机构4家、职业卫生技术服务机构2家、职业病鉴定机构1家，职业健康体检机构县（区）覆盖率100%，攀西职业病防治中心、四川劳研科技有限公司被确定为省级职业健康技术支撑机构。纳入职业病危害专项治理企业189家，完成治理33家。办理职业卫生行政处罚案件18件，罚款16.1万元。

职业病防控。完成攀枝花市辖区内用人单位体检个案收集40498人次，上报职业病病例12例，疑似职业病248例，职业健康指标监测县区覆盖率100%。完成工作场所职业危害因素监测92家（下达任务90家）。完成10家企业或机构（1家工业探伤企业、2家金属矿山、5家核仪表机构、2家行包检测仪机构）放射性危害因素监测并上报。完成全市25家非医疗机构放射性用人单位调查，职工11742人，放射性工作人员205人，个人剂量检测率100%。各级各单位出动185人，共开展主题宣讲、讲座、警示教育活动137次，制作宣传视频12份、宣传标语185份，印发宣传材料4500份，宣传受众54500人。为107名尘肺病患者建立健康档案，为尘肺病患者呼吸功能检测91人次、六分钟步行实验87人次、上下肢训练81人次、开具处方33人次、呼吸肌力评估6人次、呼吸训练17人次。

【育儿补贴】2022年度，经个人申报、乡镇初审、县（区）审批、资格年审，全市共审核确认符合申领条件的新生儿2222人，补助资金901.1万元。自2021年6月12日实施发放育儿补贴金政策以来，全市共审核确认符合申领条件的新生儿2225名，补贴资金996.1万元。

【中医药事业】中医药服务能力提升。打造区域中医医疗中心，完成四川省中西医结合"旗舰"医院、四川省区域重大疫情中医药防控和中医紧急医学救援基地项目建设，组织完成二、三级公立中医医院绩效考核和全市公立中医医院巡查，实施中医强基层"百千万"行动，持续开展中医治未病健康促进和中医药康复服务能力提升工程，启动实施基层中医药服务能力提升"十四五"行动计划，开展中医药适宜技术培训，举办全市中医药适宜技术竞赛，进一步增强区域中医药服务能力

中医药服务体系建设。独立设置市级中医医院1所——攀枝花市中西医结合医院，为国家三级甲等中西医结合医院、国家重点中西医结合医院；县级中医医院两家，分别为米易县中医医院和盐边县中医院；乡镇卫生院37家，社区卫生服务中心14个，社区卫生服务站20个，村卫生室（站）448个，个体中医医疗机构149个。

中医药特色康复服务。推动中医药服务与康养旅游产业有机融合，打造"医、养、康"中医药健康产业链，建设中医特色医养结合服务示范单位20余个，已培育普达阳光康养度假区等一批中医药健康旅游示范基地，研发安眠枕、养生茶等系列健康养生产品，推出"药膳"品种12个，探索医养结合、食养结合、康养结合新路径、新模式。

中医药产业发展。与四川省中医药科学院合作，开展中药材种植调查研究；以盐边续断、重楼等为主的中药材种植初具规模，2022年，全市中药材栽培面积2.25万亩，同比增长20.97%，产量9200吨，同比增长19.48%，产值5050万元，同比增长26.5%。

【健康教育】持续完善健康教育网络与工作机制，广泛组织科普专家参与健康科普进机关、进学校、进企业、进乡镇、进村社（社区）等公益科普活动。市广播电视台、"攀枝花发布"等市级主要媒体及各县（区）融媒体中心刊播健康公益节目和稿件；车站、机场、港口、广场和公园等公共场所采取多种形式开展健康宣传。2022年，全市居民健康素养水平26.69%。

【健康促进】按照"健康攀枝花"建设任务要求，陆续启动健康促进医院、学校、机关、企业和健康社区、健康村、健康家庭等"健康细胞"建设。新创建

市级健康乡镇3个，市级健康学校18个，市级健康社区16个，市级健康村37个，市级健康单位47个，市级健康促进单位21个，市级健康家庭14779个。仁和区创建健康促进县（区）接收省级评估，西区、盐边县完成申报工作。

【攀枝花市中心医院】该院院是国家三级甲等综合医院，现有在职员工2102人，其中卫技人员1857人，高级职称358人，博硕士335人。2022年门诊159.60万人次，市外病人占比34.54%；出院7.93万人次，市外病人占比42.16%；手术23833人，其中微创手术占比23.98%，四级手术占比21.50%；药占比22.74%；收治疑难危重症病人2.33万，占比29.39%；急危重症抢救成功率96.25%；开展新技术105项，其中国内、省内先进21项。先后获国家级房颤中心和国家标准化房颤中心示范中心、中国老年保健协会优秀会员单位、中国医院管理奖实践创新优秀奖和现代医院管理典型案例等多项国家级荣誉和表彰。举办气象医学国家级学术会议，参与制定相关行业标准1项。老年医学科立项省级临床重点专科。检验科、核医学科通过国家ISO15189质量与能力认可评审。5个学科进入全省DRG绩效评价专科排名前10%，其中儿科跻身前5%；3个学科在全省三级医院专科服务能力和质量排名中进入全省前九，其中骨科第四。成功救治早产患儿最小胎龄25周，最小体重730g；成为四川省第一批临床研究规范化管理试点单位，获批四川省科技厅转移支付科技项目及云南省科技厅地方联合专项项目3项，获省医学科技三等奖1项，国家发明专利授权实现零突破。成功创建全国医疗保障服务定点医疗机构示范点。

【攀枝花市中西医结合医院】该院是国家三级甲等中西医结合医院、全国重点中西医结合医院。现有在职职工1588人，硕士研究生及以上学历120人，高级职称278人（正高94人，副高184人），各级各类专家97人。2022年，医院门诊（不含核酸检测）103.5万人次，出院4.98万人次，手术1.96万人次，四级手术占比13.7%，平均住院日8.94天。2022年创建成为国家级标准版心衰中心，国家脑血管病精准双抗应用单位、省中西医结合"旗舰"医院、重大疫情中药防控和中医紧急救援基地建设单位、市中西医协同发展研究中心、市中医药转化医学重点实验室。获2022年全国心衰中心质控达标之星、四川省公立医院标杆党支部、2021年度全省公立医疗机构经济管理年活动优秀单位、全省医保一体化大数据平台上线工作优秀定点医疗机构"等荣誉称号。

（曾绍凤）

泸州市

【卫生健康资源概况】2022年底，全市有医疗卫生机构4513个、床位37369张。卫生技术人员34961人，其中执业（助理）医师12588人、注册护士16647人。每千人口有卫生技术人员8.21人，每千人口有执业（助理）医师2.96人，每千人口有注册护士3.91人，每千人口有床位8.77张。

【人才建设】获卫生、中医药高级专业技术职务任职资格311人。

【项目建设】卫生重点项目共12个，其中前期类项目两个，新开工类5个，续建类项目3个，竣工类项目两个，年度完成投资8.1亿元。其中市本级川南公共卫生应急保障中心项目完成施工图审查、工程概算审查等工作，进入编制清单预算阶段；川南公共卫生临床医疗中心完成招标，已开工建设；国家区域医疗中心（西南医科大学附属泸州医院）建设项目附属配套工程开工建设；西南医科大学附属口腔医院新院（一期）建设工程项目完工投用。市中医医院国家中医特色重点医院建设项目以及市疾控中心一期续建项目（科教综合楼）开工建设、市中医医院城南院区PPP建设项目已投入使用。

【财务工作】中央、省市县各级财政投入卫生经费共计319695.7万元。各级财政补助医疗机构经费148544.6万元，比2021年增长5.6%，财政补助占医疗机构总收入的30.05%。各级财政补助卫生机构经费175240.7万元，比2021年增长46.43%，财政补助经费占卫生机构总收入86.35%。

【信息化建设】智慧医疗建设。推进智慧医院建设与评审。市人民医院、古蔺县人民医院创建成一星智慧医院。推进医院互联互通测评。西南医科大学附属医院通过四级甲等测评、市中医医院通过四级乙等测评，西南医科大学附属中医医院、市妇幼保健院完成医院信息平台建设，并申报四级乙等测评，其他二级以上医院正在开展医院信息平台建设。推动互联网医院建设。西南医科大学附属医院、西南医科大学附属中医医院、市中医医院、古蔺县人民医院4家医院建成互联网医院。全市累计创成智慧医院三星医院1家、二星医院1家、一星智慧医院4家；通过电子病历5级评审1家、4级评审11家、3级评审13家；互联互通四级甲等测评1家、四级乙等测评1家，四级乙等测评中两家。

区域医疗大数据平台建设。智慧医疗大数据平台基本建成并完成初验，平台完成国家区域全民健康信息互联互通标准化成熟度四级甲等测评申报工作。开展三监管项目三期建设，完成市级平台及医院端建设，平台通过终验并上线运行。

推广应用远程医疗服务平台。继续做好远程医疗平台远程会诊、远程影像、远程心电、远程教育、远程视频会议的推广应用工作。全年累计开展远程影像业务16.4万例，收集影像数据2347万条；开展远程心电业务9.7万例，收集心电数据35.2万条；开展远程会诊251例；开展远程教育202次，共计培训5327人。

【行政审批】加快推进依申请政务服务事项全程网办，12个行政许可事项由"网上可办"向"全程网办"转变，医师定期考核等3个事项实现"掌上办"。"开办医院一件事""新生儿出生一件事"实现市县联办,一窗受理一次办件。行政许可申请材料减少60%,承诺办理时限较法定办理时限减少76%。市注册医疗机构有7家因校验不合格而注销,5家医院降级,20家医疗机构被注销诊疗科目(专业)85个。

【综合监管】提升监督执法力度。按时完成"双随机"任务。2022年,全市完成卫生健康系统"双随机"任务1243件。开展重点领域专项整治,共检查医疗机构693家,立案查处11家,申请法院强制执行案件两件,共计罚没款9.5万元。实施传染病防治专项执法行动,共执法检查医疗机构1781家,下达《卫生监督意见书》1080份,处罚违反传染病防治相关法律法规的医疗机构121家,共处罚没款40200元。继续开展职业危害企业摸底调查,完成职业病危害项目申报企业730家、本年更新申报7家;监督检查用人单位329家,下达执法文书130份,立案调查安排有职业禁忌的劳动者从事所禁忌作业的企业1家,罚没款15万元。

卫生监督监测。市城乡饮用水质监测覆盖率100%,城市、农村饮用水质合格率分别为100%、91.17%。加大非法行医案件查处力度,共办理行政处罚案件156件。双随机执行单位数1243家。全面开展非法行医、虚假医疗广告、主城区"医托""号贩子"、职业健康尘毒危害等专项整治工作。开展学生近视、重点常见病、学校教学环境监测、食品安全风险监测、重点职业病、学校卫生、农村环境卫生监测工作。

【医政(药政)管理】新增市级医疗质控中心6家。申报国家公立医院改革与高质量发展示范项目,作为四川省唯一推荐市(州)参与国家级答辩工作。西南医科大学及其附属医疗机构参与建设国家级、省级区域医疗中心。与山东省立医院合作申报国家区域医疗中心建设项目通过国家评审,并接受现场评审。将5家三级公立综合医院和4家二级公立综合医院纳入绩效考核范围。泸州市人民医院老年医学科、西南医科大学附属医院儿科、麻醉科、肿瘤科、呼吸内科、心血管外科成功申报省级重点专科。全市5家县医院入选国家"千县工程"。西南医科大学附属医院、西南医科大学附属中医医院与叙永县、古蔺县建立紧密医联体合作关系。该市与重庆市永川区、江津区建立川渝儿童自闭症、口腔、脑卒中专科联盟。西南医科大学附属医院、西南医科大学附属中医医院分别与重庆永川区妇幼保健院、江津区中心医院等医疗机构深化医联体、专科联盟建设合作。西南医科大学附属口腔医院牵头组建川渝滇黔结合部区域口腔专科联盟,在联盟单位开展新技术6项、新项目8项。西南医科大学附属中医医院与自贡市第三人民医院签约建立城市医疗集团合作关系,与长宁县中医医院共建专科联盟。推动泸永江三地医疗机构检验检查结果互认工作,全年出具临床检验互认报告单183.5万份,出具医学影像互认报告单49.21万份,互认57项次。163家医疗卫生机构开展药品使用监测分析,完成药品对码和全部数据采集报送工作。全市共165家公立医疗卫生机构配备使用国家基本药物。

【健康服务业】民营医院达到119家、卫生技术人员5841人、床位10074张,全市诊所、卫生所、医务室数量达到1076家。新引入西南梅奥肾病医院、江阳区家和康医院、泸州立安血液透析中心等社会办医机构。加强民营医院医疗质量管理和行业自律,市民营医院协会召开第四次会员大会,开展医保政策、规范医疗行为专题培训。推进医疗健康产业发展,制定《泸州市"南翼"地区山地康养产业发展工作方案》。推进细胞产业发展,印发《十四五卫生健康发展规划》《推动泸州公立医院高质量发展实施方案》等,将包含细胞产业在内的医药产业发展纳入重点工作。支持川南医学转化研究院开展细胞治疗自有技术的研发临床应用。做好健康服务业招商引资和新业态培育。推进5G+医疗健康应用。

【基层卫生健康】基层卫生建设。统筹国家基本公共卫生服务均等化指导中心、全民预防保健服务指导中心、家庭医生签约服务指导监督中心合三为一,落实专兼职15人,工作经费5万元。2022年下达国家基本公共卫生各级补助资金31958.34万元(中央资金25555.22万元,省级资金3668.90万元,市级资金359.11万元,区县级资金2375.11万元),人均达75.13元,民生工程项目按进程实施。全市组建家庭医生服务团队838个,常住人口签约269.92万人,占63.45%,重点人群签约186.52万人,签约率88.50%(重点人群210.77万人);在全省率先开展残疾人家庭医生签约服务助残项目,提升残疾人生活质量。

优质服务基层行和特色科室创建活动。全市131家符合条件的基层医疗机构对照标准,补短板、强弱项,不断改善基础设施条件,健全管理制度,持续改

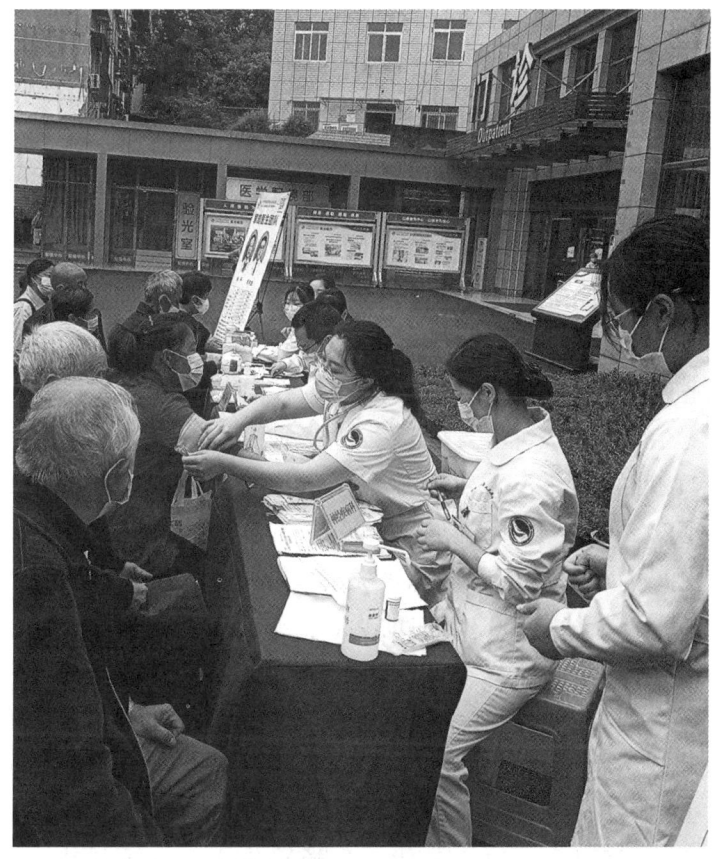

◎2022年5月19日是第12个世界家庭医生日,泸州市开展主题活动(泸州市卫生健康委员会◇供稿)

进服务质量，稳步提升服务能力。2022年成功创建社区医院3家，成功创建四川省基层临床特色科室9个。

落实基本公共卫生服务。为425.40万人城乡居民免费提供健康档案管理、健康教育、慢性病管理等12类国家基本公共卫生服务。预防接种工作不断巩固，全市适龄儿童建证率99.26%。重点人群管理服务不断提升，0—6岁儿童健康管理率96.21%，新生儿访视率99.08%。0—6岁儿童眼保健和视力筛查覆盖率96.02%。孕产妇早孕建册率94.39%，产后访视率98.07%。建立健康档案的65岁及以上老年人697788人，65岁及以上老年人城乡社区规范健康管理服务率65.46%。2022年辖区内已管理的高血压患者393091人，新查出高血压2.06万人，高血压患者基层规范管理服务率为73.90%，管理人群血压控制率为66.38%。辖区内已管理的2型糖尿病患者122108人，新查出糖尿病患者0.94万人；2型糖尿病患者基层规范管理服务率为73.34%，管理人群血糖控制率为56.51%。老年人中医药健康管理率71.92%、0—36月儿童中医药健康管理率85.89%。全市登记传染病病例数5661例，传染病疫情报告率100%，传染病疫情报告及时率100%。协助开展食源性疾病、饮用水卫生安全、学校卫生、非法行医和非法采供血、计划生育实地巡查54300次。到位2022年度国家基本公共卫生各级补助资金31958.34万元（中央资金25555.22万元，省级资金3668.90万元，市级资金359.11万元，区县级资金2375.11万元），人均75.13元；市、区县财政按要求及时落实2022年度基本公共卫生经费。以慢性病患者健康服务和重性精神病患者规范管理为突破口，加强基层医务人员培训，完善基层医疗卫生机构和上级机构的双向协作和转诊机制，推进基层慢性病和重性精神病患者的医防融合。在全民预防保健服务基础上，开展出生缺陷三级综合预防，实施免费孕前综合筛查、免费产前筛查、免费新生儿48种遗传代谢病筛查；开展全民预防保健服务，提供免费健康体检；开展宫颈癌三级综合防治行动，为全市35—64岁户籍妇女提供免费宫颈癌HPV筛查服务（每三年一次）；开展安宁疗护服务试点，为终末期患者在临终前提供身体、心理、精神等方面的照料和人文关怀服务。

【县域医共体和基层卫生健康综合试验区建设】继续推进泸县、合江县紧密型县域医共体建设试点工作，完善家庭医生签约服务。继续探索县域医共体"人员、财务、资产、药品耗材、业务、绩效"统一管理模式，加快推进全专结合项目。古蔺县启动紧密型县域医共体建设工作。做好泸县国家基层卫生健康综合试验区改革各项工作，成立以政府主要领导任组长的试验区建设领导小组，将试验区建设列入深化改革重点工作，纳入目标考核，建立联席会议、任务清单等推进机制，形成党委政府领导，部门齐抓共管的工作格局。开展紧密型县域医共体城乡居民基本医疗保险"一个总额付费"试点，引导医疗机构由追求服务数量的扩张式发展，转向追求服务质量的内涵式发展，从"以治病为中心"转向"以健康为中心"，更好地为人民群众提供全方位、全生命周期的医疗健康服务。推进县域医疗卫生次中心建设，市卫健委成立县域医疗卫生次中心推进领导小组，各区县政府成立县域医疗卫生次中心推进专班，统筹次中心建设资金、土地、人员等保障落实到位。省级项目资金1920万元，用于合江县九支、古蔺县双沙、叙永县叙永镇、泸县潮河和喻寺等次中心建设。2022年，市县总计投入2.4258亿元，创建8个次中心，新增业务用房11.44万平方米，新增卫生技术人员182人。

【卫生应急】 突发事件处置。处置突发事件72起，调派网络医疗机构87次，派出救护车125趟次，接受各级政府部门下达的紧急医疗救援保障任务1895余次，出动院前救护车1906趟次，出动急救人员9500余人次。参与市人大、政协两会、市公安局民警综合体能达标测试、第十七届中国国际酒业博览会、中高考等全市大型紧急医疗救援保障任务。组织34名紧急医学救援队员赴泸定"6·8"级地震灾区开展卫生应急救援。

应急能力建设。修订印发《泸州市突发公共卫生事件应急预案（试行）》《泸州市突发事件医疗救援应急预案（试行）》，《泸州市应对极端条件下的新冠肺炎疫情应急预案》，完善市突发公共卫生事件和突发事件紧急医疗救援应急预案体系。制定完善自然灾害卫生应急预案。开展应急演练和应急处置培训。组织实施2022年新冠肺炎疫情处置市、县、乡、村双盲综合演练，组织开展区域核酸检测应急演练，组织开展全省移动核酸检测应急演练。完成全市基层干部和志愿者疫情防控能力培训，考核通过5万余人。组织川南紧急医学救援队在普格与泸天化完成两次应急演练。开展全市重大传染病疫情防控与应急处置培训，加强各级卫生应急工作人员业务能力提升，推进卫生应急人才体系建设。强化区域联动协作机制。签订《泸永江卫生应急合作协议》，建立区域性突发事件卫生应急处置风险监测预警、研判评估、防控决策、协同处置机制，探索打造两小时卫生应急救援圈，跨界应急救治患者15人。协同做好应急医疗物资储备。全市共储备卫生应急物资5476万元，保障发应急医疗物资能及时供应。建立省级医药储备库1个，市级医药储备库两个，县区医药储备库8个，确保发生灾情、疫情及突发事件时药品、器械等应急医疗物资能及时有效供应。加快核酸基因测序建设。投入780万元实施市疾控中心基因测序实验室建设。

【疾病预防控制】 报告法定传染病23种，报告发病率451.40/10万。国家免疫规划疫苗报告接种率99.32%，建成22个预防接种数字化门诊，广泛实行互联网+预防接种服务模式。强化艾滋病监测检测，调整艾滋病监测哨点设置，增设学生人群艾滋病哨点，艾滋病筛查覆盖率43.66%；抗病毒治疗覆盖率95.67%，病毒载量检测比例93.73%，治疗成功率

95.46%；孕产妇艾滋病检测率99.92%；孕产妇孕期检测率99.90%；孕产妇孕早期检测率93.71%；艾滋病感染孕产妇早期抗病毒用药率100%；艾滋病感染孕产妇所生婴儿抗病毒用药率100%；艾滋病感染孕产妇所生满3月龄儿童3月龄内早期诊断率100%；艾滋病感染孕产妇所生儿童6月龄诊断率100%；艾滋病感染孕产妇所生儿童18月龄艾滋病抗体检测率100%；HIV感染育龄妇女抗病毒治疗覆盖率96.70%。2022年投入艾滋病防治经费3471.77万元。结核病报告发病率52.90/10万，转诊追踪可疑肺结核患者总体到位率98.30%，病原学阳性率59.20%，规范管理率996.20%，成功治疗率93.60%。及时处置江阳区1起霍乱疫情。2022年全市持续保持碘缺乏病消除状态；古蔺县、叙永县完成地氟病消除评估验收。开展碘缺乏病监测，加强对孕妇人群监测，合格碘盐食用率94.62%。在叙永县、古蔺县开展燃煤污染型氟中毒监测，规范开展地方病病人治疗和管理，随访管理完成率100%。规范实施严重精神障碍患者使用第二代长效针剂试点工作。

【改革完善重大疫情防控体系】持续强化疾控体系建设，全市共建成三级甲等疾控机构1家、二级甲等疾控机构6家，二级乙等疾控机构两家。市疾控中心实施整体搬迁。强化实验室能力建设，市疾控中心完成基因测序实验室建设。完善联防联控、群防群控机制和医防协作机制，泸县、合江县作为全省首批试点区县，继续实施疾控机构纳入县域医共体新模式。开展预防接种质量提升行动。加快推进县级癌防中心建设，7个区县均成立癌防中心，癌防体系不断完善。全市累计有国家级慢病综合防控示范区3个，省级慢病示范区3个。

【新冠疫情防控】新冠疫情处置。及时调整泸州市卫生健康委员会新型冠状病毒肺炎疫情领导小组。严格执行新冠肺炎疫情报告规定，从源头做到"早发现、早报告"。顺利处置"2·19""8·28""9·5""9·18""10·9"等多起输入本土疫情、本土聚集疫情、省外输入疫情和境外输入疫情，成功化解疫情输入、传播风险，2022年，累计报告新冠肺炎信息专报271期，发现新冠肺炎阳性感染者905例，其中确诊病例164例，无症状感染者741例。

疫情防控措施有效。强化疫情多点监测预警。2022年共检测10523.23万份。建强流调溯源专业力量。建立301支共计1408人的流调溯源队伍，完成多轮疫情流调溯源工作。多次赴重庆市、成都市、广安市、南充市等地支援疫情处置。全市共建成集中隔离场所104家，隔离房间29484间（其中方舱隔离房间9213间）。培训储备隔离场所工作人员4362人，出台《泸州市疫情防控隔离工作总体方案》等系列管理文件，完成常态化风险人员隔离和叙永"10·9"大规模跨区县转运隔离任务。

疫情防控监督检查。指导卫生执法监督机构建立健全综合督查、专项检查、日常检查和"回头看"检查"四位一体"的常态化督查工作机制，加强医疗卫生机构、集中隔离点、核酸采样点等重点场所疫情防控监督检查，强化立案办案手段运用。督促全市各级各类涉医场所担起疫情防控主体责任、落实疫情防控措施、抓紧抓好院感防控，筑牢筑严疫情防控屏障。2022年，全市累计出动卫生执法人员8750余人次，监督检查各级各类场所和机构11400余家次，发现问题3560余条次，制发监督意见书1500余份，共办理涉疫案件156件，处罚款65.29万元。

疫情信息收集和分析报告。督促医疗卫生机构落实报卡和及时更新疫情信息责任，保证网络直报信息真实准确。利用计划生育PIP信息系统、泸州市全民预防保健信息系统，协助开展密切接触者身份查重筛选工作，协调市大数据中心，为及时准确汇总上报疫情信息提供技术支持。通过四川省应对新冠肺炎卫生应急调度管理平台向国家和省卫生健康委报送疫情日报告、零报告，无一起迟报、漏报、瞒报现象发生。根据疫情防控信息报送相关规定，每日8时、14时、18时、24时，收集各区县本土实时疫情防控数据，规范准确向政府和上级报送相关信息。

医疗救治与核酸检测。新建救治床位5400张（市亚定点医院三个院区1000张、区县方舱医院4400张）。市级定点救治医院、亚（准）定点医院共集中救治812名新冠病毒感染者。全市52家医疗卫生机构具备检测能力，日检测能力达53.8万管。2022年调配医务人员1.59万人次、34.22万管检测能力开展全员核酸检测。对外支援核酸检测支援人员885人次。强化医院感染防控，开展医疗机构疫情防控暗访督查和感染防控风险隐患排查、核酸检测机构整顿排查工作，累计督查6550家次，发现问题3560条次，罚款金额共计65.29万元。做好风险区或管控区域内特殊重点人群日常生活和就医用药等服务保障。在重点管控区域设置临时医疗点并配备医护人员24小时值守。在高、中风险区人群建立医疗需求与辖区医疗保障工作人员联系机制。累计提供远程咨询和诊疗服务602人次，上门开展医疗服务454人次，经评估转非新冠定点医院415人次。疫情防控政策调整后，确保转段后医疗救治平稳度峰。制定《泸州市医疗资源准备工作方案》，加强设备统筹、床位统筹和医务人员统筹，合理调配医疗资源。发热门诊应设尽设，全市68家二级及以上医疗机构、135家基层医疗卫生机构全部开设发热门诊（诊室），开通24小时咨询电话。开放所有院区、病区、病房，床位应开尽开、患者应收尽收，全市开放床位3.63万张。全市三级医院共有重症床位862张（占比4.5%），可转换重症床位493张（占比4.05%），配备重症医学医师694人（床医比为1∶1.26），护士1746人（床护比1∶3.18），均超过国家标准要求。强化规划布局，完善分级诊疗体系。印发《关于进一步加强新冠病毒感染分级分类诊疗工作的通知》，建立以4个城市医疗集团、11个县域医共体为载体的亚定点医院、定点医院、医联体和医联体外部协作的三级综合医院之间的转诊机制，形成市、县、乡、村新冠感染者四级治疗体系，实现全市医疗机构全覆盖。建立重症病例医疗救治专家巡诊、会诊制度。组织市医疗专家组对全市进行重症救治会诊指导，利用"5G+医疗健康"远程服务体系进行技术指导。加强基层医务人员（含村医生）培训，累计培训4300余人次。开展互联网医疗服务，提供24小时线上咨询、用药指导，以及分时段预约诊疗等服务，累计提供咨询2.02万人次，开展诊疗服务1.08万人次。加强妇幼保健机构发热门诊建设，优化就诊流程，严格落实预检分诊、首诊负责制度，科学设置相对独立诊疗区域，减少人员聚集造成交叉感染风险。面对病毒不断变异，因时因势优化调整疫情防控期间特殊重点人群医疗服务保障工作应急预案，保障涉疫孕产妇正常就医需求。及时修订更新公布"黄码"孕产妇就诊定点医疗机构名单，并对全市7个区县10家"黄码"孕产妇就诊定点医疗机构开展线上质控。建立涉疫孕产妇和儿童台账，实施"日报告""零报告"制度。

中医药抗疫。落实中西医高效协同机制和中医药第一时间参与重大疫情响应机制，推进中医药尽早、全程、深入参与防治。对确诊病例和无症状感染者100%给予中医药治疗。推进二级以上中医综合医院发热门诊和二级生物安全实验室规范化建设全覆盖。充分发挥中医药大锅汤"未病先防"优势，高中风险区人员应服尽服，其他人员做到愿服尽服，累计提供大锅汤服务70余万人次。支援内江市抗疫提供大锅汤3万袋。先后派出14支中医医疗队支援抗疫。

【爱国卫生】新建成省级卫生村137个，省级卫生单位196个，省级无烟单位255个。在病媒生物繁殖高峰期，以区（县）为单位开展集中消杀灭专项行动。完成泸县县城和江阳区分水岭镇等18个乡镇病媒生物达标复查。

【健康城市建设】全民预防保健免费健康体检152.68万人，现管慢性病高风险人群50.97万人。

【食品安全】印发《2022年泸州市食品安全风险监测实施方案》《2022年泸州市卫生健康部门食品污染物及食品有害因素监测任务分配》《2022年食品安全抽检工作计划》，上报《关于新增食源性疾病病例监测医院的报告》，加强食品安全工作组织领导，按时上报监测进度及风险信息。开展食品安全标准管理。2022年食品安全企业标准备案受理73件，均在市卫健委官网进行备案前公示和备案后公开。完成食品安全风险监测11类519批次，检测项目5415项次，完成率159.69%。全市68家监测医院上报食源性疾病病例8811例，平均129.57例，达标率127.55%；上报食源性疾病暴发事件19起。食品安全企业标准备案接件73件。组织开展营养健康食堂试点建设。

【老年健康服务】体系建设。健全老龄工作机制，推进老龄工作方案施行。加强康养体系建设，推进健康养老多元发展。开展打击整治养老诈骗，开展医养人才培训。建成社区医养结合项目4个，安宁疗护试点示范机构9家，老年友善医疗机构61家，省级医养结合示范单位4家，全国示范性老年友好型社区3个，全国第二批老龄健康医养结合远程协同服务试点机构1家。

银龄健康工程。为9493名失能老年人开展"三个一"健康敲门行动。为全市60岁以上老年人免费接种新冠病毒疫苗，新冠疫情期间全市医养结合和养老机构实现"零感染"。

医养康养项目。推动社区医养项目建设，医养结合覆盖面逐步扩大。打造中高端医养结合示范基地，春江酒城嘉苑采用CCRC模式，打造川渝滇黔结合部首个养老社区项目。故里情源采用景区房产模式，打造集旅游医疗、养生观光、休闲文化一体的医康旅养基地。打造优质医养机构深度融合，泸州市人民医院与天仙硐养老服务有限公司强签署医养结合合作协议，实现"医、康、养"无缝对接，建立起小病在中心，大病到医院模式。泸州市中医医院与市社会福利院合作建立老年病科协议，打造全市首个公立"医养结合型医院"，获省第一批医养结合示范单位。加快建设山地避暑生态康养。

【妇幼健康服务】体系建设。市妇幼保健院门诊大楼优化升级改造。龙马潭区妇幼保健院获国家妇幼保健机构能力提升项目资金200万元。开展妇幼保健机构绩效考核。开展妇幼健康领域特色专科和示范建设。开展儿童早期发展示范基地创建，西南医科大学附属医院申报创建省级儿童早期综合发展示范基地，确定龙马潭区、泸县妇幼保健院为市级儿童早期发展优质服务基地。开展妇幼保健门诊规范化建设，试行孕产期、更年期和新生儿保健市级特色专科创建，推动孕产期保健门诊、孕期营养门诊、更年期保健门诊规范化建设。推进妇幼健康领域中医药服务，推动落实《泸州市推进妇幼健康领域中医药工作实施方案（2021—2025年）》。制定印发《泸州市卫生健康委员会关于贯彻2021—2030年泸州妇女儿童发展规划的实施方案》，推动妇女儿童发展规划落地实施。

母婴安全和妇女儿童全生命周期服务。加强危急重症孕产妇和新生儿管理。规范和强化高危孕产妇管理，对高危管理对象实行精准管理。2022年，全市在管妊娠孕妇34947人，市产儿科急救办公室接收危急重症报备108人，孕产妇死亡2人，孕产妇转介1013人。强化母婴安全专项质控、产科适宜技术培训、危重孕产妇和新生儿救治中心建设。开展市、区县级危重孕产妇和新生儿救治中心评估工作。2022年争取财政专项母婴安全保障经费36万元，用于市级产儿科救治运行补助。2022年全市各级危重孕产妇救治中心收治危重孕产妇267人，成功救治265人。泸州市妇幼信息系统实现与省级妇幼信息平台对接。众信妇幼信息平台内孕产妇建档34947人，橙色风险预警5372人，红色风险预警64人，紫色或合并紫色1479人，录入产检信息200940条，儿童建档23868人，录入儿童保健信息131338条。在四川省妇幼保健院开展主题为"预防母婴传播，孕育未来希望"优秀案例评选活动中,泸州市妇幼保健院获一等奖,泸县、叙永县妇幼保健院获优秀奖。预防艾滋病、梅毒和乙肝母婴传播工作取得显著成效。2022年度艾滋病感染孕产妇所生满6月龄儿童数11人,按满6月龄儿童计算母婴传播率是0。满18月龄儿童数10人,按满18月龄儿童计算母婴传播率是0,达到目标任务4%以下控制要求。梅毒感染孕产妇梅毒治疗率100%;梅毒感染孕产妇所生儿童预防性治疗率100%;先天梅毒报告发病率0,达到15/10万以下。乙肝感染孕产妇所生儿童首剂乙肝疫苗及时接种率99.83%;乙肝感染孕产妇所生儿童乙肝免疫球蛋白及时注射率99.75%;乙肝感染孕产妇所生儿童12月龄内乙肝表面抗原和表面抗体检测率88.78%;乙肝感染孕产妇所生儿童12月龄内乙肝表面抗原和表面抗体检测阳性率0.44%,达到目标任务1%以下控制要求。强化0—6岁儿童健康管理服务。2022年,全市3岁以下儿童系统管理率96.19%,新生儿访视率99.08%,儿童健康管理率96.24%,0—6岁儿童眼保健和视力筛查覆盖率96.04%;0—6岁儿童残疾筛查项目,初筛39万人,复筛384人,评估诊断355人,治疗166人,救助263人。孕产妇早孕建册率94.39%,产后访视率98.11%;实施健康儿童行动计划,规范儿童生长发育监测、心理行为发育评估与指导、口腔保健服务质量。强化爱婴医院监管,开展爱婴医院创建和复核。2022年,全市签发出生医学证明26837份。《母子健康手册》发放30022本,使用率100%;使用《母子健康手册》微信客户端服务3454人。2022年,全市孕产妇死亡率4.19/10万,婴儿死亡率2.39‰,5岁以下儿童死亡率3.9‰。

全民健康工程妇幼疾病检测和妇幼公共卫生项目。建立宫颈癌三级综合防治机制,推动宫颈癌三级综合防治项目实施。推动农村妇女"两癌"筛查试点工作。2022年,完成农村妇女宫颈癌筛查66048人次,农村妇女乳腺癌筛查65459人次。2022年,农村妇女"两癌"筛查民生实事工作获省级通报表扬。累计为22063名新生儿开展新生儿48种遗传代谢疾病筛查,为146756名妇女开展宫颈癌预防(HPV病毒感染)检测,为28582人次拟婚拟育对象提供免费地中海贫血筛查,为10047例孕妇提供免费母体血清学筛查,为947例孕妇提供免费无创DNA产前检测。持续提升出生缺陷防治能力,全市建成产前诊断中心1个,产前筛查机构11家,产前筛查机构县域覆盖率100%。加强技术服务管理和质量评估。开展孕妇外周血胎儿游离DNA产前筛查与诊断和产前诊断定额补助先期试点。加强新生儿遗传代谢病筛查和听力障碍诊治分中心建设。

【职业健康】落实职业病十四五规划、联席会议制度,不定期发出《职业健康综合评价动态通报表》《职业健康近期重点工作提示单》,强化过程管理,落实有专兼职人员。编定"治理序号",568家用人单位启动职业病危害专项防治。建成尘肺病康复站4个,启动尘肺病康复点试点建设。确定泸州市人民医院为尘肺病康复站（职业病康复治疗）指导医院。建成全省第一家市级职业健康质控中心——泸州市职业健康质量控制中心。建成省级健康企业10家，市级14家。

【人口监测与家庭发展】人口监测。全市常住人口中0—14周岁人口占总人口的16.28%，15—64周岁劳动力人口占64.79%，65周岁及以上老年人口占18.93%。

计划生育家庭扶助。全市纳入农村计划生育奖励扶助对象196116人，特别扶助对象13498人，独生子女父母奖励28272.5户，奖励和扶助资金31262.11万元，全部发放到位。继续落实农村独生子女父母医疗保险补助和农村独生子女父母增发养老金"两保"优惠政策，全年共投入4200万元，受益214514人。

构建计生特殊家庭常态化帮扶机制。落实"双岗"联系人制度。156家医疗机构作为计生特殊家庭定点医疗机构，为所有计生特殊家庭提供"绿色通道"。10976名计划生育特别扶助对象享受住院护理补贴保险，理赔1736人次，理赔金额191.5万元。持续实施生育关怀"安居工程"，投入971万元，为217户计生特殊困难家庭新建住房。

托育服务体系建设。成立以市人大常委会主要负责同志为组长的助推工作指导小组，以及市政府分管负责同志为组长的试点工作领导小组，建立部门联席会议制度和助推工作机制。先后印发《关于贯彻落实促进3岁以下婴幼儿照护服务发展工作的通知》《泸州市"一老一小"整体解决方案》《泸州市普惠托育试点工作方案》《关于进一步加强普惠托育试点工作的通知》等文件，对普惠托育服务发展目标、主要任务、保障措施、组织实施等方面提出明确要求。全年投入636万元普惠托育专项补助资金支持普惠托育机构持续稳步发展。全年打造市级婴幼儿照护服务示范机构23家；争取国家项目1个、省级项目5个，补助资金232.5万元，全部完成项目建设，资金拨付率100%。启动优质服务托育机构评审工作，完成星级认定31家。"探索普惠托育服务模式，保障婴幼儿健康成长"被评选为健康四川行动推进十大经典案例。

【中医药事业】体系建设。成立市推进中医药综合改革和中医药强市建设工作领导小组，由市长任组长。编制《泸州市"十四五"中医药高质量发展规划》《泸州市中药材产业发展规划（2022—2030）》。印发《泸州市基层中医药服务能力提升工程"十四五"行动计划实施意见》。市中医医院城南院区全面投入使用。62个乡镇卫生院（社区卫生服务中心）开展中医馆内涵建设。启动全国基层中医药工作示范市（县）创建工作。新成立中医脑病、骨伤、肺病三家市级中医质控中心，评审通过19家新一批市级中医重点专科建设单位，建成国家级中医重点专科9个、省级35个、市级58个。持续开展三级和二级公立中医医院绩效考核。开展中医强基层"百千万"行动。21个品种纳入四川省医疗机构中药制剂调剂品种目录（第一批）。

中医药队伍建设。孙同郊被授予第二届全国名中医称号，1人被评为省十大名中医，8人当选第七批全国老中医药专家学术经验继承工作指导老师。设立13个市级名老中医传承工作室，带教传承人31人。第二期"西学中"基层培训班53名学员结业。举办中医全科医师转岗等各类培训班16期、参训1500人。

中医药产业。中医药产业发展列入成渝地区双城经济圈建设、"一体两翼"特色发展战略、新时代区域中心城市建设重要内容。全市改扩建中药材标准化基地5000余亩，中药材总面积23.1万亩，产值15.5亿元。

中医药文化交流。首批评选市级中医药文化进校园示范学校8家。实施中医药文化传承发展工程，列入省级非遗传统医药类项目7项，市级传统医药类非遗项目15项。实施中医药活态传承发展工程，新增5项省级非遗传统医药类项目。推动西南医科大学附属中医医院国家中医药服务出口基地建设海外中医中心，建设天府云医·海外惠侨医疗站。

【宣传与健康促进】先后召开13场新冠疫情防控新闻发布会，通过"健康泸州""泸州发布"等官方平台发布权威涉疫信息1500余篇，累计点击量超过3200万余人次。推出新冠疫情防控专栏10余个、专版100余个、疫情信息4500余篇。在国家级、省级主流媒体分别发布稿件30余篇、100余篇。评选表彰10名第四届"健康泸州 大美医者"，1人被评为第四届"健康四川 大美医者"。

（邓家全）

德阳市

【卫生健康资源概况】2022年底，全市有医疗卫生机构2149家、床位28120张。卫生技术人员27343人，其中职业（助理）医师10540人、注册护士12059人。每千人口有卫生技术人员7.90人，每千人口有职业（助理）医师3.05人，每千人口有注册护士3.48人，每千人口床位8.12张。

【人才建设】全职引进卫生高层次人才3人，柔性引进高层次人才5人、团队1个。评选"德阳名医"10个、名医工作室3个，引进领军人才2人，培养"7+1"人才62人。

【规划与财务】印发《德阳市"十四五"卫生健康发展规划》及市政府明确的三个专项规划。推进28个项目建设，总投资135.6亿元，年度计划完成投资23.3亿元，实际完成投资25.1亿元，投资完成率108%。下达各级财政专项资金7.26亿元，完成率94%。

完成方舱医院、亚定点医院建设等新冠疫情防控经费保障任务，做好疫情物资储备，确保全域防疫物资储量充足。

【信息化建设】建成智慧医院5家；取得互联网医院牌照医疗机构7家，互联网医院上线开诊4家。全市80家医疗机构完成电子健康卡平台接入工作，累计发放电子健康卡225.8万张。完成全民健康信息平台（二期）初验。推进落实方舱医院信息化建设，完成全市移动核酸检测方舱统一部署使用省级云LIS系统。

【依法行政】制定《德阳市卫生健康委员会行政权力权责清单（2021年）》，明确330条行政权力的责任主体、责任事项、问责依据、追责情形及免责情形。印发《德阳市卫生健康监管领域初次轻微违法行为不予处罚事项清单（第一批）》，筛选出6条行政处罚事项实施不予处罚，细化实施流程。审核重大行政处罚案件3件，备案67件，清理规范性文件5件，审核重要文件4件、战略合作协议7件、采购合同采购文件29件。组织参加2022年度行政执法资格考试，19人取得行政执法资格证，3人取得执法监督证。组织市级卫生健康系统267人学法考法，考试合格率100%。开展会前学法17次。开展行政执法队伍"大学习大练兵大比武"活动。

【行政审批】推进"6+1"依申请服务事项全部纳入省一体化政务服务平台在线办理和公开透明运行，完成依申请服务事项61项，实现政务服务"三集中三到位"。义诊活动备案、消毒产品卫生安全评价报告备案等事项实现"川渝通办""跨省通办"。承接下放许可事项"血液透析中心和医疗消毒供应中心执业登记"，新办消毒供应中心1家，办理备案240件。"医疗机构执业许可证遗失补办""消毒产品生产企业卫生许可遗失补办""消毒产品生产企业卫生许可注销""医疗广告审查证明遗失补办"4个事项纳入掌上办理。共办理行政许可651件，公共服务362件。行政许可及公共服务事项在四川政务服务一体化平台实现100%网办，办事企业（群众）100%最多跑一次，行政审批事项按时办结率100%。

【综合监管】出台医疗机构和医务人员不良执业行为记分市级管理实施方案，实现医疗"三监管"闭环运行8轮，完成流转线索1269条，调查核实823条，认定问题89条，责任追究医疗机构55户次，其中6家存在不良执业行为共记7分，追究医务人员89人次。推进二级以下医疗卫生机构医疗废物在线监管接入工作，接入疾控机构6家，采供血机构4家，二级以下医疗机构1188家。落实"双公示"制度，全年规范推送至"信用德阳"及公示在单位官网上的行政许可622条、行政处罚15条、行政（监督）检查99条。开展职业卫生、公共场所等专项整治，立案处罚226起，处罚金109万余元，没收违法所得4万余元。什邡市和广汉市被省卫生健康委确定为职业卫生分类分级监管执法先行试点地区。

【医政医管】全面开展二级、三级公立医院绩效考核，将考核结果与医院财政补助、医保支付、绩效工资总量等挂钩。建成7国家认证胸痛中心家、卒中中心5家、市级医学中心8家、省临床重点专科建设项目2个，成立57家市级医疗质量控制中心。制定《德阳市加快构建优质高效分级诊疗体系实施方案》，构筑"1家区域医疗中心+4家综合三甲+27家县域医疗次中心"医疗服务圈。公立医院临床路径管理率58.52%，较2021年上升4.7%。开展医德医风教育，全市主动上缴"红包"95人次、金额9.53万元。推进平安医院建设，在34家二级以上医疗机构开展问题排查整改，共发现落实整改问题83项。

【区域协同】召开第六次成德眉资医疗健康同城化专项合作联席会议。19家医疗机构先后与四川大学华西系列医院开展相关合作，加入各类专科联盟23个。推进德阳市中西医结合医院、德阳市口腔医院等医疗机构与重庆市医疗机构合作。有序扩增检查检验结果互认项目，实现区域内25家三甲医疗机构99项互认项目。持续推动四川省人民医院托管德阳市第二人民医院，并创建胸心外科。推动59名正高级职称专家加入成都平原经济区卫生人才专家库。

【基层卫生健康】建成县域医疗卫生次中心12家，11家乡镇卫生院达到二级综合医院水平。新增优质服务基层行活动基层医疗卫生机构基本标准18家、推荐标准8家，建成社区医院4家、基层医疗机构临床特色科室7个。推进全市乡村医生退出工作。持续为全市城乡居民免费提供12项国家基本公共卫生服务。稳步推进紧密型县域医共体建设，拓展家庭医生签约服务，做好重点人群健康服务。

【卫生应急】制定120信息化平台升级方案，建立定期分析通报机制。全市院前急救网络有效派车26676次，救治伤病员26654人，呼救处置率100%，群众满意率99%以上。采购680套卫生应急服装及个人装备，开展卫生应急和院前急救知识全覆盖培训。统筹调度急救力量处置"8·14"一般坍塌(倾覆)生产安全事故。

【疾病预防控制】报告法定传染病23种17016例，报告发病率492.34/10万。建设艾滋病网络实验室186家，艾滋病抗病毒治疗覆盖率96.01%，抗病毒治疗成功率95.57%。国家免疫规划疫苗报告接种率以乡镇为单位达到90%以上。肺结核报告发病率38/10万，成功治疗率95.2%。消除疟疾工作被表彰为全国先进。建成心理疏导干预室79个，在3所高校建立心理教育与健康中心，在37所中小学设置心理咨询（辅导）室。

【新冠疫情防控】因时因势优化防控政策，全面落实常态化防控措施，打赢绵竹"11·13"疫情等多轮疫情攻坚战，统筹推进疫情防控和经济社会发展。设置定点、亚定点、方舱医院15家，提供床位7597张，增设ICU床位，开辟血透、孕产妇、新生儿、精神疾病患者等特殊人群专用病区。守牢院感防控底线，完成医疗机构流程再造2302家。日核酸检测能力提升至67万管，移动检测能力达到8.5万管，搭建4个气膜方舱。派出转运车辆10台、移动方舱实验室8台，核酸采样、流调等人员2000余人支援成都市、绵阳市等地新冠疫情防控。

【爱国卫生】该市通过国家卫生城市复审。新申报省级卫生乡镇（街道）5个，省级卫生村（社区）227个，省级卫生单位126个，省级无烟单位231个。各级党政机关全面达到无烟单位标准536个，建成率100%。整治农贸市场、学校、机场、车站等人员聚集场所和背街小巷、老旧小区、城中村、城乡接合部、建筑工地、小餐饮店等薄弱环节环境卫生，实施医疗卫生机构厕所整洁专项行动、农村户用厕所改造建设。建立健康细胞示范点20个。广汉市、中江县接受省级病媒生物防制达标复审考核。承办全省爱国卫生月活动，集中开展爱国卫生运动70周年纪念活动成果展示，发布《爱国卫生月活动倡议书》，制作《爱卫同行 健康共享》公益短视频，刊登"共筑文明健康德阳 共享舒适优质生活——三部门联合发出爱国卫生月倡议"。

【健康德阳行动】实施健康德阳行动，推进十八个专项行动。制定《健康德阳行动监测评估工作方案》《2022年度健康德阳行动区（市、县）考核评价方案》。确定营养健康试点建设单位8家；投入60万元新增农民体育中心户30个，健身路径10条；新建体育公园2个，改扩建1个，规划建设2个。开展控烟行动、生活垃圾分类和爱国卫生运动，创建省级卫生单位23个，省级无烟学校102个。开展"健康护眼工程"，改造教室灯光1600余间。推动15家企业参与健康企业创建工作，推进健康社区、健康学校、健康医院等"健康细胞"建设。

【食品安全】食品污染物及有害因素监测完成12大类357份采样，任务完成率100%。全市115家食源性疾病监测单位报告食源性疾病病例6053例，报送任务完成率122.33%，所报病例中无异常病例。推荐德阳市庐山路小学参加省级营养与健康学校评估，罗江区金凯利餐饮部和德阳市中西医结合医院食堂通过市级评估验收。开展食品营养宣传，在线收听营养健康知识85.8万人次，发放奖品350余份，印发宣传折页1万余份。举办"知食就是力量"短视频征集活动，评选优秀作品50个。

【老年健康服务】发布实施《医养结合机构建设管理规范》地方标准，编制《医养结合机构评价规范》。联合成都中医药大学开展老年人健康状况及危险因素基线调查科研课题，完成《德阳市65岁以上老年人健康状况及危险因素调查报告》。支持市中西医结合医院开展全域数字化医养融合服务体系试点项目，研发养老医疗健康一体化服务跨区域共享云平台。开展四川省失能老年人健康管理服务规范试点工作，推进4家机构创建示范机构。开展失能老年人"健康敲门行动"，897支家庭医生团队为11369名失能老年人提供上门健康服务。24家二级及以上综合医院、中（西）医医院开通老年人就医绿色通道。新创建老年友善医疗机构55家。广汉市金鱼镇上岺村、什邡市洛水镇渔江社区被认定为2022年全国示范性老年友好型社区。中江县人民医院、绵竹市人民医院、旌阳区黄许镇卫生院老年友善医疗机构创建被国家卫生健康委评为全国友善医疗机构创建典型案例。什邡市南泉镇团结村建立老年人心理关爱深度干预基层实践点，探索应用"5+1"工作模式，被国家卫生健康委确定为老年人心理关爱项目典型案例。组织开展"敬老月"活动，围绕"防范养老诈骗（非法行医）、老年人权益保障、心理关爱、老年中医养生"四个主题,编排在线访谈节目4期,邀请专家律师走进德阳人民广播电台直播间,以案说法。拍制"基层健康守门人、老年人心理关爱、老年友好社区、老年人就医绿色通道建设、失能老人健康服务"主题宣传片5集,利用德阳全媒体、各县(市、区)电视台等平台线上宣传集中展播。在市老年大学开设课堂4期,邀请专家开展养老防诈、老年健康科普讲座。入户走访慰问百岁老人100人,累计发放慰问金13.4万元,返贫监测市级慰问金4.6万元。

【安宁疗护】推进安宁疗护机构持续扩容,全市共有安宁疗护机构19家,安宁疗护床位284张。在人员配备与培训、医疗质量管理与记录、精麻药品的使用与监管等方面开展质量评审。什邡市南泉卫生院在《新京报》《医学界》分别发表《在人人忌讳死亡的乡镇,一家卫生院让老人体面离别》《开在乡镇卫生院里的安宁疗护科》两篇文章;科普论文《生命、爱、奇迹》《一例前列腺癌终末期患者的中医特色安宁疗护实践》在四川省2022年安宁疗护学术年会上获三等奖。推进安宁疗护宣传与家庭医生签约服务同步实施,将居家安宁疗护与家庭医生服务同步实施,加强与养老机构交流合作。

【妇幼健康服务】推进德阳市"出生一件事"联办工作,为14896名新生儿提供两证联办服务。开展危重孕产妇、新生儿会诊转诊和救治,抢救成功率100%。为70423名农村妇女免费开展宫颈癌检查,为69970名农村妇女免费开展乳腺癌检查,为23756名符合政策的计划怀孕夫妇提供国家免费孕前优生健康检查,为14965名孕妇实施艾滋病、梅毒、乙肝检测服务。获爱婴医院(爱婴乡镇卫生院)称号20家。全市孕产妇死亡率12.23/10万,婴儿死亡率3.12‰,5岁以下儿童死亡率4.10‰。

【职业健康】完成工作场所职业病危害因素监测122家,尘肺病监测400人,医疗机构职业性放射性疾病监测7家,医疗机构医用辐射防护监测6家,非医疗机构放射性用人单位基本情况和职业健康管理情况调查50家。组织650家企业参与专项治理企业核查。推荐10家企业开展省级健康企业验收。评选"职业健康达人"20余人。举办职业病主题宣讲活动20次,印发宣传资料72000余份、出动宣传人次97余人次、宣传受众5.4万余人次。

【家庭发展】纳入农村部分计划生育家庭奖励扶助对象24.71万人,纳入计划生育特别扶助对象1.46万人,发放扶助金约4.5亿元。为全市1.4645万名扶助对象落实"三对一"联系人,为1.3997万名对象落实家庭医生签约服务,签约率95.58%;为1.0052万名计生特殊家庭提供免费健康体检;指定德阳市人民医院等21家公立医疗机构作为计生特殊家庭就医协议医院,为计生特殊家庭开辟就医绿色通道;为计生特殊家庭购买基本医疗保险、补充医疗保险、住院护理保险、代缴养老保险以及参照国家特扶标准为年满45周岁至48周岁的子女死亡家庭提供经济扶助,投入约937.332万元。

编制《德阳市人口中长期规划》《德阳托育服务体系建设十四五规划》。全市共有托育机构（含幼儿园托班）329家，托位13091个，每千人口拥有3岁以下婴幼儿托位数3.78个。制定《德阳市优质服务托育机构评审方案（试行）》，评定优质服务机构6家。开展托育机构主要负责人培训班、安全员专题培训班和保育员和卫生健康员培训，受训720余人次。

【中医药事业】编制《德阳市"十四五"中医药高质量发展规划》，成立德阳市中医发展服务中心。主动融入四川国家中医药综合改革示范区建设，推动成都中医药大学附属医院德阳医院争创国家区域医疗中心。组织全国名老中医药传承彭暾工作室验收，国医大师石学敏院士传承工作室落户德阳市，广汉市、什邡市成功创建全国基层中医药工作先进单位。开展基层十佳"中医馆"评选，打造基层中医馆38个。承办"2021川澳中医药产业发展论坛"。持续开展中医类别全科医生转岗培训、西学中医培训、经典竞赛，德阳代表队在省级比赛中获"团体二等奖"。推进疫情防控中医药干预工作。打造国医书院，推动广汉市、绵竹市、市中西医结合医院争创省级中医药文化宣教基地，什邡市争创省级中医药健康旅游示范基地。中药材种植面积较2021年增长2.47%，中药材总产值增长9.37%。

【宣传与健康促进】制定《德阳市卫生健康委员会新闻发言人与新闻发布制度》《德阳市卫生健康委员会网络宣传平台管理办法》《德阳市卫生健康委员会舆情风险评估制度》，规范新媒体运行管理、舆情评估原则及程序。发布信息2514条，发送新冠疫情防控短信43条。官方抖音号发布作品56个，粉丝41.9万人，播放2479.5万次。原创健康科普视频《卒中日方言接力》获四川省"萤火虫健康科普"视频类二等奖。在广汉市金鱼镇开展"健康知识进万家"试点，打造健康主题公园1个、健康步道区4.5公里、健康主题小公园1个、健康知识宣传长廊1个。

（舒　敏）

绵阳市

【卫生健康资源概况】2022年底，全市有医疗卫生机构4493家、床位45453张。卫生技术人员40153人，其中职业（助理）医师15090人、注册护士18170人。每千人口有卫生技术人员8.22人，每千人口有职业（助理）医师3.09人，每千人口有注册护士3.72人，每千人口床位8.9张。

【人才建设】新增高级职称287人。招聘引进卫生技术人员3120名，其中硕士博士279人。

【项目工作】争取资金共计16.2亿元，其中卫生健康专项资金5.3亿元，基本建设资金10.9亿元。全市卫生健康系统25个项目投资完成率118%，市本级7个项目投资完成率170%，一二三四季度市卫生健康委工作量化评分4次排名均为全市第1。

【乡村振兴】 定期开展返贫动态监测集中排查梳理，共排查梳理600余人，针对新出现的帮扶需求，各地结合政策配合落实帮扶措施46条。组建签约服务团队1833个，为"因病返贫致贫"风险人群提供个性化基本公卫、基本医疗、预约转诊、病伤康复、健康管理等12类健康服务。及时向北川县、平武县及时反馈"因病返贫致贫风险人员名单"，定期开展督导核查、回头看等工作4次，确保帮扶措施落地落实见效。市卫生健康委获评2022年绵阳市乡村振兴先进单位。

【信息化建设】 构建"1+N"全民健康信息化体系，基于绵阳市全民健康信息平台的检验检查结果互认平台接入20家医疗机构，实现市级医院和县（市、区）级人民医院的全覆盖。全市电子健康卡（码）累计发卡422.9万张，全市电子健康卡（码）累计用卡7926.4万人次。6家医疗机构通过互联互通标准化成熟度四级甲等测评，位居地级市第一名。2022年，各医联体累计开展远程会诊3.5万人次、远程诊断服务43.2万人次、远程影像34.9万人次、远程心电7.4万人次，各类远程诊疗服务量同比增长25.8%。全市80%以上的二级公立医院普遍开展分时段预约挂号、智能导诊、自助查询、候诊提醒等惠民服务。2022年，完成分时段预约挂号663.09万人次，智能导医分诊1096.5万次，候诊提醒731.1万次，检查检验结果自助查询服务1146.7万人次，移动支付1639.4万次；在市中心医院开展"信用就医"试点工作。推进检验检查结果线上互认工作，节约群众检查检验费用200万余元。行业100%的三级信息系统、80.6%的二级信息系统完成等级保护测评。联合市大数据中心完成核酸采样备用系统开发建设。牵头开展核酸未出结果申诉处置工作，共处置群众申诉1000余起。

【依法行政】 印发《2022年度绵阳市卫生健康法治政府建设实施方案》。规范性文件合法性审查率100%。完成重大行政处罚法制审核15件，审核机关采购合同22件。完成市卫生健康委机关行政权力清理，共有行政权力313项。开展会前学法14次。

【行政审批】 将高频事项和资质信息变更事项全部纳入即办件，实现42个事项"马上办"，占比62%；即办件之外的其余所有事项实行承诺制，承诺时限在法定时限基础上压缩92%。围绕"一网通办"前提下的"最多跑一次"改革，医疗机构执业许可证、医师执业证书、护士执业证书三类证照实现在线调阅和核验，将涉及三类证照的申请材料全部调整为"非必要"。完成一体化平台4.0事项认领、编制、发布。落实"三集中、三到位"改革，所有审批事项全部由审批科办理，所有事项均通过综合窗口无差别受理，做到"一个事项对应一本清单""清单之外无要求""平台之外无审批"。办结许可事项453件，按时办结率100%；业务办理和咨询接待群众满意率100%，全年无投诉现象。

【综合监管】 累计完成日常监督4.5万户

次，办理卫生行政处罚案件1095个。联合市市场监管局、市教体局、市公安局开展学校卫生和食品安全、疫情防控、旅馆业、医疗美容机构、涉水产品生产企业联合抽查，办理案件135件。

【医政医管】建立市级医疗质控中心56家。立项麻醉科、妇产科、精神科、心血管外科4个省级临床重点专科。绵阳市中心医院核技术医学转化重点实验室基本建立管理制度和运行机制，设置专项经费，立项省部级课题6项，申请国家级、省部级课题7项，以重点实验室为署名单位发表论文10余篇、投稿论文20余篇。全市各级各类医疗机构实现互认检查检验项目8万余人次，节省费用400余万元。全市完成血液采集19.25吨，绵阳市连续七次被评为全国无偿献血先进市。支援吉林省、湖南省以及省内部分市（州）红细胞类血液87万毫升。

【基层卫生健康】稳步扩大紧密型县域医疗卫生共同体建设，平武县以紧密型医共体为契机，以高血压、糖尿病为切入点，全面推开"基本公卫+医保"家庭医生签约服务包工作，梓潼县探索实施医保"一个总额"预算管理改革。印发《乡村医疗卫生机构布局规划建设指南》，配合市级规划专班完成两批次42个片区乡村国土空间规划审核，统筹推进乡村卫生专题规划落地落实。建成县域医疗卫生次中心19家，建设数量居省内地级市第一位。稳步提升基层医疗卫生服务能力，新增优质服务基层行基层医疗卫生机构基本标准27家、推荐标准13家，建成社区医院5家、建成省级基层医疗机构临床特色科室4家。完成全市退出岗位乡村医生医生养老补助机制"第一个三年"调标（即：符合条件且已退出岗位的乡村医生，生活补助每3年调整1次，每次提高10%）。开展绵阳市首届"优秀家庭医生、团队"评选活动，评选出优秀家庭医生团队40个，优秀家庭医生39人。继续为全市常住城乡居民提供12项国家基本公共卫生服务。

【卫生应急】印发《健全疾控机构与城乡社区联动工作机制的实施意见》。修订完善新冠疫情防控、职业中毒等相关预案。提升卫生应急能力建设，新建3个加强型二级生物实验室，配备移动P2+核酸检测车，购置核酸扩增仪、质谱仪、基因测序仪等仪器设备200台件，防护用品及试剂近6万件（份），全市现有P2实验室95个，P2+实验室6个，单人单管最大检测量达67.75万管；建立绵阳市应急医药物资储备库并负责市应急医药物资储备工作的日常监督、管理与检查工作。开展新冠疫情防控三公（工）协同应急培训312场次、演练114场次。

【疾病预防控制】疾控机构能力建设。争取项目投入疾控能力建设，先后落地"食品安全监测能力建设项目""检验检测能力提升项目"等，改建3个加强型二级生物实验室，新建应急物资储备库、病媒生物实验室，疾控机构硬件能力得到大幅提升。全市建成三级甲等疾控机构1家、三级乙等2家、二级甲等5家、二级乙等1家。

巩固重大传染病防治成效。落实《四川省遏制艾滋病传播实施方案

（2020—2022年）》，完善"三线一网底"防治体系，持续推进艾滋病防治宣传教育"进社区、进企业、进医院、进校园、进家庭"活动。全市新报告艾滋病感染数全省排第6位，报告存活数全省排名第7位，艾滋病病人抗病毒治疗比例96.52%、治疗成功率95.85%。完成绵阳市遏制结核病行动（2019—2022）终期评估，启动中国防痨公益基金—结核病数字化智能管理云平台与患者关怀项目，完成"无结核校园"国家级示范点申报。2022年，全市未发生结核病聚集性疫情，肺结核患者成功治疗率95.47%、规范管理率95.62%。

免疫规划工作。持续开展新冠病毒疫苗接种、国家免疫规划疫苗查漏补种，推进疫苗临床研究项目等重点工作，完成25家数字化门诊建设项目单位的建设并投入使用。先后开展国内外疫苗临床研究项目19个，以乡(镇、街道)为单位儿童国家免疫规划疫苗接种率在90%以上。

健全传染病防治和监测网络。开展新冠病毒感染、流感、手足口、登革热等急性传染病监测，实行日监控、周报、旬判、月分析和季度会商制，疾控中心、医疗机构、乡镇卫生院100%实现了传染病疫情网络直报，2022年全市传染病报告质量综合率为99.99%，共报告法定传染病35420例（发病率755.51/10万），较2021年同期下降11.11%，无甲类传染病发病报告。

完成地方病和寄生虫病监测任务。完成全市21个大骨节病区村7—12岁常住儿童临床检查，监测163人，均为阴性；监测大骨节病现症患者298人，治疗81人，管理298人，合格碘盐食用率为98.84%，完成4个饮水型氟中毒病区村现场监测工作。完成疟疾发热病人血检4127人，检出疟疾病例5人，及时处置率100%。完成查螺3300万平方米，灭螺930.11万平方米，询检3.56万人次，血检5.78万人次。

筑牢慢性病防治基石。全面构建医院、疾控机构和基层医疗卫生机构"三位一体"的慢病防治工作网络，坚持健康"战略关口"前移，2022年居民人均期望寿命78.81岁。持续开展全人群死因监测、肿瘤随访登记、心脑血管疾病监测、儿童伤害监测等工作。截至2022年底，户籍人口报告粗死亡率为7.37‰，创建国家级慢病示范区2个、省级慢病示范区6个，示范区区县覆盖率80%以上。

社会心理服务体系建设。健全完善市县两级社会心理服务工作议事协调机制，推进全行业全系统社会心理服务工作。100%的村社建立社会心理工作站室、100%的高校配备专职心理教师、100%的中小学建立心理辅导室、100%的党政机关企事业单位为员工提供心理健康服务、100%的精神专科医院开设心理门诊，57.14%的综合医院开设心理门诊，绵阳市社会心理服务信息平台正式上线运行，织密一张覆盖城乡居民、在校学生、职业人群、患者、重点人员、特殊人员等不同人群的社会心理服务网络。推动严重精神障碍患者应用第二代长效针剂门诊治疗试点工作，全市累计登记录入系统的在册患者年管理率98.10%，全市居民心理健康素养水平30.7%。

【新冠疫情防控】科学研判疫情形势。紧盯国内外、省内外、市内外疫情形势，研判制定防控策略，累计发布疫情防控工作提示248期，《本土疫情分析研判》435期、健康提示680余期、专家建议95期，专家会商意见120余期。快速处置高新区"2·24"、梓潼县"7·15"、游仙区"8·27"等11起突发疫情，特别是科学应对处置涪城"9·29"、江油市"10·3"疫情，在城区部分区域实施临时管控措施的情况下，最短的时间内有效控制疫情传播扩散，所有病例均在2小时内完成核心轨迹追踪、4小时内完成管控，6小时内落实转运隔离，8小时内完成混管阳性追阳断链，72小时锁定感染来源。

落实常态化防控措施。指导大型企业、人流密集场所、学校等落实疫情防控工作，助力复工复产复学。派出应急队员1704余人次，为两会、第十届科博会、中高考、中央巡视组来绵调研、园区高质量发展大会等60余次重要活动提供疫情防控保障。

提升应急处置能力。有序扩充流调队伍1391人，优化重构流调机动小分队50支150人、信息分析小分队4支40人、综合研判小分队3支15人，全面加强流调能力建设。派出11批次队伍，支援成都市、广安市、南充市、阿坝州等地疫情处置。截至2022年12月31日，60—79岁人群全程及加强免疫接种覆盖率分别为：98.42%、96.10%、（目标任务均为95%），80岁及以上人群第一剂次、全程及加强免疫接种覆盖率分别为：103.25%、92.92%、90.53%（目标任务均为90%），提前1个月按照完成国家任务。

疫情防控期间核酸检测信息保障工作。全年开展全市核酸检测信息化保障人员培训3次，培训各类采样检测人员、志愿者9780人次。为18家未自建lis的核酸检测机构、3台核酸检测舱（车）均统一部署省级云lis，提升了检测上传效率和信息管理水平。成立追阳断链工作组，通过信息化手段协助开展追阳断链工作，自"9·29"疫情以来，借助信息化手段及时完成20000余人的追阳工作。

新型冠状病毒感染医疗救治。①明确1003张床位定点医院（四川绵阳四〇四医院803张、安州区人民医院200张），设置101张重症床位，配置相关设置设备，确保需要时重症床位可扩展至床位总数的20%。②明确绵阳国际会展中心AB馆方舱医院提升为1000张床位的亚定点医院，确定市中心医院为托管医院，配置相关设置设备，确保监护床位达到床位总数的10%。③明确设置3290张床位，选址为经开塘汛方舱医院、经开区人才公寓方舱医院、绵阳市第一后备方舱医院和盐亭方舱医院，其中经开塘汛方舱医院（由方舱隔离点转换）设置床位1900张、经开区人才公寓方舱医院（由方舱隔离点转换）设置床位1100张、绵阳市新冠肺炎第一后备方舱医院设置床位90张、盐亭方舱医院设置床位

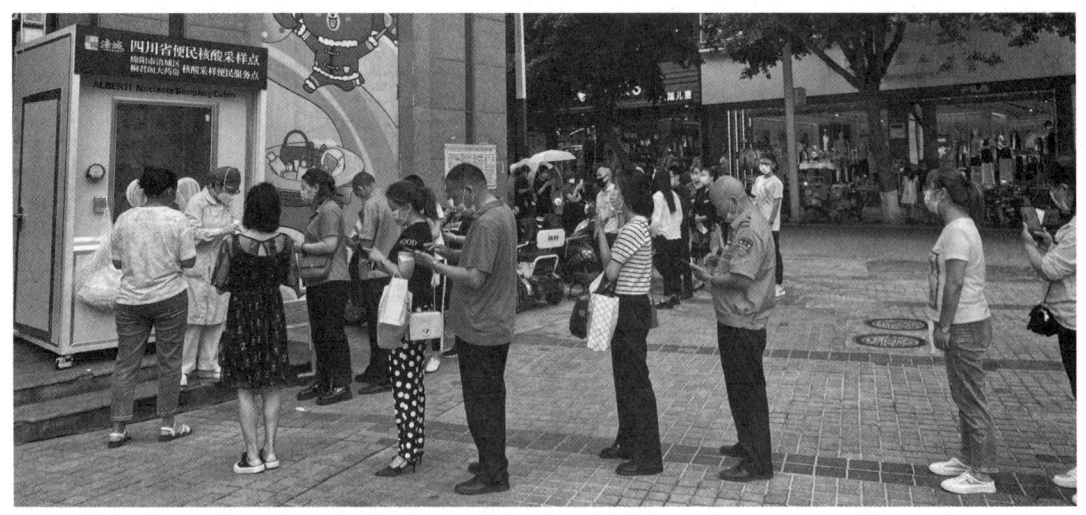

◎2022年，绵阳市打造10分钟新冠病毒核酸检测采样服务圈（王盼儿◇供稿）

200张，分别由市第三人民医院、市中医医院、绵阳四0四医院、市中心医院整建制托管。后期根据省上文件要求将方舱医院床位数扩展至5000张以上，并按相关要求提升为亚定点医院，配置监护床位相关设施设备。④持续推进重症救治能力提升，加快全市二级以上医院重症监护病床改造、升级、储备，全市三级医院总床位数15985张，其中ICU床位数（综合+专科）总数798张、占比达4.99%，可转换ICU床位数695张、占比达4.35%，均达到国省要求。⑤市委市政府统筹指挥调度，市卫健委组织全市医疗机构和医务人员圆满完成涪城区、游仙区、安州区、盐亭县等暴发性疫情救治任务。

【爱国卫生】新建成省级卫生乡镇4个，省级卫生单位66个，省级无烟单位22个，省级卫生村182个。创建成功各级无烟党政机关3407个。开展第34个爱国卫生月活动，宣传"文明健康 绿色环保"理念，活动期间共张贴宣传海报5100余张、发放宣传资料152500余份，制作宣传栏1114余个、宣传标语1000余条（幅），受众近100万人，出动各种车辆600余台次，清运垃圾、淤泥、杂物7253余吨，清除卫生死角8000余处，参与人员及志愿者20万余人，清除"牛皮癣"125820处。病媒生物密度总体达到国家C级标准。

【科技教育】获批国家级项目1项，省部级课题23项，厅局级课题185项。获批国家发明专利5个，实用新型和外观设计专利授权204个，专利转让许可4个。发表SCI论文198篇。组织专家评审通过市卫生健康委课题74个（补助项目10个、鼓励项目64个）。申报成功国家级继续医学教育项目62个，省级131个；审核通过市级288个。

【老年健康服务】开展"健康敲门行动"培训54期（次）1238人次，150家医疗机构承担"健康敲门行动"，组建家庭医生服务团队631个，开通咨询热线314条，服务失能老人25280人次。

2020—2022年,省财政先后拨付资金1200万元,用于支持鼓励医养结合示范机构创建和社区(乡镇)卫生院开展提供医养服务能力建设。截至2022年12月底,全市医养结合服务单位共33家,总床位5398张(医疗床位1735张、养老床位3663张)。安州区睢水卫生院为全省医养结合示范单位。促进医疗机构和养老机构双向合作,组建双向合作148对。

【妇幼健康服务】农村适龄妇女"两癌"筛查任务完成率104.93%;适龄女孩HPV疫苗首剂接种40108人,愿接人群接种率100.91%。产前筛查机构县市区覆盖率100%,新生儿遗传代谢性病筛查率99.97%。艾滋病感染孕产妇抗病毒用药率100%,艾滋病感染孕产妇所生儿童抗艾滋病病毒用药率100%,艾滋病母婴传播率为零。全市孕产妇死亡率7.51/10万、婴儿死亡率1.62‰、5岁以下儿童死亡率2.89‰。2022年,市卫生健康委获评四川省妇女儿童工作先进集体、四川省"两癌"筛查民生实事工作成效突出集体。

【职业健康】现有职业卫生技术服务机构3家,放射卫生技术服务机构3家,职业病诊断机构2家,职业健康检查机构23家,县市区覆盖率100%。纳入职业病危害专项治理的重点对象和达标企业116家,超额完成治理目标。创建省级健康企业3家,市级8家。2022年,全市无重大急性职业病危害事故,未发生群体性职业病危害事件,无重大网络舆情,新发职业病10例,近三年无接尘不足5年新发尘肺病。

【家庭发展】全市纳入农村计划生育奖励扶助对象25.4万人、特别扶助对象1.23万人,独生子女父母奖励8.9万户,年发放扶助金近4亿元。实行就医"两免四优先"就医便利,开通就医绿色通道265个,开展免费体检9449余人次,家庭医生签约率99.8%。开展特殊家庭住院护理保险补贴,投保245.27余万元。建立乡(镇)干部、村(社区)干部、家庭医生"三岗"联系制度,开展"一对一"服务和慰问活动,放慰问金484.3万余元。

建立托育服务行业协会、托育服务培训学校和实训基地,开展托育服务从业人员培训1676人。争取省级财政补助资金168.5万元,市、县配套168.5万元,在涪城区、游仙区、高新区建设3个普惠托育项目,新增普惠托位337个。探索医育结合型服务模式,市、县两级投入600万元依托游仙区妇幼保健院和绵阳市人民医院建设2所示范性公办托育机构。

【中医药事业】推进中医药传承创新工程和中医特色重点医院建设等项目,推动市中医医院建设全省乃至全国一流的中医医院。绵阳市骨科医院、梓潼县中医院分别通过三级甲等、三级乙等中医类医疗机构等级评审。新建市级重点中医专科12个。开展中医强基层"百千万"行动,77个市级专家团队包片式坐诊带教乡镇(中心)卫生院、社区卫生服务中心1600余次,县乡中医类别医师联村帮扶15200余次。全年中医药参与新冠肺炎疫情防治200万余人次。"川药特色资源麦冬须根的综合利用及产品开发研究"等3个项目获省科技项目立项。引进北京大学中医药现代研究（西南）中心和成都中医药大学中医药健康产业技术研究院（绵阳分院）在绵入驻。全市中药材种植面积143.3万亩，工业营业收入同比增长超过10%。持续开展中医药"六进"、"千名医师讲中医"、中医药法贯彻及五周年宣传、中医药义诊等活动100余场。

【宣传与健康促进】在《人民日报》、新华社、中央广播电视总台等中央主流媒体刊载报道宣传稿件20余篇条，在省级主流媒体、行业媒体发表400余篇条。推出战"疫"先锋故事荟""好医生好护士"等系列宣传20余期次。发布新冠疫情防控提示320余条次，组织专家开展防控政策解读10余期次，发布"疫案说法"系列宣传20余期次、病例轨迹报备提示40余期次。全年刊播刊发《健康绵阳》电视栏目和日报周刊100余期次。全市居民健康素养水平27.2%。

附

坚持"1234"工作举措 全力以赴守健康

面对新形势，绵阳市坚持"预判在先、谋划在前、行动在早"，始终牢牢掌握新冠疫情防控主动权，多措并举克服医疗资源困境，医卫战线同志全面出战，7天实现新冠感染住院人数的过峰回平，14天实现新冠重症转归清零，医疗秩序有序恢复，有力确保了新冠疫情防控平稳转段和社会秩序稳定。

一、围绕"一个中心"，高位推动，应急处置高效有序

一是高度重视，工作形成闭环制。我市始终坚持人民至上、生命至上，深入践行"以人民健康为中心"的发展理念，市委、市政府高度重视医疗救治有关工作，市、县两级主要领导亲自主抓，列出57项重点任务，实行清单制管理，并建立专项工作群，每日调度、每日督导，形成"事事有落实、件件有回音"的闭环工作格局。

二是务实担当，实事求是解困境。市领导主持召开市属医疗机构座谈会议，面对面听取意见、实打实解决问题，现场解决拨付医保资金1亿余元用于保障疫情防控和医疗救治。

三是协调联动，全市上下"一盘棋"。各地各部门全力协同，聚力做好医疗服务保障，持续强化重点人群分级管理和服务，实之又实制定政策措施，细之又细推动工作落实，"盘活医疗资源开展救治""派出流动诊疗车""关爱医护人员六条措施"等多条创新举措，被人民日报、央视新闻、四川台等国省级主流媒体点赞报道。

二、运用"两种思路"，有的放矢，统筹利用医疗资源

一是创新探索"全院一张床""专科全科化"模式。打破医院科室界限，整合救治资源，推出"全院一张床""专科全科化"管理模式，除隔离病房、抢救病房、监护病房外，所有床位实行统一调度和开放，充分释放床位资源。实施混合排班、内外科编组等形式，最大限度挖掘救治潜力，全天候保障患者救治需求，最大程度解决患者住院救治难题。12月，全市累计在院患者80余万人，其中ICU收治重症患者1.1万余人，占比达1.44%，实现应收尽收、应治尽治。

二是推广"综合医院+"指导诊疗服务模式。发挥医联体作用，将部分专科医疗机构的闲置床位资源转化为紧缺的新冠感染救治资源，市中心医院与绵阳顾连老年病医院携手共建，将老年病医院拓展为呼吸与危重症病区，并派驻18名以硕博士及中高级职称为主的专业医护团队开展相关医疗救治，确保将医院优质力量延伸到群众需要的地方。

三、紧盯"三大目标"，狠抓落实，形成防治一体新局面

一是做实宣传教育促健康。通过官方媒体发布专家答疑、科普达人宣传小视频等，对"如何居家、如何用药"等热点问题进行全方位多角度宣传解读，并推广"家庭小药箱"，发布家庭常备药品清单，引导群众理性面对、科学防护、合理用药。累计发布信息150余篇，制作科普宣传公益视频20余条，及时回应群众关切300余件次，形成人人科学应对、主动防护和全社会不恐慌、不骄躁的平稳态势。

二是加强预警监测防重症。实施开展药店、村卫生室免费无创血氧饱和度监测服务，向2795个村卫生室派送5590个指夹式氧饱和度监测仪，并开展技术指导培训，畅通绿色救治通道，确保"隐匿性缺氧"早发现、早干预、早救治。积极推进为65岁以上老年人群提供免费上门诊疗服务，发放"爱心防疫健康包"5.3万余份。以乡镇为最小单位组建流动医疗队806支，上门服务20余万人次。

三是强化重症救治降病亡。改造升级全市二级以上医院重症监护病床，重症床位达到613张。通过建设、改造、升级、储备，全市三级医院现有综合ICU床位561张、可转换ICU床位565张、专科病区重症患者救治床位274张。采购呼吸机65台，补齐重症救治设备短板。开展重症医护人员扩充和培训，重症医护人员达到1509人（医师350人、护士1159人），累计培训其他专业医护人员1068人，组建综合救治MDT团队，进一步夯实重症救治队伍建设。依托远程会诊平台，下沉重症专家力量，确保每一例危重患者均经过省、市级专家组会诊指导，提升重症救治规范化、同质化水平，切实降低病亡率。

四、做实"四项举措"，未雨绸缪，应急救治有备无患

一是建立医疗物资保供机制。市应急指挥部医疗物资保障组、医疗救治组与国药控股四川医药股份有限公司、辉瑞中国签订新冠病毒治疗药品优先保供协议，确保应急情况下解热镇痛、抗病毒类药和阿兹夫定等特效药优先保障供应。

二是开展救治床位"挖潜"行动。

制定床位扩增方案,全面清理盘活闲置床位,不断扩充重症救治床位储备,确保发生应急情况时救治床位充足。

三是推进"救治后备军"夯基扩容。建立完善医疗机构退休人员回归管理机制,并对四川中医药高等专科学校2000余名在校医学生开展防治知识培训,进一步扩充应急救治后备梯队。

四是开展医务人员"全科化"培训。打破临床医生专业界限,开展常态化新冠病毒感染诊疗技术培训,不断提升医务人员综合救治能力,保障群众就医需求。

(王盼儿)

广元市

【卫生健康资源概况】2022年,全市有医疗卫生机构2736个、床位21252张。卫生技术人员20885人,其中执业(助理)医师7429人、注册护士9019人。每千人口有卫生技术人员9.15人,每千人口有执业(助理)医师3.25人,每千人口有注册护士3.95人,每千人口有床位9.31张。

【人才建设】引进高层次人才95人,获卫生高级专业技术职务任职资格281人。获评广元市第十届科技拔尖人才12人,推荐"天府名医"3人、省第十四批学术技术带头及后备人选7人。

【规划与项目建设】编制完成《广元市"十四五"卫生健康发展规划》。争取中央预算内投资项目1个(广元市中医医院门诊住院综合楼项目),到位资金1亿元。争取广元市精神卫生中心康复综合楼项目专项债资金0.8亿元。申报2023中央预算内投资项目3个,规划总投资4.19亿元;申报2023年地方政府专项债券项目2个,争取债券资金2.3亿元。全市卫生健康系统建设项目全省开工率排名第一、竣工率第四、投用率第三、中央投资完成率第六。完成固投入库3.61亿元。

【乡村振兴】推送住院费用6万元左右风险户1004户,新纳入监测65户。选派驻村工作队9支,驻村第一书记9人、工作队队员25人。

【信息化建设】苍溪县人民医院、剑阁县人民医院建成二星智慧医院,广元市妇幼保健院、青川县人民医院、利州中医医院、旺苍县人民医院、旺苍县中医医院、剑阁县中医医院建成一星智慧医院;全市智慧医院达到14家,占比46.7%,通过创建总数排名全省第二。剑阁县中医医院建成互联网医院,全市互联网医院达到6家。市中心医院和市精神卫生中心纳入省级"5G+医疗健康"建设应用试点。获广元市首届网络与信息安全管理职业技能大赛二等奖,市疾控中心被市委网信办授予广元市网络安全示范单位称号。

【统计工作】持续加强《统计法》《四川省卫生健康统计调查制度》等法律法规学习,组织召开2022年度卫生健康统计年报数据会审暨质量控制培训会,开展统计数据现场质控督查,编制《2022年全市卫生健康统计提要》,深化医疗卫生资源、医疗三监管、公立医院改革等重点指标数据分析，统计数据上报率及数据质量监测问题处理率均为100%。指导剑阁完成居民健康与卫生服务监测，夯实卫生健康行业监管数据支撑。

【依法行政】印发《2022年度卫生健康法治政府建设重点工作任务台账》《广元市卫生健康系统推进法治政府建设工作任务台账（2021—2025年）》。完成卫生健康系统学法考法平台征订管理与年度学法考法工作，累计参与学习考试500余人。围绕打赢三大攻坚战、扫黑除恶专项整治、宪法日、世界卫生日等重要节点开展"一月一主题"活动，开辟普法专栏，发布法律法规及普法工作动态50余条，利用公众号、微博推送法治信息300余条。完成《行政权力清单（2021年本）》《行政权力责任清单（2021年本）》动态调整、编制及网上公布，调整后的市本级行政权力330项。落实重大行政执法决定法制审核、规范性文件合法性审查、涉市场主体决策公平竞争审查三项制度。市本级开展重大行政决策审查1次，出具合法性审查意见书1份。审核行政执法决定25件，出具法制审核意见书22份。执行行政机关负责人依法出庭应诉制度，出庭应诉1人次。组织开展会前学法12次。集中培训《反有组织犯罪法》《医疗机构管理条例》《母婴保健法实施办法》等。

【行政审批】优化线上线下内部审批流转流程，明确具体责任主体与环节，实现责任可追溯。配合市政务服务中心全面落实"三集中三到位"，完成"综窗改革"、落实"一窗受理"，实现行政事项受理"一口进出"。实行严格审批、简化审批、承诺审批、免于审批差异化管理，全年无超期限办件、无任何投诉、无效能问责及媒体曝光等现象。依申请纳入政务中心52个审批服务事项全部纳入四川省政务服务。审批服务事项提速85.94%，审批服务事项网上可办理100%，审批服务事项"全程网办"率100%、"最多跑一次"率100%、办件覆盖率100%、网上受理率10.12%、申请材料减免率73.25%、即办件比例54.39%。好差评主动评价率、满意率100%。

【综合监管】医疗"三监管"开展六轮次闭环运行工作，核查问题线索1844例次，认定问题数77例，院内责任追究40人，责令医疗机构整改18家次。基本实现医疗废物全过程、动态化、智能化、信息化监管目标；采供血机构接入3家，接入率100%；疾控机构接入3家；二级以上医疗机构接入率100%，其他医疗卫生机构接入1800多家。累计向相关部门(机构)提供信用数据11210条，推送信用承诺53份，信用动态信息19条，实行不良行为记分32条，记分情况全部录入四川省"智慧卫监"系统。各级卫生健康综合行政执法机构出动执法人员11696人次，检查各类机构、场所13129家次，查处221家。受理各类投诉举报76件，办理完结76件，查处率、群众满意率均为100%。组织开展全市卫生行政执法电子文书系统操作应用视频培训，全市卫生行政执法电子文书信息系统通过专家验收。4月12日，被市法治办表彰为全市行政执法规范化先进单位,《某药品连锁有限责任公司未取得医疗机构执业许可证擅自执业案》获全市十大行政执法典型案件。

【医政医管】2021年度三级公立医院绩效考核省级考核结果中,该市综合排名全省第三位。出台《广元市推动公立医院高质量发展实施方案》《广元市"十四五"临床专科能力建设规划实施方案》《关于加快构建优质高效分级诊疗体系的实施方案》。全年献血34943人,血液采集63062.2单位,全年无血液安全事故发生。出台《广元市医疗机构及其工作人员廉洁从业行动计划实施方案(2021—2024)》,重点开展整治"红包"、回扣专项行动。全市三级医院专职保卫部门设置率100%,警务室设置率100%,一键报警装置安装率100%,开展安检机构100%。全市无因医患纠纷处置不当造成的不良事件及伤医事件发生。

【健康服务业】四川广元康养示范产业园项目公共基础设施及配套项目基本建成并投入使用,医养结合项目一期完成基础开挖。国际健康管理中心及商业街外立面装饰装修累计完成投资16.6亿元。培育规模以上企业2家、限上批零住餐企业1家。牵头生态康养产业招商组外出招商22批次,邀请企业来广元市考察29批次,洽谈项目17个,签约7个。印发《卫生健康系统服务支持企业发展八条措施》。开展民营医院专项巡查行动,持续规范民营医院依法执业。

【基层卫生健康】聚焦"两改"持续优化乡村两级医疗机构布局后半篇文章,印发《关于切实加强乡镇卫生院分院管理的通知》。旺苍县纳入省级紧密型县域医共体试点,朝天区纳入县域医药卫生集成创新改革试点。昭化区卫子镇中心卫生院被纳入2022年省县域医疗卫生次中心建设项目。苍溪县歧坪镇、东溪镇,剑阁县白龙镇、元山镇,朝天区曾家镇5家乡镇中心卫生院被确定为省级县域医疗卫生次中心。年内全面完成被确定为市级民生实事的"开工建设6家县域医疗卫生次中心"工作。新增优质服务基层行基层医疗卫生机构推荐标准机构3家,基本标准机构22家。4家临床科室创建为全省第一批基层医疗机构临床特色科室。乡村医生养老保障

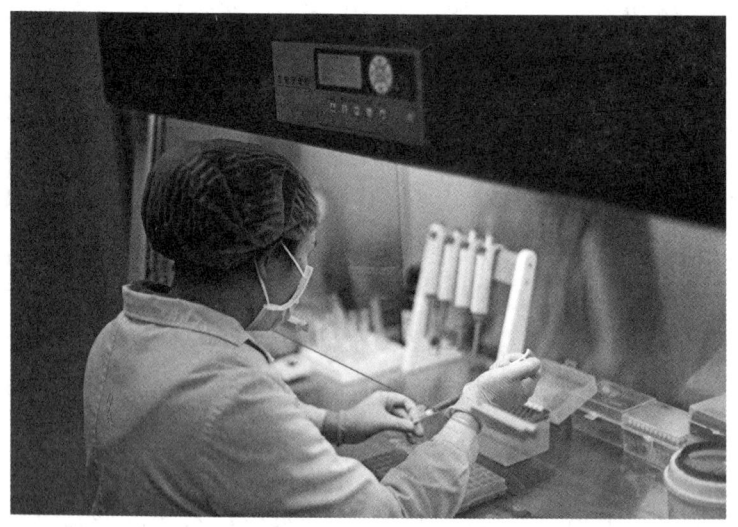

◎2022年1月19日,广元市首家分子病理实验室在广元市第一人民医院投入使用(赵胤琢◇供稿)

补助全面落实，年内完成4422名乡村医生补助发放。

持续为全市228.74万常住城乡居民免费提供12项国家基本公共卫生服务。137家乡镇卫生院、13家社区卫生服务中心均设置发热诊室（门诊），1517个村卫生室设置发热诊疗点。严格落实红黄绿"三色管理"，全市新冠红色重点风险等级27297人、黄色次重点风险等级72626人。1155支家庭医生团队通过微信、电话、上门等方式，对辖区内新冠重点类人群开展红色每周3次、黄色每周2次的巡诊服务，向28万余70岁及以上老年人发放防疫健康包。全市城乡居民电子健康档案建档率95.71%，免疫规划疫苗接种率99.67%，0—6岁儿童健康管理率92.24%，孕产妇系统健康管理率97.18%，65岁以上老年人健康管理62.87%，高血压患者管理162681人，高血压患者规范管理率98.26%，2型糖尿病患者管理42931人，糖尿病患者规范管理率96.85%，严重精神障碍患者规范管理服务98.01%，肺结核患者健康管理服务100%，老年人中医药健康管理服务63.7%、儿童中医药健康管理服务82.64%。全市传染病及突发公共卫生事件报告和处理率均为100%。利用云鹊医在线学习平台组织开展基层糖尿病和高血压患者健康管理培训，全市参训基层医疗卫生机构数260家，全省排名第10。组织开展居民健康档案清理核实，清理7类重点人群和非重点人群档案599468份。全市基层卫生医疗机构参加省指导中心2022年度糖尿病、高血压患者健康管理和基本公共卫生服务能力提升在线学习，三阶段参加人数分别为6569人、6266人、6359人，机构参与率分别为81.8%、79.0%、80.6%。全年向基层医疗卫生机构推送在上级医疗机构就诊的慢性病患者信息146728条，其中高血压患者信息82175条，糖尿病患者信息64553条。

【卫生应急】印发《广元市突发公共卫生事件应急预案（试行）》《广元市突发事件医学救援应急预案（试行）》《广元市重特大地震应急救援行动方案—医疗救治和卫生消杀防疫子方案》。与绵阳市、巴中市、南充市、重庆市渝北区建立传染病疫情监测信息互通机制，定期共享《传染病与突发公共卫生事件监测分析报告》。参加广元市2022年抗震（洪涝、地质）救灾综合实战应急演练，举办市应对新冠大规模疫情应急处置演练。

【疾病预防控制】争取中央财政400万项目资金，用于提升昭化区、朝天区疾控中心能力。全市无甲类传染病报告，法定报告传染病发病率534.99/10万。国家免疫规划疫苗基础免疫接种率98%以上，继续保持无脊灰状态，建成预防接种数字化门诊19个。通过消除麻风达标省级验收。完善以精神卫生专业机构为主体、疾控机构为辅助、基层医疗机构为依托的精神卫生管理治疗服务网络，精神卫生综合管理评分居全省第三。

【新冠疫情防控】常态开展食品经营户、餐饮企业、农贸市场常态化督导检查，督促整改问题6850个。以社区为单位、小区为单元,持续开展风险人员排查清零行动,摸清底数、建立台账、"日清日结",全市累计排查发现国内涉疫地区来(返)广人员40.5万余人,未发生失管、脱管、漏管。印发《广元市应对大规模奥密克戎疫情集中隔离能力储备和转运隔离实施方案》,全年累计转运隔离人员95783人,完成广安人员隔离任务1133人。建成流调溯源队伍253支2175人。全市日检测总能力达33.39万管,较2021年新增23.35万管。全市储备采样人员1.7万名,核酸检测人员1122名。全市设置便民核酸采样点122个,其中利州区60个,实现主城区居民"15分钟核酸采样圈"。强化隔离场所挖潜扩能,按照24小时、48小时、72小时梯次启用标准,储备隔离房间14453间。建设定点医院2家,床位1000张,其中重症救治床位100张,负压病房10间、负压手术室1间;亚(准)定点医院2家,床位1000张,其中监护床位100张;方舱医院4家,床位2000张。累计建成发热门诊18家,发热诊室52家,发热哨点267家。全年多学科联合会诊45次,135例确诊病例和1300余例无症状感染者均实行"一人一案"、中西医结合治疗。设置"入川即检"核酸采样点48个,动用医疗机构189个,启用核酸检验室52家,"入川即检"累计检测160余万人次。全年累计报告"8·21""10·04""10·16""11·05""11·16"输入性本土疫情5起,累计排查密接1万余人,发送协查函1千余份,利州区开展32轮全员核酸检测、11轮重点区域筛查,累计采样2100万余人次,累计闭环转运风险人员1.5万余人。12月30日,被省应急指挥部通报表扬为重点地区滞留人员疏解返川工作表现突出单位。

【健康广元行动】成立健康广元专项工作组,建立健康广元市、县联络员制度。指导开展健康素养监测与干预工作,居民健康素养水平24%。苍溪县、剑阁县、旺苍县、昭化区通过省级健康促进县验收,实现省级健康促进县市域全覆盖。全面完成无烟党政机关创建工作。健康广元专项行动连续两年进入全省考评第一等次。1例典型案例被选入健康四川十大典型案例,1人入选健康四川"健康达人"。

【科技教育】省科技厅2023年第一批省级科技计划项目立项2项,立项经费40万元。成都中医药大学"杏林学者"学科人才科研提升计划立项6项。市级科技计划项目立项5项,立项经费55万元。市级指导性科技计划项目立项31项。创建市级科技创新平台1个,市级科普基地1家。完成2022年农村订单定向免费医学生35名毕业生就业安置、18名新生招录签约。举办国家级继续医学教育项目6项、省级35项、市级28项。组织开展2022年全科医生转岗培训71人、乡镇卫生院和社区卫生服务中心骨干全科医生培训7人。

【食品安全】完成省级、市级食品风险(含农产品)监测431份,完成率101.9%;全市食源性疾病监测网络机构由65家增至96家。上报食源性疾病病例14050例,哨点医院上报率100%。累计上报2人及2人以上事件24起，涉及病例113例，均为一般事件。完成食品安全企业标准备案45个。

【老年健康服务】利州区嘉陵街道南街社区、苍溪县陵江镇东城社区被认定为2022年全国示范性老年友好型社区，市中医医院、市精神卫生中心被认定为第一批省级医养服务示范单位，广元市中心医院、广元市第一人民医院、广元市中医医院、广元市精神卫生中心被认定为四川省第一批老年友善医疗机构。在"老年健康宣传周""敬老月"，开展敬老、爱老活动，打击养老诈骗专项行动、推进"智慧助老"行动。

【妇幼健康服务】朝天区妇幼保健院创建为二级甲等妇幼保健院，青川县妇幼保健院通过二级乙等省级复评。严格落实母婴安全五项制度，强化母婴安全监测和高危、特殊孕产妇专案管理，开展市、县两级13家危重孕产妇、新生儿救治中心评估。市妇幼保健院建成省级婚前保健特色专科。全市7个县区全覆盖建成产前筛查机构，市妇幼保健院建成市级产前诊断中心。全年完成免费婚前医学检查10927对；完成免费孕前优生健康检查15965人；为15791名育龄妇女免费发放叶酸；为21477人次儿童发放营养包。实施农村妇女免费"两癌"筛查民生项目，免费筛查32748人。推进"出生一件事"联办，助产机构《出生医学证明》《预防接种证》双证联办12696份。市卫生健康委被市政府妇女儿童工作委员会表扬为实施妇女儿童发展纲要优秀集体。全市孕产妇死亡率6.32/10万，婴儿死亡率2.02‰，5岁以下儿童死亡率3.41‰。

【职业健康】组建职业卫生、放射卫生、健康企业、职业健康达人、职业病危害事故应急救援预案论证、职业健康检查、尘肺病康复站建设管理、职业群体养生理疗8个市级职业健康专家库。《用人单位职业病危害事故应急救援预案编制导则》（DB5108/T34-2022）在国家市场监管局全国标准信息公共服务平台地方标准栏公布。牵头启动川东北经济区职业病防治与职业健康联盟暨示范区建设。"健康企业建设"好经验、好做法入选国家健康企业建设行政推广优秀案例1个、企业建设优秀案例1个，并在全国推广。

【家庭发展】通过"一卡通"发放奖励扶助对象106335人、特别扶助对象5786人，奖励资金6579.60万元、特别扶助资金3877.86万元，市特困金13.51万元。元旦、春节慰问5786人，发放慰问金152.36万元。新增备案托育机构31家、托位2095个，普惠性托位数量全省第二、备案机构数量全省第三。申报广元市托育综合服务中心建设项目，实施2期74名中级和初级育婴员免费培训项目，托育机构用电用水用气执行居民生活类价格纾困扶持政策全面落实。

【中医药事业】新建市级中医重点专科3个，新增市级中医质控中心1家。公立中医医院绩效考核实现市、县（区）中医医院全覆盖，2021年市中医医院，剑阁县、苍溪县中医医院三级公立中医医院考核均达到B以上等次。启动基层中医药服务能力提升"十四五"行动计划，实施中医强基层"百千万"行动，基层中医药服务量占比50%以上。新增全国名老中医药专家、全国老中医药专家学术经验继承指导老师4人，新建国家级基层名老中医药专家传承工作室4个。推进中医药文化传播平台建设，苍溪县中医医院—苍溪药文化博览园、昭化区中医医院—昭化药文化博览园被认定为第一批市级中医药文化宣传教育基地。新培育国家和省级中药材种植专业合作社8家，4家中医药公司创建为省级重点龙头企业。中药工业营业收入30.2亿元，较2021年增长10.6%。

【宣传与健康促进】持续加强新冠疫情防控和新冠病毒疫苗接种宣传，在中央、省级主流媒体刊发疫情防控新闻稿件60余条。市第一人民医院形象宣传短视频MV《一起向未来》被学习强国采用，《长大后我就成了你》获四川省卫生健抗委第七届微电影最佳纪录片银奖；公益宣传片《爱·让城市更温暖》获市委宣传部主办的创建第七届全国文明城市公益广告大赛二等奖。与市教育局联合开展健康科普进校园活动，举办活动20余次。开展各类健康科普宣传活动，发放宣传资料3万余份，刊发健康科普知识12期；开设"健康科普芳草园"栏目，刊发市级科普专家科普文章47篇。

【交流合作】推动浙江大学附属医学院与广元市精神卫生中心、浙江大学医学院附属邵逸夫医院与剑阁县中医医院等23家医疗机构签订对口帮扶协议，累计争取帮扶资金1204万元。派出医疗机构管理干部、专业技术人员185人分批次到浙江省挂职锻炼、进修学习。推动市中心医院与杭州师范大学药学院签订战略合作协议。

【苍溪县卫生健康局】卫生健康资源概况。2022年，全县有医疗卫生机构753个、床位3755张。在编1794人，在岗4469人。副高级（含）以上职称318人，中级职称715人。卫生技术人员3327人，其中执业（助理）医师1314人、注册护士1259人。每千人口有床位6.83张，每千人口有执业（助理）医师2.59人，每千人口有注册护士2.48人。

人才建设。引进高职称医学紧缺人才2人、本科生15人。统筹资金100万元培养重点、薄弱专科人才166人。与余杭结对帮扶医院交流5次，选派3人到余杭医疗机构跟班学习，邀请余杭5名专家到苍溪挂职"传帮带"。

项目建设。完成固投3.055亿元，入库1.732亿元，招商引资7500万元，资金争取2.94亿元。县人民医院分院建设项目建成投用；县人民医院传染病区、县中医医院康养园、县妇幼保健院住院楼及附属工程、县第二人民医院医养中心、县皮防院医美中心住院综合楼建设项目加快推进。

乡村振兴。印发《苍溪县巩固拓展健康扶贫成果同乡村振兴有效衔接2022年工作方案》，苍溪县因病致贫返贫预警监测平台推送风险人员8917人次，纳入监测86户290人，争取东西部协作资金450万元。加强同阿里巴巴公益基金开展的苍溪县小鹿灯——"无陷未来"出生缺陷儿童救助公益项目,成功救助24名患儿。中国妇女发展基金会、阿里巴巴公益爱心商家向龙山镇中心卫生院捐赠一台母婴健康快车。

信息化建设。全县县级医院实行微信预约挂号、收费以及提供互联网自助终端查询。县中医医院建成一星智慧医院,县人民医院建成二星智慧医院。

综合监管。检查医疗卫生机构652家次、重点公共场所127家次、集中隔离医学观察场所（转运点）12轮132家次、核酸采样点11处、核酸检测实验室6家,出具《卫生监督意见书》808份,作出行政处罚12起。实施抗（抑）菌制剂消毒产品整治、打击无证非法行医、职业病危害专项治理等专项检查16项,办理行政处罚案件96件,罚款49.01万元,没收违法所得4.39万元,居全市前列。完成130家"国抽"单位和11家"部门联合抽检"单位检查任务,行政处罚11家,罚款0.054万元。组织108家托幼机构、48家医疗机构、90家中小学校完成卫生自查工作。启用卫生行政电子执法文书系统,搭建在线监管平台并接入监督对象22家。开展6次普法主题宣传活动,发放宣传资料2500余份。

医政医管。年诊疗203.88万人次,住院13.93万人次,业务总收入8.98亿元。建成市级重点专科6个。启动县人民医院建成胸痛、卒中专病中心建设,县人民医院胸痛中心通过中国胸痛中心总部专家网审。胸痛中心年诊疗1000余人次,卒中中心年诊疗300余人次。启动县妇幼保健院三级乙等创建。

基层卫生健康。启动龙山镇中心卫生院二级乙等综合医院创建工作。歧坪镇中心卫生院骨科通过全省首批基层临床特色科室验收。达基本标准25个,推荐标准9个,达标率100%。37名乡镇卫生院骨干人员、67名乡村医生分别在县人民医院、县中医医院临床见习30—120天。全面完成村卫生室注册、更名,由县卫健局统一制作村卫生室匾牌及工作制度并上墙。建成歧坪、东溪县域医疗次中心,开工建歧坪次中心住院综合楼。完成全县51.3万常住人口基本公共卫生服务,执行资金3820.03万元,完成率100%。建立居民电子健康档案49.13万份,65岁及以上老年人健康体检85943人,管理高血压、糖尿病患者32055人、8209人。

疾病预防控制。开展艾滋病检测筛查、重点人群干预、治疗管理、关怀救助以及宣传教育等工作；全年检测172746人,检测覆盖率33.7%。结核病患者系统管理率99.96%,治疗成功率97.51%,病原学阳性率68.40%。抓好严重精神障碍患者长效针剂门诊治疗,入组患者30例,注射361针次。加强社会心理服务体系试点,在管精神病患者3131人,管理率98.37%,规范管理率97.93%,面访率98.03%,服药率94.47%,规律服药率86.93%,未发生严重精神障碍患者肇事肇祸案（事）件。

老年健康服务。为1331位失能老年人上门提供健康评估与健康服务,全县25家基层医疗机构成功创建为县级老年友善医疗机"，县人民医院、县中医医院设置康复医学科，康复床位占比5%。陵江镇东城社区被评为全国示范性老年友好型社区。

妇幼健康服务。全年登记结婚2376对，婚前检查2069对，婚检率87.08%。完成产前筛查664例，产前筛查率44.41%，孕妇咨询随访率99.99%；完成宫颈癌筛查7493人、乳腺筛查7600人。全县孕产妇死亡率0、新生儿死亡率2.53‰、婴儿死亡率2.53‰、5岁以下儿童死亡率3.48‰。

中医药事业。云峰镇等15个乡镇卫生院和2个社区卫生服务中心中医馆开展内涵建设，项目完成率和资金使用率100%。推进中医强基层"百千万"行动，覆盖31个乡镇（中心）卫生院和3个社区卫生服务中心及548个村卫生室，全年中医适宜技术培训490次、4932人，市县级联村帮扶坐诊5762人次。

人口监测与家庭发展。发放计划生育惠民资金6984.727万元。市级部门5个、县级部门72个联系帮扶全县计生特殊家庭1221户，开展入户走访慰问2次以上，送慰问金（含慰问品）累计60余万元。现有托育机构4家，新增托位375个。

宣传与健康促进。制定《苍溪县创建四川省健康促进县工作方案》。建成健康村（社区）101个，健康促进医院21个，健康促进学校48个，健康促进机关52个，健康促进企业10个，评选健康家庭5.4万个，辖区无烟医疗卫生机构覆盖率100%。省级健康促进县创建通过验收。

【青川县卫生健康局】卫生健康资源概况。2022年，全县有医疗卫生机构283个、床位784张。卫生技术人员1093人，其中执业（助理）医师436人、注册护士396人。每千人口有卫生技术人员7.19人，每千人口有执业（助理）医师2.87人，每千人口有注册护士2.61人，每千人口有床位5.16张。

人才建设。招录（聘）、安置、招募、引进各类人才84人。8人取得卫生高级专业技术职务任职资格，36人取得卫生中级专业技术职务任职资格。获评"广元市第十届科技拔尖人才"1人、"青川优秀青年"6人、"青川英才"11人、青川"名院长"10人、"名医生"50人、青川"名护士"40人、"善抓发展好干部"5人、"青川人才工作先进个人"1人。

规划与项目建设。启动"十四五"卫生健康发展规划编制工作。策划储备项目9个，总投资32.4亿元。完成聆溪人家生态旅游体验项目、青碧水乡茶叶示范园项目招商引资2个。凉水医养结合项目完工。县医疗废物集中转运中心及转运体系建设项目完成主体建设，县中医医院医疗诊治能力提升项目完成主体建设，开工建设县第一人民医院业务综合楼，青溪镇县域医疗卫生次中心完成设计、预算、财政评审等前期工作。完成固定资产投资3699万元，向上争取资金4101.09万元。

信息化建设。县人民医院建成一星智慧医院，全县村卫生室开通医保结算，远程影像、远程检验等功能。

综合监管。率先在县区层面完成"局队合一"改革。对753家监督对象开展监督检查5188次，覆盖率99.5%、合格率98.19%。办理各类卫生健康违法案件94件，办案率100%，罚款22.398万元，没收违法所得43.5867万元。三医监管平台纳入医疗机构24家，核查问题线索334例次，追责17人。

医政医管。县妇幼保健院与乔庄镇中心卫生院机构整合，并通过二级乙等医院复审。县人民医院现代医院管理制度试点有序开展，4家县级医疗机构完成章程修订。充实调整县医疗质控中心11个。县人民医院将肿瘤科纳入县级专科立项。开展新技术新项目28个。加强临床用血安全，全年献血总人次1192，血液采集总量2189.5U，完成目标任务的178%。

基层卫生健康。完成全县乡村两级医疗卫生机构布局调整、挂牌。乡镇卫生院从36个撤并至20个，撤并率55.56%；村卫生室从268个撤并至169个，撤并率63.06%。全县新增优质服务基层行基本标准机构6个，截至2022年底共有20个乡镇卫生院达基本标准。出台《青川县县域医疗卫生次中心建设实施方案》，规划布局3个县域医疗卫生次中心，启动建设2个。出台《青川县建立完善乡村医生养老保障补助机制的实施方案》，历史性解决全县348名乡村医生养老保障问题。持续为全县15.6万常住城乡居民提供12项国家基本公共卫生服务，乡村两级基本公共卫生服务项目补助1172.90万元，拨付占比100%。城乡居民电子健康档案建档率98.48%，免疫规划疫苗各剂次平均报告接种率95%以上，0—6岁儿童健康管理率95.06%，孕产妇系统健康管理率98.68%，65岁以上老年人健康管理73.51%，高血压患者管理人数12723，高血压患者规范管理率80.66%，2型糖尿病患者管理人数2275人，糖尿病患者规范管理率78.46%，严重精神障碍患者规范管理服务98.5%，肺结核患者全程管理率100%。传染病及突发公共卫生事件报告和处理率均为100%。

卫生应急。修订完善《青川县突发公共卫生事件应急预案（试行）》。开展县、乡、村应急演练31次。

疾病预防控制。法定传染病报告发病率736.66/10万，无重大传染病和突发公共卫生事件发生。艾滋病治疗覆盖率97.40%、治疗成功率97.06%；肺结核发病率49.88/10万。麻风病随访到位率100%、规则治疗率100%、症状监测完成率100%、密切接触者检查率100%。

爱国卫生。巩固国家卫生县城和国家卫生镇创建成果。建峰镇成功创建为省级卫生乡镇，凉水镇友谊村、凉水镇学房村等10个村创建为省级卫生村，青川县民政局和青川县红十字会成功创建卫生级卫生单位，青川县乔庄镇中心卫生院和青川县建峰镇卫生院成功创建为省级无烟单位。4月，获市爱国卫生工作先进集体称号。

食品安全。完成6类25份食品安全样品监测。17家哨点医院网报食源性疾病病例1036例，及时率94.49%，准确率90.63%，处置食源性疾病事件2起。开展42家304份样品消毒效果监测和污水监测工作，合格率100%。在10家重点场所开展消毒监测、现场消毒效果评价及消毒能力调查，监测采样620份。在5所学校、2所幼儿园开展监测和问卷调查。

妇幼健康服务。完成青川县妇幼保健院与青川县乔庄镇中心卫生院机构整合。完成县妇幼保健院机构等级评审。县妇幼保健院建成产前筛查机构。完成免费婚前医学检查767对，完成免费孕前优生健康检查1044人，为959名育龄妇女免费发放叶酸，为2132人次儿童发放营养包。完成2794名农村适龄妇女"两癌"免费筛查。青川县卫生健康局被省卫生健康委表扬为2022年度农村适龄妇女免费"两癌"筛查民生实事工作成效突出集体。孕产妇死亡率0，婴儿死亡率0.89‰，5岁以下儿童死亡率0.89‰，艾滋病母婴传播率为零，儿童艾滋病感染率为零。

中医药事业。印发《促进中医药传承创新发展实施意见》《青川县中医药强县建设行动实施方案（2021—2025年）》。成立青川县新冠病毒感染中医药救治专家组。完成省级重点专科建设1个（中医骨伤科），启动2个市级重点专科建设（脾胃病科、中医儿科）。推进中医强基层"百千万"行动，启动9个建制乡镇卫生院中医馆改造。基层医疗机构中医药诊疗量占基层总诊疗量52.8%。完成中医类高级职称申报5人，师承确有专长医师资格考核合格1人，师承考试取得合格证2人，全科医生转岗培训10人，举办适宜技术推广培训1次30人。

职业健康。在尘肺病易发高发领域46家企业开展专项治理，达标13家。20个乡镇配备职业健康协管员72人，全市率先使用在线监管平台。申报全市第三批尘肺病康复站1家。

老龄健康服务。建成医养结合服务机构3家，完成凉水（两院一体）医养结合示范建设。县人民医院、县中医医院建成老年医学科。4家乡镇卫生院与敬老院签订医疗服务协议，3家二级综合医院完成老年友善医疗机构建设，11家乡镇卫生院完成老年友善医疗机构建设，启动老年心理关爱社区建设1个。

人口监测与家庭发展。全县办理生育登记1101对。确认享受奖励扶助对象7194人，兑现资金695.06万元。推进计生特殊家庭住院护理补贴保险工作，理赔4例，理赔资金2.06万元。备案托育机构2家，新增托位80个。

宣传与健康促进。发布信息稿件864篇。开展以"共筑健康梦 喜迎二十大"为题的书记、院长话发展系列视频展示活动，系统宣传20余期。县乡镇村全覆盖开展"英才五进—进医院"活动，开展专题讲座2期，培训200余人次，临床示教、现场指导64人次，巡诊义诊、健康和疾病预防知识宣讲1600余人次，发放宣传资料1200余份，开展座谈交流指导2次。

【广元市第一人民医院】医疗技术品牌建设。①优势专科能力建设。护理学、儿科申报省级重点专科，肾病内科、肿瘤科等7个学科申报市级重点专科，重症医学科成为四川省首批省级临床重点专科建设项目。②急危重症救治能力提升。巩固神经内外科、心血管内外科、妇产科等疑难危重疾病诊治区域中心地位，成功救治妊娠合并血小板减少高龄产妇、超高龄主动脉夹层患者刷新高难度救治纪录。③医疗技术攻关。加强医疗技术项目管理，准入开展新技术57项，微创手术占比46.6%，四级手术占比达到26.57%，高难度TAVR手术、ECMO生命支持等填补了区域空白。④创新医疗服务模式。成立12个MDT团队。开设房颤门诊、肝病门诊、麻醉门诊、儿童保健周末门诊等，细分脊柱、创伤、关节、风湿免疫、罕见病等专业，提升专病专科诊治能力。

科研教学工作。①科研平台建设。麻醉、肿瘤两个专业获药物临床试验资格，引进韩云炜、李鹏两名博士作为主研人员，开展临床研究4项；与北京阜外医院、苏州市立医院等联合开展科研项目5项，完成省级院士工作站申报，全年申报省级科研课题4项、市级科研课题15项、发表SCI论文19篇，荣获省医学会科技进步奖2项。②住院医师规范化培训。选派86名教师参加全国省级师资培训，举办理论培训76场次、操作培训56场次，首次执业医师资格考试通过率高于全省平均水平，护士结业临床实践技能考核通过率100%。③继续医学教育。举办国家、省市级继续医学教育项目19项，牵头成立全市第一届心电生理及起搏专委会、首届超声医学专委会青年委员会，提升医务人员业务能力和学术水平。

【广元市中心医院】三级公立医院绩效考核。在2022年公布的2021年度三级公立医院绩效考核结果中，医院在全国排名第308名，B++等；在全省131家三级综合医院省级考核中排名第7位，医院医疗质量、运营效率、持续发展、满意度评价、公益责任等分项得分均排全省前列，医院综合实力凸显。

医疗技术水平。2022年准入56项新技术新项目，开展手术类98例，其中四级手术39例、微创手术72例，开展日间手术病种术式46种、共437例。成功备案国家级限制类医疗技术——放射性粒子植入术，为广元地区首家开展该技术的医疗机构，全年共开展13例。成立肺癌等MDT团队22个。通过国家标准版房颤中心认证。2022年住院危重患者比例50.83%，同比增长1.05个百分点；临床路径管理占比63%；手术占比27.49%，同比增长2.36个百分点；微创手术占比19.25%，同比增长0.43个百分点；四级手术占比14.73%，同比下降1.55个百分点。住院患者抗菌药物使用率39.34%。

人才科研。引进博士2人、硕士42人，培养攻读博士学位研究生3人、硕士学位研究生2人，硕博人数占职工总人数的11.5%，人才结构不断优化。全年发表省级及以上刊物论文242篇，其中SCI 20篇、北京大学中文核心期刊7篇、科技核心37篇，增幅明显。获省医学科技奖二等奖1项，申请专利16项，获省、市科研项目7项，其中省科技厅自然基金项目

（兼具光热抗菌和长效抗炎的Janus复合水凝胶气管支架的研究），填补了我市医疗卫生史上临床与医学基础相结合的科研空白。作为主研单位获纵向科研经费40余万元；累计承接GCP项目16项，合同金额380余万元，同时首次承接医疗器械临床试验项目。

教学型医院建设。2022年新增川北医学院联合培养专硕研究生导师1人，现共有硕士研究生导师10人，涵盖9个专业。新招收专硕研究生11人，截至2022年底在培研究生22人；招收住院医师规范化培训学员72人，住培医师结业考试首次参考通过率92.54%，其中全科100%；住培医师首次参加执业医师资格考试通过率69.23%，其中全科66.67%。接收川北医学院全程教学班学员59人。接受各类实习生、见习生235人。举办国家级、省级、市级继续医学教育项目25项。

拓宽域内外合作渠道。2022年与四川大学华西药学院、杭州师范大学药学院、上海复旦临床病理诊断中心等新签订学科联盟合作或战略合作协议，拓宽了对外合作广度和深度。与域内苍溪新友好医院等10多家基层医疗机构签订医疗联合体合作协议/专科联盟协议。对口支援阿坝州若尔盖县人民医院、昭化区人民医院和朝天区人民医院以及4家市内备案支援医院，开展远程教学235次、疑难病例讨论332次、手术或操作示教502次、学术讲座及业务培训专题讲座375次、教学查房388次、会诊指导385次、管理帮扶23次、新技术新项目12项。接受来院进修医师56人次。通过"万里云SICS"影像平台，向基层提供远程影像诊断服务，累计完成DR 5188人次，CT 25226人次，MR 1262人次。加强信息自主研发。

硬件升级改造。射频治疗仪、X线计算机断层扫描仪、钬激光治疗仪、PCR提取仪、扩增仪等新设备投入使用。辅助生殖中心项目完工，内科大楼裙楼防水项目竣工验收，病理科、神经内科、甲乳外科、中药房及收费区域、体检中心新增业务用房、骨密度室、行政楼大厅、商会大厦学生宿舍等均完成改造并投入使用。城北分院医养结合项目医疗中心一期基坑支护和土方开挖工程竣工验收，完成投资2428万元。完成院内5G专网基础搭建、无纸化系统基础项目；新病案首页上线，与HIS、EMR、PACS、LIS等信息系统对接，实现自动提取数据等功能；启用四川省一体化医保（基线版）平台、云业务建设平台、医联体平台、云LIS平台。

【广元市中医医院】省级区域医疗中心建设。①应急管理。建设胸痛中心、卒中中心、VTE防治中心，全年急诊出诊增长15.5%，急诊抢救增长24.3%，急诊科受到市委市政府表彰，VTE防治中心通过国家验收。加强规范诊疗，临床路径管理率增长42%。率先在消化内科、普外科、肛肠科、肿瘤科开展MDT多学科诊疗，提升协同诊疗能力，确保医疗安全。②中医特色突出。全院开展中医适宜技术73项，出院者非药物疗法占88.3%、饮片使用率80.5%。新建中医特色治疗区和妇产科综合治疗区，自运行以来，两区接诊2.6万人次。强化"治未病"体系建设，健康体检人次同比增长35.1%，收入增长26.89%。投资2000余万元新建3000余平方米的制剂中心并顺利投产。③重点专学科建设。启动老年医学科、骨伤科、肛肠科创建国家级重点专科工作，准备妇科、脾胃病科省级重点专科验收。为脑病科新建眩晕中心，PCCM规范化建设通过国家线上评审认定打下基础。急诊科、护理学被确定为市级临床重点学科建设单位，呼吸与危重医学科、肿瘤科、神经内科被确定为市级重点专科建设单位。④技术创新。医疗技术加速向微创化、精准化、介入化、复合化、高端化方向发展。心血管、神经、综合、外周介入等各项高水平医疗技术不断拓展，心血管、呼吸、肿瘤介入等达到区域先进技术水平，全年开展新技术43项。⑤优质护理。全面推行10S管理、PDCA质量管理，优化服务流程，充实"一站式"服务、"品管圈"管理内涵，45项质量管理指标达标率95.13%。开展中医护理技术32项，服务患者81.2万人次。参加全省护理"品管圈"竞赛获第三名。⑥医养结合。老年医学科以创建国家级重点专科和建设老年友善医院为抓手，协同加强老年病正规化、规范化、特色化诊疗和菜单式、个性化医养服务。启动建设广元市医康养智慧服务平台，与引领、统筹、指导全市医养结合工作，医院被确定为四川省医养结合示范机构。

科教学术人才建设。①投入350万元建设科研信息化平台，新立项科研18项，全院在研课题71项，其中国家和省部级18项、市厅级53项，成功结题10项，均创历史新高。②投入500余万元用于教学实训中心、智慧化教室建设和2处学员公寓装修。新招录规培学员68人，带教临床各专业实习、见习学生474人，接受基层医院进修75人。参加成都中医药大学教学基地能力大赛获优秀奖。③举办继续医学教育培训10项，培养学员2227人。卫技人员继教学分达标率100%。发表论文83篇，其中SCI论文5篇，创历史新高。④招聘和引进研究生及实用人才37人，选派47人到知名医院进修深造，支持6人攻读在职硕士、博士研究生学位，与2名博士、1名博士后达成意向协议。为杨宣舒、岳良明等5名国家级、省级名老中医建立工作室。2人获批第五届全国优秀中医临床人才、第十届市科技拔尖人才。

重大项目工作。完成中医药事业发展、区域中医疫病防控和紧急医学救援基地等5个项目申报。加快省级区域医疗中心支撑项目——门诊住院综合楼建设。开展中医强基层"百千万"行动，全面重点帮扶辖区42个乡镇卫生院，开展培训、坐诊、查房、带教1670人次，推广中医适宜技术21项；为3个中心卫生院提供DR、CT、MRI远程影像诊断3888人次。3个优势病种作为全省中西医同病同效同价试点病种，为中医药改革综合试验区建设贡献力量。

（赵胤琢）

遂宁市

【卫生健康资源概况】2022年底，全市有医疗卫生机构3790个、床位21578张。卫生技术人员20903人，其中执业（助理）医师8486人，注册护士9037人。每千人口有卫生技术人员7.51人，每千人口有执业（助理）医师3.05人，每千人口有注册护士3.25人，每千人口有床位7.75张。

【人才建设】市中心医院赵明才获市级"金荷花领军人才"奖。

【规划与项目建设】印发《遂宁市"十四五"卫生健康发展规划》，"十四五"期间谋划卫生健康项目79个，计划总投资135亿元。市公共卫生临床医疗中心、遂宁市疾控中心迁建、市急诊急救能力提升等重点建设项目加快推进。

【乡村振兴】动态清除乡村两级医疗卫生机构和人员"空白点"。乡村两级医疗卫生机构布局调整全面完成，全部挂牌运行，确保了每个乡镇办好一所达到国家基本标准以上的卫生院，每个行政村办好一所达标村卫生室，实现"一镇一院""一院多点""一村一室""一室多医"的布局。

【信息化建设】市全民健康信息平台基本与市各级医疗机构完成数据对接；完成智慧医院市级评审工作，市中心医院完成SPD物流供应链系统建设；推行互联网"一键式"医疗服务等便民举措50余项。全年累计远程医疗服务8万余人次。

【行政审批】所有许可服务事项依托四川政务服务网实行全网通办，网上可办率100%。所有行政审批事项，均实现3个工作日内办结。

【综合监管】办理行政处罚案件563件，警告517户次，通报批评27件，罚款108.77万元，没收违法所得5333.6元。射洪市卫生健康综合行政执法大队被确定为四川省规范化卫生健康监督机构，大英县卫生健康综合行政执法大队被国家司法部表彰为全国行政执法先进集体。遂宁市卫生健康综合行政执法支队获首届川渝卫生健康综合行政执法技能竞赛省内决赛三等奖、优秀组织奖。

【医政（药政）管理】2020年二级公立医院绩效考核总分全省第一名、三级公立医院临床路径管理率名列全省第一。成立市级临床医疗质量控制中心46家，

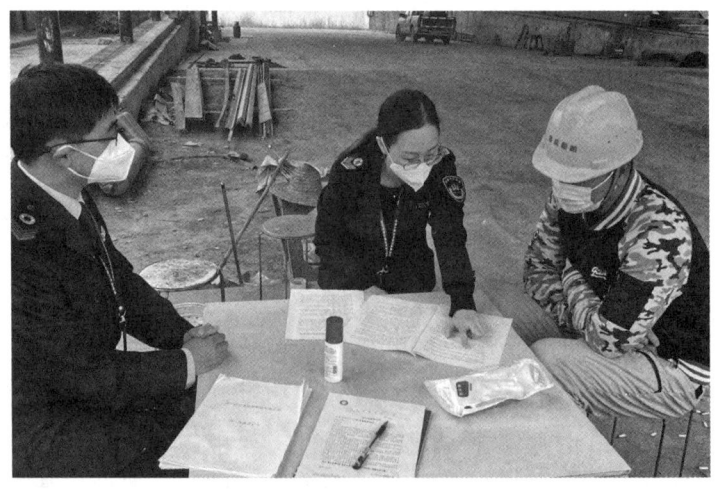

◎2022年10月12日，遂宁市卫生健康综合行政执法支队开展职业健康普法进企业活动（但佳◇供稿）

市级中医质量控制中心9家，县级医疗质控分中心88家。"质控月"活动期间，出动质控专家712人次，督导全市医疗机构366家。加快区域医学医疗中心建设，市中心医院健康服务产业基地和市第一人民医院高新院区即将竣工投用，新增加优质床位2000余张；市中心医院大器官移植项目通过省卫生健康委肾脏移植项目诊疗科目现场评审。市中心医院肿瘤科立项为国家临床重点专科，并获中央项目建设经费500万元；市中心医院康复科、儿科、呼吸科立项为省级临床重点学科，并获省级项目建设经费300万元。持续规范抗菌药品使用，简化医疗机构超量购入中选药品预付程序，促进临床首选、合理使用基本药物，公办基层医疗卫生机构按规定配备和使用基本药物100%。

【基层卫生健康】建成县域医疗卫生次中心6个。新增优质服务基层行基层医疗卫生机构基本标准9家，安居区西眉镇中心卫生院、射洪县太乙中心卫生院因在2021年优质服务基层行活动中表现突出、服务优质，被国家卫生健康委办公厅、国家中医药局办公室通报表扬。为3047名离岗村医和在岗村医共发放补助资金859.08万元。继续为常住城乡居民提供免费12项基本公共卫生服务。

【卫生应急】修订完善《遂宁市突发公共卫生事件应急预案（试行）》。建成市级卫生应急队伍4支136人，县级卫生应急队伍139人。加快推进急救中心（站）建设、急诊急救网络布局等工作，截至2022年12月31日，受理120急救电话144560次，救护派车38154次，救治伤病员33728人。市中心医院获中国西部第五届院前急救学术高峰论坛急危重症一体化救治实景工作坊训赛一等奖。

【疾病预防控制】检测艾滋病1142240人次，检测覆盖率40.59%，抗病毒治疗覆盖率96.70%。肺结核报告发病率44.92/10万，较2021年下降10.29%。在管严重精神障碍患者规范管理率94.64%。

【爱国卫生】督促射洪市加快国家卫生城市创建，233个市、县（市、区）两级党政机关建成无烟党政机关。组织专家组考核评估射洪市城区病媒生物防治达标工作，开展为期三个月的禁烟专项治理行动。

【食品安全】完成市级分配的食品样品检测任务145份，获检测数据650个，完成率100.69%。审核全市61家哨点医院报告的病例信息3052例，完成率134.92%。食品安全企业标准备案59个。全市申报8家单位作为营养健康食堂（餐厅、学校）试点建设单位，推荐遂宁中学校、大英监狱罪犯食堂2家单位作为省级验收单位。

【老年健康服务】开展失能老年人"健康敲门行动"，为9921名65岁及以上失能老年人提供免费上门健康服务。持续推进医养能力提升行动，新增3家社区医养结合中心。推动老年医学科建设，二级及以上综合性医院老年医学科建设率53.8%，其中中医院老年病科建设率100%。射洪市平安街道平安社区、安居区凤凰街道黄林社区被认定为2022年全国示范性老年友好型社区。船山区桂花医养中心被认定为四川省第一批医养服务示范单位。

【妇幼健康服务】成立遂宁市"两癌"筛查管理中心，健全宫颈癌、乳腺癌综合防治网络，向社会公布"两癌"筛查机构，提升宣传教育、咨询指导、疾病筛查及治疗等方面的能力。为2.2375万名农村适龄妇女免费提供"两癌"筛查服务，任务完成率122.94%。全市孕产妇系统死亡率11.14/10万，婴儿死亡率1.79‰，5岁以下儿童死亡率2.90‰。

【职业健康】成立遂宁市职业健康推进专项工作组，制定《遂宁市"十四五"职业病防治规划》。评选26名市级"职业健康达人"，推荐省级"职业健康达人"1人。举办全市2022年职业病防治项目工作会暨中财职业病监测项目培训班，共培训县（区）业务骨干、相关单位及技术支撑机构人员80余人次。

【家庭发展】办理生育服务证15863个，其中一孩9388个，二孩5785个，三孩690个。实施三孩生育政策，将入户、入学、入职等与个人生育情况全面脱钩，取消征收社会抚养费。配合相关部门出台《住房公积金支持二孩三孩生育政策实施细则》《遂宁市主城区促进房地产业平稳健康发展九条措施》。发放奖励扶助资金、特别扶助资金6641.22万元，完成300余万元独生子女父母奖励金的兑现工作。完成2个省级普惠托育项目建设任务，新增195个托位。加强托育服务专业队伍建设，组织开展保育师、育婴员等相关专业培训。

【中医药事业】实现全市乡镇卫生院、社区卫生服务中心中医馆建设全覆盖，村卫生室、社区卫生服务站能开展4类以上中医药服务覆盖率90.3%。投入市级科研经费84万元，支持中医药类别科研项目75个，带动机构科研投入170余万元。遂宁市政府与川北医学院签署战略合作协议，市中医院挂牌川北医学院中西医临床医学院，200余名川北医学院学生到遂宁市学习。选派派医疗专家义诊服务基层群众5535人次，巡回医疗及义诊指导21038人次。发展大宗道地中药材28味，"川白芷"种植面积2万余亩，标准化基地面积1.2万余亩，种植规模多年保持全省第一。创建省级中医药健康旅游示范基地1家。全市开展中医药文化知识讲座29场次，参与1700余人次。

【卫生健康宣传】《人民日报》刊载遂宁市卫生健康工作成效文章3篇。制作形式多样的新冠情防控宣传品。《遂宁市疾控中心：疫情感染来源暂未明确，请市民做好个人防护！》在抖音平台播放215.7万次。

【安居区新冠疫情防控】

1. 当好参谋助手

修订预案细化手册。根据疫情防控形势、防控要求变化，及时修订《遂宁市安居区应对新冠肺炎疫情应急预案》、制定《疫情防控组工作手册》《转运隔离专班工作手册》，为有序开展疫情防控工作提供专业指导。

提供防控建议。实时掌握疫情形势，解读上级防控政策，搜集整理相关数据，根据工作实际提出防控建议，为疫情防控指挥部提供决策参考。

2. 疫情处置

规模疫情处置。"3·30""7·20""8·7""9·20"4轮疫情按照"围住、捞干、扑灭"本土疫情要求,守好各道防线开展应对处置工作。辖区共发生阳性病例6例,共排查、管理、处置关联密接人员587人,次密接人员3139人,全区的2个高风险区、13个中风险区在全市率先实现风险区清零。

零星疫情处置。全年累计处置输入病38例,共处置复阳病例69人,排查参密管理风险人员203人,协查密接223人、次密接352人,均完成流调、转运隔离、居家管控。

常规监测。储备新冠病毒核酸检测人员169人、核酸采样人员1224人,移动方舱核酸实验室1台,日最大检测量2.8万管,根据疫情形势及时加密、加大重点人群、重点行业、重点区域的健康监测频次。累计完成重点行业从业人员监测检测288.91万人次,环境监测11.53万人次。

3. 管控流程闭环

挖掘潜力。挖掘潜力资源,统筹调度医疗机构救护车、交通运输储备应急运力车辆,做好风险人员闭环转运工作。累计调度转运车辆5768车次,转运风险人员4.2万人次。

管控强化。按照"县级点长+驻点点长+疫情防控监督员+专班力量"配齐配强隔离场所管理人员,总结提炼"10项制度、6项流程"规范集中隔离场所管理,全年未发生集中隔离场所交叉感染和疫情外溢事件。累计集中隔离管控风险人员2.1万人次,支援广安市"5·9"疫情风险人员集中隔离管控,创新工作方法,被市应急指挥部通报表扬。

加强指导。制作《居家隔离人员明白卡》,指导镇、街道及居家隔离对象严格落实居家隔离管控措施,做到"真居家、真隔离"。

4. 能力建设

救治能力建设。改造亚准定点医院1所,区人民医院重点科室设置床位220张,监护床位50张;扩充全区重症救治资源,配齐医疗设备,配强医务人员,以提升脆弱人群救治能力。

医疗物资储备。成立药品保供工作组,建立全区医疗机构药品供应医药公司台账和医疗物资及药品动态储备清单,适时掌握辖区各医疗机构相关药品、试剂及防护物资储备情况。组织全区12家药品供应商召开新冠肺炎药品保供工作会议,理顺供应链条,并要求药品供应商保障药品质量、稳定药品价格。

重点人群服务。完成全区103381名65岁以上新冠重点人群健康摸底调查工作,并根据摸底情况将一般人群、次重点人群和重点人群,按照"红、黄、绿"三色标注,实行分级分类服务。结合家医签约服务和"失能老人健康敲门"行动开展全覆盖健康服务,加强日常健康监测,动态掌握感染情况,指导合理用药,进一步加强重点人群与家庭医生的互动联系,确保签约对象在有就医需求时能提供及时、便捷的医疗服务。

【蓬溪县健康蓬溪建设】省级健康促进县创建工作。从医疗机构选派专员担任学校、托幼机构"健康副校长",蓬南镇初级中学校自编心理健康教材,开设心理健康教育课程。发扬书法之乡健康文化,举办女子健康书法培训班、万人书法活动、开设中小学生健康书法课程等。打造赤城健康主题公园、香溪东西路健康步道、白塔主题公园(健康长廊、健康书法室、健康书屋)、下河街健康社区、大石镇牛角沟健康村等建设。

巩固国卫成效。加大县城理发店、餐饮等健康证、卫生许可证过期的商户换证的宣传工作,印发办证流程宣传单2000余份,2月底全面完成证件办(换)工作,在县城区张贴禁烟标识500余个、补贴巩固国卫责任区域公示牌30个,为迎接国家卫生县城第一轮复审打下基础。

开展爱国卫生整治活动,每月第一周星期五开展"全民清洁日",组织全县机关干部划区域开展城区"大扫除"活动。围绕无烟日主题,开展第35个世界无烟日宣传活动,累计发放宣传资料12000余份,参加宣传咨询1000余人次。持续推进病媒生物防制,开展"四害"消杀灭活动,采取"五统一"(统一用药时间、统一施药标准、统一杀灭重点、统一组织方法)方式,组织农贸市场、餐饮店、购物中心(超市)等重点行业场所开展消杀运动,为加强新冠肺炎疫情防控营造良好环境卫生。

2022年,该县"健康蓬溪"建设成效明显。全县居民健康素养水平达到24.6%,同比上升1.9%,达到省控逐年上升目标,2022年成年吸烟率24%,同比下降3.7%,达到省控逐年下降目标。经常参加体育锻炼的人口比例为33%,95%以上的学生体质达到《国家学生体质健康标准》合格以上等级。出厂水、管网末梢水、生活直饮水的水质检测合格率100%,近三年未发生重大食品安全事故。三类以上公厕比例100%,县城建成区生活污水集中处理率90%,农村无害化卫生厕所普及率62.6%,农村生活垃圾处理率100%。空气环境质量优良天数占91.8%,城镇居民人均住房面积37平方米,基本养老保险参保率90.8%。创建健康促进机关19个、健康社区(村)66个、健康促进学校27个、健康促进医院9个、健康促进企业3个,评选健康家庭121户。

(但 佳)

内江市

【卫生健康资源概况】2022年底,全市有医疗卫生机构3787个、床位26759张。卫生技术人员24615人,其中执业(助理)医师9545人、注册护士11266人。每千人口有卫生技术人员7.93人,每千人口有执业(助理)医师3.08人,每千人口有注册护士3.63人,每千人口有床位8.62张。

【人才建设】隆昌市人民医院曾卫东入选"天府名医"(基层专项计划)。招聘针灸推拿学、传染病学、妇产科、儿科学等专业"甜城英才"32人,各类卫生类专业硕士研究生99人。获评省学术和技术带头人1人。

【规划与项目工作】印发《内江市"十四五"卫生健康发展规划》。争取到市中医医院西林新区内科大楼建设项目和中央预算内资金1亿元和市妇幼保健院门诊医技住院楼建设项目专项债券0.5亿元。

【乡村振兴】持续巩固拓展健康扶贫成果同乡村振兴有效衔接工作。累计救治30种大病专项患者14353人,其中重点监测对象患病救治率100%;一般脱贫户、三类监测对象签约家庭医生164369人。

对口帮扶。从20家县级以上医疗机构选派出457工作人员、专业技术骨干,与50家基层医疗机构结对实施帮扶,纳入30件民生实事,到基层医疗卫生机构坐诊、免费业务指导、开展人员培训。同时,市直医疗单位派员到各县(市、区)医疗机构开展学术讲座1200余次,培训8000余人次,业务培训800余次,培训5000余人次。派出40名中级以上卫生专业技术人员到省内脱贫地区实施对口支援"传帮带"工作;向巴中市通江县派驻2名专业人才、向阿坝县人民医院派驻6名专业人才开展"组团式"帮扶。为通江县保健院生化实验室添置全自动多功能生化检查仪器一组,总价值150万元,完成检测1700余人次。

【信息化建设】市第二人民医院、市中医医院、资中县人民医院建成二星智慧医院;市第一人民医院、市第六人民医院、隆昌市人民医院建成一星智慧医院。市第一人民医院、市第二人民医院、市中医医院获互联网医院执业许可证,全市三甲医院全部建成互联网医院。全市公立医疗机构全面推广微信支付方式和上线"健康内江"官方微信公众号服务。全市居民电子健康卡管理系统注册421.37万张、电子健康卡挂号711.98万人次,就医诊疗检查等扫码4260.65万次。内江市卫生健康委获内江市2022年国家网络安全宣传周表现优秀集体。

【依法行政】印发《内江市卫生健康系统2022年法治建设工作要点》《内江市卫生健康委员会开展法治宣传教育第八个五年规划(2021—2025年)》。落实行政规范性文件合法性审查,动态管理权责清单。履行党政主要负责人推进法治建设第一责任人职责,全年无一例行政复议和行政诉讼败诉案件发生。开展"八五"普法工作,开展"法律进机关、进医院"活动。通过召开党委(扩大)会会前学法、党委理论中心组集中学法、职工集中学法等推动领导干部带头学法和职工学法。

【行政审批】建立深化"放管服"改革优化营商环境工作任务分工台账。推广"天府通办",将"生育服务证办理"等9项依申请服务事项〔县(区)级〕纳入"川渝通办"专区,推动实施"新生儿出生一件事"。推行"一网通办",实现行政许可事项承诺时限在法定时限上提速58.44%,实际办理时长在法定时限上提速82.97%。在12项涉企经营许可事项分类推行"证照分离"改革,通过取消审批、审批改为备案、告知承诺、优化审批服务等方式进一步提升审批效率,实现材料减免率25.63%,时限缩短比例75.30%。市本级政务服务窗口共办理行政许可事项176件。

【综合监管】卫生健康服务监管。持续推进疫情防控监督检查工作，结合医疗机构传染病防治、生活饮用水卫生、医疗乱象等10项专项行动，加强医疗机构、公共场所、定点医院、隔离场所等日常监管，及时发现并督促整改落实。全市共监督单位19056户次，办案654件（公共场所114件，生活饮用水6件，职业卫生34件，放射诊疗17件，学校卫生44件，消毒产品4件，医疗卫生145件，传染病防治270件，无证行医12件，托幼机构8家），其中简易程序465件，一般程序189件，罚没金额261.02万元。

落实医疗卫生机构自我管理主体责任。开展依法执业自查工作，落实医疗卫生机构主体责任，全市166家医疗机构在"四川智慧卫监"平台注册并开展线上自查，自查单位996户次，一级以上医疗机构和采供血机构依法执业自查完成率100%。

医疗废物信息化监管。全面推进内江市疾控机构、采供血机构及二级以下医疗机构医疗废物的"互联网+医废监管"对接工作。截至2022年12月31日，全市二级以上医疗机构接入33家，接入率100%；二级以下医疗机构接入1737家（总本底数3720家），接入率46.69%；疾控中心接入5家，接入率83.33%；采供血机构接入5家，接入率100%；已接入平台医疗机构基本信息录入及点位科室匹配关联率100%。

"双随机"执法工作。开展"双随机"执法检查，巩固执法检查成效，提升日常监管效能。全市国家、省监督抽检"双随机"任务完结率100%，行政处罚案件86件，罚没金额6.1万元。

健全医疗卫生行业信用机制。落实医疗卫生机构、医务人员不良执业行为记分管理制度，根据医疗卫生机构或医务人员医疗服务过程中违法违规行为的类别和情节给予相应的不良执业行为记分，并强调记分结果应用，以记分促监管、以记分促诚信。167家医疗机构，72名医务人员被不良执业行为记分。

卫生监督队伍和能力建设。定期组织开展行政执法典型案例评查研讨，提升执法人员办案能力，2022年，在全市评选出6件优秀行政执法案例。内江市威远县卫计监督执法大队创建成为四川省规范化卫生健康监督机构。2022年10月，内江市卫生健康委员会与重庆市荣昌区卫生健康委员会签订《卫生健康执法合作协议》，建立异地协查、信息共享、经验交流和联合执法机制。首次与荣昌区开展川渝毗邻地区卫生健康联合普法执法检查，共出动执法人员10人次，检查点位3个，立案2件，其中1件给予罚款1.3万元，1件移送公安机关。

【医政医管】临床重点专科建设。2个专科成功纳入四川省"十四五"期间首批临床重点专科省（市一院呼吸内科、市二院肿瘤科），获批省级专项资金200万元，省级专项资金已全部投入建设，资金使用率100%。卫健系统创一流学科成功纳入"揭榜挂帅"行动，被市委组织部授予"流动红旗"，2名个人被评为首批优秀队员。

胸痛、卒中中心建设。市中医医院、资中县人民医院通过胸痛中心总部初审环节，资中县人民医院、隆昌市人民医院通过防治卒中中心省脑防委前期预审，内江市将有胸痛中心5家、卒中中心4家。市第一人民医院在中国70余家卒中急救地图管理医院中，每月排名稳定前10名。

优质资源共享。梳理出全市独特医疗资源项目20个，包括派特CT、基因测序、独特中医等内容，经市政府协商同意后，开展优质医疗资源共享项目，有50余家医疗卫生机构达成独特医疗资源共享协议，1000余人次共享优质医疗资源。

制定支持学科发展八条措施。联合市委组织部、市财政局、市科技局、市医保局等部门印发支持医学学科发展的八条措施，引进博士研究生可给予20—100万元/人的补助，引进硕士研究生可给予15—20万元/人的补助，医保给予1400万专项资金支持学科发展。

县级医院服务能力提升。隆昌市人民医院、资中县人民医院、威远县人民医院入选国家"千县工程"县医院名单，进一步发挥县域医疗中心作用，基本实现一般病在县域内解决。

医疗质量管理。调整全市56个质控分中心主任、秘书、专家成员等进行，更新制定新的质控分中心考评标准。组织各质控分中心开展现场调研和指导。

医院等级复评。组织资中县人民医院、隆昌市人民医院、市一院和市二院先后完成三级医院等级复评。

公立医院绩效考核。组织二级及以上公立医院完成2021年度公立医院绩效考核数据填报，在2021年度中，市一院排名全省第17名。

无偿献血。全市血液采集量11.8吨，完成全年目标进度94.8%。支援上海市、吉林省、成都市等地，调出红细胞悬液8.431万毫升，机采血小板45个治疗量，血浆150000毫升。支援中国医学科学院输血研究所科研用血150000毫升。

征兵体检工作。配合内江军分区、各县市区人武部完成2022年全年年征兵体检工作。全市应征青年上站体检5598人，体检合格1445人，合格率25.81%。

日常医疗保障工作。全年共安排各类会议、活动医疗保障131次，医务人员259人，120救护车31车次。

医师资格考试。通过资格审核1086人，参加实践技能863人、综合笔试641人。

【基层卫生健康】建成县域医疗卫生次中心6家，超额完成省上下达2家的任务目标。新增优质服务基层行基层医疗卫生机构基本标准5家，推荐标准5家。建成省级基层医疗机构临床特色科室4家。继续为全市常住城乡居民免费提供12项国家基本公共卫生服务。

表1　内江市乡村医疗卫生提升工程点位名单

建设项目		2022年建成数（个）	建成具体名单
县域医疗卫生次中心		6	市中区白马中心卫生院 市中区凌家中心卫生院 东兴区椑木中心卫生院 隆昌市胡家中心卫生院 威远县镇西镇卫生院 资中县球溪镇卫生院
优质服务基层行	基本标准	5	威远县观英滩镇卫生院 威远县山王镇卫生院 东兴区新江社区卫生服务中心 隆昌市普润中心卫生院 资中县归德镇卫生院
	推荐标准	5	东兴区双才中心卫生院 威远县连界镇卫生院 威远县新店镇卫生院 威远县严陵镇卫生院 威远县龙会镇卫生院
基层特色临床科室		4	市中区朝阳镇卫生院中医全科 威远县镇西镇卫生院呼吸内科 威远县新场镇卫生院中医全科 资中县球溪镇卫生院中医全科

【卫生应急】印发《内江市卫生应急队伍建设管理方案》《内江市突发公共卫生事件应急预案（试行）》《内江市突发事件医学救援应急预案（试行）》。主动融入川渝跨界毗邻地区120应急救援一体化发展，调度出诊27990次，川渝合作联动33次，警医联动群共享信息1630条。

【疾病预防控制】传染病报告发病率210.18/10万，低于全省平均水平。国家免疫规划疫苗报告接种率99.55%，无国家免疫规划疫苗针对性疾病暴发流行。该市选手获全省免疫规划疫苗接种"家长课堂"演讲比赛一等奖。持续推进隆昌市社会心理服务体系建设试点。

【新冠疫情防控】院感防控。12月前，督促医疗机构落实首诊负责制、预检分诊、病区管控、感控督查等制度，坚持定期组织开展院感防控暗访检查，全年共检查医疗机构、闭环管理酒店756家次，发现问题1168个，先后印发通报60余期，督促各医疗机构整改落实。

提升救治能力。"乙类乙管"政策实施前，全市规范设置定点医院1家、亚定点医院4家、方舱医院1家，总床位5100张，为各类救治医院组建救治队伍近1000人,在"9·8""11·16"两轮本土疫情期间出色完成全市医疗救治任务,切实做到应收尽收。"乙类乙管"政策实施后,全市发热门诊从15家扩充至34家,二级以上医疗机构综合ICU床位提升至460张、可转化ICU床位提升至474张,总床位扩容至2万余张,全市有创呼吸机增购至328台,无创呼吸机增购至381台,另亚定点医院床位从1100张提升至5000张。组织开展开展重症救治能力提升培训,累计培训医务人员2万余人次,提升各级各类医疗机构医务人员重症识别、救治能力,有效降低死亡率。

医疗服务。"乙类乙管"政策实施前后,全市发热患者、住院患者激增,督促全市医疗机构发热门诊诊室、普通和重症床位扩容,全市二级以上医疗机构接诊发热患者、急诊、住院患者人次数达到峰值后,随着感染率的提升逐步下降,内江市医疗救治平稳过峰。

提升核酸检测能力。全市核酸检测实验室由32家增加至36家,检测能力由12.4万管/日提升至52.19万管/日,共培训合格备案采样人员19804人,核酸检测正式人员(绿证)800人,应急检测人员(红证)1600人,全市设置常态化核酸采样点354个,其中24小时采样点位59个,及时复盘总结"9·8"疫情经验教训,根据实战经验,编印内江市第一版"采转检报"工作指导手册,为各地有序开展核酸检测工作提供指引。

【爱国卫生】新建成省级卫生乡镇3个,省级卫生村(社区)187个,省级卫生单位48个,省级无烟单位107个,市级无烟党政机关83个,市级无烟单位60个,市级卫生小区(楼院)106个,市级卫生店460个。组织开展爱国卫生运动70周年纪念运动活动,开展知识宣传、健康知识宣传与健康教育、健康咨询、现场义诊、病媒防制等各种活动。

【科技教育】获国家重点研发计划和其他国家级项目2个,省科技厅课题1个,资助经费共计7万元。新增科研平台4个。住院医师规范化培训124人,全科医生培训7名助理医师,护士规范化培训100人,全科医生转岗培训51名基层医生。实施卫生专业技术人才培训计划,培训乡村卫生健康人才103人。

【食品安全】完成食品污染物监测、化学污染物及有害因素监测样品211件,完成率107.11%。完成微生物及其致病因子监测样品169件,完成率102.60%。上报食源性疾病病例信息6151例,完成率176.75%;完成食源性疾病主动监测样本480份,细菌学检测2400项次,任务完成率100%。建成省级营养健康食堂1个,市级26个。

【老年健康服务】实施"健康敲门行动",组建352支家庭医生团队,为全市9046名65岁及以上失能老年人提供"三个一"免费健康服务,提供健康管理并建档立卡,康复护理指导、健康风险指导、心理支持和就诊转诊建议等服务。市第六人民医院等14家医疗机构被评为市级老年友善机构;全市二级以上综合医院老年医学科设置率77.78%。隆昌市古湖街道康复西路社区、威远县严陵镇杨家坝社区被认定为2022年全国示范性老年友好型社区。在全市养老机构开展打击整治非法行医专项行动，全市养老机构均未发现有非法行医行为。制定《内江市老年心理关爱行动实施方案（2022—2025年）》，为老年心理关爱点辖区内常住65岁及以上老年人开展心理健康评估，重点面向经济困难、空巢（独居）、留守、失能（失智）、计划生育特殊家庭老年人，了解掌握老年人心理健康状况与服务需求，改善老年人心理健康水平。有序开展老年人健康素养调查工作。通过对隆昌市非集体居住的60岁及以上城乡常住居民200人开展流行病学抽样调查，掌握我市老年人健康素养的现状及其影响因素，为提升老年人的健康水平提供循证和决策依据。以"改善老年营养，促进老年健康"为主题开展老龄健康宣传周系列活动，开展老龄政策和老龄健康知识讲座9余次，宣传普及老龄化国情省情、老龄政策，以及营养膳食知识和健康管理知识等，提升老年人的认知意识、健康素养和健康水平。以"反诈防骗，敬老孝老助老"为主题的"敬老月"活动，通过举办喜闻乐见、丰富多彩的老年健康文体活动、健康保健活动等，弘扬孝亲敬老传统美德，维护老年人合法权益，营造养老孝老敬老社会氛围。

【妇幼健康服务】资中县妇保院、隆昌市妇保院成功创建市级儿童早期发展基地。为4.77万农村适龄妇女免费提供"两癌"筛查。制定《内江市孕妇外周血胎儿游离DNA产前筛查和产前诊断补助项目实施方案（试行）》，全市产前筛查率98.88%，开展免费无创DNA检测441例，羊水穿刺386例，免费孕前优生健康目标人群覆盖率104.88%，婚检率98.94%。全市孕产妇死亡率13.12/10万，婴儿死亡率1.61‰，5岁以下儿童死亡率3.75‰。

【职业健康】职业病危害企业摸底工作。印发《内江市职业病危害专项治理工作方案》，协调市场监管、税务部门，组织各乡镇政府（街道办事处）、监督执法机构开展全市辖区内企业排查摸底工作，完成2993家工业企业的摸底排查，将370家工业企业纳入治理范围，纳入治理的工业企业职业病危害项目申报率83.72%，职业病危害定期检测率约83.04%，职业健康检查率约92.80%；各县（市、区）卫生计生监督执法机构对纳入治理的工业企业实行"清单式、销账式"管理，由于新冠疫情影响，全市工业企业大多数处于停业状态，无法全面开展治理工作，只能采取渐进式推进工作方式，现已完成113家工业企业的治理工作。

职业病防治监测。全市各级疾控机构依托四川省职业病防治综合管理信息系统（省平台），收集所有职业健康检查机构的各类职业健康检查个案信息和职业病危害因素监测信息，共收集职业健康档案表23527张（含外地报本地4685张），其中上岗前7071张，离岗时606张，在岗期间15847张，离岗后3张；完成355例职业性尘肺病患者病例的随访调查及系统录入；完成81名重点人群健康素养监测调查。针对2021年项目中疑似职业病未进入诊断程序调查工作，2021年共报告疑似职业病222人，2021年底未进入诊断程序151人，未进入诊断程序35人。全市接尘工龄不足5年的劳动者新发尘肺病报告例数占年度报告总例数比例为零，比标准提高了5个百分点。开展职业病危害因素监测。完成103家工作场所职业病危害因素浓度（强度）监测，对7个放职业性放射疾病监测医院开展放射工作人员职业健康管理调查和全市过量及超剂量受照人员医学随访工作，全年无过量照射人员。

尘肺病康复站建设。建立内江市第六人民医院为市级指导医院，各县（市、区）人民医院为县级指导医院，100人及以上尘肺病患者的乡镇中心卫生院为康复治疗站，10人及以上尘肺病患者的村卫生室为康复治疗点。建成威远县严陵镇中心卫生院、越溪镇中心卫生院2家第一批职业病防治康复站试点，推进第二、三批康复站山王镇中心卫生院和连界镇卫生院试点建设工作；完善辖区内928名尘肺病患者档案管理，做到"一人一档"；开展康复治疗服务213人，累计555人次，群众满意度约90%；参加省级尘肺病康复站医护人员线上和线下培训46人次；邀请省市、级专家到严陵镇中心卫生院、越溪镇中心卫生院开展康复站试点运行和患者康复治疗工作的指导3次。

职业病防治宣传。会同市总工会开展争做"职业健康达人"活动，参与争做"职业健康达人活动"的用人单位177家，参与争做"职业健康达人"活动的劳动者5048人，评选出职业健康达人1554人，推荐省级职业健康保护行动组织实施和"职业健康达人"优秀案例3个，1人入选国家卫生健康委组织的"职业健康达人"优秀案例候选名单。

职业病防治周宣传活动。依托"内江疾控"等微信公众号开展职业病防治知识竞答，活动累计发出微信红包9600元，访问量37593人次，共计参与14540人次，累积分享7023人次，知识点传播数达到133279；开展"点亮城市灯，温暖劳动者心"活动。在万晟汇天街等地标建筑天幕大屏投放宣传用语及相关知识；制作《疾控专家说系列片之职业病防治知多少》宣传视频，开展《职业病防治法》专题宣讲"四进"活动。

职业病防治监督执法。全市共开展用人单位职业卫生监督检查200家，下达卫生监督意见书196份，全市共办结职业卫生行政处罚案件23件，警告21件，简易程序11件，普通程序9件，罚款金额共计10万元。

【人口监测与家庭发展】较2021年，全市出生人口中，一孩减少3178人，二孩减少2493人，三孩及以上减少69人；死亡人口增加5821人。全市计划生育民生、惠民等资金支出共计12502.77万元。登记注册托育机构27家，国家托育备案系统备案11家。

【中医药事业】全市二级以上综合医院100%设置中医科，100%的社区卫生服务中心及乡镇卫生院建成中医馆，91.41%的村卫生室能提供中医药服务，基层中医药服务量占比51.06%。组建38个市级团队、511名县级医师实施中医强基层"百千万"行动；市级专家团队坐诊诊疗9023人人次，带教医护4673人；开展辖区中医药人员和乡村医生培训讲座1020次，参加10778人；县级中医医师联村帮扶行动坐诊诊疗34201人人次，指导运用中医理论诊疗33612人次，培训中医适宜技术5463人，开展中医药健康知识宣讲场次4087场，参加29358人。

开展中医药干预新冠疫情攻坚行动、巩固行动，组织全市23家二级以上医疗机构设置专用窗口销售市中医医院院内制剂及防治中药饮片包；为定点医院、方舱医院、重点防控场所、集中隔离点、高风险人群配送中药"大锅汤"113万袋，重点人群覆盖率100%。

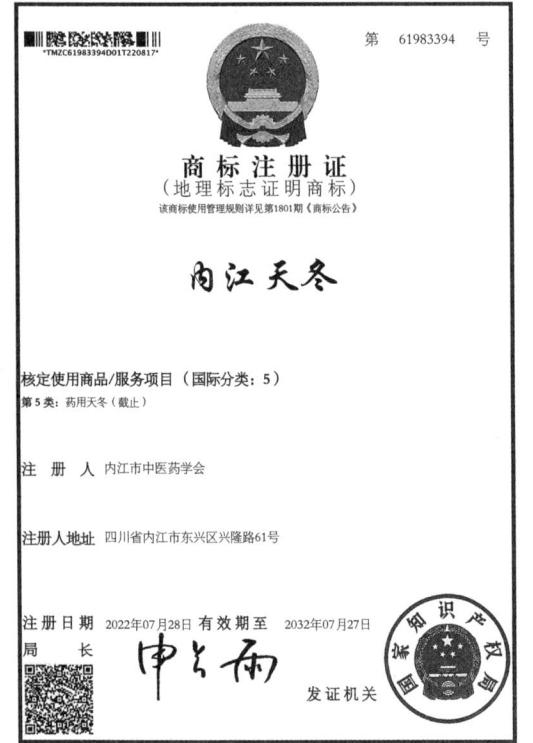

◎内江天冬获国家知识产权局商标注册证（地理标志证明商标）（谢丹◇供稿）

全市有中药材种植面积35万余亩，其中天冬4.8万亩、枳壳3.2万亩、黄精1.5万亩；中药饮片及曲剂生产企业6家，生产品种数711种，全市中药材总产值4.63亿元，同比增长2.66%，其中曲剂销量2266吨，占全国销量三分之一；全市21户规模以上医药企业中药工业营业收入28.83亿元，同比增长10.04%。着力建设"区域中医医院院内制剂中心"，内江市中医医院制剂中心有6个剂型的生产线，拥有院内制剂品种17个，在生产品种14个，2022年总产值1250余万元。着力打造"中国天冬之乡"，东兴区已种植天冬4.8万余亩，开发天冬系列大健康产品40余种，东兴区中医药精深加工园完成征拆220亩。"内江天冬"获国家知识产权局商标注册证（地理标志证明商标）。内江市中医医院"冯氏痔漏疗法""姚氏骨伤疗法"两个中医疗法入选省级非遗项目；东兴区获"中国天冬之乡"称号，"中国天冬之乡"纳入新华社民族品牌工程。

【宣传与健康促进】在中央、省级、市级媒体宣传报道1192次。联合市委宣传部、市文明办开展"最美医者"评选活动，评选"最美医者"20人。作品《如果设备会说话》获"萤火虫健康科普"四川省案例征集活动三等奖。全市居民健康素养水平24.07%。威远县、隆昌市正式启动省级健康县（市）创建工作。

（谢　丹）

乐山市

【卫生健康资源概况】2022年底，全市有医疗卫生机构3152个、床位26490张。卫生技术人员24740人，其中执业（助理）医师9243人、注册护士11583人。每千人口有卫生技术人员7.85人，每千人口有执业（助理）医师2.93人，每千人口有注册护士3.68人，每千人口有床位8.4张。

【规划与财务】开展四川省"十四五"卫生健康发展规划在省规划年度监测工作，对照27个主要指标指标，10项重点工作的进展情况、取得成效、存在问题和采取的对策措施进行全面检测，提供典型案例3例。

推进卫生健康项目建设，加快推进中央、省预算内投资项目，政府专项债券项目等61个项目建设，完成投资73.79亿元。申报更新改造医疗设备财政贴息项目，共申请贷款项目10个，总投资4.04亿元，贷款需求2.97亿元，各项目有序推进。

组织开展《公立医院内部控制管理办法》解读与内部控制实操专题培训，各级医疗机构以"经济管理年"活动为契机，探索创新经济管理模式，提升精细化管理水平，并打造亮点工作，完成各项工作任务。

全年共审核转报配置资产32批次，4478台/套，4.27亿元；审核转报报废资产5批次，8194台/件，2.2亿元；审核转报房屋维修10批次，412.467万元；审核转报申请物业服务费4批次，2036.34万元；审核备案物业采购计划1个，金额2000万元；审核房屋租赁1批次，金额2.6万元。审批进口设备采购157台（套），10190.41万元。审批救护车警灯警报器配置34台。

【乡村振兴】举办民族医士班、乡村医士班，打造一支"本土化""留得住""用得上"的"永久牌"乡村医生队伍。470余名医士班毕业生回到所在县（区）从事乡村医生工作，从根本上解决了"空白村"问题，全面消除了基层乡村医生"空白点"。会同浙江省绍兴市共同实施"东成西就"组团式医疗协作项目，全年投入东西协作资金1438.7万元，开展项目8个，累计签订合作协议45份，全市4个东西协作县派遣45人次到绍兴市交流学习，绍兴市派出33名卫生专业技术人才为4个帮扶地县级医疗机构建成阴道镜治疗中心、产后康复中心、内分泌治疗、神经外科等多个专家工作室。

【信息化建设】建成三星、二星、一星智慧医院各1家，互联网医院3家。全市所有乡镇卫生院、97家医疗机构接入市级医疗"三监管"平台。完成大规模新冠病毒核酸检测保障任务，常态保障全市数百个采样点、47家检测机构，全年用省核酸系统采样5961.15万人次，上传检测结果6319.09万人次。沙湾区、五通桥区、峨眉山市完成系统迁移上云工作，全面提升系统性能和安全防护，基层医疗卫生机构管理信息系统持续加强。

【统计工作】全面完成实时报、月报、季报、年报、病案首页等卫生统计工作,为各科室提供数据查询服务,统计工作纳入常态化管理,工作质量居全省前列。

【依法行政】修订完善《乐山市卫生健康委员会"三重一大"事项决策实施办法(试行)》等制度,落实民主集中制和理论学习"第一议题"制度,全年召开党组(扩大)会议34次、党组中心组集中学习研讨会8次、主任办公会7次。机关人员学法考法工作实现全覆盖,考核通过率100%。组织完成清理涉及计划生育文件3件、省委党内法规涉及计划生育文件1件。完成行政处罚合法性审查20件、行政复议案件2件、行政诉讼案件2件。在全系统组织开展全民国家安全教育日、全国爱国卫生月、《职业病防治法》宣传周、世界献血日、国家宪法日等普法主题宣传活动。

【行政审批】推进"一网通办"改革,优化政务服务运行流程,启用医疗机构执业许可证等17类电子证照。办理行政许可事项480件,公共服务事项59件。

【综合监管】开展"双随机"监督抽查,查处案件66件,罚款40400元。医疗"三监管"平台运转良好,全年收集数据5.8亿余条,提取3496条一级指标异常数据纳入闭环运行,责令345家次医疗机构自查整改,行政处罚医疗机构5家。开展新冠疫情专项检查10502户次,监督覆盖率91.3%,查处疫情防控相关违法案件80起,罚款3.5万元,新冠疫情监督户次数位列全省第三。开展卫生监督执法检查15928家次,依法查处卫生健康行政处罚案件465起,罚款171.78万元。

【医政医管】加快构建优质高效分级诊疗体系。由市级医院牵头,组建城市医疗集团2个,成立专科联盟21个,建立13个远程医疗协作网,签约医院近546家,市级医疗单位为基层医疗卫生机构提供远程影像、远程超声、远程病理、远程心电、远程检验、远程门诊等远程医疗服务。印发《乐山市推动公立医院高质

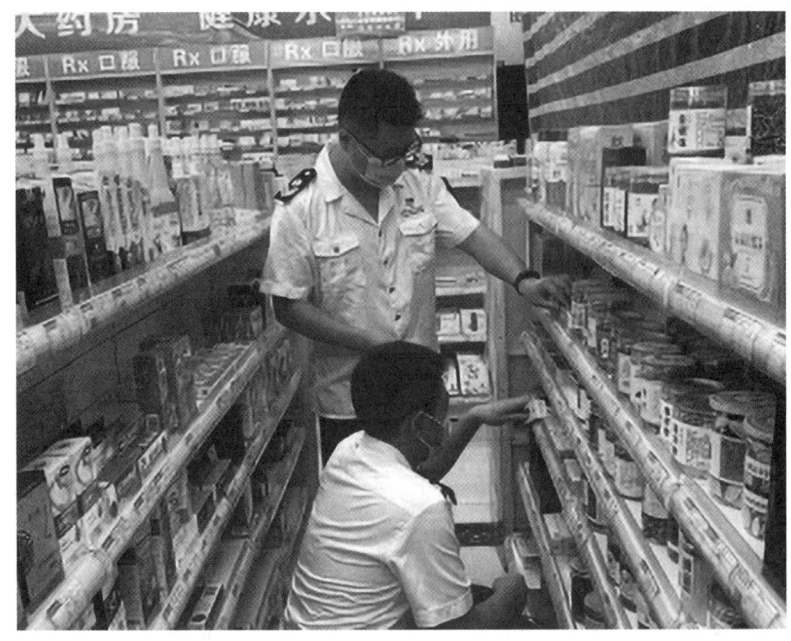

◎2022年7月,乐山市卫生和计划生育监督执法支队开展市售抗抑菌制剂和餐饮具集中消毒单位随机监督抽查工作(乐山市卫生健康委员会◇供稿)

量发展实施方案》，明确6个方面25项具体任务。市人民医院成功创建国家级高级卒中中心、胸痛中心（标准版）、房颤中心和心衰中心。市人民医院重症医学科和妇产科成功申报2022年四川省临床重点专科建设项目。

【基层卫生健康】全市7家次中心建设全部通过验收，超额完成省级下达的建成3家次中心的目标任务。新增优质服务基层行基层医疗卫生机构推荐标准机构6家，建成社区医院1家、省级基层医疗机构临床特色科室6个。组建1417个家庭医生服务团队，打造家庭医生示范工作室12个。为全市常住城乡居民免费提供12项国家基本公共卫生服务，完成率100.66%。高血压患者基层规范管理服务率76.14%，2型糖尿病患者基层规范管理服务率76.09%，社区在册居家严重精神障碍患者规范化管理率92.40%。累计建立电子健康档案3026770人，电子健康建档率95.78%；累计开展健康教育咨询3477次、健康教育讲座4431次。

【卫生应急】修订《乐山市应对极端条件下的新冠肺炎疫情应急预案》等4个卫生应急预案，调整充实紧急医学救援、突发急性传染病防控、突发中毒事件处置、核和辐射突发事件等46人的综合卫生应急救援队伍。各县（市、区）成立卫生应急救援队伍46支、1024人。在全市范围内提前研判、组织市、县、乡、村四级开展新冠疫情特色演练，针对本土疫情应急处置过程中的13个科目进行实战演练。完成四川省第十四届运动会保障工作，市卫生健康委被市委市政府记集体二等功。

【疾病预防控制】联合市公安局、市市场监管局开展HPV疫苗预约接种专项整治行动，全面完成21家预防接种数字化门诊建设。报告艾滋病感染者和病人数量较2021年同期下降12.11%%，母婴传播率为零；全市肺结核报告发病率较2021年下降10.46%。全市青少年总体近视率44.82%，较2021年下降3.23个百分点。成立1家市级癌防中心、11家县级癌防中心，全面完成农村结直肠癌3年共计125个任务。成立市机关干部职工心理健康、市职工心理健康、夹江县校外未成年人心理健康3家指导中心。乐山市精神卫生中心"海棠心悦"心理服务平台，在新冠疫情高峰期间为广大市民提供远程问诊及咨询服务，全年共服务群众21万余人次。

【新冠疫情防控】成功处置犍为县"3·30"、夹江县"5·11"、市中区"7·15"、马边彝族自治县"10·12"、市中区"11·3"等多轮本土疫情。招募公共卫生特别服务岗人员966人，补充疫情防控一线工作力量。先后抽派各类医疗卫生人员2000余人次，先后支援成都市、南充市、内江市、宜宾市等新冠疫情防控工作，协助成都市、甘孜州转运隔离返川风险人员4800余人。推进重点人群新冠病毒免疫接种，全市60—79岁人群全程接种率99.32%，80岁及以上人群全程接种率96.48%。

【爱国卫生】该市通过省级病媒生物达标考核。常态长效开展农村"五清"行动。采取"五清"积分超市、"红黑榜"评比、商户社区联盟等激励措施，构建"党委领导、政府主导、群众主体、社会参与、共治共享"的治理格局。全年累计清河4922公里、清渠5621公里、清沟6410公里、清路5981公里。

【食品安全】完成60份食品安全标准备案前公示。全市32家哨点医院上报食源性疾病4198例，完成443件样品食品安全风险监测。乐山职业技术学院教职工食堂和金海棠大酒店建成市级营养健康食堂（餐厅）；乐山艺术实验学校、乐山师范学院附属小学通过市级初评，申报创建省级营养与健康学校。落实食品安全"两个责任"，督导检查乐山实验幼儿园，乐山一中食品安全工作。组织全市卫生健康系统参加食品安全科普作品创作大赛，两个作品获省级二等奖，两个作品获优秀奖。

【老年健康服务】开展"健康敲门行动"，进村入户为8865名失能老人开展"三个一"服务。2022年二级以上综合医疗机构建设老年医学科占比60%，计划到2025年达到65%以上。市中区茶坊社区、峨眉山胜利街道东圣社区认定为2022年全国老年友好型社区。老年友善医疗机构创建占比82%。开展安宁疗护服务试点，在乐山老年病专科医院设置临床住院治疗床位8张，开放床位10张，安宁疗护床位7张。

【妇幼健康服务】市妇幼保健院开展创建三级甲等妇幼保健院工作。完成沙湾区妇幼保健院新院区、犍为县妇幼保健院改扩建项目并投入使用，市中区、夹江县妇幼保健院争取到项目资金共计400万元用于妇幼保健机构能力建设。健全危重孕产妇和新生儿救治体系，强化高危孕产妇专案管理。实施"两癌"筛查民生实事工程，为42635名适龄妇女开展筛查服务，完成率100.53%。全市孕产妇死亡率13/10万，婴儿死亡率2.04‰、5岁以下儿童死亡率2.89‰。

【职业健康】建立四川大学华西第四医院—市人民医院—区县人民医院—康复站诊疗指导运行体系机制。全年累计建档1357人，服务患者885人，开展康复服务5861次。粉尘和噪声专项整治，出动执法人员2088人次，行政处罚企业15家，处罚6.38万元。

【家庭发展】为全市农村计划生育家庭奖励扶助对象、计划生育家庭特别扶助对象落实奖励扶助经费2.46亿元，各项奖励扶助资金均通过"一卡通"直接发放。建成省级"暖心家园"和社会组织参与特殊家庭帮扶项目。新增普惠性托位260个，每千人口拥有托位3.1个。

【中医药事业】设立市级中医药发展服务专项资金，建成22家中医医疗质控中心。市中医医院新区医疗中心建成投用，提供康养床位300张，标志着全市首家三甲医院领办的医疗、康养中心正式启用。实施中医药强基层"百千万行动"，下派28个中医专家团队坐诊带教，下沉627名中医师驻点帮扶指导。全市128个乡镇卫生院、15个社区卫生服务中心中医馆实现全覆盖，均配备中医类别医师，能开展6种以上中医适宜技术。2073个村卫生室能提供中医药服务，基层中医药服务量达到48.6%。举办首届

"西学中"培训班、年度中医全科医师转岗培训、中医师承教育，中医类继续教育2000余人次，乡镇卫生院中医药人员达到医药卫生人员总数34.52%。建成国家级中医重点专科2个，省级中医重点专科17个；开展54项重点中医药科研项目。市中医医院主任中医医师汤一新获评四川省十大名中医，1人获第七批全国老中医药专家学术经验继承工作指导老师，28名中医药工作者获评第四届乐山市名中医。组织配制新冠病毒预防处方，统筹调配市县两级5家中医医院熬制中药"大锅汤"，共免费发放中药"大锅汤"30余万袋。

【宣传与健康促进】在微信公众号、官网等平台发布健康科普知识、防疫政策等各类信息2100余条。科普作品《花儿喜欢到我家》在四川省卫生健康宣传教育中心开展的"萤火虫健康科普"案例征集活动中获视频类优秀奖。全新改版健康科普杂志《送您健康》，增设"嘉州科普园地"等专栏，全年印发1.4万余册。与乐山广播电视台合作《卫生与健康》栏目、联办"健康"频道，与《乐山日报》《三江都市报》《乐山广播电视报》联办《健康》专版，与《乐山新闻网》《四川在线》网络平台合作,定期组织医疗专家、健康科普专家多渠道开展健康知识宣传普及。峨边彝族自治县通过省级健康促进县（区）技术评估，组织峨眉山市申报2023年省级健康促进县区。全市居民健康素养水平27.1%，超过省上目标。

（颜建刚）

南充市

【卫生健康资源概况】2022年底，全市有医疗卫生机构5347个、床位47103张。卫生技术人员41009人，其中执业（助理）医师16780人、注册护士17587人。每千人口有卫生技术人员7.37人，每千人口执业（助理）医师3.02人，每千人口有注册护士3.16人，每千人口有床位8.47张。

【人才建设】引进、培育博士、学科带头人等高层次人才149人。持续开展高端人才基层行活动，选派710名高端人才支援基层医疗卫生机构。

【项目建设】有序推进川北医学院附属医院妇女儿童中心、南充市疾控中心（公共卫生中心）等18个医疗卫生市级重点项目建设，累计完成投资19.32亿元，新开工5个、续建9个、推进项目前期建设4个。围绕国家102项重大工程项目、省105项重大项目，申报、储备161个具有支撑性、引领性、带动性的重大项目，总投资462.15亿元。争取县域中医医疗次中心等省级补助资金项目5个，传染病防治能力建设、基层中医药服务能力提升等中央补助资金项目5个。

【乡村振兴】建立遏制因病致贫返贫长效机制，全面落实"四个不摘"政策（脱贫不摘政策、不摘帮扶、不摘责任、不摘监管），继续做好脱贫人口医疗救治工作，在过渡期内保持现有健康扶贫政策基本稳定。完善四类慢性病（原发性高血压、2型糖尿病、肺结核、严重精神障碍)贫困患者家庭医生签约服务制度,做好健康管理服务。抓好全市防止"因病返贫"动态监测,摸排核实系统391名因病返贫致贫预警风险人员,确保健康扶贫政策落实到位,进一步减轻脱贫群众医疗费用负担。

【信息化建设】推进"互联网+医疗健康"建设,建成互联网医院5家、智慧医院7家。上线运行健康南充App,实现网上诊疗、报告查询、在线缴费、药品配送等网上诊疗便捷服务。以二级医疗机构为依托,建成跨区域远程会诊平台46个,建成集中诊断中心2家,覆盖区域160余家成员单位,年诊疗200余万人次。

【依法行政】制定2022年度卫生健康行业法治政府建设重点工作,动态优化行政权力清单85项,调整完善政务服务一体化平台事项清单,抓好法治政府示范创建工作。加强规范性文件和重大行政决策合法性审查,执行评估论证、意见征求、集体审议等程序,开展合法性审查9件。

【行政审批】行政许可办理时限比法定时间普遍提速65%以上,马上办、网上办、一次办办结率分别为99.13%、100%、100%。

【综合监管】推行"互联网+监管",成功创造"医废在线监管南充模式"。督导检查医疗机构7852户次,行政处罚424家医疗机构,罚款32.39万元,停业整顿49家。打击各类卫生违法行为,办理行政处罚案件747件,罚没款69.11万元。监督检查全市2276家公共场所室内环境卫生状况、许可证持证等情况,检查合格率96.97%。加强生活饮用水卫生监管,监督检查供水单位183家,下达监督意见书3份,行政处罚4家单位。

【医政医管】进一步提升川北医学院附属医院和南充市中心医院两大城市医疗集团在医学影像学、风湿免疫学、骨创伤

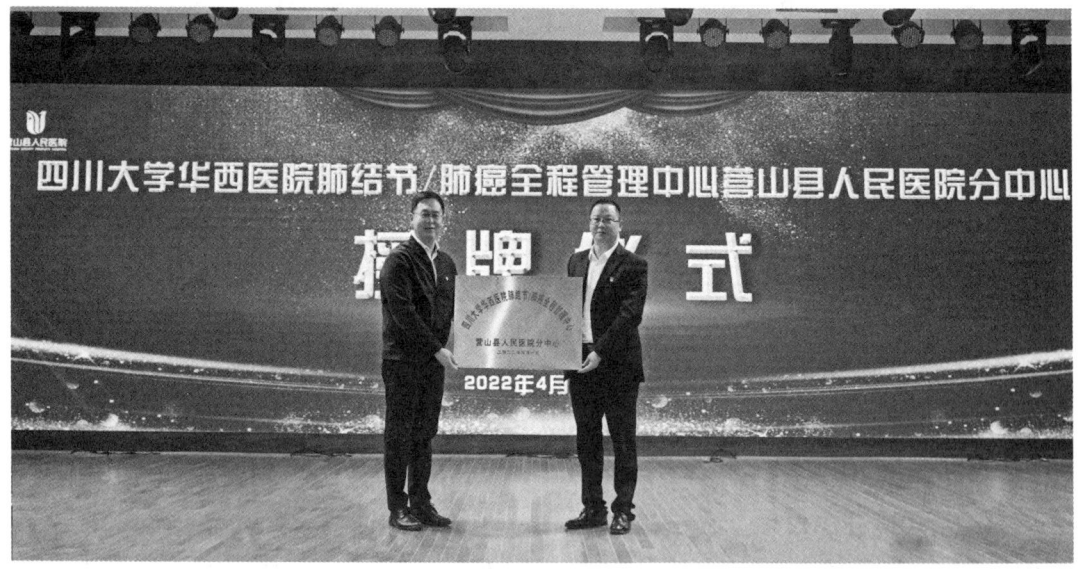

◎2022年4月1日,四川大学华西医院肺结节/肺癌全程管理中心营山县人民医院分中心授牌仪式(营山县人民医院◇供稿)

学等优势重点专科服务能力，带动集团内一体化同质服务。通过共建共管、多点执业、远程医疗等方式，建立市、县、乡、村整合型医疗服务体系。以公立医院绩效考核为抓手，建立医疗质量管理与控制体系。全市公立医院平均住院日9.83天，同比下降2.58%；住院费用药占比下降到24.7%，次均住院费用同比下降0.25%，群众就医获得感明显增强。2021年度，全市三级公立医院绩效考核综合排名全省第四位，创历史最好水平。公立医院改革经验入选"中国改革2022年度地方全面深化改革典型案例"。川北医学院附属医院与天坛医院签约共建国家神经系统疾病临床医学研究中心，南充市中心医院建成微创技术区域示范基地。

【健康服务业】引导川北医学院嘉陵医院、南充临江医院、东方医院等优质民营医院拓展医护疗养、健康检查、整形美容等医疗服务，持续完善医疗康养产业链条，构建产业生态。

【区域医疗卫生中心建设】坚持以"三名"工程为抓手、以品牌创建为引领、以改革创新为动能，推进区域医疗卫生中心建设。国家区域医疗中心建设项目通过国家项目答辩和专家组现场调研，南充市中心医院与北京安贞医院共建的国家心血管疾病临床医学研究中心南充地区合作中心挂牌运行，北京安贞医院平移14个学科110项新技术、新方法、新材料成果。立项建设国省级临床重点专科、医疗集团发展、互联网医院建设等26项年度建设重点任务全面完成。

【基层卫生健康】组建以县级医院为核心、乡镇卫生院为枢纽的医疗联合体34个，顺庆区3家县域医共体诊疗量同比增长14.3%、9.24%、7.67%。布局43家县域医疗卫生次中心，建成9家。建成社区医院12家。建立市、县级区域影像、心电、检验、病理集中诊断中心8家。

【卫生应急】在二级及以上医院建立院感督导员相关制度，依托市、县两级院感质控中心定期开展感染防控培训。将医疗机构门急诊、住院部流程再造制度化，三级医院门诊设置单流向的医护人员、普通病人和发热疑似病人"三通道"，二级医院门诊设置单流向的发热患者、普通患者"双通道"。实施三级预检分诊，落实住院主管医师首诊负责、住院患者陪护/探视和病区出入管理三项制度。

【疾病预防控制】开展市疾控中心等级创建，投入设备经费3032万元，新增市疾控中心编制23个，通过三级甲等疾控机构创建现场评审。法定传染病报告发病率连续17年低于全省平均水平。严重精神障碍患者应用第二代长效针剂门诊治疗试点工作任务完成率115%，居全省第3位。

【新冠疫情防控】面对"8·21""10·15"等疫情，按照"静下来、管得住、查清楚、捞干净、快清零"工作思路，实施提级管控，有序开展新冠病毒核酸筛查，科学精准流调溯源，安全迅速隔离救治，及时有效完成疫情处置，高、中风险区快速清零。

执行"四码联查"、佩戴口罩、测量体温等常态化防控措施，加强重点人员排查，累计排查境外人员1.19万人、国内重点地区来返南充市人员35.6万人。

研究制定分级诊疗、网上诊疗、重症救治等工作方案及措施,构建"健康监测、分类管理、线上线下"分级分层医疗救治体系。按照"防重症、防死亡"的救治原则,建立2+9巡回(驻点)指导、划片协作、集中会诊、全员培训4项工作机制,统筹76名专家成立市级医疗救治专家组,定期开展巡回(驻点)指导,由川北医学院附属医院、市中心医院划片开展医疗救治协作,重症病例全部开展集中会诊,一人一案,精准治疗,在全员救治培训基础上,每天晚上定时开展救治工作交流培训,提升医疗救治整体水平。同时,上线运行健康南充App,开通网上新冠专病门诊,实现网上诊疗、在线缴费、药品配送等便捷诊疗服务,日均诊疗量保持在300人次左右,有效缓解发热门诊就诊压力。

【爱国卫生】西充县、仪陇县、蓬安县通过省级卫生城市复审。新建成省级卫生乡镇5个,省级卫生村267个,省级卫生单位83个,省级无烟单位565个。按照健康南充《控烟专项行动》要求,在全市范围内全面建成无烟党政机关。阆中市、南部县、西充县、蓬安县通过病媒生物专项达标考核。举办卫生城市创建、病媒生物防制工作培训班,开展爱国卫生运动70周年纪念活动,爱国卫生月、第35个世界无烟日等主题宣传活动,参与群众超过100万人。

【医学教育】组织开展住院医师、专科医师、全科医师培训、考核、管理等工作。督导完成2022年护士规范化培训实践技能考核135人。负责2022年全科医生转岗培训报名审核182人(中医108人、临床74人),指导市中医医院开展全科医生转岗培训集中理论培训1周,组织学员在信息平台登记并进行日常管理。指导各医疗机构开展住院医师规范化进修工作,并负责进修平台日常管理。2022年组织申报并审核通过国家级继教项目8项,省级继教项目56项,市级继教项目184项。组织完成南充考点2022年医师资格实践技能考试5628人,医学综合笔试2381人,卫生专业技术资格纸笔考试2023人、计算机考试4808人,护士执业资格考试2346人。

【食品安全】完成食品安全风险监测329份,开展地方特色食品、高风险食品等安全、营养监测70份。人群合理膳食指导工作覆盖全市242个乡镇,641万人次。

【老年健康服务】实施"健康敲门行动",为1.61万名65岁及以上失能老年人提供免费上门康复护理服务。全市医养结合机构增加到31家,床位8726张。全市33家二级及以上的医疗机构开设康养类医学科,105家医疗机构开设康复保健科,1家医疗机构开设安宁疗护科,新办康复医院3家。创建全国示范性老年友好型社区3个。

【妇幼健康服务】蓬安县妇幼保健院、南部县妇幼保健院成功创建三级乙等妇幼保健院。完成全市"两癌"免费筛查4.88万人,完成率103.76%。全市孕产妇死亡率8.12/10万,婴儿死亡率1.92‰,5岁以下儿童死亡率3.65‰。

【职业健康】完成职业健康检查个案卡填

报11485张，审核及时率98.24%；完成383人重点职业病主动监测，146家工作场所职业病危害因素监测。

【人口监测与家庭发展】加强国家和省级监测县建设与管理，开展人口监测抽样调查工作。指导嘉陵区、阆中市、营山县、蓬安县完成2022年人口监测任务。指导县、乡维护使用四川省健康档案云平台，做好全员人口统计信息化建设，做好人口监测统计调查常态化工作，确保报表按时高质量报送。开展计生特殊家庭扶助关怀工作，建立全额代缴最低标准的医疗保险费制度、住院护理补贴制度、殡葬无忧制度、一次性慰问金制度和再生育辅助生殖费用补助制度，购买每人每年200元的住院护理补贴保险，解决了计划生育特殊家庭生病住院无人护理的难题。全市计划生育特殊家庭"双岗"联系人率100%，家庭医生签约率100%。全市开通就医绿色通道医疗机构367个，提供"两免四优先"医疗服务10279人次，免费体检8952人次，提供保障性住房16户，完成农村危房改造8户，代缴养老保险162人，安排入住公立养老机构19人，免费殡葬19人，政府购买居家养老服务1742人。

【中医药事业】成立市中医药发展促进中心，为市卫生健康委直属事业单位，核定编制13名。蓬安县中医医院成功创建三级乙等中医医院，南充市中医医院绩效考核获A等级，获省中医药管理局通报表扬。争取中央、省级中医药发展补助资金1835万元，实施中医药特色人才培养、中医特色康复体系建设、中医药产业特色片区建设等。开展中医强基层"百千万"行动，推广中医药适宜技术101个。全市基层医疗卫生机构全覆盖开展培训讲座866次，坐诊诊疗1.9万人次。建设省级中医药健康旅游示范基地4个。中医药诊疗量占总诊疗量占比同比增长4.8%，基层中医药服务量占比49.36%。中药材总产值增长5%，规模以上工业中药饮片加工、中成药生产2个行业种类累计营业收入增长13.3%。

【宣传与健康促进】及时宣传卫生健康领域工作动态、医疗成就、优秀人事、重大便民举措。在官网上宣传70余次，在健康南充微信公众号上宣传健康信息230余条。开展"学雷锋志愿服务""平安建设集中宣传月"、第34个爱国卫生月、国际护士节、第35个世界无烟日暨南充市第七届世界无烟日低碳环保健步走公益宣传等活动。

（王思程）

宜宾市

【卫生健康资源概况】2022年底，全市医疗卫生机构有4899个、床位37380张。卫生技术人员37365人，其中执业（助理）医师12929人、注册护士17606人。每千人口有卫生技术人员8.09人，每千人口有执业（助理）医师2.8人，每千人口有注册护士3.81人，每千人口有床位8.09张。

【人才建设】获评"天府名医"1人，评选"宜宾名医"7人。

【规划与项目工作】印发《宜宾市"十四五"卫生健康事业发展规划》，启动《宜宾市"十四五"医疗卫生服务体系规划暨医疗机构设置规划》编制工作。市本级卫生重点建设项目市一医院西区院区（一期）、市二医院临港院区（一期）和市妇幼保健院迁建（一期）项目主体工程全面完成，完成年度投资152005万元，完成

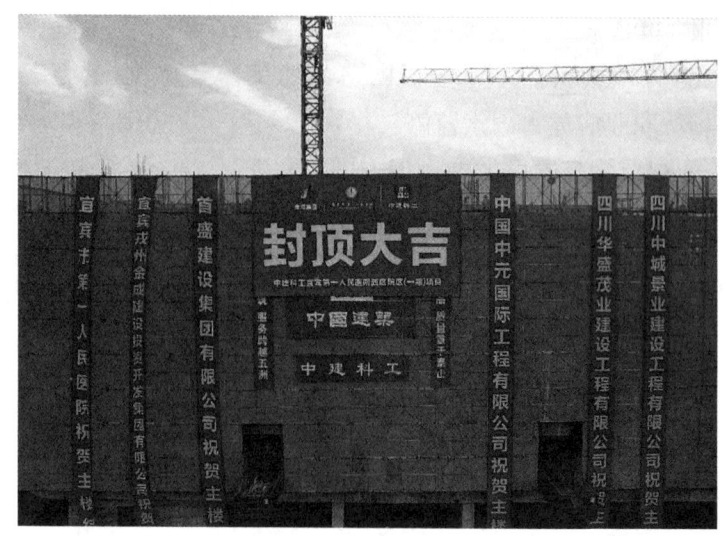

◎2022年6月30日，宜宾市第一人民医院西区院区（一期）项目正式封顶（代唯◇摄影）

年度投资任务112.52%。计划开工"幸福宜宾"城乡医疗服务提升工程建设项目48个，开工48个，完工48个；完成年度投资67104万元，完成年度投资任务109.09%。

【财务工作】争取省卫生健康财政专项投入7.14亿元，完成年度任务100.6%。争取大型医疗设备更新改造贷款财政贴息项目低息专项资金1.27亿元。争取市级财政专项补助资金0.23亿元，市级政策性配套资金0.45亿元。争取2022年专项债券资金9.4亿元。争取2022年卫生健康领域设备购置与更新改造贷款财政贴息项目共审批通过综合医院6家，计划总投资2.85亿元，贷款需求2.63亿元。

【乡村振兴】成立以主要领导为组长，分管领导为副组长，科室负责人为成员的乡村振兴工作领导小组。印发《宜宾市巩固拓展健康扶贫同乡村振兴有效衔接2022年工作方案》《2022年度乡村振兴考核考评主要项目指标责任分工方案》《2022年落实农业农村优先发展工作有关工作计划》全市设置乡镇卫生院138个（含社区卫生服务中心16个），村卫生室3546个，在岗乡村医生3882人，乡村两级医疗卫生机构和人员"空白点"均已清零。

【信息化建设】建成一星智慧医院8家。累计发放电子健康卡200余万张，使用电子健康卡就诊累计895万余人次。推进"健康宜宾·智慧医疗"信息化集成项目建设，编写完成项目可研报告和初设方案，并通过行业主管部门评审。

【统计工作】实时监控和预警重点指标，防范和严肃惩治统计造假、弄虚作假。坚持通过开展年月报数据质量监测+市级审核、联合业务定期开展多系统间基础信息集中比对、定期通报直报系统数据质量、召开统计工作例会等方式，提高统计数据及时性和准确性。挖掘统计数据信息，定期编写分析资料并挂网公布，发挥统计数据"晴雨表"作

用，提高整体数据分析能力，为宏观决策、行业治理和服务社会提供数据支撑保障。

【依法行政】印发《关于法治政府建设重点工作实施方案的通知》《关于印发推广应用"1+8"示范试点成果实施方案的通知》，动态调整323项权力清单。法律顾问参与法律事务座谈13次，审查修改合同32件，出具法律意见书9件。督促市、县（区）执法队伍严格落实"三个办法"以及重大行政处罚行政强制案件备案规定。组织市卫生健康委机关和直属参公单位101人参加2022年度国家工作人员学法考法，合格率100%。组织开展国家宪法日宣誓活动，邀请法律顾问为行政执法人员进行宪法和民法典法律知识培训。

【行政审批】巩固提升"一网通办"前提下的"最多跑一次"改革，进一步优化办理流程，再次压缩办理时限。卫生行政许可受理16827件，办结16827件。网上评价率100%。

【综合监管】采取"执法+疾控+院感（专家）"的方式在全市各级各类医疗机构、集中隔离点、公共场所等开展全方位新冠疫情防控联合专业督查11轮，发现并督促整改问题1670个，责令停业整顿落实新冠疫情防控措施不力和不规范的医疗机构250家，下达"新冠肺炎疫情防控"专项工作监督意见书4466份。

医疗"三监管"完成8轮全闭环运行，累计核查疑似线索553条，认定问题92个，追究医疗机构责任8家、医务人员38人次。各级各类医疗机构医疗废物在线监管接入2803家，接入率57%；疾控机构9家，接入率81.82%；采供血机构4家，接入率100%。医疗废物收集、贮存等实现线上监管，实时预警，同环保部门实现数据交换。

完成"四川智慧卫监"平台"两库"清理和更新维护，印发《关于进一步加强医疗机构医务人员不良执业行为记分管理工作的通知》，落实医疗机构、医务人员不良执业行为记分管理工作。统筹推进卫生行业信用监管，归集应用行政管理信息37条，报送信用承诺153件。一级以上医疗机构依法执业线上自查完成率100%。完成双随机监督抽检任务1126家，任务完结率100%。

组织检查各类场所14351家次，其中公共场所卫生3303家次、医疗卫生单位3993家次、传染病防治5191家次、学校622家次、职业病和放射卫生机构442家次、生活饮用水426家次（集中式供水和二次供水），立案查处548件，罚款金额228.7624万元。

搭建宜宾市放射卫生监督管理信息系统，实现除首次办理《放射人员工作证》需到场外，其他培训及换证均实现网上办理，《放射人员工作证》到期提前预警等。截至2022年12月底，完成70家具备放射诊疗资质的医疗卫生机构整体试点。

【医政（药政）管理】印发《宜宾市公立医院高质量发展促进行动实施方案（2022—2026年）》，持续推进阵地提升、专科建设、人才引培。新立项建设省、市、县级临床重点专科3个、10个、

20个。宜宾市中医医院创建为三级甲等中医医院；长宁县花滩卫生院、翠屏区乐龄精神病院、翠屏区大欣妇产医院创建为二级乙等医院。全市13家三级综合医院在2021年度国家公立医院绩效考核中A等1家、B等10家、C等2家，全省排名较2020年上升5位。20家三级公立医院电子病历应用功能水平分级达到4级，平均级别位于全省第1位；员工满意度位列全省第1位，住院患者满意度位列全省第4位。

新增宜宾市外周介入质量控制分中心和宜宾市日间手术医疗质量控制分中心，创新组建宜宾市食品安全风险监测质量控制分中心、宜宾市心电图质量控制分中心、宜宾市儿童保健质量控制分中心。备案开展日间手术三级医院13家，备案限制技术2项：国家级限制类医疗技术(放射粒子植入治疗技术)和省级限制类医疗技术(高强度聚焦超声恶性肿瘤治疗技术)。

推进平安医院建设，医院安防系统建设总投入1783.73万元，其中中央资金88.94万元，省级资金226.93万元，医院配套资金1467.86万元。全市三级医院安防建设达标率100%；二级医院安防建设达标率87.5%；二级以上公立医院参加医疗责任保险覆盖率100%；基层公立医疗机构参加医疗责任保险覆盖率93.16%。

出台《宜宾市医疗机构及其工作人员廉洁从业行动计划实施方案（2022年-2024年）》《宜宾市医疗机构工作人员廉洁从业九项准则实施方案》《宜宾市医疗机构不正之风和腐败问题专项整治行动方案》。医疗机构开展自查自纠调查12.1万人次，核实线索982条，涉及金额8.32万元；扣罚涉及人员绩效10.47万元；主动上缴"红包"178人次、15.29万元；查处骗取医保基金行为1起，追回医保资金6.49万元。

全市无偿献血51080人次，同比增长4.66%；采血量16.19吨，同比增长3.6%；千人口献血率11.3‰；供血量19.7吨，同比增长6.6%；累计向省内外采供血机构支援应急血液6672个单位，同比增长45%。实现三个突破：年献血人次首次突破5万人次、采血量首次突破16吨大关、千人口献血率首次突破11‰。为无偿献血者办理退费10032人，金额962万元。宜宾市获全国无偿献血先进市称号。

持续做好药政管理工作，重点加强抗菌药物、辅助用药监管，采取开展处方点评，适时监测通报抗菌药用使用强度、门诊和住院次均药品费用增幅等手段，有效控制抗菌药物使用强度和次均药品费用增幅，全市辖区内公立医疗卫生机构配备使用国家基本药物均达到规定比例的机构数占比90%以上。

【基层卫生健康】加快推进江安县、兴文县、筠连县3个全国紧密型县域医共体试点县建设，在2021年全省紧密型县域医共体建设试点监测评价中，江安县位列试点县第一，宜宾市位列市（州）第二。建成县域医疗卫生次中心11家。新增优质服务基层行基层医疗卫生机构基本标准73家、推荐标准24家，建成社区医院15家，基层临床特色科室通过省级验收9个，与泸州市、南充市并列全省第二。进入全国500强乡镇卫生院3家，位居全省第三；叙州区观音镇中心卫生院进入全国100强乡镇卫生院。下达项目资金158.4万元，组织各县（区）乡镇卫生院（社区卫生服务中心）骨干人员50名、乡村医生240名开展线上线下集中培训。为全市常住城乡居民免费提供12项国家基本公共卫生服务。推进家庭医生签约服务，以紧密型县域医共体为载体，以高血压、糖尿病、肺结核等重监测点人群为对象，共计签约1146003人，签约率89.19%。市级资金预拨3700万元、县级资金预拨4568.55万元开展第三轮全民健康体检工作，共体检212.08万人。

【卫生应急】印发《宜宾市突发事件医疗救援应急预案（试行）》《宜宾市突发公共卫生事件应急预案（试行）》。开展市、县（区）卫生应急演练10次。组建市县级卫生应急队伍99支，开展业务培训480次、参训10748人次。举办宜宾市卫生应急管理培训班1期、宜宾市急诊急救技能培训1期。

加强全市院前急救网络站（点）建设，全市共有院前急救网络站（点）68家，其中公立急救站45家、民营急救站23家；可用于院前急救救护车辆达257辆。120急救热线调度坐席由6席扩增至15席（实际使用9席），配备35名后备调度人员。全年受理电话427055次，日均受理1170次；有效接警208588次，占受理电话总数的48.84%；处警电话总数351292次，日均处警962次；派车58998次，日均派车162次；共处置伤病人47846人；受理电话总数、有效接警总数、处警电话总数、派车总数和处置伤病人总数较2021年同期分别上升4.27%、16.98%、25.16%、18.19%和13.04%。

截至2022年12月31日24时，全市共报告23起突发公共卫生事件及相关信息，均为未分级（未到达一般突发公共卫生事件标准及以上），事件发现及时、处置快速、患者救治有效，无一人死亡。编制《宜宾市突发公共卫生事件风险评估摘要》12期，并向成都市、泸州市、内江市、自贡市卫生健康委员会通报。编制《宜宾卫生应急快报》146期，及时准确提供疫情信息。

全年承担2022世界动力电池大会、四川省第五届工匠杯、2022国际竹业品牌博览会、2022中国国际名酒博览会等重要任务和重大会议活动疫情防控和医疗保障工作362次，出动医务人员3000余人次。

【疾病预防控制】强化疾控机构能力建设，市级疾控机构达三级甲等，翠屏区、叙州区疾控机构达三级乙等，南溪区、江安县、珙县、兴文县、屏山县疾控机构达二级甲等。法定传染病报告发病率继续保持全省较低水平。接种11类国家免疫规划疫苗762383人次，报告接种率99%以上。完成全国艾滋病防治城市示范区工作。艾滋病、梅毒和乙肝母婴传播阻断率100%。学校结核报告发病率较2021年下降40.37%。建立和完善市、县、乡三级精神卫生防治管理网络，所有乡镇均配备一名以上专兼职精神卫生防治工作人员。建立市精神（心理）卫生市级专家库，共有成员99人。

【新冠疫情防控】处置宜宾市"9·3"、兴文县"10·5"、长宁县"10·6"、三江新区"10·6"等15轮疫情，累计报告感染者1779例。完成宜宾市传染病与突发公共卫生事件监测月分析12期、宜宾市传染病与突发公共事件风险评估12期、新冠疫情分析52期，发布风险排查提示860次。

建成集中隔离场所135个，隔离房间31768间。储备流调溯源人员共1658人；组建由市、区县疾控、医疗机构组成的50支150人的流调机动小分队，4支40人的信息分析小分队，3支15人的综合研判小分队，均完成省级统一培训并考试合格；派出6支流调队伍支援西藏自治区及成都市、眉山市等地新冠疫情防控。开展重点人员监测444.86万人次；集中隔离场所、医疗机构环境检测7.5万份；周边外环境检测4.06万份。

加强医疗救治能力建设，市级财政投入1.25亿元，完成建设定点医院1家、床位1000张，亚（准）定点医院1家、床位1000张，隔离方舱医院3个、床位3000张。全市二级以上医院床位由19448张扩容至27013张；设置重症床位1310张。基层医疗卫生机构床位由7579张扩容至10237张。全市医疗机构配齐呼吸机781台，基层医疗卫生机构配齐血氧仪12431个、制氧机387台。全市138家基层医疗卫生机构，设置发热诊室达100%。坚持实施分级分类收治，对重症患者提供"一人一专班"医疗保障服务，坚决确保全市无新冠死亡病例发生。

宜宾市核酸检测人员共4175人，核酸检测仪器551台，移动检测车1台，60家核酸检测机构最大日单检量提升至62.7万管(市级机构12.6万管，区县机构50.1万管)，启动川南四市区域协同机制支援15万管。先后组织1462名医务人员组建核酸检测采样队伍支援河南省、上海市、海南省、成都市等地。全年累计核酸检测1.36亿人次。

【爱国卫生】新建成市级卫生村（社区）230个，市级卫生单位116个，市级无烟单位422个，市级健康乡镇29个。翠屏区卫生健康局被全国爱卫会表彰为爱国卫生运动70周年先进集体。

【科技教育】组织验收医疗卫生机构核酸实验室28家。累计参加病原微生物实验室生物安全培训22123人次。评审通过科研项目31个，举办临床医务人员科研能力线上培训班1期、参训300人。举办全科医师转岗县级临床培训基地师资培训班1期、参训40人。宜宾医药健康职业学院完成教育部备案，正式纳入四川省"十四五"高校设置规划，进入实质性建设阶段。

【食品安全】印发《2022年宜宾市食品安全风险监测实施方案》，举办2022年营养与食品安全风险监测工作启动会暨监测技术培训班1期、开展2022年重点流域饮用水中新污染物风险监测现场培训1次。食品安全风险监测国家项目中污染物和有害因素监测食品样品9类383批次，检测指标6362项次；食品放射性污染物监测食品样品6类24批次，监测点覆盖率100%，任务完成率100%。食源性疾病监测报告系统共上报（可疑）食源性疾病病例10743条，食源性疾病主动监测病例标本245份，食源性疾病暴发事件17起（含食物中毒事件6起）。食品安全企业标准备案前公示88家，备案后公示70家。137个乡镇（街道）开展人群合理膳食指导，覆盖率100%。设置城市和农村饮用水卫生监测点442个，以乡镇为单位，生活饮用水监测覆盖率100%。枯水期城市、农村饮用水监测任务进度完成率均为100%。政府指令性城市龙头水卫生状况监测水样792件，合格率100%。

【老年健康服务】实施"健康敲门行动"，为全市1.32万名失能老年人提供免费上门健康服务。全市21家医疗机构开设老年病科，219家医疗机构开设老年人就医绿色通道。建成医养结合机构16家，其中医疗床位1206张，养老床位1559张。筠连县筠连镇城南社区、翠屏区西郊街道金沙江社区、兴文县古宋镇香水山社区被认定为全国示范性老年友好型社区。5家三级医疗机构被认定为四川省第二批老年友善医疗机构。

【妇幼健康服务】实施"母婴安全五项制度"，妇女儿童健康水平持续上升，孕产妇死亡率、婴儿死亡率、五岁以下儿童死亡率均在全省控制指标以内。市妇幼保健院通过三级乙等妇幼保健机构省级复评，南溪区、江安县、长宁县、珙县妇幼保健院通过二级乙等妇幼保健机构省级复评，高县、兴文县、筠连县妇幼保健院成功创建二级甲等妇幼保健机构。新增产前筛机构2家。为全市56912名农村适龄妇女免费提供"两癌"筛查服务，获评全省2022年度农村适龄妇女免费"两癌"筛查民生实事工作成效突出集体、全省实施妇女儿童发展纲要优秀集体。

【职业健康】印发《宜宾市"十四五"职业病防治规划》《2022年宜宾市职业健康工作要点》《宜宾市深入开展职业病危害专项治理工作方案》《宜宾市尘肺病康复站（点）建设工作实施方案》《2022年职业病防治项目工作方案》。2022年共报告职业健康检查个案卡69602张；完成职业病主动监测824人、尘肺病筛查1574人、职业性尘肺病患者随访3254例、重点人群职业健康素养调查471人、工作场所职业病危害因素监测企业170家、放射诊疗机构职业健康管理基本情况调查246家、非医放射工作单位调查28家；对5家监测医院13台放射诊疗设备及场所进行放射防护监测，对10家非医工作场所进行放射防护监测。推进职业病危害专项治理，完成治理77家，年度完成率100%。建成尘肺病康复站6个，建档立卡1727人，接受康复服务的患者727人,开展康复服务2203人次。宜宾五粮液股份公司、普拉斯集团和恒丰丽雅纺织公司建成省级健康企业。该市推荐的微视频在全国第二届职业健康传播作品征集活动获一等奖。

【家庭发展】确认农村计划生育奖励扶助政策对象75487人，计划生育家庭特别扶助对象8415人，共计发放扶助资金15035.71万元，资金兑现及时率、到位率均为100%。新建成普惠托育机构6

家，新增普惠托位500个。

【宣传与健康促进】在官网、微信公众号、微博、抖音等平台发布各类信息5370余条。组织市级专家到叙州区、屏山县、高县、筠连县社区、农村、学校等场所，开展以健康66条为主的健康教育科普宣传。全市居民健康素养水平24%。省级健康县（区）申报实现全覆盖，634个机关、乡镇、村（社区）、学校、医院完成健康细胞建设。

（陈谦彬　陈远超）

广安市

【卫生健康资源概况】2022年，全市有医疗卫生机构2365个、床位21791张。卫生技术人员19643人，其中执业（助理）医师6892人、注册护士8744人。每千人口有卫生技术人员6.05人，每千人口有执业（助理）医师2.12人，每千人口有注册护士2.69人，每千人口有床位6.71张。

【人才建设】评选表扬"广安名医"等优秀医务工作者40人，评选卫生学术技术带头人26人、卫生学术技术带头人后备人选15人。

【规划与项目建设】印发《广安市"十四五"医疗卫生健康规划》。中央投资建设项目，即市疾病预防控制中心疾病预防和应急处置能力提升项目，下达资金3150万元。协议储备医疗机构购买医疗器械贴息贷款4366万元，动态储备项目30个。中央、省转移支付重大传染病防治、基本公共卫生、医疗服务与保障能力提升、中医药发展、新冠疫情等专项补助资金59223万元，较2021年增加9378万元，增长18.81%。争取到市公共卫生临床中心等15家地方专项债项目资金6.26亿元。

【乡村振兴】印发《广安市巩固拓展健康扶贫成果同乡村振兴有效衔接实施方案》。建立卫生健康、医保部门联席会议制度，确保医保支付调整与基层医疗机构整合步调一致。保持主要帮扶政策总体稳定，实现乡村医疗卫生机构和人员"空白点"动态清零，坚持"四个不摘"原则，巩固拓展健康扶贫成果。

【信息化建设】印发《关于开展2022年智慧医院评审工作的通知》《2022年智慧医院评审工作方案》。5家医院通过一星智慧医院评审。15家二级及以上机构实现扫码就医，发放电子健康卡67.72万张，用卡326万张；14家二级以上公立医疗机构实现与重庆电子健康卡互认。做好互联网医院建设技术支持、疫情防控信息化保障、四川省健康档案云平台培训及技术支持。

【依法行政】开展10件重大案件合法性审查。干部职工在线学法考试合格率100%，执法证件考试通过两人。普法依法治理工作获市委市政府"七五"普法先进单位称号，公平竞争审查工作获市联席会议领导小组通报表扬两次。

【行政审批】制定"放管服"改革优化营商环境暨行政审批年度工作要点，统筹推进"放管服"改革、审批改革和普法依法治理工作。受理许可事项8923

件，其中市本级27件，按时办结率、群众满意率均为100%，许可办件持续零投诉。

【综合监管】国家、省"双随机"任务575件，实际监督完成562件，监督完成率97.74%。医疗"三监管"平台提取异常数据3780条，调查核实数据474条，裁定判决和问题认定56条，异议申述13条，行政处理9条。行政处罚机构3家，责令整改机构8家。立案查处不符合相关规定的单位34家，下达监督意见书22份，罚款3.67万元。公共卫生等领域查办案件255件，罚没款153.89万元。其中医疗机构传染病防治查处案件100件，下发卫生监督意见书2354份，165家医疗机构不良执业行为记分，责令停业整顿91家，罚没款20.68万元，立案查处医疗美容机构案件12件，罚没款30.48万元。

【医政（药政）管理】印发《广安市医疗机构检查检验结果互认工作实施方案》，互认2.8万例，其中重庆市5000余例。市人民医院试点"一站式"患者服务中心和床旁结算模式，累计使用床旁结算服务患者2.6万余名，出院时间由90分钟降低到10分钟内。新增电子病历评价4级4家、电子病历评价3级6家。建成急诊急救五大中心16家，临床服务五大中心20家。联合建立跨区域医联体14个，加入专科联盟96个、远程医疗协作网络10个，签署技术帮扶等协议5个，协作开展新技术、新项目400余项，建成重点专科30余个。建成省级临床重点专科两个、市级6个、县级10个，在建市级临床重点专科项目6个。与重庆市合川区、渝北区共同推进跨辖区120院前急救一体化发展。投资建设川渝高竹新区献血屋，与渝北区打造血液供应保障共享机制。与陆军军医大学达成初步合作意向，对口帮扶该市3家县医院。采血量9吨，单采血小板近5年年均增长35%，连续7届获全国无偿献血先进市称号，连续15年实现临床用血100%来自街头自愿无偿献血的目标。配合医保开展药品耗材集中带量采购工作，落地集采药品10个批次390种、医用耗材7种。

【基本层卫生健康】新增优质服务基层行基层医疗卫生机构基本标准81家，推荐标准13家。乡镇卫生院转型新设置社区卫生服务机构5家，新建县域医疗卫生次中心6家。基层医疗卫生机构规范设置发热诊室125个，乡镇卫生院（社区卫生服务中心）覆盖率100%。建立全市1677家村卫生室与乡镇卫生院发热诊室、125家乡镇卫生院（社区卫生服务中心）发热诊室与发热门诊一对一转诊机制。为全市常住城乡居民免费提供12项基本公共卫生服务。基层医疗卫生机构总诊疗1076.16万人次，同比下降1.32%，入院8.91万人次，同比下降17.04%，床位使用率45.54%。居民健康电子档案建档率为97.06%，预防接种建证率99.90%，儿童健康管理率93.79%，早孕建册率92.90%，产后访视率95.59%，老年人健康管理率66.2%，高血压患者规范化管理率85.38%，2型糖尿病患者规范化管理率84.07%，严重精神障碍患者规范管理率94.97%，肺结核患者管理率99.52%，老年人中医药健康管理率71.35%，儿童中医药健康管理率86.07%，传染病、突发公共卫生事件报告率100%。

【卫生应急】修订《广安市突发公共卫生事件应急预案（试行）》《广安市突发事件医学救援应急预案（试行）》。市突发公共卫生应急指挥中心建成使用。购置近20万元的应急服装和应急装备。处理疑似一氧化碳中毒事件、凉滩电站中毒电击事件、游泳池中毒事件、交通事故等紧急医学救援93起。

【疾病预防控制】报告法定传染病11214例，报告发病率356.58/10万，同比下降6.01%，连续10年低于全省平均水平。艾滋病筛查覆盖率42.14%，治疗覆盖率96.08%，治疗成功率94.58%，母婴传播率为零。报告适龄儿童接种国家免疫规划疫苗39.8423万剂次，各类国家免疫规划疫苗报告接种率均在99.53%以上。创建AAA级预防接种门诊25家和数字化门诊23家。累计登记录入严重精神障碍信息系统的严重精神障碍患者22651人，在册患者19269人；报告患病率（检出率）为6.13‰、年在管患者管理率97.5%、年在管患者面访率94.33%、在册患者中服药率86.87%、规律服药率70.51%、精神分裂症服药率87.75%、精神分裂症规律服药率72.21%。

【新冠疫情防控】2022年形成风险评估报告300余份，组织市级政策培训10次，累计培训2万余人次。通过考核认证流调人员596人，培训合格采样人员14303人、核酸检测人员1905人。全市共建成核酸检测实验室42家，最大检测能力36.95万管/日。新（改）建隔离场所12个、房间19468间，共储备集中隔离场所97个，隔离房间36205间，培训隔离工作人员5000余人次，隔离各类风险人员10万余人次，开展隔离点全覆盖检查10次，检查隔离场所500余个次。

坚持"1+N"监测预警体系，累计检测各类人群核酸样本9320.9万份，环境及物品样品49.8万份。累计排查管控入境解除集中隔离来（返）广人员2130人，重点地区来（返）广人员186318万人，密切接触者30054人、次密切接触者12404人、红码53361人、黄码746807人。累计报告感染者1887例，其中确诊病例371例，无症状感染者1516例。

建设"定点—亚定点—方舱""市级—县级—乡村"两套三级救治体系和新冠/基础两支重症队伍。规范设置定点医院两家，亚定点医院7家，建设方舱医院7家，扩容发热门诊158家，二级以上医疗机构增扩展床位4285张，改造重症床位417张、可转换重症床位403张，培训重症医师735人、重症护士1855人，增购呼吸机99台、负压救护车27辆，完成120智慧急救云平台系统升级切换，累计培训新冠救治医务人员两万余人次。

5月9日，邻水县报告1例网约车司机新冠病毒核酸检测阳性，5月10日16时起，邻水县实施绝对静态管理。此轮疫情14天实现"社会面清零"，21天实现"全面清零"。邻水县"5·9"疫情，累计报告本土新冠肺炎感染者1278例（其中邻水县1268例、广安区9例、岳池县1例），其中确诊病例222例、无症状感染者1056例，采取全域静态措施，根据多轮全员核酸筛查结果，精准划分封控区298个、管控区255个。流调方面，统筹省市县三级流调人员388人，组建64个流调小组，累计排查密接17005人、次密接6509人，发出协查函223份（其中省内58份、省外165份），涉及密接215人（其中省内57人、省外158人）、次密接8人（其中省内1人、省外17人）。核酸采样检测方面，统筹省市采样人员8542人（其中省内2166人、市内6376人）。统筹市内检测机构36个、检测人员1168人，省内移动检测车（舱）11辆、气膜舱1组、援沪核酸检测队194名队员。5月9—29日，全市累计完成核酸检测1921万人次，其中邻水县大筛8次，重筛12次，检测592.56万人次。集中隔离方面，邻水县紧急扩容隔离房间2000间、市级统筹建设两万余间、省级跨区域调度9个市3.7万间，使用房间数18047间（广安市9000间，跨区域调度9047间），隔离风险人员18123人。医疗救治方面，5月11日决定启用方舱医院，48小时内完成设备安装调试等后续准备工作，5月13日正式开舱收治患者。5月19日紧急征用华泰医院建设方舱医院，改建800张床位，5月20日开舱收治病人。设置便民医疗点10个，组建巡回医疗队25个，协调解决封控区、管控区及静态管理下群众的就医需求1747人次，保障重点人群就医7.7万人次。

11月18日，广安区在社会面筛查发现1例新冠病毒感染者，源头不明，经市应急指挥部决定，对城南部分区域实施临时管控，市、区两级应急指挥部合署集中办公。"11·18"疫情链条共报告3例感染者，在本次疫情管控期内，通过"全筛+重筛"，先后从社会面筛查和重点区域筛查发现28例感染者，其中"11·19"链条涉及3例感染者、"11·24"链条涉及13例感染者，其余12例本土感染者源头不清，流调和公安大数据分析均未发现关联性。国务院联防联控机制于11月11日发布进一步优化新冠肺炎疫情防控工作的二十条措施，按照"20条"优化措施，于11月26日解除临时管控。

成立市跨区域疫情防控支援工作领导小组，选派流调队员300余人次赴海南省、成都市、南充市等地支援。选派负压救护车88辆，1600余名医护人员驰援成都市、重庆市、新疆维吾尔自治区等地抗疫，承担核酸采样、检测、隔离点医疗保障、方舱医院医疗救治等任务。接收内江市、阿坝州等市（州）风险人

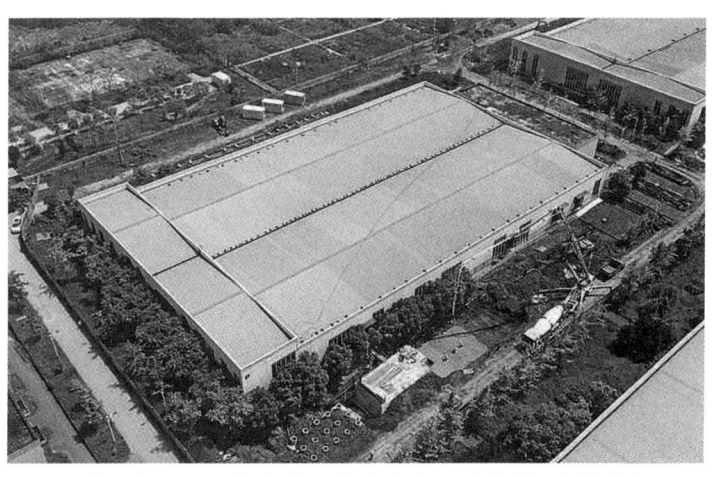

◎2022年4月18日，广安市方舱医院竣工（詹敏 ◇供稿）

员2.1万余人。

【爱国卫生】华蓥市通过省级卫生城市复审。组织验收省级卫生乡镇6个，省级卫生村210个，省级卫生单位19个，省级无烟单位67个。完成城市和农村水样监测分别为168份、700份，任务完成率分别为105.00%、101.74%，城市饮用水合格率99.40%，农村饮用水合格率83.57%。

【食品安全】食品安全标准备案61件，其中备案前公示32件，备案后公示29件。启动建设营养健康食堂（餐厅）、营养与健康学校试点单位24家，组织评估验收8家。

【老年健康服务】开展"健康敲门行动"，组织104家基层医疗机构、292支家庭医生团队为提出申请的7030名65岁以上失能老人提供"三个一"免费上门服务。全市二级及以上医疗机构设立老年医学科占比61%，老年人绿色就医通道设立100%，康复医学科设置率65%，老年友善医疗机构创建占比85%。武胜县沿口镇河东社区被认定为2022年全国老年友好型社区。新建医养结合机构3家，全市养老机构与医疗机构签约率90%以上。岳池县探索"公建民营"运行模式，加快形成养老服务共建共治共享机制。在华蓥市华龙社区石堰墙村设置老年人心理关爱点，评估65岁及以上老年人的心理健康状况并予以干预治疗。举办各类老年健康知识讲座180余场，举行义诊活动50余次，惠及30万余人次。

【妇幼健康服务】广安区、前锋区妇幼保健院分别创建为二级甲等、二级乙等妇幼保健院，岳池县妇幼保健院完成二级甲等妇幼保健院复审工作。市人民医院获批规划筹建人类辅助生殖技术服务机构。全市新建产科单间135间，公立医疗机构产科单间300间，60%以上的产妇在公立医疗机构能住上单间。新增产前筛查机构4家，总数达到6家。市人民医院建设为四川省新生儿听力障碍诊治广安分中心，全市新生儿听力筛查机构共20家。为全市3.6万名35—64岁的农村妇女实施乳腺癌和宫颈癌免费筛查，任务完成率102.04%，资金拨付率100%。12家因质控不合格的助产机构，被降低助产技术服务等级或取消助产资格。全市孕产妇死亡率12.35/10万，婴儿死亡率1.98‰，5岁以下儿童死亡率3.71‰。

【职业健康】组织两期用人单位管理人员职业健康培训，参训企业490家，参训853人。完成非医疗机构放射性危害因素检测10家，医疗卫生机构医用辐射防护监测5家，工作场所职业病危害因素监测90家。职业健康体检18306人，其中岗前体检5036人、在岗体检12590人、离岗时体检680人。职业性尘肺病应随访2275人，完成2202人，任务完成率96.8%。通过健康企业省级考评验收1家。

【家庭发展】牵头草拟《广安市优化生育政策促进人口长期均衡发展工作方案》，推动相关部门完善和落实财政、税收、保险、教育、住房、就业等生育支持措施，降低家庭生育、养育、教育成本。推进"生育登记服务"全程网办和川渝两地"一网通办"。全年办理生育登记服务22883件，其中一孩12683件、二孩8487件、多孩1713件。享受计划生育奖励扶助对象69639人，计划生育特别扶助对象4907人，独生子女父母奖励11585人。持续加强计划生育特殊家庭权益保障，特殊家庭住院护理补贴保险覆盖面、"双岗"联系人制度、家庭医生签约服务、就医绿色通道等均为100%。在卫生健康部门备案托育机构13家，包装储备国家普惠托育专项行动项目4个，争取省级普惠托育专项行动项目3个，落实补助资金226万元，新增普惠性托育位226张。

【中医药事业】市政府印发《广安市"十四五"中医药高质量发展规划》。全市共投入中医药发展资金1354.08万元，其中市本级1170.08万元、邻水县8万元、岳池县100万元、前锋区10万元、武胜县6万元、广安区60万元，市本级用于中医药提质、中医药人才培养及疫情防控处置能力提升，县（市、区）用于支持中医馆改造与支持中医药发展。邻水县中医医院完成整体搬迁，前锋区独立设置区级中医医院。岳池县中医医院投入390万元用于医院信息化建设，市中医医院建成全市首家互联网医院。开展中医强基层"百千万"行动，组织市、县两级专家团队定期帮扶全市乡镇卫生院、社区卫生服务中心、村卫生室。55个建制乡镇卫生院（社区卫生服务中心）中医馆开展提档升级工作，100%的综合医院设置中医科，100%的公立中医医院能提供网上挂号和缴费，100%的中医医院配置发热门诊CT，100%社区卫生服务中心、乡镇卫生院建中医馆并至少配备1名中医类医师，95%的村卫生室（社区卫生服务站）能提供中医药服务。组织全市61名中医药专家开展中医药文化"六进"和"千名医师讲中医"等活动42场次，发放中医"治未病"宣传手册2000余份。持续深化市中医医院与成都中医药大学附属医院合作，推进市中医医院科室建设。梳理形成中药材品种规范化种植技术6个，初步确定观赏药材种植品种6个，实行统一规范技术种植中药材，培育3个中药材大品种。岳池县被列入全省"10+3"产业体系32个川药产业重点县之一和全省3个中药材溯源试点县之一。

（詹　敏）

达州市

【卫生健康资源概况】2022年底，全市有医疗卫生机构3685个、床位44555张。卫生技术人员35973人，其中执业（助理）医师13897人、注册护士16590人，每千人口有卫生技术人员6.7人，每千人口有执业（助理）医师2.59人，每千人口有注册护士3.09人，每千人口有床位8.3张。

【人才建设】实施"百名硕博人才招引"和"百名青年人才培养"双百计划，引进硕博人才153人，硕博人才总量达到654人。评选首届"达州名医"29人，2名专家分别入选"天府青城计划"、2022年民族地区基层卫生优秀人才。新增享受国务院特殊津贴专家5人，学术带头人56人，省级名医17人，高级职称3136人。

【规划与财务】印发《达州市"十四五"卫生健康发展规划》。在建中央投资项目7个，完成投资2.6亿元。中央和省转移支付卫生健康专项资金8.07亿元，市级财政投入25.07亿元，县级财政投入82.88亿元。

【乡村振兴】以实施乡村振兴战略为总抓手，"资源下沉、靠前服务、近帮远扶"为工作路径，印发《达州市巩固拓展健康扶贫成果同乡村振兴有效衔接实施方案》《达州市基层医疗卫生机构服务能力赋能计划（2022—2025年）》等文件。提升乡村医疗卫生服务能力，同时加强"因病返贫致贫"预警监测，核查"因病返贫致贫"风险人员信息，督促各县（市、区）组织人员与相关村、镇干部及当事人调查核实，及时向省卫生健康委相关部门推送，巩固提升乡村居民医疗保障，防止因病返贫致贫现象发生。

【信息化建设】建成二星智慧医院1家，一星智慧医院5家，互联网医院两家。电子健康卡注册400万余人，使用4600万余人次，全流程应用3200万余人次，居全省第2位。全民健康信息平台全面建成，归集各级各类医疗机构数据近5亿条。建成双向转诊平台试点运行、电子处方在线审核流转平台试点运行。电子处方流传平台应用获评2022年四川省数字化转型优秀案例。市卫健委被表彰为2021—2022年度"万达开云"网络安全工作先进集体，组建的参赛队伍在省卫生健康委第三届卫生健康行业网络安全技能大赛四川省选拔赛中获一等奖。

【统计审计】完成4223家医疗卫生机构2021年年报、400余家医疗卫生机构卫生健康统计月报、实时报等报表报送和数据质量监测工作。卫生健康系统内部审计工作稳步推进，在市疾病预防控制中心、市中心血站开展内部审计工作。

【依法行政】完成年度行政执法和行政执法监督情况公示、备案和统计工作，规范性文件、重大行政决策事项、重大执法决定法制审核率100%。无复议机关决定撤销或确认违法案件，无行政诉讼败诉案件。开展"人民群众最不满意行政执法突出问题承诺整改"活动。全面推广"1+8"示范试点成果，编制完成《达州市卫生健康委员会法治账图汇集》。微电影《翻车事件》获"追寻光辉足迹 讲述法治故事"川渝法治微视频微电影大赛二等奖。开展消费者权益日、《职业病防治法》宣传周、宪法宣传日等法制宣传活动。

【体制改革】强化"三医"联动，协同推动《关于加快构建优质高效分级诊疗体系的实施方案》《加快构建公立医院人才高地的十条措施》《深入推广福建省三明市深化医药卫生体制改革经验的实施方案》等重大改革文件出台。达州市被确定为国家综合医改试点联系点；2021年度四川省医改目标任务考评达州市排全省第1名；宣汉县成功申报四川省县域医药卫生集成创新改革首批试点、渠县成功申报四川省紧密型县域医共体试点；达州市中心医院重症医学科纳入国家临床重点专科候选名单，妇产科、心血管外科成功入选省级临床重点专科建设项目。

【行政审批】落实"放管服"改革优化营商环境政策要求，及时调整公布卫生健康行政许可权责清单。推行"一网通办"，行政权力事项全部纳入一体化平台运行，行政许可事项13项、公共服务事项16项纳入市政务服务管理局实行"一窗"进出，全部实现网上可办。深化"最多跑一次"改革，承诺办理时限比法定办理时限平均缩短60%以上，实际办理时限比承诺时限平均缩短40%以上，申请人实际提交材料平均减少50%以上。持续推进"证照分离"改革，认领承接改革事项13项，直接取消审批4项，审批改为备案1项，实行告知承诺1项，优化审批服务7项，持续推动照后减证和简化审批，进一步优化营商环境。市级受理办件申请939件，办结939件，不予许可0件，按时办结率、群众满意度均为100%。

【综合监管】公共场所督查。开展双随机抽查，印发《2022年随机监督抽查计划》，全市共抽检单位957家，完成抽检957家，完结率100%。开展新冠疫情防控督查，共出动监督执法人员3.2万余人次，检查相关单位（场所）1.2万余户次，责令整改5500余户次，关停整顿110户，发布疫情防控问题通报32期。

综合监督。检查相关单位（场所）1200余户次，开展重点公共场所监督检查，监督覆盖率100%。免费发放卫生标识标牌和管理制度7000余个，规范指导550余户次。加强学校卫生督查。督查全市822家学校及托幼机构，其中托幼机构305家，学校517所，监督覆盖率100%。开展水质专项检查。192个供水单位被下达卫生监督意见书，立案查处18家违反《四川省生活饮用水卫生监督管理办法》的供水单位，罚款59200元。完成游泳池专项检查，检查55家游泳池，下达卫生监督意见书23份，立案查处1家机构。

医疗行业专项治理。整治医疗乱象，全市出动执法人员1100余人次，检查医疗机构1232家，查处违法医疗机构11家，限期整改4家，立案11起，罚款10起，罚款总金额4.9万元。开展传染病防治专项执法，检查医疗机构6420家次，发现违法行为机构数254家，查处案件数173起，通报批评43家，警告111家，罚款医疗机构82家，罚款50.11万元。加强医疗"三监管"工作，全年抓取涉嫌问题线索1227条，调查处置问题线索1227条，调查处置率100%。持续推进医疗废物在线监管，二级以下接入1331家，全覆盖管理全市2658家各级各类医疗机构医疗废物，专项检查全市重点244家医疗机构的医疗废物，提出整改意见860家，立案处罚67家，共计罚款24.45万元。

【医美专项治理】清单制推进治理工作。制定《达州市卫生健康系统医疗美容行业突出问题专项治理实施方案》，成立以主要负责人任组长，相关科室负责人为成员的工作小组，建立专项治理工作台账。多部门联动，会同市市场监督管理局、市公安局等有关部门在全市31家营利性社会办医疗美容机构、5个公立医疗机构内设医疗美容科室开展"专项检查""联合抽查""双随机、一公开"等全覆盖监督检查，形成"多措并举、多效联动"的治理工作模式，共出动执法人员100余人，车辆30余台，下达《卫生监督意见书》14份。

【医政医管】医疗机构改革。推进城市医疗集团、县域医共体等多种形式医联体建设，逐步形成一体化整合型医疗服务模式。截至2022年底，全市有医疗集团9个，县域内医共体17个，专科联盟97个，远程医疗协作网27个。全市县域内住院率87.91%。成立以市政府主要领导任组长的达州市卫生健康工作领导小组和市委组织部部长、市委分管领导任双组长，市政府分管领导任副组长的达州市中心医院高质量发展领导小组，先后5次召开专题会议研究公立医院高质量发展事宜，统筹"3+7"公立医院〔3家市级医院、7个县（市、区）人民（中心）医院〕，一院一策制定《高质量发展三年攻坚行动方案》，印发《推动市级公立医院高质量发展十条措施》。

医疗质量管理。全市成立市级医疗质量控制中心48个，其中新成立市级质控中心2个（达州市院内静脉血栓栓塞症医疗质量控制中心、达州市门诊管理医疗质量控制中心），市级医疗质控专家916人。举办质控培训会60余场，培训5500余人。全市三级医疗机构住院患者静脉输液使用率均低于87.5%，住院患者静脉输液平均每床日使用数量均小于5瓶/袋，住院患者抗菌药物治疗前病原学送检率均大于56.5%，阴道分娩产后出血率均小于6%。

控制医疗费用增长。全市公立医院门诊病人次均医药费用增幅5.61%，住院病人次均医药费用增幅2.34%。联合市医保局、市中医药管理局印发《达州市医疗机构检查检验结果互认工作实施方案》，成立医疗机构检查检验结果互认工作专班，深化检查检验结果互认，累计开展检查检验结果互认26.8万人次，减轻群众就医负担968万元。

医疗卫生服务。推动医疗机构创等达标，宣汉县中医院成功创建三级乙等专科医院。全市三级公立医院增至10家，三级乙等公立医院增至6家。印发《达州市县医院综合能力提升方案》，在2021年度国家三级公立医院绩效考核中，达州市中心医院从全国303位跃升到254位，宣汉县人民医院、达川区人民医院、渠县人民医院分别上升352名、153名、42名；大竹县人民医院、渠县人民医院、宣汉县人民医院、宣汉县第三人民医院、万源市中心医院等5家医院纳入国家首批"千县工程"；达川区人民医院通过三甲综合医院创建现场评审。以全市二级以上公立医院为重点，在全市范围开展"群众就医体验大提升"行动，二级以上公立医疗机构中，分时段预约诊疗、智能导医分诊、候诊提醒、检查检验结果自助查询、移动支付等服务开展率在85%以上。

电子病历分级评价。按照《关于开展2022年电子病历系统应用水平分级评价工作的通知》文件要求，组织6名专家开展电子病历评价工作，达到3级的医疗机构17家、达到2级的医疗机构1家。

无偿献血。印发《2022年达州市无偿献血工作任务》《2022年达州市血液管理重点工作任务》，推送无偿献血有关宣传信息180余条，发放宣传资料5万余份，组织乡镇和社会团体等集中采血370次。2022年向全市用血医疗机构提供红细胞制品65555单位，血小板1879.5个治疗量，血浆3.96吨，冷沉淀915单位，成分输血率99%以上。组建达州市首支无偿献血志愿服务队，在册固定献血者队伍15000余人，应急献血者队伍5000余人，稀有血型献血者队伍600余人，成分献血者队伍150余人，志愿者服务队伍200余人。

医疗安全管理。联合市委政法委、市中医药管理局开展二级以上医疗机构"平安医院"创建考核验收工作。全市8家三级医疗机构在设置安保机构、配备安保人员数量和一键报警装置上均已达标，32家二级医疗机构均达到安防系统标准。2022年共受理医疗纠纷投诉111件、行政调解62次、委托司法鉴定16起、医疗事故技术鉴定3起、尸检7起。受理市委书记、市长信箱81件次，12345政务服务热线1528件次，达州市卫生健康委员会主任信箱69件次，群众来信来访30件次，信访件均做到"件件有着落，事事有回音"。

系统治理。持续开展医疗机构及其工作人员廉洁从业、九项准则、"红包"回扣自查自纠专项整治。2022年主动上缴不知情或不可抗"红包"700人次，金额42.7732万元。加强医疗乱象专项整治，监测达州市市级主流媒体发布广告512947条次，全市清理医疗机构涉嫌发布违法广告14条，责令整改5条，立案9件，罚没款15.28万元。全市医疗机构门诊患者、住院患者满意度分别为96.99%、97.34%，分别位居全省第4和第3位。

【基层卫生健康】全市共有乡镇（中心）卫生院186个，社区卫生服务中心20个，村卫生室2165个。全市整体规划布局县域医疗卫生次中心42个，2022年遴选的第一批10家县域次中心医疗卫生次中心均验收合格。新增优质服务基层行基层医疗卫生机构基本标准22家，推荐标准4家；申报社区医院2家，建成全省第一批基层医疗机构临床特色科室8个。推进乡村医生参加养老保险政策落地落实，渠县率先发放乡村医生补助。通川区作为全国县域医共体试点区有序推进建设，推选渠县作为全省县域医共体试点县，大竹县成为全省居民健康档案免费向群众开放试点县。

【卫生应急】印发《达州市本级卫生应急队伍管理办法（试行）》。组织开展卫生应急及新冠疫情防控应急演练23次。推进《万达开川渝统筹发展示范区重大疫情和突发公共卫生事件联防联控合作协议》实施，常态化开展区域协查、互通疫情防控信息117次。汛期和重大节假日期间，坚持24小时应急值班。

【疾病预防控制】传染病防控。全年无甲类传染病报告，全面做好新冠病毒感染疫情防控工作。

重大疾病防控。全市累计报告现住址为达州市的HIV/AIDS病例11115例，死亡4699例，现存活6416人，报告全人群感染率0.12%。现存活人数排全省各市（州）第13位。辖区常住人口艾滋病检测覆盖率31.36%；艾滋病病毒感染者（病人）接受抗病毒治疗覆盖率96.26%；艾滋病病毒感染者（病人）接受抗病毒治疗成功率95.55%；感染育龄妇女治疗比例97.55%。全面完成结核病防治任务，结合实际组织实施《关于切实落实学校结核病防控措施进一步提升工作质量的通知》。病原学阳性率61.31%；报告肺结核患者和疑似肺结核患者的总体到位率99.12%；肺结核报告发病率50.10/10万；病原学阳性肺结核患者耐药筛查率97.32%；耐多药肺结核高危人群耐药筛查率97.8%；利福平耐药纳入治疗率81.25%；肺结核患者成功治疗率96.91%；利福平耐药患者成功治疗率81.08%；病原学阳性肺结核患者的密切接触者筛查率100%；基层医疗卫生机构肺结核患者规范管理率96.32%。

免疫规划。全市疾病预防控制机构共计8家，预防接种单位（常规、产科、犬伤、成人）共计759家，网络报告常规免疫接种344家，均开展疫苗冷链运转和扫码出入库及接种工作。AFP、麻疹、AEFI等各项监测指标达到国家要求。开展入学（托）儿童接种证查验和补证补种工作，按要求开展全市适龄儿童常规免疫接种率抽样调查工作，常规免疫以乡镇为单位接种率达到或大于90%的目标，维持无脊灰状态，达到消除麻疹指标。

卫生监测。全市城市饮用水任务水样172件，监测水样203件，检测任务完成率118.02%，31项指标完成率100%；监测点覆盖率100%。完成全市55所学校学生常见病和健康影响因素监测，监测数据14647条。

【新冠疫情防控】规范处置"4·28"上海市返万源市、"9·2"成都市返达川区等人员引发的聚集性疫情22起。组织开展2022年移动核酸检测车应急演练，先后参与市疫情应急指挥部新冠疫情处置演练4次。2022年全市累计排查重点地区来（返）达人员416745人，设置两家市级定点救治医院和1家县级定点救治医院；设置救治病床1000张，重症病床100张，全市负压病房36间，负压救护车27台，呼吸机531台。全市PCR扩增仪增至636台，检测能力提升至63.6万管/日（10混1检测），共有隔离留观点163个、隔离留观房间35938间。组织开展全市流调、采样、检测、消毒和接种等线上线下培训20次，培训流调人员387人次、采样队伍98人次、核酸检测骨干129人次、机关单位疫情防控人员2277人次。全年累计接种1015.2063万剂次，80岁以上适宜接种老年人全程接种率95.51%，实现应接尽接。设立"一站一中心"两级医疗救治服务体系，全覆盖设置发热门诊（诊室）311个，做好老年群体健康监测、用药指导服务和免费发放爱心防疫包，全市平稳渡过新冠感染高峰。累计派出核酸检测、流调溯源、医疗救治等

23批次、36支455人的卫生应急队伍支援吉林省（市）、广安市、南充市、甘孜州、成都市等地疫情防控。

【爱国卫生】复审通过省级卫生乡镇19个；新建成省级卫生乡镇11个，省级卫生村（社区）258个，省级卫生单位130个。全市开展春秋季统一灭鼠活动，在城区重点场所、公共地段开展环境治理和卫生消杀，治理重点区域、重点场所卫生。开展第34个爱国卫生月宣传活动，世界无烟日宣传活动。

【国家卫生城市创建】草拟《达州市创建国家卫生城市工作规划（2022—2024年）》《达州市创建国家卫生城市实施方案》。印发《关于进一步做好国家卫生城市数据评价指标的通知》，开展指标达标情况摸底调查。居民健康素养总体水平为27.2%，比2021年提高1.1个百分点。全民健身设施城区全覆盖，常年坚持锻炼人数达到37.3%，人均体育场地面积2.47平方米，每千人口社会体育指导员2.17人。城区21个农贸市场全部完成升级改造，监督检查中心城区1068家公共场所卫生"三小"行业，现有食品"三小"行业5898家，食品经营单位持证备案率100%，从业人员健康体检率100%、"三防"设施合格率95.2%，城市道路装灯率100%，中心城区建成区绿化覆盖率大于41.54%，人均公园绿地面积14.26平方米。建成医疗废物处置项目两个，处置能力达到7825吨/年。推进旧城改造，改造完成老旧小区685个，城区105个"三无小区"开启"微治理、微改造、微更新"工程。兴隆苑、观草院、珠市东巷等7个区域"微改造"全面结束，群众满意度在99%以上，大幅提升城市内在品质和市民群众的获得感、幸福感和认同感。

【科技教育】申报科研项目80余项，投入科研经费300余万元，发表科研论文及科普文章200余篇。申报国家专利、完成科技成果评价20余项。达州市中心医院获批四川省第一批临床研究规范化管理试点单位、获批工信部科技项目1项和省科技厅项目3项，肿瘤精准治疗达州市重点实验室创建省级重点实验室。开展全市二级生物实验室"增量提质"工程，截至2022年12月底，全市备案登记微生物实验室151个，其中一级生物实验室4个，二级生物实验室147个。立项国家级继续医学教育项目6项，省级继续医学教育项目39项。住院医师规范化培训招生105人，全科医生转岗培训招生37人，护士规范化培训招生249人，派出卫生支援人员296人，接收卫生支援人员35人。

【食品安全】按照四川省食品安全风险监测实施方案和任务分配表对食品样品的采集、储藏、送样、检测方法以及数据网报时间要求开展食品安全风险监测工作，完成479份，任务完成率100%。

【老年健康服务】牵头制定《达州市贯彻落实〈国家积极应对人口老龄化中长期规划〉实施方案》《达州市银龄健康工程实施方案（2022—2025年）》《达州市加强新时代老龄工作重点任务清单》等文件，老龄健康政策体系进一步完善工作举措进一步强化。为1.8万65岁及以上失能老人开展"健康敲门行动",超额完成省卫生健康委下达目标任务的25.7%。万源市白沙镇工农街社区等3个社区被认定为2022年全国示范性老年友好型社区。市妇女儿童医院、市民康医院、宣汉县中医医院被认定为四川省第二批老年友善机构。各县(市、区)完成至少一家医疗机构开展安宁疗护工作。全市19家二级及以上综合性医院设立老年医学科;建成医养服务机构31家,设置床位6213张。开展打击整治养老诈骗专项行动、老年健康宣传周、"敬老月"等活动。

【妇幼健康服务】贯彻落实《达州市母婴安全行动提升计划实施方案(2022—2025年)》。加强母婴安全监测,强化高危和特殊孕产妇管理,预防并减少孕产妇和婴儿死亡。开展孕产妇死亡评审、新生儿死亡以及5岁以下儿童死亡评审,强化质量安全管理。达川区妇幼保健院完成三级乙等妇幼保健机构创建工作,开江县妇幼保健院完成二甲复评。全市共有三级妇幼保健机构1家,二级妇幼保健机构7家。达州市妇幼保健院成功创建省级新生儿保健特色专科、全省新生儿遗传代谢疾病筛查分中心、儿童早期发展示范基地。全市已成立产前诊断机构1家,新成立产前诊断中心1个,产前筛查机构12家,辖区内产诊机构覆盖率100%,辖区内产筛机构覆盖率100%。"新生儿出生一件事"联办(试点)工作被评为全市"微改革微创新"优秀项目。全市共免费婚前医学检查20587对,覆盖率88.16%,增补叶酸预防神经管缺陷新增服用人数27720人;为4.36万名妇女免费提供宫颈癌和乳腺癌筛查服务。新生儿遗传代谢疾病筛查23677例,活产24033例,筛查率98.48%。全市孕产妇死亡率16.84/10万,婴儿死亡率2.10‰,5岁以下儿童死亡率2.49‰。

【职业健康】职业病防治体系建设。建立由16个部门组成的职业病防治联席会议制度,推动构建市—县(区)两级职业病检查诊断治疗支撑体系。全市有职业病诊断机构1家、职业健康检查机构10家、职业健康培训机构1家,技术服务机构1家。

重点职业病防治。全市开展职业性尘肺病随访5975例,重点人群职业健康素养监测与干预2582人。推进职业病危害专项治理,全市建立粉尘危害专项治理企业"一企一档"639家,完成"职业病危害申报系统"治理企业录入560

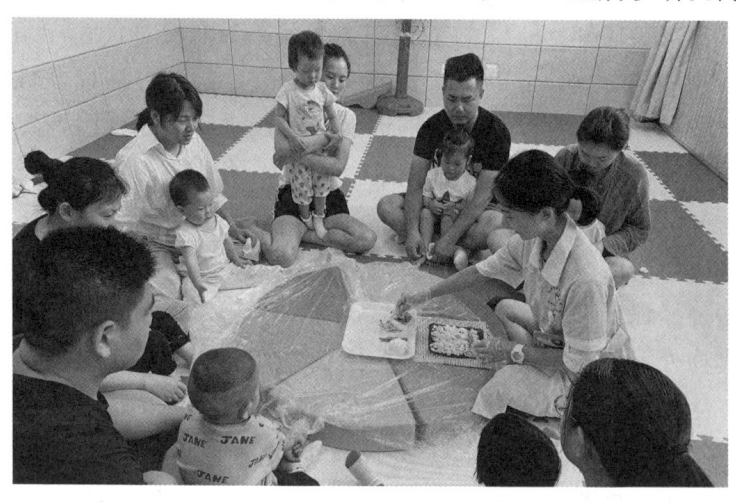

◎2022年7月14日,达州市妇女儿童医院开展亲子活动(刘大松◇供稿)

家。推进职业卫生执法，辖区内职业健康检查机构监督检查覆盖率90%，全年共检查489家用人单位，发出整改通知132份，其中警告29家，罚款38家，共计33.88万元。推进尘肺病康复站建设，全市3家康复站建档建卡尘肺病患者586人，接受康复评估146人次、肺功能检查134人次、呼吸肌力检查125人次、问卷评估1011次、开具处方140张，接受康复理疗的群众满意度100%。2022年达州市两家康复站被省卫生健康委考评为优秀。开展健康企业创建，创建市级健康企业7家，省级健康企业3家。加强宣传教育，开展"进社区进企业进医疗机构"主题宣讲活动220次、宣传咨询活动236次、警示教育活动46次，印发宣传资料11万份，制作宣传视频（含LED显示屏）40个，出动宣传人员300余人次，宣传受众13万人次。

放射卫生监测。全市有290家放射诊疗机构，共有放射工作人员1730人，个人剂量监测1710人，监测率98.84%，比2021年上升3.39%；职业健康检查1497人，监测率86.53%，比2021年下降3.92%。7家定点监测医院分布在7个不同的区县，区县覆盖率100%；监测医院共149名放射工作人员，个人剂量监测率100%、职业健康检查率100%、建档率100%、持证率100%、2021年与2022年合计培训率100%，全市无职业性放射性疾病诊断机构、过量受照人员、地下非铀矿山。

【家庭发展】依法实施三孩生育政策及配套措施，全面取消社会抚养费。落实生育登记制度，通过平台在线办理29698人，实现"秒批秒办""自动审批"。全市计划生育家庭奖励扶助、特别扶助分别为129866人、12059人，发放奖励扶助、特别扶助金21150.44万元。开通计划生育特殊家庭就医绿色通道医院320余家（含两家市级医院）。全市计生综合保险参保6589户，19417人，累计理赔192件（人），赔付金额53.80万元，赔付率75.78%。为全市计划生育特殊家庭购买住院护理补贴保险，代缴保费139.86万元，参保6993人，累计理赔1477人，赔案1477件，赔付金额155.46万元，赔付率112%。继续实施第九轮国家"幸福工程·救助贫困母亲行动"项目。开展普惠托育专项行动，争取中央资金300万元、省级资金150万元，改扩建普惠托育项目5个，新增备案托育机构20家，新增普惠托位600个。

【宣传与健康促进】推出"喜迎二十大 争先再出发"专栏访谈12期，与《大众健康报》联合推出《达州答卷》之"护佑健康，使命必达！"专刊。召开新冠疫情防控新闻发布会13场，推出"专家说防疫""疫情速报"等专栏。发布卫生健康相关信息2000余篇，在省级以上媒体刊载100余篇。处置网络舆情332件，被市委网信办评为"2022年网络理政先进集体"。在全省"萤火虫健康科普案例"评选活动中，两项作品获优秀奖。联合市委宣传部、市文明办开展第三届"健康达州 大美医者"评选宣传活动，选出"大美医者"20人。1人被评为四川省第四届"健康四川 大美医者"。

开展"健康知识普及一月一主题"活动和"市级健康科普专家下基层"活动。全市居民健康素养水平27.2%，较2021年增长1.1个百分点。

（刘大松）

巴中市

【卫生健康资源概况】2022年底，全市有医疗卫生机构3021个、床位22813张。卫生技术人员18829人，其中执业（助理）医师、7239、注册护士7938人。每千人口有卫生技术人员7.08人，每千人口有执业（助理）医师2.71人，每千人口有注册护士2.99人，每千人口有床位8.59张。

【人才建设】平昌县人民医院心血管内科主任医师张定宝入选2022年度"天府青城计划"天府名医（基层人才专项）项目，系巴中市首位入选该项目的专家。

【项目工作】储备卫生健康领域项目45个，总投资65.21亿元。申报储备各类医疗卫生项目64个，总投资67.57亿元。转换开工项目24个，投资34.2亿元。组织公立医院、妇幼保健院等医疗机构申报中央财政贴息贷款项目13个，签订合同8家，申请贷款金额6.36亿元。以新冠肺炎救治为重点，加大县级医疗机构、疾控中心、传染病医院、方舱医院等能力提升建设，申报2023年一般债券项目16个，申请债券资金12.71亿元。完成12家三级公立医院和方舱医院升级为亚（准）医院改建项目申报工作。引进的巴中博雅眼科医院投入使用。

【东西部协作和对口支援】参加全省"传帮带"工程83人，市级及二级以上在市卫生健康委注册社会办医疗机构派出对口支援人员207人，共传帮带受援人员583人。金华市东西部协作对口支援带动建设市级重点专科10个。

【信息化建设】两家医疗机构通过智慧医院一星创建省级复审。全市二级及以上公立医疗机构普遍实现"扫码就医"，256家医疗机构开展电子健康卡应用，电子健康卡服务2147040人次。巴中市医疗"三监管"平台闭环运行4次，发出简报4期。

推进"5G+医疗健康"远程应用体系建设，二级及以上医疗机构加快推进内部信息系统集成整合和业务协同，二级以上医疗机构开展分时段预约诊疗、智慧导医分诊、候诊提醒、检验检查结果主动推送及自助查询、移动支付等服务。全年分时段预约诊疗服务1374239人次，分时段预约挂号服务1667962人次，212家医疗机构检验检查结果自助查询服务5169153人次，131家医疗机构智能导医分诊服务2050738人次。

【依法行政与体制改革】加强法治卫生建设，印发《巴中市卫生健康委员会行政规范性文件合法性审核工作管理办法》《巴中市卫生健康委员会重大行政执法决定法制审核事项目录清单》《巴中市卫生健康领域"首违不罚"实施办法》。深化医卫改革，为市级公立医院调剂事业编制80个、增核员额编制3106

个；市、县（区）公立医院薪酬总额核定扩大到6家。

【行政审批】政务服务事项全部通过"四川一体化政务服务平台"办理，实现"全程网办"。医疗广告审查等8个事项实行全省受办。"新生儿出生一件事"落地实施，分散在卫健、公安、人社、医保、税务部门事项一窗受办。申领四川省老年人优待证实行"市域通办"，巴中市全域申领，不受户籍地限制。推行"政务服务+移动"办理模式，把"饮用水供水单位卫生许可新办审批、延续"的受办端口延伸至市县级移动营业厅帮办，方便群众就近就快办事。推动"天府通办巴中分站点"建设，把与群众看病就医相关的挂号缴费等10个高频服务事项接入"天府通办"，实现"掌上办""自助办"。共办理政务服务事项506件，新审批医疗机构3家，办件提速66.41%，提前办结率、办件好评率、办件覆盖率、群众满意率均为100%。在市政务服务好差评评价中，5次获评"好"等次，1名窗口人员被表彰为巴中市政务服务先进个人。

【综合监管】288家医疗机构、235家学校、3家单采血浆站、1家血站依托"四川智慧卫监"平台开展依法执业自查1054家次，1049家医疗机构签订并公示《医疗机构依法执业承诺书》，14001名医务人员签订《医务人员依法执业承诺书》。开展医疗乱象、传染病防治、发热哨卡、"小诊所""六小行业"、乙类公共场所、饮用水卫生、抗抑菌制剂、粉尘和噪声污染等专项整治。共立案查处318起，警告250起，罚款199.96万元。恩阳区卫生和计划生育监督执法大队建成四川省规范化卫生健康监督机构。

【医政（药政）管理】规范完善6338项医疗服务项目价格，新定150项医疗服务项目价格，下调医疗服务项目44项。将全市28家二级及以上定点医疗机构纳入DRG付费试点改革。确定市级重点专科19个，其中临床重点专科13个、中医重点专科6个。

推动胰岛素等4批次101种药品和人工关节等5类高值耗材让利降价，药品平均降价50%，高值耗材平均降价80%以上。依法检查定点医药机构1721家，追回违规医药费用和处罚款共计3322.93万元，曝光典型案例189起。

【基层卫生健康】建成县域医疗卫生次中心6家。新增优质服务基层行基层医疗卫生机构推荐标准25家、基本标准88家，建成社区医院16家、省级基层医疗机构临床特色科室3个。设立村（居）公共卫生委员会1766个，设置率100%。开展签约服务，组建家庭医生团队1699个，家庭医生4976人，家庭医生签约2652989份、签约率99.23%，老年人（65岁以上）家庭医生签约率99.24%。加强健康档案管理，入户清理重点人群居民健康档案406168份，更正档案信息97647份，完善规范档案112508份。强化健康服务，全市常住居民2714004人，建立健康档案2655545份，建立电子健康档案2649131份，居民健康档案健档率97.85%，电子档案建档率97.61%；0—

6岁儿童健康管理125927人，儿童健康管理率93.58%；孕13周之前建册并进行第一次产前检查的产妇人数为10314人，早孕建册率95.04%；65岁及以上老年人534818人，老年人健康管理513409人，健康管理率95.99%；高血压患者健康管理230000人，管理229778人，规范化管理率99.9%；2型糖尿病患者健康管理58000人，规范化管理57202人，规范化管理率98.6%。重点慢病规范管理率100%、重点监测对象分类救治管理率99.98%全省排第1名、入户核实率99.88%、30种大病专项救治率99.33%、重点人群家庭医生签约率99.88%全省排第2名。

【卫生应急】修订《巴中市突发公共卫生事件应急预案（试行）》《巴中市突发公共事件医疗卫生救援应急预案（试行）》。举行巴中市新冠肺炎大规模疫情应急处置演练和巴中市新冠肺炎疫情应急处置双盲演练。启用空地一体化医疗救援体系，举行全市空地一体化医疗救援应急演练。成功申报国家航空医疗救护试点城市与试点医疗单位。处置突发公共卫生事件两次。

【疾病预防控制】恩阳区疾控中心建成二级甲等疾控机构，全市二级及以上疾控机构覆盖率100%。全市无甲类传染病发生，传染病发病率464.82/10万，较全省平均水平524.42/10万低11.36%，传染病控制水平位居全省第7位。全市共有预防接种门诊223个，建成预防接种数字化门诊11个；已建成"AAA级接种门诊"60个，"AA级接种门诊"145个，"A级接种门诊"18个，规范化预防接种门诊比例100%。国家免疫规划疫苗报告接种率99.53%。艾滋病病毒抗体检测覆盖率39.66%，感染者和病人抗病毒治疗覆盖率95.91%，未发生母婴传播个案。结核病报告发病率68.98/10万，总体到位率97.91%，成功治疗率90.42%。严重精神障碍患者报告患病率5.72‰，规范管理率95.33%，规律服药率74.36%。

【新冠疫情防控】新建方舱类新冠病毒感染救治医院5家共5000张床位，其中亚（准）定点医院2家，方舱医院3家，在感染高峰期启用，方舱类床位使用率58.3%。扩建新冠病毒感染定点救治医院1家共1000张床位。全年医疗机构及方舱类医院内救治新冠病毒感染患者近8万人。提升二级及以上重症救治能力，建成重症床位数454张（超目标35张），三级医院可转换ICU床位建成346张（超目标20张），在2022年12月新冠疫情感染高峰期救治保障准备充分，未出现明显医疗资源挤兑，未发生医疗机构无力救治感染者的情况。提升新冠病毒核酸检测能力，核酸检测实验室增加至43家，最大检测能力至41万管/日，较2021年底提升7倍。全市培训核酸采样人员12706名、检测资质人员717名，2022年共检测3750.23万余人。派遣20支核酸采样、检测、流调、医疗救治队共计1300余名医务人员驰援省市内外，承接周边市外新冠病毒核酸样本20余万管。储备抗新冠病毒药物品种及种类居全省首位。阻击省外和省内市外8轮疫情冲击，国家疫情防控四川工作组在该市指导时指出，巴中市在疫情防控方面是四川省的最后一片净土。

5月5日，全省首例新冠肺炎确诊高龄孕妇之子在巴中市市级定点救治医院——巴中市中心医院感染病分院解除集中隔离医学观察。集中隔离期间，该新生儿多轮新冠病毒核酸检测结果均为阴性。12月，该市"科学救治破难题，母婴平安创奇迹——巴中市成功解决新冠肺炎确诊孕妇新生儿易感难题"被健康四川行动推进委员会办公室表彰为健康四川行动推进十大典型案例。

【爱国卫生】该市被重新确认为国家卫生城市。新建成国家卫生乡镇23个，省级卫生乡镇122个，省级卫生村（社区）1720个，省级卫生单位999个，省级无烟单位1185个。建成健康村镇和健康细胞工程2480个。

【食品安全】完成食品安全风险监测样本605份，完成率202.34%。新增食源性疾病监测哨点医院43家，网报食源性疾病病例信息4100余例，食源性疾病暴发监测涵盖全市所有医疗卫生机构，全年无食源性疾病暴发事件报告。受理食品安全企业标准备案前公示31件，备案后公开23件，开展苦荞茶食品安全标准跟踪评价。创建营养健康食堂（餐厅）、营养与健康学校各1家。

【老年健康服务】被认定为2022年全国示范性老年友好型社区1个。省卫生健康委、省中医药管理局认定该市老年友善医疗机构创建达标3家。争取省卫生健康委医养结合服务质量提升项目两个。

【妇幼健康服务】市妇幼保健院接受三级乙等妇幼保健院现场评审，平昌县妇幼保健院接受二级甲等妇幼保健院复评。全市婚检人群接受HIV抗体检测

◎2022年4月21日，巴中市中心医院感染病分院巴中市首例新冠肺炎高危孕妇剖宫产顺利分娩一男婴（来源◇巴中市中心医院网站）

率100%，产妇艾滋病、梅毒和乙肝检测率99.98%。叶酸服用率96.24%，叶酸服用依从率92.80%，增补叶酸知晓率96.92%。免费宫颈癌筛查51136人，完成省级目标任务的107.02%；免费乳腺癌筛查48687人，完成省级目标任务的101.90%；全市儿童营养包受益儿童数44584人、2022年营养包累计发放率为92.35%，有效发放率为94.90%；全市免费婚检率83.39%，孕前优生健康检查95.77%，新生儿PKU和CH筛查率98.97%，新生儿听力筛查率93.41%。孕产妇系统管理率为96.47%，3岁以下儿童系统管理率97.18%。母子健康手册发放19015册、使用率99.45%。通江县卫生健康局、南江县卫生健康局被省卫生健康委表彰为2022年度农村适龄妇女免费"两癌"筛查民生实事工作成效突出集体。全市孕产妇死亡率4.42/10万，婴儿死亡率1.77‰，5岁以下儿童死亡率2.92‰。

【职业健康】将102家企业纳入职业病防治监管重点治理范畴，检查企业592家，出具监督意见412份，责令整改412家，行政处罚67家。建成职业病诊断机构1家、职业健康检查机构9家、尘肺病康复站5家，年末累计报告职业性尘肺病7497例，存活6094例。尘肺病患者健康管理实行"一人一档、专档专柜、专人管理"，康复治疗服务1190人次，为484人次矽肺病患者报销特殊门诊费用48.09万元，为原襄渝铁路尘肺病患者2734人发放定期生活补助5900余万元。

【人口监测与家庭发展】全市共出生23687人，净增人口-2529人，净增率-0.93‰，比2021年增长-1.96‰。清理废止违背优化生育政策的规范性文件17件，落实废止《四川省计划生育实施办法》《四川省社会抚养费征收管理实施办法》要求，全面停止相关处罚、处分规定以及与入户、入学、入职挂钩等政策的执行。出台支持三孩生育政策，提出"对二孩家庭购房给予2万元减免、对三孩家庭购房给予3万元减免""对未参加职工医保的灵活就业人员的生育医疗费用纳入职工基本医疗统筹基金支付范围"等政策措施。发放三项扶助资金8934.323万元。"暖心行动"帮扶计生困难家庭450户，帮扶资金90万元。计划生育特别扶助对象共报销住院护理补贴保险60.2万元，保险赔付率121.25%。注册托育机构17家，备案托育机构13家，新增托位1038个，每千常住人口拥有3岁以下婴幼儿托位1.63个。

【中医药事业】印发《巴中市医保支持中医药传承创新发展措施》，推动四川省创建国家中医药综合改革示范区各项任务在该市落地。该市被命名为全国基层中医药工作先进单位。巴中骨科医院通过三级乙等中医医院等级评审。启动市中西医结合医院建设，结束该市建地设市以来一直无独立市级中医院的历史。以中医药为主的生物医药产业作为全市"1+3"主导产业培育振兴，建成市级以上现代中药材园区13个，配套建设中药材产地初加工场所69处，开展枳壳等中药材单品种"352"示范工程建设和产地趁鲜加工。设立生物医药产业发展专项基金,用于生物医药产业发展、枳壳大品种培育和中医药传承创新发展。

【宣传与健康促进】在网站共发布信息1670条,总访问量313452次;微信公众号共发布信息724条;微博共发布信息695条。该市首届"健康巴中 大美医者"评选出"大美医生"7人,"公卫先锋"3人,"护理天使"10人。短视频《最美逆行》获该市首届短视频大赛"振兴发展•巴中新风貌"十佳作品称号。市中心医院救治确诊新冠肺炎高龄高危孕产妇典型案例被央视《晚间新闻》《朝闻天下》报道。开展"送卫生三下乡"活动,为基层单位编印新冠疫情防控、无偿献血、各类疾病和养生知识宣传资料14种共10余万份,发放宣传环保袋50万个。

(何 蕊)

雅安市

【卫生健康资源概况】2022年底,全市有医疗卫生机构1265个、床位14851张。卫生技术人员14269人,其中执业(助理)医师5216人、注册护士6186人。每千人口有卫生技术人员9.97人,每千人口有执业(助理)医师3.65人,每千人口有注册护士4.32人,每千人口有床位10.38张。

【人才建设】获卫生、中医高级职称任职资格196人。引进硕士研究生及以上高层次人才64人。获评四川省民族地区基层卫生优秀人才4人,"雅州名医"10人,"大美雅医"20人,雅安市十大名中医10人。

【规划与项目工作】市政府办公室印发《雅安市"十四五"卫生健康发展规划》,完成《雅安市"十四五"医疗卫生服务体系规划》(征求意见稿)。争取上级无偿专项资金1.95亿元,较2021年增长36%;争取到位项目建设资金8.21亿元,较2021年增长97%。实施卫生健康项目33个,总投资47.13亿元,当年完成投资13.02亿元。其中续建项目15个,完成投资7.99亿元;新开工项目18个,完成投资5.03亿元。

雅安市医养项目被纳入全市标志性、引领性重大项目。市人民医院医养中心投入使用,完成城后路院区第一阶段搬迁任务;雨城区人民医院新建门急诊医技楼、汉源县中医医院医技综合保障楼、天全县紧急医学救援建设等项目建成投用,市中医医院业务用房改建、市疾病预防控制中心公共卫生服务能力提升、名山区中医医养中心、天全县中医医院感染性疾病科等重点项目开工建设。中央预算内医疗卫生建设项目连续四次进入省卫生健康委《四川省医疗卫生建设项目执行情况季报》建设项目推进"红榜"。

完成芦山县"6·1"地震、泸定县"9·5"地震医疗卫生机构灾损评估工作。规划芦山县地震医疗卫生灾后恢复重建项目3个,规划总投资5380万元,全部开工建设。争取纳入泸定县地震省级规划医疗卫生灾后规划重建项目8个,规划总投资17859万元。

【乡村振兴】巩固消除村卫生室和人员"空白点",改善村卫生室设施设备条件。落实在岗村医参加基本养老保险相关政策和提高年满60岁村医养老待遇。签约家庭医生的农村低收入人口高血压、糖尿病、结核病和严重精神障碍患者管理率达到标准。打造两个县域医疗次中心项目,提升基层医疗机构服务能力。选派1名干部参与脱贫村驻村帮扶工作。

【信息化建设】两家医院接受智慧医院省级评估。市人民医院、市中医医院、名山区人民医院、天全县人民医院完成雅安市全民健康信息平台医联体接入,并在名山区、天全县开展市、县、乡远程医疗服务应用。市人民医院通过国家医疗健康信息互联互通标准化成熟度四级甲等测评。市人民医院5G移动CT脑卒中救护车项目通过省市专家验收,实现"上车即入院""卒中急救无等待"的救治模式。

【依法行政】党政主要负责人履行推进法治建设第一责任人职责,在雅安市第五届人民政府第十五次常务会议会前领学《中华人民共和国医师法》,召开党组(扩大)会46次,集中学习《中华人民共和国行政处罚法》等法律法规10次,议定"三重一大"事项51次。推广应用"1+8"示范试点成果及依法治理"账图模式"。出台行政规范性文件3件、废止1件。组织法律顾问合法性审查行政规范性文件3件、重大决策及12起卫生行政处罚案件。开展学法考法、旁听庭审等法治宣传教育活动。全年无行政复议、行政应诉案件。市卫生健康委被市委市政府表扬为2016—2020年全市普法先进单位。

【行政审批】深化"放管服"改革,优化法治化营商环境,30项事项在政务服务一体化平台实现"网上办""掌上办"。落地两批次"跨省通办""川渝通办"卫生健康事项。"开办医院一件事""新生儿出生一件事"在政务服务网上线。开发完成5个数据接口集并共享数据,完成83项政务服务事项目录编制。实现17类电子证照共享并在"天府通办"移动端"亮证",签章入库率100%。开展首届卫生健康政务服务"大学习、大练兵"竞赛活动。办理卫生健康行政许可6192件、公共服务422件,政务服务事项网上可办率、按时办结率、现场办结率均为100%,无超期件发生。市卫健委窗口政务服务好差评评价154件,评价率、满意率均为100%。医疗广告审查等4项卫生健康行政许可事项委托下放到雨城区、名山区、经开区;公共场所卫生许可、《四川省老年优待证》办理权限委托下放至乡(镇、社区)便民服务中心;办理143件公共场所卫生许可、981件《四川省老年人优待证》。

【综合监管】"双随机"监督抽查915件,较2021年增长22%,查办案件90件。开展"互联网+医废监管"对接工作,共计接入医疗机构390家,其中二级以上医疗机构接入率100%,二级以下医疗机构接入率为28.29%,疾控机构接入率44.4%,采供血机构接入率100%。查处医疗卫生专业、传染病卫生专业、非法行医行政违法案件208件,罚款48.31万元;108户存在不良执业行为的医疗机构被记分管理,共记分307分;24名存在不良执业行为的医务人员被记分178分。

【医政医管】市人民医院通过三级甲等复评。建成42家市级医疗质控中心,1家胸痛中心。市人民医院被省卫生健康委确定为四川省临床研究规范管理第一批试点医院。无偿献血19027人次、采集血液5.77吨,临床供应血液43873.5单位。临床用血退费2672人次,退费金额78.56万元。核查医疗行风线索629条,处罚8.94万元。

【基层卫生健康】推进石棉县开展县域医药卫生集成创新改革省级试点、"三医"联动暨系统集成改革市级试点。构建优质高效分级诊疗体系,组建雨城区、名山区、经开区城市医疗集团,推动三区同城化、一体化发展。4家基层医疗卫生机构建成县域医疗卫生次中心。雨城区草坝镇中心卫生院、名山区车岭镇中心卫生院、汉源县九襄镇卫生院3家基层医疗卫生机构优质服务基层行达到推荐标准。为全市常住城乡居民开展12类基本公共卫生服务,人均基本公共卫生服务经费财政补助标准提高到75元。

【卫生应急】做好汉源县"5·20"、芦山县"6·1"、泸定县"9·5"地震抗震救灾医疗卫生应急工作,组织紧急医学救援队伍赶赴灾区协助开展人员救治。三次地震响应期间,市、县两级医疗卫生救援应急领导小组有序开展医疗救治、核酸检测、人员摸排、消毒消杀、生活饮用水监测、健康教育、心理抚慰等工作,完成伤员救治和传染病防控工作。在芦山县"6·1"地震抗震救灾中,雅安市紧急医学救援队升格为四川(雅安)高原卫生应急救援支队并被省卫生健康委通报表扬,雅安市卫生健康委被评为四川省抗震救灾指挥部评为先进集体。

【疾病预防控制】开展《遏制艾滋病传播实施方案(2020—2022年)》终期评估,选树4个艾滋病综合防治明星乡

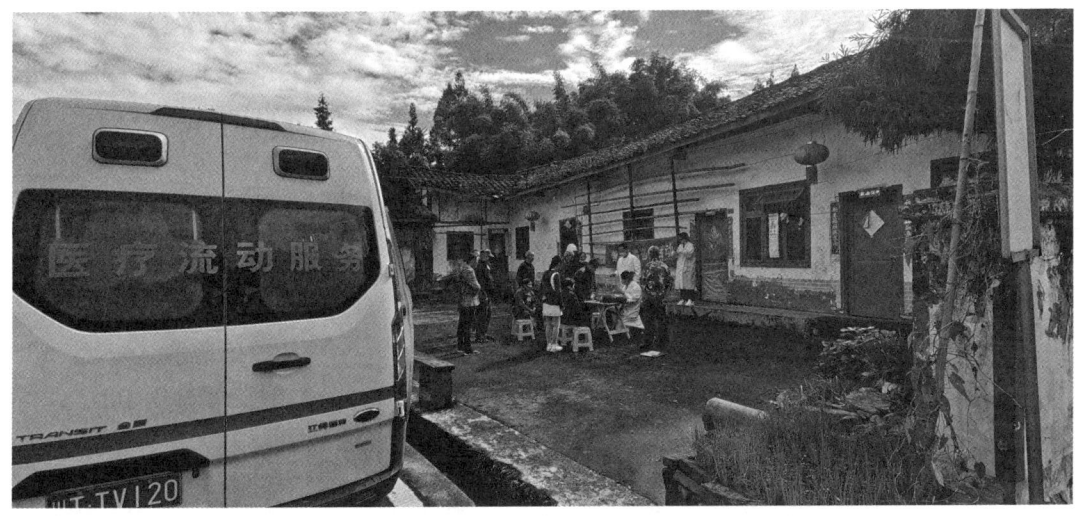

◎荥经县车载流动医疗服务上门送医、送药、健康检测服务(王述伟◇供稿)

镇（街道）。常住人口艾滋病检测率59.13%，艾滋病患者抗病毒治疗覆盖率96.1%、治疗成功率92.77%。报告肺结核患者和疑似肺结核患者826例，总体到位率99.88%；上年度登记肺结核患者551例，成功治疗率94.74%。全年无血吸虫病突发疫情报告，查螺面积5772.75万平方米，未查到感染性钉螺，灭螺2063.44万平方米，查病105361人，现存晚血病人627人，救治晚血病人43人，新发晚血病例报告6例，无急血病例发生。开展慢性病、心脑血管和儿童伤害监测，雅安市户籍人口粗死亡率758.26/10万，肿瘤登记报告新发病例2945例，死亡2066例。登记在册严重精神障碍患者7994人，检出率5.57‰，管理率96.67%，规范管理率94.35%，面访率94.50%，服药率87.50%，规律服药率72.05%，体检率69.93%；推进严重精神障碍患者应用第二代长效针剂门诊治疗工作，64名患者完成相关入组医学评估和注射治疗，并在四川省严重精神障碍长效针剂业务管理平台中建档跟踪管理，超额完成省上下达的60人的指标，完成进度排名全省第六。

【新冠疫情防控】名山区"10·10"疫情发生后，全市卫生健康系统以快制快、精准防控，在一个潜伏期内实现社会面清零，16名患者均得到救治，累计集中隔离重点风险人员1627人，未出现失管、漏管情况。加强隔离能力、核酸检测能力、医疗救治能力建设；储备集中隔离场所81个，总计隔离房间9808间；在全市范围内开展多轮核酸检测；全面完成新冠肺炎定点医院、亚（准）定点医院规范化改造，方舱医院全面建成并具备使用条件。落实新冠病毒感染"乙类乙管"，落实《新型冠状病毒感染诊疗方案（试行第十版）》《新型冠状病毒感染防控方案（第十版）》《四川省新型冠状病毒感染"乙类乙管"工作指南（第七版）》，做好宣传培训和督促指导。紧盯重点人群、重点机构、重点地区，强化人群感染和病毒变异情况监测。加强重症早期监测预警，科学判定重症病例和出院标准，统筹调度好医疗资源。加强农村地区防控，依托医联体加强指导农村地区医疗卫生机构，畅通"村—乡—县—市"重症患者就医便捷渠道。完成甘孜州转交西藏自治区返川人员52批次5193人隔离任务。先后派出医护人员11批1001人次支援上海市、海南省、成都市、广安市等地新冠疫情防控工作。

【爱国卫生】巩固国家卫生城镇创建，印发《雅安市关于深入开展爱国卫生运动实施意见》《雅安市2022年爱国卫生工作要点》《雅安市2022年爱国卫生工作计划》《雅安市2022-2025年健康城市建设工作实施方案》《雅安市2022年病媒生物防制工作方案和技术方案》《雅安市2022年巩固无烟党政机关建设成果实施方案》等文件。推荐上报省级卫生单位70个，省级无烟单位92个。建成健康县（区）1个，健康家庭1108户，健康机关132个，健康乡镇8个，健康村119个，健康社区10个，健康学校37个，健康促进医院16个。该市主城区通过省级病媒生物防制达标考核，卫生厕所普及率85%，厕所粪污无害化处理率90%。开展宣传活动200余场，义诊咨询1500余人，发放和张贴宣传材料1万余份，利用电视、广播、报刊等传统媒体报道爱国卫生月、世界无烟日、爱国卫生运动70周年等活动1245条，通过各地微信公众号等新媒体发布文章209篇。市卫健委获全国爱卫会爱国卫生运动70周年先进集体称号。

【科技教育】作为主研单位立项的市级及以上科研项目37个，较2021年增长118%，其中省级项目4个、市级重点项目6个。四川省重大转移支付科研项目结题1项，签订成果转化协议1项，省级转移支付项目成功立项1项，启动省级转移支付项目1项。获四川省医学科技奖3项。在核心期刊发表论文47篇。获国家发明专利4项、实用新型专利246项、专利转让许可1项，启动申报中医类专利6项。雅安市人民医院被省卫生健康委确定为四川省临床研究规范管理第一批试点医院。

完成乡村振兴急需紧缺专业技术人才研修项目、全科转岗和骨干培训、继续医学教育、新冠核酸适宜技术培训等各级各类培训400余班次，培训2.3万余人次。住院医师规范化培训基地通过省级检查，新增大兴卫生社区服务中心为规培基地全科基层实践基地。市人民医院联合雅安职业技术学院成功申报护理学和影像技术两个本科专业，实现首届招生。

【食品安全】上报食源性疾病病例3155例，完成率110.24%；完成食品污染和有害因素监测任务284件，完成率100.35%。完成食品企业标准备案前公示和备案94件，接受企业相关咨询166人次。开展雅安市食品安全地方标准（苦荞茶）跟踪评价工作，问卷调查25人。开展营养健康食堂（餐厅）、营养与健康学校试点，8家营养健康食堂（餐厅）营养与健康学校通过自评。

【老年健康服务】组建244支家庭医生团队，为提出申请的3788余名失能老年人开展"三个一"免费健康服务，即开展一次上门健康管理，提供一套上门健康服务，开通一条健康咨询热线。全市开通66个健康咨询热线，两次上门服务，健康服务率18%。雨城区青江街道孝廉社区、石棉县新棉街道川心店社区认定为2022年全国老年友好型社区，全市历年累计创建成功5个。开展老年健康宣传周、"敬老月"等宣传活动。

【医养结合】该市连续4年进入中国康养产业可持续发展能力20强市，连续5年进入中国康养城市50强排行榜。华西雅安老年医学中心完成年度项目建设目标，完成投资5500万元，完成主体框架结构。完成雨城区草坝镇中心卫生院医养结合服务中心建设项目；省级财政投入资金200万元，实施石棉县美罗中心卫生院和荥经县花滩镇中心卫生院两个医养结合能力提升项目。市人民医院、市第四人民医院、德仁医院被认定为安宁疗护按床日付费试点单位。全市综合性医疗机构和基层医疗机构创建老年友善机构达到80%，7家三甲医院评定为省级老年友善机构，占比87.5%。

【妇幼健康服务】全市孕产妇系统管理率由2021年的94.42%提高到95.58%，3岁以下儿童系统管理率由93.39%提高到94.72%。自愿免费婚检率95.27%；预防新生儿神经管缺陷叶酸服用9556人，叶酸服用率96.60%；新生儿遗传代谢性疾病筛查9881人，筛查率99.58%，新生儿听力筛查9069人，筛查率91.39%；儿童残疾筛查92865人，初筛疑似残疾15人，确诊14人。严重多发致残出生缺陷发生率4.99/万。妇女免费宫颈癌筛查32107人，宫颈癌检出率24.92/10万；免费乳腺癌检查32267人，乳腺癌检出率49.59/10万。母婴传播服务人员培训覆盖率、育龄妇女三病知识知晓均率高于90%，无艾滋病母婴传播。车载流动医疗服务开展妇幼健康宣传，发放资料55860份，义诊咨询20269人次，其中4832人次妇幼人员参与；举办妇幼健康微讲座224期。全市孕产妇死亡率22.66/10万，婴儿死亡率1.36‰，5岁以下儿童死亡率3.29‰。

【职业健康】开展重点行业检查，检查用人单位231家，下达执法文书252份，办理行政处罚案件22件，责令整改事项46项；完成1089名在岗放射工作人员、120余名拟从事放射工作人员相关法律法规和防护知识培训考核。石棉职业卫生案案例被省卫生健康委评为四川省2021年卫生健康执法十大典型案例。完成年度重点职业病监测、工作场所职业病危害因素监测等5个项目；经开区、石棉县、汉源县成功完成申报四川省化工园区建设职业卫生审核工作。创建省级健康企业两家、市级健康企业9家，四川亿欣新材料有限公司创建经验被省卫生健康委遴选为健康企业创建典型经验企业。

【家庭发展】确认计划生育家庭奖励扶助对象50944人、特别扶助对象3484人、独生子女父母奖励金18430户。通过"一卡通"发放扶助资金8000余万元。落实特殊家庭联系人制度、家庭医生签约服务、优先便利医疗服务"三个全覆盖"，以及走访慰问制度。备案托育机构18家，覆盖六县两区；新增普惠性托位99个。

【中医药事业】印发《雅安市"十四五"中医药高质量发展规划》，联合市医保局印发《雅安市医疗保障支持中医药传承创新发展若干措施》。国家中医特色重点医院建设项目有序推进，市中医医院建成石学敏国医大师工作室、四川省区域重大疫情中医药防控和中医紧急医学救援基地，汉源县建成县域中医医疗次中心。100%乡镇卫生院、社区卫生服务中心建成中医馆，100%乡镇卫生院、社区卫生服务中心能提供6类以上中医药技术方法，99.60%的村卫生室具备提供中医药服务能力，65岁以上老年人中医药健康管理服务率70%，0—36个月婴幼儿中医药健康管理服务率83%，基层中医药服务量占比52.9%。中医药参与新冠疫情防控，中医医疗机构累计熬制中药大锅汤92万余袋服务群众。开展中医义诊382场次，义诊22793人次，发放宣传资料13万余份；开展中医药文化知识讲座270场。组织开展雅安市基层中医药适宜技术技能竞赛。举办"名中医川渝行"——第二届雅安市中医药大健康文化节。

【宣传与健康促进】在《大众健康报》发表《献礼二十大 雅安答卷》专题系列报道。石棉县王岗坪彝族藏族乡卫生院护士姜月成为"中国好医生 中国好护士"10月月度候选人物。汉源县建成国家级健康促进县，天全县建成省级健康促进县，芦山县通过省级健康县技术评估。结合重大节日、"健康知识进万家"项目开展"三下乡"主题活动，赴农村、社区等开展巡回健康讲座6场，受众1万余人，发放科普宣传材料30余种15万余份，主题宣传品20余种4万余份。居民健康素养水平26.9%。

【石棉县县域医药卫生集成创新改革省级试点破题推进】印发《石棉县县域医药卫生集成创新改革试点工作方案》，建成区域检验（病理）等五个中心，打造智慧型"互联网+医疗健康"服务体系，完成区域协同业务5.2万余例，为患者节省费用100余万元。做实家庭医生签约服务，实现"两病"扩面至"三病"，群众满意度在98%以上。在2022年全省医药服务管理工作会上作交流发言，《石棉县纵深推进紧密型县域医共体建设》入编《四川基层卫生健康专刊》。

【芦山县"6·1"地震医学救援】6月1日，芦山县发生6.1级地震，宝兴县发生4.5级地震。雅安市启动地震灾害二级应急响应，市卫健委成立抗震救灾医疗卫生保障前线指挥部，全面投入到震后应急指挥调和医疗救援组织工作。组织卫生应急医疗救治队伍25支863余人，出动救护车和卫生应急专业车辆共145车次，收治伤员42人，其中危重伤1人、重伤2人、轻伤39人，其中1人经全力抢救无效死亡，其余伤者均已康复出院。地震二级响应期间，排查A类地区到雅人员244人，其中芦山县26人，宝兴县4人；摸排B类地区到雅人员781人，其中芦山县53人，宝兴县51人，所有摸排人员均落实管控措施。设置便民核酸采样点12个，其中芦山县7个、宝兴县5个；开展灾区群众核酸检测45393人次，其中芦山县28477人次，宝兴县13179人次，市级医疗机构3737人次；开展市外支援人员核酸检测计2524人次，其中芦山县858人次、宝兴县1666人次。设置医疗点12个，其中芦山县7个、宝兴县5个。消杀次数110次（芦山县35次，宝兴县75次），消毒面积约7.38万平方米（其中芦2.06万平方米，宝兴5.32万平方米），杀灭面积1.76万平方米（芦山县）；其中终末消杀面积约1.6万平方米；共建立生活饮用水监测点31个（芦山15县个、宝兴县16个），采集饮用水样品107份。向安置点群众发放宣传单12980余份，张贴宣传画（海报/公告）526张；利用广播（车载流动/村村响）宣传1703次；推送震后防疫短信5万余条，录制震后防疫音频两个、播放100余次。应急响应期间无甲、乙类传染病及新冠等疫情发生。

【泸定县"9·5"地震医学救援】9月5日，甘孜州泸定县发生6.8级地震。地震波及雅安市石棉县、汉源县等地区。雅安市立即启动地震灾害一级应急响应，市卫健委成立雅安市"9·5"泸定地震抗震救灾医疗卫生救援应急工作领导小组，并在石棉县医院成立前线指挥部，靠前指挥抗震救灾工作。省、市卫健系统在第一时间集结医疗卫生应急救援队伍10支、救援车40辆、救援人员219人，累计救援市内地震伤员158人，其中危重伤3人、重伤7人、中轻伤148人。同时，雅安市承担甘孜州伤员的收治工作，累计收治市外地震伤员66人，其中危重伤4人、重伤7人、中轻伤55人。在全县设置便民核酸采样点27个（启动全员核酸检测时设置采样点129个）。派出巡诊医务人员171人，巡诊2619人次。派出心理危机干预队伍21支共74人次，开展心理咨询评估829人次、心理干预2866人次。采样检测28.682万人份，均为阴性。派出29名疾控专家对石棉县受灾严重的3个乡镇、21个临时集中安置点开展传染病监测、饮用水卫生、环境消杀、病媒生物防制和卫生应急处置等工作，消杀188次29.11万平方米，石棉县饮用水监测实现全覆盖，无突发公共卫生事件、食物中毒、甲乙类传染病报告。加强震后防疫知识宣传，下发震后防疫视（音）频6个，海报、宣传单、专栏等平面材料模板10种、宣传标语12条，市、县疾控微信公众号推送防疫知识26篇，发放宣传资料2.27万份，张贴海报200余份，悬挂横幅35条，开展健康知识宣传教育13000人次。通过微博、公众号、视频号和省、市新闻媒体，强化宣传报道，发布微博简讯15条、长文4篇，微信公众号推文24篇，网站信息12篇，视频号推出医疗救援相关视频11个。

（王述伟）

眉山市

【卫生健康资源概况】2022年底，全市有医疗卫生机构2151个、床位21561张。卫生技术人员21845人，其中执业（助理）医师9049人、注册护士9197人。每千人口有卫生技术人员7.38人，每千人口执业医师（助理）3.06人，每千人口注册护士3.11人，每千人口有床位7.29张。

【人才建设】评选推荐第二届"眉州名医"10人提请市政府命名表扬。引进卫生专业高层次人才113人。

【规划与财务】编制规划。牵头编制印发《眉山市"十四五"卫生健康事业发展规划》，明确"建设综合、中医、妇幼三大区域医疗中心和成都都市圈南部医学中心目标。推进《眉山市"十四五"医疗卫生服务体系规划》编制工作。

项目建设。四川大学华西第二医院天府医院（四川省儿童医院）暨国家区域医疗中心项目落户眉山市，眉山市疾控中心、眉山市方舱医院、洪雅县中医医院等项目建成投用，四川大学华西医院眉山医院新院区、市公共卫生综合临床医疗中心、市精神卫生中心等项目前期工作全面启动，全年实施新（续）建项目24个，年内完成投资约8.1亿元，累计完成投资约15.5亿元。34个项目进入中央、省项目库，争取到中央项目资金150万元、地方政府专债项目资金6.04亿元。

财务保障和经济管理。加强财务保障，全年到位专项资金5.7亿元。规范政府采购，市本级117个采购项目全部纳入四川省政府采购一体化平台监管。推进医疗服务价格工作，配合医保部门完成全年57项新增医疗服务项目的测算、论证等工作；持续配合推动完成2022年医疗价格结构性调整，修订医疗服务项目价格。

【乡村振兴】继续巩固基本医疗有保障成果，坚持有序调整、平稳过渡原则，指导各地将健康扶贫政策与乡村振兴有效衔接，全面完成2022年度有效衔接目标任务，以较好成绩通过2022年度省级考核。

【信息化建设】全面强化涉疫信息系统保障应用，全年保障各级各类会议电视电话会议190余次，四川省核酸检测信息系统全年使用正常，检测数据上传及时。建成四星智慧医院4家，三星智慧医院1家，二星智慧医院1家。全市二级及以上公立医疗机构均实现电子健康卡应用，电子健康卡办卡量214余万张。完成成渝双城经济圈和成德眉资同城发展市卫健行业信息化工作任务。

【依法行政】依法全面履行职能，坚持法定职责必须为、法无授权不可为，对法定职能勇于负责、敢于担当，坚决纠正不作为、乱作为、慢作为。逐条逐项清理行权事项，清除无法律依据的前置性条件，规避无法律依据支撑或无上行法律法规规章的行政权力，强化行政权力清单和责任清单管理，保障行政权力的正确行使和规范运行。在一体化政务服务平台认领事项341项，向全社会开，接受群众监督。

【行政审批】组织开展"一网通办"攻坚行动，推进跨省、川渝通办改革，生育服务登记、义诊活动备案等事项实现川渝通办，消毒产品备案、医疗广告审批等事项实现跨省通办。开展卫生健康系统深化"放管服"改革优化营商环境问题专项整治行动，围绕简政放权、优化服务、放管结合、依法行政和作风建设五个方面的主要问题，全面清理和自查自纠。政务服务窗口共受理办结行政许可事项306件，办结率、满意率均为100%。

【综合监管】完成新冠疫情防控督查，参加新冠疫情防控常态化督查63轮，印发专项通报47期，督促整改问题2600余个。拓展新冠疫情延伸巡查督导，组织开展新冠病毒疫苗接种、医疗机构院感防控、重点交通口岸疫情防控、重点场所疫情防控、核酸检测机构检测资质等专项督导，全年专项督导8次，共检查医疗机构125家，督促问题整改277个。全市行政处罚案件共计317件，其中简易程序196件，一般程序121件，罚没款共计78.7468万元。医疗"三监管"平台筛查线索27749条，行政处罚案件两起，责任追究13起，院内处理149起，医疗机构不良行为记分6分，线索运用率5.9‰。开展医疗乱象专项治理，收集线索1447条，调查处理674条，涉及处理违规执业公立医院9家，社会办医111家，处理人员98人，清理违法医疗广告30条，罚没款2084.66万元。开展医疗美容行业专项治理，受理医疗美容相关投诉举报26件，调查处理19件，立案查处1件，罚款2.2万元。

【医政医管】将医疗质量控制作为医疗质量核心工作，成立医务管理、门诊管理等5家市级医疗质控中心，市级医疗质控中心扩充至49家，各医疗质控中心陆续开展质量监督、规范诊疗技术及专业领域的人才培养、学术交流、技术推广和成果共享等多种形式的质控活动。省级临床重点专科立项两个（市人民医院老年医学科和麻醉科），市级临床重点专科立项16个、验收合格8个。全市无偿献血26381人次、献血量43120单位。在2022年度医疗机构红包回扣专项整治行动中，主动上缴"红包"79人，上缴红包金额8.126万元，均为在无法拒收情况下主动上交并作备案。

【基层卫生健康】青神县持续开展紧密型县域医共体建设，丹棱县全域启动试点。建成东坡区思蒙、万胜，仁寿县富加、汪洋、禾加，洪雅县东岳6家县域医疗卫生次中心。完成乡村医疗卫生机构布局优化调整，截至2022年12月底，全市共有乡镇卫生院69家，社区卫生服务中心20家，村卫生室1391家，100%全覆盖乡镇（街道）、行政村（社区）。新增优质服务基层行基层医疗卫生机构基本标准18家，推荐标准1家。3家基层医疗卫生机构4个科室成功创建省级基层医疗机构临床特色科室。完成35名乡镇卫生院和社区卫生服务中心骨干人员、110名乡村医生能力提升培训。落实村医养老保障补助，从2022年1月1日起将村医养老保障补助发放纳入"一卡通"阳光审批平台。继续为全市常住城乡居民提供12项基本公共卫生服务。

【疾病预防控制】市疾控中心、仁寿县疾控中心建成二级甲等疾控机构，其他疾控机构达到二级乙等水平。报告甲乙类传染病6754例，甲乙类传染病率228.54/10万。国家免疫规划疫苗常规免疫报告接种率99.39%。推进艾滋病防治三年攻坚行动，开展艾滋病防治终期调研评估，常住人口艾滋病检测率44.31%，抗病毒治疗覆盖率95.95%，成功率94.46%。全年登记并治疗活动性肺结核病人1141例，总体到位率98.47%，治疗成功率95.82%。开展血吸虫病防控，全市查螺9070.80万平方米，未查到感染性钉螺，灭螺2570.74万平方米，查病24.53万人次，现存晚血病人649人，晚血治疗577人次，无急血病例发生。强化霍乱、人禽流感、手足口、狂犬病、疟疾等传染病监测与防控。开展慢性病、心脑血管和儿童伤害监测。

【新冠疫情防控】

1. 常态化疫情防控

分析研判。建立高水平的分析研判专家团队，及时追踪国际国内疫情动态和相关数据，定期开展风险评估及分析研判、重点地区人员分类排查和管控建议，指导印发《眉山市重点地区入（返）眉人员分类管理措施一览表》488期，累计报送每日疫情形势研判309期，提供各类重大会节活动疫情研判分析报告20期，为政府决策提供科学依据。在"健康眉山""眉山疾病防制"官微每日更新新冠肺炎疫情最新防控提示，为社区、基层人员排查和群众疫情查询提供方便。

外防输入关口扎紧扎牢。发挥"立体排查五条工作线"效能（大数据排查+交通卡口排查+社区网格兜底排查+风险地区物品检测+机关企事业单位、学校排查），指导各地按照省、市最新要求落实排查管控，对重点地区来返（眉）人员登记造册、台账管理、分类管控、不漏一人，累计排查管控国内中高风险地区来（返）眉36.94万人。

疫情常态化监测预警。加强常态化监测检测，突出抓好高风险人群"应检尽检"，重点场所、行业的人、物、环境定期监测，开展常态化核酸检测。开展常态化监测工作指导，共计派出疾控专业人员83人次，开展3轮督导，撰写11期分析报告。

重点场所防控。按照市应急指挥部《关于做好重点公共场所疫情防控工作的通知》要求，强化疫情防控指导，全面加强重点场所管理，压紧压实行业、单位主体责任，严格落实测温、亮码查卡、戴口罩以及消毒、通风和卫生清洁等措施。

重大会务会节保障。科学规范高效完成全省项目推进会、泡博会、东坡文化节等重要会节及高考、公务员考试、教师招考等重大考试活动疫情防控工作100余场次，有力保障全市经济、社会持续平稳发展。

域外支援抗疫。先后抽调20批次医疗救治、院感、核酸采样、核酸检测、120医疗转运组共1548名医务人员、两辆移动检测车、20辆救护车分赴吉林省（市）、上海市、重庆市、新疆自治区、成都市、阿坝州、南充市、宜宾市、内江市、广元市等地支援。先后派出7批84人次公卫应急流调骨干力量支援海南省、重庆市、成都市、宜市宾、泸州市等地新冠肺炎疫情工作，其中1名市级骨干人员被抽调进入国家队参与处置重庆市疫情。多次承接全省抗疫一线工作人员隔离疗养，改建两个支援成都口岸首站隔离专用隔离场所，累计接收40架次入境航班，共计5826人，成功拦截阳性95病例。

2. 疫情防控能力建设

核酸检测和医疗救治能力提升。建成核酸检测实验室34个、大规模采样点位1561个，单日最大检测能力43.5万管。储备采样人员14219人，储备检测人员1625人。规范设置发热门诊47个，发热诊室111个，发热哨点15个，全市核酸检测能力实现质的飞跃。建设定点医院1000张床位、后备定点医院800张床位，7家亚（准）定点医院5000张床位，全面开放各级各类医疗机构（包括诊所、村卫生室等）收治发热患者，全市开放床位达到28815张，超过编制床位41.86%，全面满足救治床位需求。布局6个医联（共）体和4家三级综合医院包片，开展分级分类分层救治。强化集中隔离场所储备，落实隔离场所"三区两通道"

要求,共储备隔离场所99个,房间18566间,工作人员3144人;改建援蓉入境人员集中隔离场所4个,完成援蓉入境人员隔离任务5826人。

演练及培训。邀请省疫情防控组专家来眉开展"5·9"疫情应急处置复盘宣讲培训。组织全市专家组、公卫应急队伍及时讨论分析疫情形势,复盘重点地区疫情。举办6期约2100人次的新冠肺炎防控相关培训班。组织开展"1·14"新冠肺炎疫情全要素全流程双盲演练、"1·25"新冠肺炎大规模疫情应急处置演练、"5·12"流调溯源双盲演练,协助开展全市流调溯源队伍紧急拉练等,全面提升各地专业人员的业务素养和现场处置能力。

公卫体系能力建设。以市、县两级疾病预防控制中心为重点创等达标。截至2022年底,县(市)疾控中心共建设P2实验室28个,P2+实验室11个。

3. 疫情处置

处置仁寿县"2·24"疫情、洪雅县"7·15"疫情、东坡区"9·29"疫情,处置关联甘洛、龙泉驿水产市场等本土疫情链条38条,全年累计报告新冠肺炎阳性感染者1041例,未发生一例死亡病例。

【爱国卫生】印发《眉山市关于深入开展爱国卫生运动的实施意见》,全面倡导"文明健康绿色环保"生活方式。设立市国家卫生城市长效管理指挥部及办公室,启动国家卫生城市长效管理工作。申报创建省级卫生镇6个,省级卫生村(社区)120个,省级卫生单位81个,省级无烟单位229个。通过省级病媒生物防制达标考核。全市各级各类学校全面建成无烟学校。以"文明健康绿色环保"为主题,组织开展第34个爱国卫生月宣传活动;以"烟草威胁环境"为主题,组织开展第35个世界无烟日宣传活动。

【食品安全】采集食品安全风险监测样品415份,并上报检测数据。源性疾病监测病例2585例,任务完成率113.37%。办理食品安全企业标准备案前公示114件,备案后公开108件,公示率100%。6家营养健康食堂(餐厅)、营养与健康学校通过市级验收,1家营养健康餐厅推荐省级验收。开展食品安全宣传周活动,进社区、进医院、进学校、进养老院、进托育机构共组织现场宣传活动189场次;开展营养知识讲座13期,出动宣传员300余人,现场受众人数共5.6万余人,线上受众人数两万余人,接受现场咨询7000余人。

【老年健康服务】印发《眉山市关于推进新时代老龄事业高质量发展的实施意见》,召开2022年老龄工作会议。将老龄工作纳入目标绩效考核,将人口老龄化国情教育纳入党校培训课程。完善老龄工作督导机制,聘请9名退休厅级领导担任老龄工作督导员,开展老龄工作实地督导。继续实施老年人意外伤害保险,财政全额资助19.65万名特殊困难老年人意外伤害保险,参保率居全省第一。开展失能老年人"健康敲门行动",为8100余名65岁以上失能老年人免费提供"三个一"健康上门服务。1

家医疗机构创建成省级老年友善医疗机构。被认定为2022年全国示范性老年友好型社区3个。推进社区医养服务中心项目建设，争取资金300万元支持3家基层医疗卫生机构改建养老床位100张；眉山市中医医院龚村养护中心创建为省级医养结合示范机构；养老机构与医疗机构形成签约服务关系127对；4家医疗机构纳入安宁疗护省级试点。组织开展第六轮敬老模范县（市、区）创建。

【妇幼健康服务】市妇幼保健院建成三级甲等妇幼保健院，仁寿县妇幼保健院建成三级乙等妇幼保健院，丹棱县妇幼保健院接受二级甲等复评，东坡区妇幼保健院接受三级乙等评审工作。市妇幼保健院、仁寿县妇幼保健院完成整体搬迁。与四川大学华西妇产儿童医院合作，市妇幼保健院争取与国家区域医疗中心实行统筹管理，完成一期开诊、二期开工建设。市妇保院成功创建省级新生儿保健特色专科、省级婚前保健特色专科、省级孕前保健特色专科，接受市级产科重点专科验收，申报立项儿科、影像科市级重点专科建设。东坡区、青神县妇幼保健院创建为市级儿童早期发展优质服务基地。预防艾滋病、梅毒和乙肝母婴传播工作被省艾滋病母婴传播管理办公室评为成效突出集体先进集体。全市孕产妇死亡率23.73/10万，婴儿死亡率1.78‰，5岁以下儿童死亡率3.38‰。

【职业健康】印发《眉山市职业病防治"十四五"规划》《眉山市职业病危害专项治理工作实施方案》。治理企业工作场所粉尘、化学毒物、噪声岗位合格率79.24%，危害项目申报率96%，体检率94.7%，培训率88.78%。依托职业病危害项目申报系统，建立市、县（区）项目建设职业病防护设施"三同时"台账，实施率100%。

【人口监测与家庭发展】人口监测。通过人口监测，该市人口呈现婚育年龄普遍推迟、育龄妇女持续减少、生育水平持续走低、老龄化不断加剧等特点。

依法实施三孩生育政策。取消社会抚养费征收，完成与三孩政策不一致、不衔接的规范性清理废止工作。将个人生育情况与入户、入学、入职彻底脱钩。取消再生育审

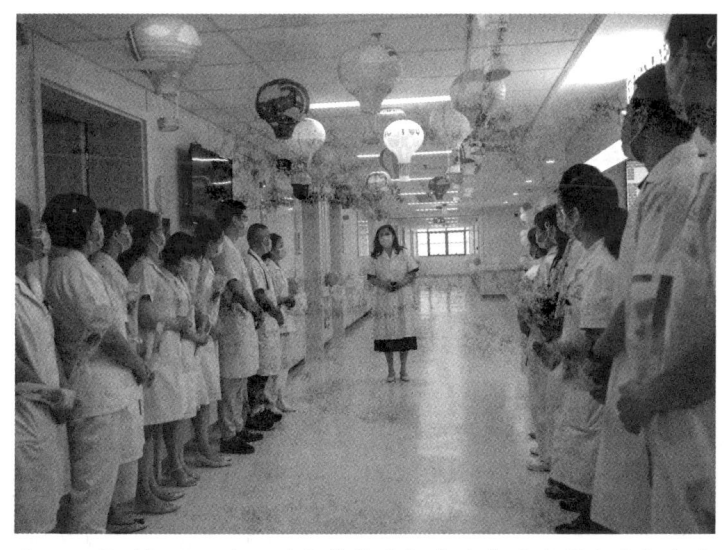

◎2022年8月1日，在四川大学华西妇产儿童医院眉山市妇女儿童医院四川大学华西妇产儿童医院儿科延伸病房开诊（眉山市妇女儿童医院◇供稿）

批，优化"网上+现场"登记、"省内+跨省"通办等生育登记制度。受理办结16789对生育登记，其中异地办理543对。将三孩生育费用纳入医疗保障范围。4923户纳税人享受到3岁以下婴幼儿照护个人所得税专项附加扣除优惠政策。落实住房税收政策，符合生育政策的三孩家庭，公积金贷款额度提高至70万元，住房公积金实行"即提又贷"。指导用人单位依法落实产假、生育假、育儿假等产休假政策。

落实计划生育惠民政策。规范落实奖励扶助、特别扶助等计划生育惠民政策，惠及28.75万人，兑现资金2.61亿元。为全市8604名计生特殊家庭购买住院护理补贴保险，全年向1715人次支付住院护理补贴147.57万元。眉山计生特殊家庭工作经验《眉山市"三坚持三化"模式关怀计生特殊家庭》被国家卫生健康委专报刊发。

发展托育服务。印发《眉山市"一老一小"整体解决方案》《眉山市促进3岁以下婴幼儿照护服务发展的实施意见》《眉山市促进3岁以下婴幼儿照护服务发展的工作方案》，研究制定关于家庭科学育儿、普惠机构认定、水电气支持等相关配套政策，完善托育服务政策体系。2022年，建成市级托育中心1家、县级公办托育机构12家、乡镇（街道）托育机构12家、社区托育设施9家，可提供托位3300个。全市总托位9304个，每千人口有托位3.15个。争创首批全国婴幼儿照护服务示范城市，该市作为全国33个候选城市被推荐上报。

【中医药事业】印发《眉山市中医药强市建设行动方案（2021—2025年）》及重点工作任务。调整完善市推进国家中医药综合改革示范区和中医药强市建设工作领导小组，召开眉山市中医药强市相关工作推进会，有序实施强市建设十大行动。启动成都中医药大学眉山临床医学院建设，推进眉山市中医药研究院（所）建设。启动市级公立中医医院独立设置，仁寿县、洪雅县中医医院新院区投用，彭山区中医医院建成三级乙等中医医院，推进县域区域中医诊疗次中心、区域中医康复中心（次中心）、传染病防治能力建设、"两专科一中心"建设、县级中医医院扶优补短等央、省项目建设。新增市级重点专科2个。通过确有专长考核、中医经典竞赛、中医适宜技术推广培训、中医强基层"百千万"行动、师承教育等多种方式，储备和培养中医药技术人才1000余人。新增省级中医药文化宣传教育基地1个，市级中医药文化宣传教育基地3个。

【宣传与健康促进】在中央、省级、市级主要媒体刊载稿件1643篇，其中在市级媒体1180篇，省级媒体427篇，国家级媒体36篇。微信公众号累计推送525期，推送信息1824条，阅读量740万余次，关注7.4万余人。全市居民健康素养水平26.5%。

【四川省儿童医院落地眉山市】国家区域医疗中心·四川省儿童医院（四川大学华西第二医院天府医院）落地眉山市，填补了四川省国家级区域医疗中心和省级儿童医院建设空白，是全国唯

——一个走出省会城市、布局地市级城市的省级儿童医院。项目一期工程于12月19日正式揭牌开诊。项目由四川大学华西第二医院牵头建设，华西医学（含华西医院、华西口腔医院）整合所有儿科优质医疗力量和学科平台资源协同支撑。同时将眉山市妇幼保健院妇产科诊疗保健服务体系与四川省儿童医院纳入一体化打造，实现区域妇幼健康均衡发展，管理上实行大部制办公，达到与华西第二医院全方位同质化，助力眉山市建设成为成都都市圈南部医学中心，更好地满足区域群众妇幼健康服务需求。

（办公室）

资阳市

【卫生资源概况】2022年底，全市有医疗卫生机构2888个、床位22700张。卫生技术人员17569人，其中执业（助理）医师6439人、护士7786人。每千人口有卫生技术人员7.74人，每千人口执业（助理）医师2.84人，每千人口有注册护士3.43人，每千人口人有床位10张。

【人才建设】柔性引进"天府学者"2人，引进硕士以上人才82人。获"天府名医"称号2人，入选"第五届资阳市领军人才"名医项目12人。

【项目建设】策划包装储备医疗卫生项目38个，计划总投资153.4亿元。新开工安岳县传染病医院、乐至县中医医院发热门诊两个项目，总建筑面积3.09万平方米；市第一人民医院区域医疗中心、安岳县中医医院住院大楼等14个项目完成主体工程，总建筑面积39万平方米；市中医医院医疗综合楼、安岳县妇幼保健院示范性托育服务中心、乐至县中医院发热门诊3个项目竣工投用，总建筑面积3.84万平方米；完成投资8.39亿元。

【乡村振兴】重置全市乡镇卫生院布局，24个撤并乡镇的卫生院归并整合为分院，两个乡镇卫生院向社区卫生服务中心转型，新建两个社区卫生服务中心，推动乡镇卫生院因地制宜错位发展，重点发展康养、中医理疗、老年病等特色专科。动态消除乡村两级"空白点"，68个无村医的村卫生室，由乡镇卫生院选派执业（助理）医师驻点或巡回服务。

【信息化建设】全市85%二级及以上公立医院实现全流程互联网就医服务，网上预约、线上支付、在线查询765万人次，较2021年增长110%。整合全市在线医疗服务资源，打造"健康资阳"App，接入8家二级以上医疗机构，平台注册关注10万余人次，实现川渝医疗机构电子健康卡扫码互认。资阳市第一人民医院实现全市首例"华西—资阳"5G远程查房，首次引进"AI医生"——头颈CTA及CTP智能辅助诊断系统。探索"互联网+护理"模式，上门服务1000余名老年患者。资阳市第一人民医院"5G+移动护士站"设计方案入选全省优秀解决方案。

【依法行政】印发《重大卫生健康行政处罚案件审查工作办法（试行）》《进一步规范行政处罚相关问题的规定（试

行）》。坚持落实行政执法"三项制度"、行政决策合法性审查、行政执法案件监督、行政审批改革、"双随机一公开"监督六项措施，2022年共评查案卷34册，查评率100%。招聘市卫生健康委机关公职律师，为机关和直属单位提供文件合法性审查、现场坐班解答、季度法律培训和重大决策风险评估等服务。配合开展省级法治政府建设示范市创建工作，2022年市卫生健康委被评为全市依法治市暨法治政府建设工作先进集体。

【行政审批】深化"放管服"改革，认领、动态调整市本级69项政务服务事项，梳理形成21项中介服务事项，实行清单制管理。拓展信息平台软硬件建设，优化服务平台终端，强化"一网通办"前提下"最多跑一次"目标，从"规范事项、下放职权、统一流程、优化服务、强化监督"五个方面稳步推进，不断提升政务服务能力。全市卫生健康系统政务服务事项网上可办率100%，"最多跑一次"事项95%以上，全程网办事项87%，承诺提速91.12%，提前办结率100%。

【综合监管】新增在线医疗废物监管单位33家，全市共有61家医疗卫生机构接入在线监管网络。建立职业病防治现场联合监测和质量控制两支队伍。在12家中大型企业中开展健康企业建设，中车资阳机车有限公司健康企业创建被评为国家优秀案例。

【医政（药政）管理】市人民医院创建三级甲等综合医院通过省级评审，建成两家三级乙等专科医院。组织安岳县人民医院、乐至县人民医院推进"千县工程"县医院综合能力提升工作。推进公立医院高质量发展，2022年公布的2021年三级以上公立医院绩效考核整体排名全省第6位。全市二级以上公立医院100%纳入临床路径管理，三级公立医院临床路径管理率49.94%，同比增长21.94%，排名全省第6位。开展心脑血管、癌症、慢性呼吸等五项防治行动，市第一人民医院入围国家脑防委高级卒中中心建设单位，市中医医院、乐至县人民医院入围中国卒中中心联盟卒中中心建设单位。持续深化与四川大学华西医院、省人民医院合作办医。加强征兵体检工作，全市男兵征兵任务910人，上站体检4222人，合格1394人，完成征兵任务。全年采血2.91万人次，采全血9.29吨，供血8.85吨，实现采供血平衡，未发生血液安全事故，该市连续第八次获无偿献血先进城市称号。妥善处置医疗矛盾纠纷投诉，全市三方调解医疗纠纷36起，该市被表彰为2020—2021年度全国平安医院建设工作表现突出地区。加强药品管理，组织全市麻醉药品、精神药品专项培训并考核授权196人，开展麻醉药品、精神药品和抗菌药物专项督查工作，组织全市抗菌药物处方点评检查，每季度制发抗菌药物应用监测通报。

【基层卫生健康】建成11家县域医疗卫生次中心并通过省级验收。该市县域医共体建设考核成绩在全省21个市（州）中排名第一位、安岳县在全省37个试点县中排名第四位。新增优质服务基层行活动基层医疗卫生机构基本标准11家，推荐标准1家。建成社区医院两家。申报创建省级临床重点科室27个，成功创建8个。落实乡村医生养老保障补助，全市1021名在岗村医和3812名退出岗位村医全部落实参加保险补助政策和生活补助政策，参加企业职工基本养老保险缴费的在岗乡村医生按个体参保人员最低档缴费额的40%予以补助，参加城乡居民基本养老保险的乡村医生按照个人缴费额的全额予以补助并发放生活补助1448.46万元。持续为全市城乡居民免费提供12项国家基本公共卫生服务，建立城乡居民健康档案电子222万份，电子健康档案建档率95.75%，高血压患者规范化管理率79.00%，糖尿病人规范化管理79.49%。

【卫生应急】修订《资阳市突发公共卫生事件应急预案》。会同市总工会举办紧急医学救援技能竞赛，开展新冠疫情"双盲"演练。坚持传染病信息日审核、周分析、月评估机制，评估预警重点传染病和突发公共卫生事件风险。突发公共事件及时报告率100%、有效处置率100%。

【疾病预防控制】市疾控中心、雁江区疾控中心、乐至县疾控中心建成三级乙等疾控机构，安岳县达到二级乙等疾控机构标准，安岳县疾控中心整体迁建。加强疾控机构与医疗机构医防协作，强化基层医疗卫生机构疾病预防职责，推进公立医院设立公共卫生科和专兼职疾病预防员，实现传染病信息自动交换的二级以上医疗机构达到56%。全市无甲类传染病报告，乙丙类传染病报告发病率低于全省平均发病水平。完成12个预防接种数字化门诊建设，全市国家免疫规划疫苗报告接种率均在90%以上。符合条件的艾滋病病毒感染者和病人抗病毒治疗覆盖率97.15%，结核病报告发病率35.69/10万。强化慢性病防治，在全省第2个实行市、县（区）癌症防治中心实体化运转，建成国家标准化癌症筛查推广与管理中心6家，市癌症防治中心被表扬为全省优秀癌症防治中心。持续巩固精神卫生工作，严重精神障碍患者规范管理率96.87%，规律服药率74.34%，面访率96.34%。

【新冠疫情防控】严格落实国、省防控要求，因时因势、灵活机动调整防控措施，快速处置16起突发疫情。加强防控能力建设，医疗救治、核酸检测、流调溯源、转运隔离等关键能力大幅提升。先后派出25批次队伍对外支援，承接成都市入境首站隔离人员5736人。有序推进疫情防控平稳转段，提前做好医疗物资储备供应，推动救治资源扩容下沉，全力做好"保健康、防重症"。

【爱国卫生】新建成无烟党政机关387个，无烟学校512个，无烟医疗卫生机构136个。在全市开展以孳生地治理为主的病媒生物防制工作，由病媒生物防制专业消杀公司在城区开展病媒生物专业消杀。开展城乡环境卫生整洁行动，清理卫生死角4000余处、清理暴露垃圾500余车、清理"牛皮癣"20000余处，基本消除城区"脏、乱、差"现象。

【医学教育】开展国家级继续医学教育项目7项、省级继续医学教育Ⅰ类项目22个、市级继续医学教育项目80项。

【食品安全】完成食品安全企业标准备案41例。加强食源性疾病监测，新增加21家食源性疾病监测医疗机构，上报食源性监测病例5727例。在全市20家食堂（其中16家医疗机构）、3家餐厅、8个学校中开展营养健康创建工作。成立由15名具有国家注册营养师证的医疗机构和养老机构营养师组成的全市营养健康志愿者专业服务队，组建覆盖全市的健康促进志愿者队伍，发展约志愿者700人。开展"老年膳食与健康""家庭疾病预防""儿童早期疾病预防"等志愿服务活动12场次。联合资阳市市场监管局开展"你抽我检"餐饮评选活动。

【老年健康服务】启动实施失能老年人"健康敲门"行动，明确52家基层医疗机构、218个家庭医生签约团队为7521名失能老年人提供"三个一"免费健康服务。2个社区被认定为2022年全国示范性老年友好型社区。推进医养结合发展，依托市民政福利园区，推进园区化、规模化、专业化发展、"四川一流"的医养结合型机构养老示范园建设，市老年护理院二期投入使用，市失智老人养护中心、市老年病医院启动建设，市社会福利院集"医、康、养、教、研"全链条服务为一体的机构养老示范园雏形初显，投用各类医疗、养老床位800余张。开展老年宣传活动180余场、健康知识讲座50余次，义诊咨询2.5万余人。

【妇幼健康服务】资阳市妇幼保健院、安岳县妇幼保健计划生育服务中心建成三级乙等妇幼保健机构。安岳县妇幼保健计划生育服务中心与成都市妇女儿童中心医院开展跨区域妇幼专科医联体合作。完成农村适龄妇女免费"两癌"筛查19700人，完成率100.61%。加强出生缺陷综合干预，继续实施增补叶酸预防神经管缺陷项目，全市婚检率92.76%，孕检率96.57%，新生儿遗传代谢病筛查率99.39%。市妇幼保健院被中国妇幼保健协会评为第一批孤独症防治规范化建设培育单位，获国家科技部"生殖健康与出生缺陷"重大专项联盟一体化干预推广单位、国家卫生健康委计划生育药具不良反应监测中心颁发的避孕药物不良反应监测工作先进单位称号。全市孕产妇死亡率12.88/10万，婴幼儿死亡率1.48‰，5岁以下儿童死亡率3.35‰，艾滋病母婴传播持续保持"零传播"。

【职业健康】建立职业病防治项目现场监测和质量控制两支队伍。加强职业健康监测，随访调查242名职业性尘肺病患者，在55家企业开展职业病监测，针对七类重点行业、四类职业病危害因素开展职业病危害现状调查。加强职业病防治执法监督，摸排采矿业、制造业、加油站等7个行业领域，责令整改职业健康体检机构发现的16家存在疑似职业病、职业禁忌证等线索的单位。2家企业创建省级健康企业、10家企业创建市级健康企业。加强职业病防治工作宣传，联合市总工会举办全市"健康达人"交流比赛；抽调市疾控中心、市卫生计生执法支队专业人员组成职业健康咨询和技术服务分队,赴12家企业开展现场宣传;联合新闻媒体开展职业病防治报道,推送宣传短信2000余条。

【人口监测与家庭发展】加强人口监测研判,人口数据质量准确率和及时处理率95%以上。优化生育登记,推进出生医学证明、儿童预防接种等"新生儿出生一件事"联办,实现助产机构100%全覆盖,办理生育服务登记共12682例。继续落实计划生育家庭"奖(特)扶"两项制度和独生子女父母奖励制度,确认农村部分计划生育家庭奖励扶助对象66221人、计划生育家庭特别扶助对象4576人,其他扶助对象788人,奖(特)扶扶助金上卡直发率100%。加强计划生育特殊家庭扶助关怀,落实"双岗"联系人制度、就医绿色通道和家庭医生签约等服务,走访慰问特殊家庭对象4673人,发放慰问金约125.3万元,家庭医生签约率100%。发展普惠托育服务,备案托育机构17家,可提供托位5841个,每千人口拥有3岁以下婴幼儿托位2.45个。

【中医药事业】完成市中医医院上划,市第一人民医院中医馆建成投用,市中医医院建成区域中医康复中心,新建成5个市级中医重点专科,乡镇卫生院和社区卫生服务中心中医馆实现全覆盖。推动乐至县中医医院与成都中医药大学附属医院开展合作办医。发挥中医药在新冠疫情防控中的优势,组织提供中药大锅汤近30万袋,新冠感染者中医药救治率100%。推动中医师承可持续发展,有全国老中医传承工作室4个、省名中医8人。获批建设四川省中医药制剂区域中心。

【宣传与健康促进】加强主流媒体宣传,刊载、播放各类新闻、信息650多件次,其中《四川首例!新冠感染孕妇在资阳顺利分娩》《〈你好,宝贝〉一封"大白"写给宝贝的信》在中国网、央视新闻、光明网推送。加大健康教育阵地建设力度,在城市公园、城市广场、客运站和全市医疗卫生机构设置健康教育宣传长廊和宣传专栏。开展卫生健康主题日活动宣传,发放宣传资料30余万份。开展全民健康生活方式行动,培养224名全民健康生活方式指导员,巡回基

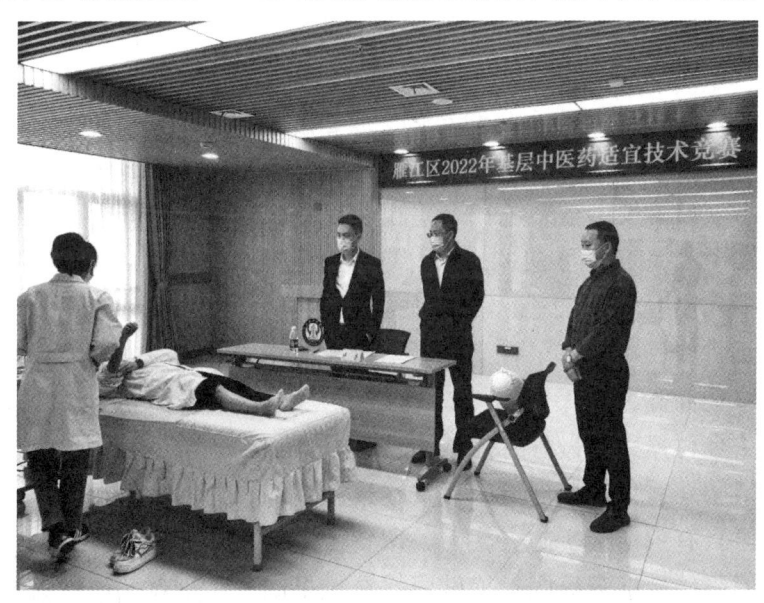

◎2022年10月20日—21日,资阳市雁江区卫生健康局在雁江区中医医院举办2022年基层中医药适宜技术技能竞赛活动(资阳市卫生健康委员会◇供稿)

层开展健康科普知识宣传，在乐至县启动省级健康县区创建工作。持续巩固禁烟控烟成果，逐步拓展延伸室内公共场所禁烟控烟。

（李　胜）

阿坝藏族羌族自治州

【卫生健康资源概况】2022年底，全州有医疗卫生机构1546个、床位5472张。卫生技术人员7418人，其中执业(助理)医师2721人、注册护士2553人。每千人口有卫生技术人员9.10人，每千人口有执业(助理)医师3.34人，每千人口有注册护士3.13人，每千人口有床位6.71张。

【人才建设】282名内地选派的专家通过"师带徒"、远程诊疗指导、临床进修、远程教育等方式帮扶州、县、乡三级医疗卫生单位，签订协议带徒513人，开展专题培训2101次、手术示教97439次、教学查房144226次、远程诊疗790464次，完成省下达目标任务。

【项目建设】全系统13个建设项目完工12个、完工率92.31%，投入使用11个、投入使用率84.62%，累计完成投资1.7亿元，项目竣工率全省第三名、投入使用率全省第二名。

【乡村振兴】做好有效衔接。联合10部门印发《巩固拓展健康扶贫成果同乡村振兴有效衔接实施方案》，印发《卫生健康领域推进巩固拓展健康扶贫成果同乡村振兴有效衔接责任分工方案》《巩固拓展健康扶贫成果同乡村振兴有效衔接2022年工作实施方案》，确保工作目标、重点任务、关键措施、工作责任有效衔接。

困难群众救助。持续监测帮扶，推进低收入人口动态+常态扶助。持续开展脱贫患者兜底救助，在基本医保和医疗救助等保障政策基础上，继续实施卫生扶贫救助项目，2022年脱贫人口基本医保参保率100%，卫生扶贫救助基金救助10358人次，共计1794.09万元，脱贫患者住院费用控制在5%以内。持续开展困难群众慈善救助，医疗慈善救助非脱贫困难群众，2022年累计救助775人，共计940.97万元。严格控制医疗费用，2021年以来调整医疗服务价格178项，患者人均住院费用保持全省最低。

建立监测干预机制。印发《关于基本医疗有保障防止返贫监测和帮扶工作方案》，建立防止因病返贫致贫风险监测机制，加强与民政、医保、乡村振兴等部门信息共享与比对，全年实时监测、跟踪预警、综合干预预警信息60条，未出现因病返贫致贫个体。

【依法行政】印发《阿坝州卫生健康系统法治宣传教育第八个五年规划实施方案（2021—2025年）》《阿坝州法治卫生建设实施方案(2022—2025年)》。突出普法重点，推进"法律七进"工作。全年无行政复议、行政应诉事件。

【行政审批】梳理行业行政许可49项、公共服务14项，共减少材料15项，保留材料99项，精简率13.16%。100%完成一网通办政务服务事项，网上办结行政许可事项共计53件。组织专家到医疗机构5

次，接受各类咨询856件，发放各类空白证书351本。所有行政审批事项均在网上运行办理和接受效能监督，全年无超期办件。

【综合监管】监督检查2402户次数，合格2381户次数，合格率99.13%，行政处罚案件26件，罚款金额82000元。

【医政医管】州人民医院通过三级综合医院复评，汶川县人民医院等待接受省级复评。申报建设西医类临床重点专科省级两个、州级1个、县级1个。首次启动全州西医类临床重点专科建设和评审。全年各级医疗卫生机构诊疗量306.63万人次，较2021年增长2.19%。二级公立医院绩效考核居全省第三，门诊患者满意度调查居全省第九。州、县抽派组成医疗队800支，赴各县（市）各乡镇各村组开展义诊巡诊工作，累计义诊13.56万人，健康体检10.08万人次，培训基层人员1203人次，有效促进了优质资源下沉。采集全血3913人次、5364个单位，供血7728个单位（治疗量）。

【基层卫生健康】落实项目建设资金4400万元，规划建设县域医疗卫生次中心13家，2022年纳入验收计划的九寨沟县第二人民医院、汶川县映秀中心卫生院完成建设，并通过省级验收。新增优质服务基层行基层医疗卫生机构标准机构23家，推荐标准1家。指导各县(市)开展县乡村卫生人才能力提升培训218人，其中骨干人员35人，乡村医生183人。继续向全州常住城乡居民免费提供12项国家基本公共卫生服务，建立居民健康档案78.18万份、电子健康档案76.77万份，健康管理老年人82435人，健康管理高血压患者34049人，健康管理2型糖尿病患者7588人，规范健康管理严重精神障碍患者1205人。

【卫生应急】州政府印发《阿坝州公共突发卫生应急事件应急预案》《阿坝州突发事件应急救援预案》。做好传染病防控检测工作，无人间和动物间鼠疫疫情发生，全州无人禽流感、SARS病例报告。6月10日，马尔康市"6.0"级地震发生后，第一时间组织派出卫生应急救援队共计61支、344人次，救治地震伤员8人，针对123个临时安置点、25个应急避难场所及周边环境开展环境消杀59.93万平方米。

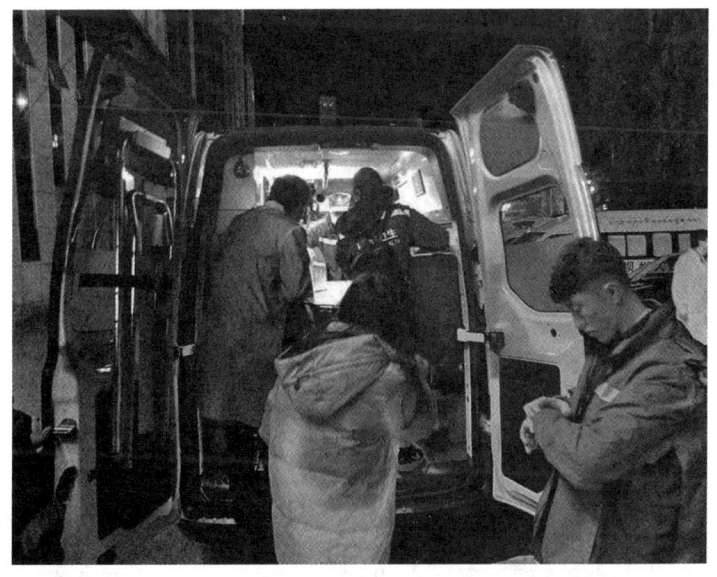

◎2022年6月10日，阿坝州马尔康市发生"6.0"级地震后，医疗救援队伍第一时间在阿坝州人民医院集结（曹勇泽◇供稿）

【疾病预防控制】传染病发病率533.1/10万，较2021年下降2.84%。免疫规划类疫苗包括基础免疫和加强免疫接种率均达95%以上，出生后24小时内首针及时接种率99.66%。艾滋病报告病例同比下降16.82%，现存活感染者和病人治疗覆盖率95.79%、抗病毒治疗成功率94.33%。新发现包虫病病人24例，现有病人976人。报告肺结核患者和疑似肺结核患者的总体到位率97.18%、肺结核患者成功治疗率95.14%、肺结核患者规范管理率91.71%。完成流感、禽流感、手足口病等重点传染病监测工作，检测流感样病例标本742份、呼吸道多重病原监测187份，复核190份新冠标本。

【新冠疫情防控】有效处置"8·18""11·18"等多轮疫情。加强风险人员排查管控，累计排查重点地区入（返）州人员41046人、密接人员4437人、次密接人员9649人，均落实对应防控措施。在国家优化调整防控政策后，及时将工作重点向"保健康、防重症"转变，排查老年和有基础疾病人员91548人，其中纳入新冠高风险管理重点人员（红色管理人员）8905人、次重点人员（黄色管理人员）16378人，依托属地社区（村组）、基层医疗机构、家庭医生为重点人群做好服务。全州各类门诊共报告感染者8996人，定点医疗机构累计收治新冠患者7565人，治愈出院6158人，其余人员在定点医疗机构中救治。

【爱国卫生】因新冠疫情，两个省级卫生县城复审延后。完成省级卫生乡（镇）23个，省级卫生村204个，省级卫生单位396个，省级无烟单位918个的申报创建工作。

【医学教育】以州人民医院、县人民医院为依托，基层医疗机构为基础，建设以临床培训基地和基层实践基地为主体的全科医生培训网络体系，保障全科医生培养的系统化、规范化和有效化，超额完成全科医师转岗培训61名目标任务。完成免费医学本科定向培养协议签订。与14名州本籍学生签订免费医学本科定向培养协议，其中临床专业11人，中医专业3人。

【食品安全】25家医疗机构通过食源性疾病监测系统累计报告病例2677例，完成率107.1%。食品安全风险监测任务完成率100%。完成食品安全企业标准备案工作6家企业8个标准。开展食品安全宣传周活动，在全州范围内普及营养健康理念和要求，扩大试点建设工作知晓率，发放宣传资料1.6万余份、宣传物品9000份，受众64254人次。马尔康市市委市政府第一食堂、汶川县中学食堂（高中部食堂）、九寨沟县中学食堂作为2022年营养健康食堂试点建设单位，均验收合格。

【老年健康服务】启动实施银龄健康工程，做实老年人健康管理项目，为全州1280名65岁以上老年人免费提供健康体检、健康管理服务。推进二级及以上综合性医院老年医学科建设，全州6家综合性医院设立老年医学科。指导汶川县威州镇南桥社区创建2022年全国示范性老年友好社区。全年发放四川省老年人优待证9000本。组织开展老年健康宣传周和"敬老月"活动,共计发放宣传资料3384余份,宣传生活用品875余份,为老年人义诊475人次,赠送免费药品1098余份,悬挂横幅28条,张贴宣传海报58余张。

【妇幼健康服务】继续实施"两癌"筛查民生项目,免费筛查农村适龄妇女18755人,筛出宫颈癌7例、宫颈癌前病变47例、乳腺癌4例,做到早发现、早治疗、早干预;项目完成率125.17%,居全省第二。为2611.5对城乡符合生育政策计划怀孕夫妇免费提供孕前优生健康检查。全州增补叶酸4461人,增补叶酸服用率90.15%;累计发放营养包72672人次、营养包累计发放率89.12%。全州自愿免费婚检2240对,婚检率72.4%。全州孕产妇死亡率28.22/10万,住院分娩率98.66%;婴儿死亡率7.9‰,5岁以下儿童死亡率10.58‰。

【职业健康】围绕"尘肺病防治攻坚行动""重点行业领域尘毒危害治理"确定的重点任务,开展非煤矿山、冶金、化工、重点工程等职业危害严重的建设项目和粉尘毒物危害严重的行业领域专项整治。摸底和排查涉及建立粉尘危害基础数据库的企业78家,噪声危害企业119家,并组织开展职业卫生专项培训;各级卫生健康部门与经信、人社、工会、各乡镇、等部门配合,按照执法检查计划,加大职业危害申报情况的监督检查力度,督促帮助企业进一步健全管理机构、完善管理制度、操作规程入手,全面推进职业危害申报工作。打击涉及职业卫生违规违法行为,2022年共办理职业卫生相关案件4起,处罚4.8万元。

【人口监测与家庭发展】人口计生工作主要指标相对保持稳定,出生人口、人口自然增长率、符合政策生育率三大指标均在目标控制范围内。出生人口趋势相对稳定,孩次升降幅度稳定,总的出生婴儿性别趋于正常。计划生育"三项制度"资金到位率、落实率、准确率100%。

【中藏羌医药事业】成立阿坝州推进国家中医药综合改革示范区和中医药强州建设领导小组,制定《阿坝州建设国家中医药综合示范改革实施方案》。联合9家部门印发《关于印发阿坝州基层中医民族医服务能力提升工程"十四五"行动计划实施意见的通知》,争取省级资金乡镇卫生院中医馆建设86个,每个县3万元,项目建设全面完成。在茂县和汶川县举办阿坝州中藏羌医药知识技能和中藏医适宜技术培训班两期,培训80余人。选派15名藏医骨干赴西藏自治区进修。组织开展2022年传统医学师承和确有专长实践技能考核工作,其中72名通过考核取得中医或藏医确有专长资格证。

【宣传与健康促进】制作科普知识宣传单、宣传海报在医疗机构、社区、乡镇等人员密集场所发放张贴,通过电视、广播和公交车、出租车显示屏、各行业LED屏播放防护知识。通过移动、联通、电信三大运营商推送新冠疫情防控短信约242万余条。制作宣传展板2600余块、宣传标语1万余条,发放宣传资料231余万份。举办阿坝州首届心理健康科普竞赛活动。开通24小时咨询服务热线电话，接听、处理群众来电问题咨询4.8万件次。在官网、问政四川、麻辣社区、微博、抖音等平台处理来信来件147条。1人被评为第四届"健康四川 大美医者"。

（勒　波）

甘孜藏族自治州

【卫生健康资源概况】2022年底，全州有医疗卫生机构2585个、床位8130张。卫生技术人员7578人，其中执业（助理）医师2420人、注册护士2520人。每千人口有卫生技术人员6.88人，每千人口有执业（助理）医师2.2人，每千人口有注册护士2.29人，每千人口有床位7.38张。

【人才建设】印发《甘孜州卫生专业技术人才引进稳定措施》。72人通过卫生副高职称评审，580人取得卫生初中级职称资格，85人取得护士执业资格，193人取得执业医师（助理）资格。公开考核招聘引进急需紧缺人才107人，引进高层次人才2人。评选"贡嘎名医"4人，骨干医生200人，学科带头人60人，学科领军人物30人，中青年拔尖人才100人，"甘孜好医生"50人，"甘孜好护士"40人。61名基层卫技人员获四川省民族地区基层卫生优秀人才表扬奖励。

【规划与项目建设】规划编制。印发《甘孜州"十四五"中藏医药发展规划》；修改完善《甘孜州"十四五"医疗卫生服务体系规划》《甘孜州"十四五"互联网+医疗健康规划》。

项目建设。争取省预算内、浙江省对口援建项目资金8732万元，实施项目10个。持续开展第二轮民族地区卫生发展十年行动计划，指导石渠县制定医疗卫生"黄河流域生态保护和高质量发展规划"的项目实施规划。

灾后重建。组织6县1局医疗卫生机构开展灾损调查评估工作，审定63个医疗卫生机构不同程度受损，其中医院9个、基层医疗卫生机构49个、专业公共卫生机构5个、经济损失共计1.05亿元。编制申报重建项目，医疗卫生系统灾后恢复重建项目4个，投资1.19亿元。根据泸定县"9·5"地震海螺沟地区医疗救治、疫情防控需要，将海螺沟景区人民医院购置移动DR、方舱CT、PCR移动检测车等项目报州发展和改革委申请纳入急需实施民生工程项目提前实施。

【财务工作】争取中央、省和州级财政补助各项卫生健康专项资金4.46亿元。补齐医疗救治短板，全州20个发热门诊全部配备到位独立使用CT或移动DR。修订完善《甘孜州卫生健康委员会内部控制管理规范》，开展绩效评价。与州经信局、国药股份有限公司对接，保障新冠疫情防控、泸定县"9·5"地震医疗救治医用防疫物资需求和调配。

【乡村振兴】巩固拓展健康扶贫成果同乡村振兴有效衔接。持续巩固村卫生室机构和人员"空白点"消除成果，全州共有297个乡镇卫生院并按照要求均有一名合格助理（执业）医师，全州1212

个脱贫村卫生室都实现标准化建设并配备村医。做好防止因病返贫动态监测，重点监测脱贫不稳定人口、边缘易致贫户和突发严重困难户大病、重病救治情况，开展与民政、医保、乡村振兴等部门数据对比，完成161人具有因病返贫致贫风险人员排查，其中2人经排查纳入风险监测户，159人暂无风险。开展"组团式"帮扶工作。浙江省金华市人民医院、婺城区人民医院结对帮扶道孚县人民医院，省内19家三级医疗卫生机构帮扶炉霍县、新龙县等9家国家乡村振兴重点帮扶县（市）人民医院。甘孜县人民医院被确定为全面提升类，其余8县（市）被确定为托底改善类，并分别确定不同的帮扶目标。

【信息化建设】有效完成2022年冬（残）奥会政务外网重点保障工作、党的二十大网络安全和网络舆情保障工作；完成两家州医疗机构正版化软件筛查，保障了信息化办公环境的稳定与安全。全年提供视频会议技术保障101次。协调各县（市）卫生健康局、人民医院、乡镇卫生院远程设备安装与调试工作，安排部署移动5G卫生专网，经测试后开通。该项目覆盖全州州、县、乡业务网络和互联网，云医院信息系统、远程影像传输、医疗三监管都通过专网传输，保证了全州医疗信息数据的安全有效传输。根据新冠疫情防控工作需要新建县级账号32个，为州内各县（市）医疗机构解决新冠病毒核酸采样平台疑难问题57例。

【行政审批】持续深化"放管服"改革。推进"一网通办"前提下"最多跑一次"改革。办事指南准确率100%，一件事平均配置率100%。共计办理审批事项146件，及时办理回复"12345"政务服务便民热线平台新冠疫情防控咨询、投诉等670件。

【综合监管】开展医疗废物专项督查，出动执法人员5040人次，检查1260户次，行政处罚43件，分别为一般程序24件，简易程序19件，共计罚款7.38万元。90%以上的县级医疗机构建成污水处理系统并投入运行。在辖区内重点公共场所、医疗卫生机构、学校、集中隔离场所等开展监督检查，出动执法人员8662人次，监督医疗机构1716户次，公共场所2994户次，供水单位46户次，学校（含托幼机构）425户次。举办全州卫计综合监督能力网络培训班3期，参加省级腾讯培训会议9次、实地培训6次，共计培训卫计监督执法人员790人次；通过集中培训、腾讯会议、网络学习以及现场带教等方式，培训全州卫计监督执法人员法律法规及业务技能。开展卫计监督执法满意度调查及突出问题大排查工作，共走访调查点位26个、发放调查问卷180份，收回调查问卷180份，其中卫生行政执法总体情况满意的162份、比较满意的18份、不满意的0份，满意率90%。

【医政（药政）管理】将医改工作纳入目标绩效考核内容。印发《甘孜州县（市）医院综合能力提升工作方案（2022—2025年）》《甘孜州综合医改试点阶段性总结评估反馈意见整改方案》等政策文件。设立州级质量控制中心43家，开展下县质控督导检查5批次，督查二级以上医疗机构25家，全年未发生重大医疗责任事故。举办输血、护理、消毒供应共12期质控培训会议，培训医务人员1030人次。印发《甘孜州"十四五"临床专科能力建设规划实施方案》，截至2022年底，有省、州级重点学科专科15个，其中省级重点学科5个；州级重点专科10个；县级重点专科72个。印发《甘孜州医疗机构及其工作人员廉洁从业行动计划实施方案(2021—2024年)》《甘孜州规范医疗机构医疗服务及收费行为促进医保基金合理使用工作方案》。配合医保部门全覆盖开展医疗乱象专项治理工作，启动推进四川省医疗保障基金省级飞行检查；处理医疗机构8家，追缴退赔医保基金5.58万元；主动拒收红包2人；暂未发现诱导住院、虚假住院等欺诈骗取医保基金行为。印发《"平安医院"创建工作实施方案》，完成17家医院"平安医院"建设示范单位遴选授牌工作。建立健全医疗责任风险分担机制，全州二级及以上医疗机构100%购买医责险，基层医疗机构医责险购买率达到72.39%。加强医疗纠纷调处，全年接收各类投诉案件260件，办结260件。无偿献血4087人次，采血量6292.5个单位，较2021年增长23.4%。公立医疗机构药品上网分类采购率100%。实施国家和省际联盟组织药品集中采购和使用药品7批次255种，集中采购和使用医用耗材7批次7种耗材，集中采购药品平均降幅48%，最高降幅73%，医用耗材平均降幅82%。

【基层卫生健康】推进两项改革"后半篇"文章工作，康定市、泸定县、九龙县、道孚县、稻城县建成县域医疗卫生次中心。推动基层医疗卫生机构医疗服务能力提升。组织36名中心卫生院业务骨干全脱产到省级三甲医院进行为期6个月的能力培训，完成民族地区基层医疗机构设备操作人员摸底调查工作，完成2022年"三州"乡村医生能力培训2021—2022年度914名村医培训工作，完成2022年度中央补助基层医疗卫生能力提升人员培训乡镇卫生院骨干医生60名、村医240名的线上、线下培训工作。将乡村医生待遇保障工作作为卫生健康系统"两改"重点任务之一。继续开展以儿童、老年人、孕产妇、慢性病患者为重点人群，面向全州109.81万城乡居民免费提供健康档案管理、健康教育、慢性病管理等12类基本公共卫生服务。

【卫生应急】修订印发《甘孜州突发公共卫生事件应急预案（试行）》，该预案是编制17年来首次修订。印发《甘孜州重特大地震应急救援行动医疗救治方案》《甘孜州医疗卫生机构反恐怖防范标准（试行）》等预案方案。开展四川（甘孜）高原卫生应急救援支队的日常管理、队伍装备购置维护、物资储备、人员培训演练等相关工作。完成新冠大规模疫情应急处置演练、"甘孜州守护家园·2022"抗震救灾综合应急演练等演练。年度突发公共卫生事件及时报告率100%，及时处置率100%。开展丹巴县电站透水事件、康定市新市前街火灾事故等紧急医学救援工作。第一时间开展泸定县"9·5"地震紧急医学救援及卫生防疫应急处置，共收治地震伤员265人，开展环境消杀138.62万平方米、饮用水采样检测232份、健康知识宣传教育12.85万余人次、开展心理咨询评估286人次、心理干预10382人次，实现大灾之后无大疫。

【疾病预防控制】免疫规划报告接种率98.35%，以县为单位报告率100%，以乡为单位报告完整率100%，及时报告和妥善处置疑似接种异常反应。按省级方案要求，丰水期、枯水期各开展一次农村生活饮用水水质监测、每月开展一次城市生活饮用水水质监测，并每月公示水质情况。开展学校卫生监测和青少年近视预防工作，以及土壤、场所、伤害和病媒等监测工作。

【重大疾病防治】包虫病防治。B超健康筛查28.09万人次，新发现患者33人，手术治疗223人，药物免费治疗8932人，治愈94人。全州有包虫病现症患者9645例，全人群患病率0.87%。全人群健康知识总体知晓率97.83%，家畜患病率2.68%，犬感染率0.18%。

艾滋病防治。艾滋病扩大检测36.59万人次，检测覆盖率33.04%，报告感染者/病人161例，现存活1910例，现存活感染率17.24/万。艾滋病治疗覆盖率94.55%，病毒载量送检率93.64%，随访CD4检测比例90.01%，治疗成功率96.1%。

结核病防治。印发《甘孜州肺结核病综合防治试点工作方案（2022—2023年）的通知》，启动实施肺结核病防治试点工作。主动筛查和监测报告肺结核病患者3194例，报告发病率289.32/10万。总体到位率98.27%、成功治疗率97.62%、规范管理率95.26%、病原学阳性患者密切接触者筛查率98.42%。

鼠疫防控。检获鼠疫菌3株，应急处置动物鼠疫两起，连续10年无人间鼠疫发生。

【新冠疫情防控】基层传染病防控能力建设。全州297个基层医疗卫生机构100%设置发热哨点诊室（其中发热诊室75个，发热哨点222个），充分发挥基层医疗卫生机构传染病防控"第一守门人"作用。

疫情防控医疗救治。完成定点医院和亚定点医院改造，完善发热门诊（诊室）设置。全州61家二级及以上医疗机构全部设立发热门诊。规范个体诊所、民营医院、门诊部等收治出现发热、呼吸道症状患者，方便群众看病就医。

新冠病毒核酸检测能力建设。全州具备核酸检测能力的医疗卫生机构44家，有移动核酸检测方舱和移动检测车各1辆，气膜实验室1个，日固定总检测能力达到18万管，移动能力0.7万管。

院感防控管理。印发《关于进一步强化医疗卫生机构院感防控工作措施的通知》等文件，向医疗机构开展疫情防控和院感管理提出"七个坚决"要求，接受省级发热门诊、定点医院等专项督查11次。

【爱国卫生】德格县、新龙县新建成省级卫生县城，全州卫生县城实现全覆盖。截至2022年底,全州有国家卫生城市1个,国家卫生县城6个,省级卫生县城11个,国家卫生乡镇5个。评选卫生家庭2000户和健康红旗能手500人。

【食品安全】食品安全风险监测报送食源性病例3465例,医疗机构报告率100%。监测到食源性疾病暴发事件两起,未发生大规模群体性食品安全事件。完成食品安全企业标准备案14条,按时备案率100%。甘孜卫生学校食堂通过营养健康食堂验收。

【老年健康服务】开展失能老年人"健康敲门行动",为全州提出申请的1332名65岁及以上失能老年人提供免费上门康复护理服务、提出诊疗建议,为照护者提供照护知识指导,预防失能老年人压疮发生。丹巴县甲居镇小巴旺村被认定为2022年为全国示范性老年友好型社区。"敬老月"活动期间,走访慰问泸定县"9·5"地震重灾区80岁及以上老人532人,发放慰问金10.64万元;组织州人民医院、州藏医院、州疾控中心、州皮防院老年医学科、精神卫生科、中医科、健康教育科工作人员就加强疫情防控、膳食营养、慢性病防治、中(藏)医养生保健、心理健康等知识宣传、咨询。

【妇幼健康服务】健全危重孕产妇救治体系,筛查孕产妇8726人,管理高危专案576人次,成功救治危重孕产妇253人。持续开展新生儿疾病筛查项目,新生儿遗传代谢病筛查8882名,新生儿听力筛查8582名。推进儿童营养改善项目,为8624名农村适龄儿童发放免费营养包。强化出生缺陷综合防治,筛查出0—6岁残疾儿童35人,治疗28人,救助20人;创建产前筛查机构14家。为农村适龄妇女提供免费"两癌"筛查服务,

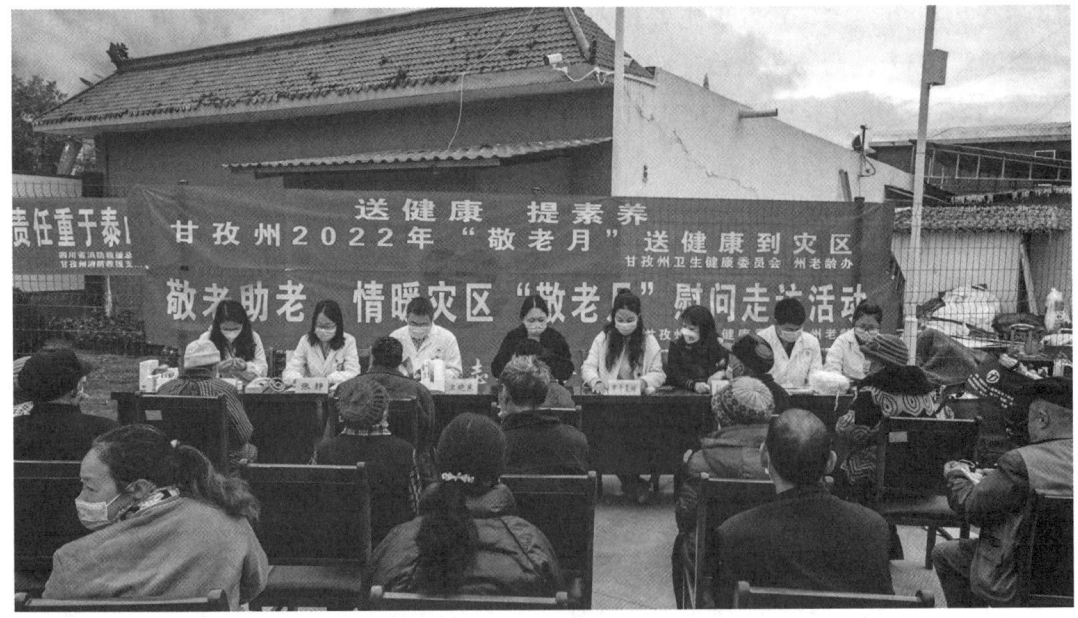

◎2022年10月,甘孜州卫生健康委员会、甘孜州老龄工作委员会办公室在泸定县"9·5"地震灾区开展"敬老月"慰问送健康活动(办公室◇供稿)

两癌同查19299人，完成率105.6%；依托对口支援力量实施关爱妇女健康"格桑花行动"，为全州2000名适龄妇女开展免费"两癌"筛查项目。全州完成孕检6989人，目标人群覆盖率101.53%，完成免费自愿婚检5840对，婚检率89.85%。为9265名准备怀孕和孕早期农村妇女免费增补叶酸；为9273名孕产妇提供预防艾滋病、梅毒和乙肝母婴传播服务，孕产妇艾滋病检测率98.06%。全州孕产妇死亡率30.52/10万，婴儿死亡率3.56‰，5岁以下儿童死亡率6.92‰。

【职业健康】开展职业病危害专项治理工作，94家被纳入专项治理范畴的企业完成整改任务。报告职业健康检查68家，用人单位16602人次，其中报告新增尘肺病5例，在岗期间疑似职业病5例，职业禁忌证22人。职业卫生监督检查用人单位86家，其中警告行政处罚3家，责令限期整改25家。完成两家省级健康企业建设和5家争创省级健康企业梯队建设任务。组织开展主题宣讲活动149场次、宣传咨询活动70场次、专题讲座20场次，警示教育活动92场次，印制发放各类宣传资料12300余份，制作宣传视屏38份，制作宣传标语（横幅）448份，出动宣传人员288人次、活动宣传受众17479人次，通过微博微信抖音宣传覆盖1.26万人次。

【家庭发展】全州人口保持平稳增长，完善三孩生育政策配套支持措施。确认奖励扶助对象13309人，特别扶助1210人，兑现发放扶助资金2571.568万元。为105名户特殊家庭兑现住院护理补贴保险11.45万元。慰问在泸定县"9·5"地震中受灾的泸定县及海螺沟景区89名计生特殊家庭，给予现金及生活物资慰问，总金额3.99万元。10个生育秩序整治重点县为达到生育上限的育龄妇女落实长效节育措施631例，落实率89.69%，兑现奖励金14.25万元，政策外多孩率控制在4.41%，从源头上遏制政策外生育。编制《甘孜州"一老一小"整体解决方案》和托育能力建设重点项目清单，共编制托育能力建设项目21个、托位2910个、编制总投资3.01亿元。

【中藏医药事业】医疗服务体系建设。完成19家中藏医院发热诊室或哨点建设。建成国家级民族医重点专科专病4个，省级重点专科专病14个，州级重点专科33个。全州297个乡镇卫生院和社区卫生服务中心建成中藏医馆，全州100%的乡镇卫生院、80%以上的村卫生室能够提供中藏医药服务，基层中藏医药服务量在48%以上。2022年，全州中藏医医疗机构门急诊33.5万人次，出院1.15万人次。全州65岁以上老年人中医药健康管理覆盖率在72%以上，0—36个月儿童中医药健康管理覆盖率在75%以上。甘孜州藏医院在成都市武侯区、双流区等地开设藏医院或门诊部，在广东省、江苏省、成都市等地拓展1000余家藏药药浴加盟店，拓展藏医药外延服务；依托德格宗萨藏医药公司与成都天府生命科技园建设四川省南派藏医药传承与创新产业化示范基地。

人才建设。建成全国名老藏医药传承工作室两个、全国基层名老藏医药专家传承工作室7个、省级名中医工作室两个，带教传承人60人。完成442人中藏医执业医师（执业助理医师）技能考试、68人藏医确有专长临床实践技能考核等工作，组织258人次参加全省中药工艺传承精品班、藏医骨干人才培养等各类培训、培养班。推动甘孜职业学院开办藏医、藏药专业。组织甘孜州、凉山州48名藏医药专业人员参加藏医药中级、藏药初级职称考试，组织全州50名藏医参加藏医确有专长人员考核。

中藏药产业。全州中藏药材种植面积稳定在10万亩，建成上万亩种植基地1个，上5千亩种植基地两个，上1千亩种植基地5个。乡城藏青兰公司取得中药饮片生产GMP认证，板蓝根、三七等5个品种正式投产。炉霍雪域俄色茶公司完成技术研发中心建设，俄色叶中药饮片列入四川省中药材标准目录。中藏医药产值18.47亿元，较2021年增长16%。

【宣传与健康促进】结合新冠疫情防控、预防接种、结核病、碘缺乏病等主题宣传日，开展宣传和健康传播335场次，发放宣传折页、宣传单12万余份，宣传品1万余份。在《甘孜日报》发布健康知识46期、甘孜电视台播放公益广告52次20余小时、在官网、公众号、抖音短视频宣传健康知识，发布400条，阅读量40万余人次，接受电话咨询5万余人次。康定市、泸定县接受省级健康促进县技术评估工作，新申报九龙县开展省级健康县创建。全州居民健康素养水平12.3%。

（办公室）

凉山彝族自治州

【卫生健康资源概况】2022年底，全州有医疗卫生机构3307个、床位30607张。卫生技术人员32624人，其中执业（助理）医师10054人、注册护士14632人。每千人口有卫生技术人员7.28人，每千人口执业（助理）医师2.24人，每千人口有注册护士3.26人，每千人口有床位6.83张。

【人才建设】90人参加高级职称"双定向"评审。依托成都医学院等高校培养农村订单定向免费医学本科生37人，安置65名毕业生到基层医疗机构。委托大中专院校定向培养本土卫生人才656余人次。组织州级29名医疗专家到县（市）开展多点执业。引进本科以上医疗卫生人才231人。开展公共卫生特别服务岗招募工作，共招募801人（医疗卫生岗、校医辅助岗）。

【项目建设】各级财政向医疗卫生健康投入757145万元，占财政一般预算支出11.73%，资金投入较2021年提高41009万元。推进12个州级卫生健康重点项目建设，其中5个续建项目总投资53.4亿元完成投资35亿元，7个新开工项目总投资44.5亿元完成投资9.5亿元；县（市）级卫生健康固定资产投资项目共50个，其中20个续建项目总投资13.7亿元完成投资3亿元；25个新开工项目总投资15.95亿元完成投资3亿元。州一医院新院区（省级区域医疗中心）、州二医院新院区、州妇女儿童医院新区、州重大疾病公共卫生医疗救治中心二期建设项目全面开工建设，总投资35.48亿元，完成投资6.5亿元。完成2022年十年行动计划项目17个。依法审批该州首家三级传染病医院（凉山彝族自治州第七人民医院）、首家社会办三级综合医院（川投西昌医院）。

【乡村振兴】聚焦防止因病返贫、因病致贫动态监测，印发《防止因病返贫、因病致贫动态监测和帮扶机制实施方案》，对"脱贫不稳定户、边缘易致贫户、突发严重困难户"做到早发现、早干预、早帮扶，共计排查省级反馈风险人员470人，向乡村振兴局提供2万余条大病、慢性病患者信息。《基于基本卫生保健的健康扶贫模式探索——中国—盖茨基金会农村基本卫生保健项目》获"第三届全球减贫案例征集活动"最佳减贫案例，并收录进南南合作减贫知识分享网站——中外减贫案例库及在线分享平台。

实施"组团式"帮扶，浙江省宁波市累计援派专家106人，全州累计统筹选派11县卫生健康单位骨干39人赴宁波市历练，帮扶专家累计开展疑难手术395例，抢救危重症患者226人；开展高、新医疗技术服务95项，引入新诊疗项目20项，填补县级医院专业科室空白48个。

【信息化建设】建设完成基于电子健康便民服务平台，推动巩固拓展健康扶贫成果数据监测系统建设工作。完成1家二星智慧医院建设。

【综合监管】完成国家下达系统内"双随机"抽检任务1169户，任务完成率94.12%。完成州级部门联合"双随机、一公开"抽查105户。学校卫生在线自查试点县（市）覆盖率100%。全域内各级各类医疗机构依法执业在线自查完成率98.66%。完成二级以下医疗机构、疾控机构、采供血机构接入医疗废物在线监管系统141家。完成医疗"三监管"闭环系统运行10轮。完成生活饮用水、游泳场所、乙类公共场所等8个专项治理工作。全州全年共计出动卫生监督人员3.72万人次，督查重点场所1.57万户次，下达《卫生监督意见书》1.62万份，行政处罚案件331件，警告214家，罚款212.42万元，没收违法所得12.5万元，累计医疗机构不良执业行为记分352分、医务人员不良执业行为记分175分。完成行政处罚重大案件审查3次。开展8轮常态化新冠肺炎疫情防控全覆盖监督检查，下达《卫生监督意见书》8151份。

【医政医管】推动区域协同发展，完成安宁河流域高质量发展、西德冕喜同城化、会理会东宁南一体化发展相关工作。建立州级医疗质量控制中心49家，省级质控中心覆盖率96%。全州7家县医院被纳入国家"千县工程"。10个乡村振兴重点帮扶县和木里县均与三级医院建立紧密型医联体；州直医疗机构牵头建立专科联盟42个，城市医疗集团7个；全州建有远程医疗协作网2个。全州采血7.834吨，同比上升4.2%；固定献血者比例33.55%，同比上升6.13%。

【基层卫生健康】规划卫生健康乡村振兴"233"工程。在全州选取20个（西昌市、会理市、宁南县各选取两个、其余14县各选1个）基础条件最好、人口相对集中、具备一定辐射能力的中心镇和特色镇卫生院，按照二级综合医院标准规划布局县域医疗卫生次中心；推进284个乡镇卫生院（社区卫生服务中心）标准化建设，补齐基础设施短板，加强信息化建设，完善设备配置，全面提高医疗救治水平；按照"调剂为主、改扩建为辅、新建次之"的原则，提升2377个村卫生室服务能力。新增优质服务基层行基层医疗卫生机构基本标准机构18家，推荐标准机构6家。开展基层医疗卫生机构骨干人员培训，全州共计培训乡镇卫生院、社区卫生服务中心骨干人员100人，乡村医生420人，重点加强常见病、多发病的诊疗能力和实操能力。组建家庭医生团队2161个，与317.14万人签订《家庭医生签约服务协议》，签约率65.81%，免费提供健康档案管理、健康教育、慢性病管理等12项国家基本公共卫生服务。

【卫生应急】结合实际调整完善各类应急预案，推进科学应急预案管理体系的建立；持续推动全州"二级指挥、四级救援"体系建设，强化全州23支级紧急医学救援队的建设，结合森林草原防灭火工作逐步补齐基层医疗机构救护车配备和轮换。完成地震救援、森林火灾救援、山洪灾害救援，疫情防控等应急演练。

【疾病预防控制】西昌市疾控中心建成三级乙疾控中心，构建"1+8+8"重大疾病公共卫生医疗救治体系。持续推进急慢性传染病、血吸虫病、地方病、慢性非传染性疾病工作，加强学校卫生、环境卫生、放射卫生等工作。

【实施艾滋病等重大传染病防治攻坚第二阶段行动】州委州政府印发《进一步加强艾滋病等重大传染病防治攻坚工作的实施意见》和"1+4"工作方案。会同州委组织部和州公安局选派70名优秀年轻干部赴艾防重点乡镇担任禁毒防艾专职副书记。建成州级和17县（市）重大疾病防治指挥中心和州级宣教中心，实行艾防办与疾控、医疗、妇幼"四合一"集中办公和指挥调度。运用"调度""两书一函""红黑榜""州委目标绩效办通报""给县市主要领导写信"等形式督促工作开展。常态化开展"周调度、旬通报、月总结"工作，将感染者实行分类精准管理，送药到手、看服下肚。将治疗依从性差、抗拒治疗、治疗失败的人员，采取"三步法"提升治疗效果。全州艾滋病抗病毒治疗覆盖率、病载检测率、治疗成功率分别为97.97%、98.56%、98.5%，母婴传播率控制在2.0%以内。17县（市）全覆盖开展全民健康体检，HIV检测495.54万人，丙肝检测165.34万人，学校结核病体检69.87万人。

【新冠疫情防控】规范处置西昌市"8·28"、甘洛县"9·5"、会东县会理县"9·23"、普格县"10·9"、甘洛县"11·11"、昭觉县"11·13"等多轮疫情。执行"入川即检"，实行"一引二测三查四扫五登记六检测七分流"七步工作法，累计排查车辆100余万辆、人员300余万人，卡点新冠病毒核酸采样260余万人，排查到红码3210人、黄码4450人。落实"人盯人""点对点"联系管理和预约报备制度，建立返乡人员"报告—转运"机制，累计转运1.8万余人。组建医疗救治专家队伍220人、流调溯源队伍1751人；配备负压救护车59辆、ECOM（体外人工膜肺）4台，核酸检测机构58家；建成规范发热门诊64个，发热哨点（诊室）317个，建成方舱隔离隔离房间6870间，定点医院3家床位1000张，亚定点医院17家床位5700张。针对65岁以上老年人开展健康调查，共计为重点类人群提供健康服务49.43万人次。

【爱国卫生】新建成国家卫生城市1个，国家卫生县城4个，省级卫生县城3个。暗访评估通过省级卫生县城4个，省级卫生乡镇（街道）235个，省级卫生村（社区）1273个，省级卫生单位620个，省级无烟单位798个。开展城乡环境卫生整洁行动、深度贫困县"卫生家庭"和"健康红旗能手"评选活动，完善爱国卫生运动专家库建设。

【老年健康服务】一级及以上医疗卫生机构开设老年人绿色通道率94.9%。二级以上综合医院设立老年医学科占比57.14%，二级以上中医医院设立老年医学科占比100%。现有8家医养结合养老机构，床位1636张，医养签约51对。

【妇幼健康服务】州妇幼保健院成功创建产前诊断中心，全州产前筛查机构增加至12家；会理妇幼保健院通过二级甲等评审。11个脱贫县实施儿童营养改善项目，年度发放78.65万盒营养包。为农村适龄妇女提供免费"两癌"筛查服务，宫颈癌筛查8.52万人，乳腺癌筛查8.3万人。全州孕产妇死亡率15.19/10万，婴儿死亡率5.41‰，5岁以下儿童死亡率7.46‰。

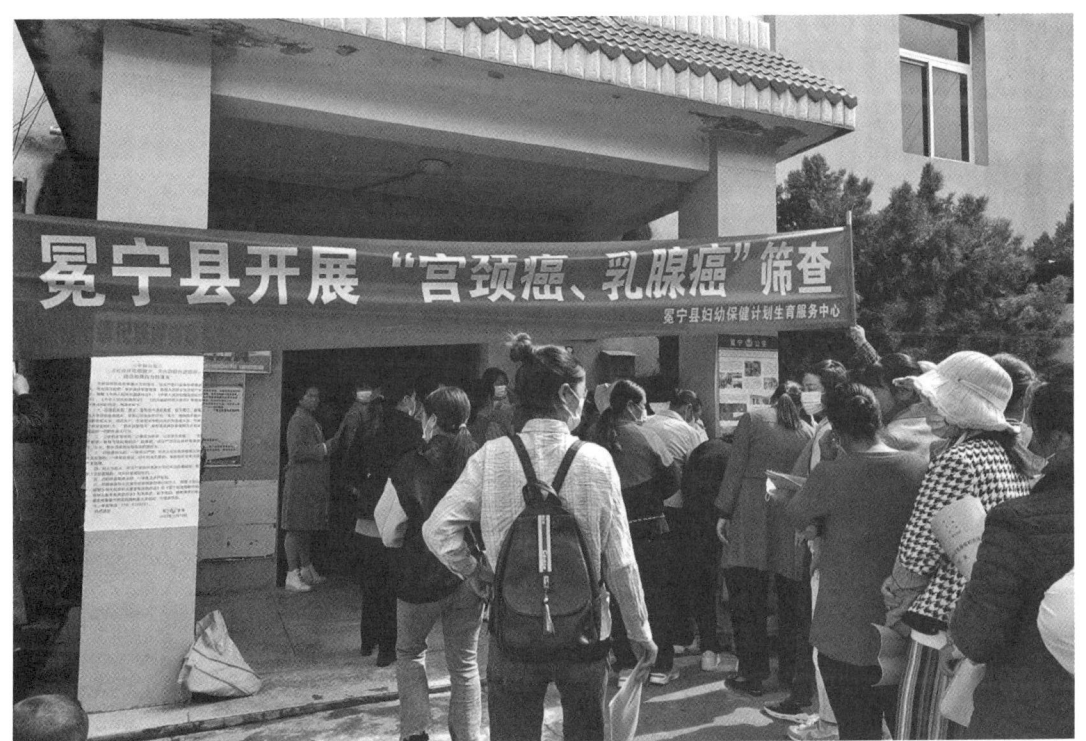

◎冕宁县为农村适龄妇女开展免费宫颈癌、乳腺癌筛查服务（吉克克古◇供稿）

【职业健康】将119家用人单位纳入专项治理范围,并按计划开展治理。将9家企业纳入创建健康企业单位,其中两家创省级健康企业,7家创建州级健康企业。推进州二医院建设州级职业病防治机构,按标准建成甘洛田坝镇、新市钡镇两个康复站。制作发放具有彝族特色的职业病防治宣传小视频"一切为了劳动者健康"。

【家庭发展】抓好计划生育服务管理改革,全州共出生65319人,政策外生育4249人,符合政策生育率93.50%。为39940名计划生育对象提供扶助保障,共发放扶助资金6676.134万元。

【中医药事业】印发《凉山彝族自治州中医药保护条例》和《凉山州"十四五"中医药发展规划》。开展中医强基层"百千万"行动和中医药预防救治新冠肺炎相关工作。创建全国基层名老中医传承工作室10个、省级名中医传承工作室1个,创建中医药健康旅游示范基地1个。雷波县、金阳县中(彝)医院完成新院区建设并投入使用。100%的中(彝、藏)医医院设置治未病科,接受国家中医类医师资格实践技能考试基地现场评审。

【宣传与健康促进】开展系列新冠疫情防控、新冠病毒疫苗接种和健康教育宣传活动。官网官微累计推送各类信息2512条,与州电视台合作制播电视健康科普栏目《健康凉山大讲堂》48期,组织省、州、县专家到全州各县开展健康科普知识宣讲85场,受众1万余人。德昌县、宁南县、雷波县、盐源县、木里县创建省级健康促进县完成省级现场评估,越西县、甘洛县成功申报开展省级健康促进县创建活动。

(吉克克古)

驰援院外疫情防控。组建43批次1012人支援上海市、海南省、西藏自治区等14地疫情防控。在国家卫生健康委、省卫生健康委部署下，医院组织气膜实验室核酸检测队紧急奔赴海南省儋州市、四川省南充市执行新冠病毒核酸检测支援任务，多次启动气膜实验室承担成都市、遂宁市、眉山市、绵阳市、宜宾市以及重庆市等两省（市）新冠病毒核酸检测工作。

科技成果研发。重组新型冠状病毒蛋白疫苗（Sf9细胞）威克欣纳入紧急使用。威克欣是中国首个获批紧急使用的昆虫细胞技术平台生产的重组蛋白新型冠状病毒蛋白疫苗，也是国内医院牵头研发的首个获批紧急使用的新冠病毒疫苗。医院研发的可随身携带的便携式核酸快速扩增仪，于11月3日获国家药监局医疗器械注册证，为该产品获得CE认证（即安全合格认证）后的又一突破，是目前国内上市的体积最小的核酸快速扩增仪。

【医学教育】本科教育。医学影像技术和眼视光学专业入选第三批"国家级一流本科专业建设点"，至此6个本科专业实现国家级一流专业建设点全覆盖。推进教材与课程建设，主编或副主编医学教材25部，获教育部首批社区教育"能者为师"系列特色课程2门、省级线上一流本科课程4门、高等学校省级"课程思政示范课程"1门。立项教育部产学合作协同育人项目14项、四川省高等教育人才培养质量和教学改革项目12项、四川大学基层教学组织特色品牌工作项目22项。获四川省教学成果奖7项（其中特等奖和一等奖各1项）、中国高校教师教学创新大赛（副高组）二等奖1项、第四届全国高校混合式教学设计大赛三等奖1项。护理学专业人文护理学虚拟教研室入选教育部首批虚拟教研室建设试点，连续11年获四川大学本科教学工作先进单位，连续两年获四川大学招生先进单位。2022届本科毕业生深造率63.27%（其中进入双一流高校深造率84.10%），较2021届提升5.12%，就业率88.93%，较2021届提升2.63%。本科生获各类国家级奖项76人次，省市级奖项77人次。

研究生教育。修订《临床医学专业学位硕士/博士研究生培养方案》《护理学专业学位硕士研究生培养方案》，首次按照26个领域来设置专业学位博士培养方案。修订《研究生导师年度考核基本要求》，正式运行"研究生科研原始记录管理系统"，实现研究生科研全过程管理。研究生生源持续改善，连续3年蝉联报考人数及临床医学专硕分数线全国第一。启动学科交叉研究生招收和培养工作，招收非医学背景推免硕士生38人、博士生4人，向教育部申请自主设置"9903医学技术学"交叉学科学术学位博士点。2022届研究生深造率34.56%，同比增长5.54%。入选国家留学基金委公派研究生项目的研究生共计19人，其中联合培养博士17人，攻读博士2人。2022届毕业研究生850人，就业率99.65%，其中医疗卫生单位68.82%、高等教育单位（含升学）23.76%、企事业单位6.24%、出国（境）0.82%。研究生以第一作者身份发表国际高水平论文799篇，占全院的50.0%。新增列博士生导师60人，硕士生导师98人，在岗导师总数达到1055名（博士生导师458人，硕士生导师597人），同比增长12.23%。

学生竞赛获奖。学生获第十七届"挑战杯"大学生课外学术科技作品竞赛国家级一等奖1项、省级4项，主赛道"哲学社会科学类社会调查报告和学术论文—教育"类一等奖。在第八届中国国际互联网+大学生创新创业大赛获3金1银的历史最好成绩。

毕业后教育。承担国家级、省级等专项培训项目15项，培训学员285人。获首届全科专业住院医师规范化培训指导医师教学查房和教学门诊技能竞赛四川省一等奖、中国医师协会二等奖。举办首届华西刘进住院医师规范化培训发展基金评优表彰会，表彰优秀住院医师、优秀带教老师和优秀轮转科室管理者等223人。举办首届院内师生同台的住院医师技能竞赛。2022年招录规培学员1413人，包括住院医师619人，专科医师164人，规培技师/药师267人，规培护士363人。住院医师社会人三甲医院就业率51.6%，增幅40%。获批国家卫生健康委能力建设和继续教育中心紧缺人才和县级骨干专科医师培训基地。招收进修学员3967人，其中进修医师/技师3197人，进修护士770人。进修学员优质生源比例持续扩大，进修医师/技师来自三级甲等医院的占比64.76%，本科及以上学历占比97.52%，中级及以上职称占比76.78%，进修护士来自三级甲等医院的占比56.1%，本科及以上学历占比84.32%，中级及以上职称占比46.52%。

继续医学教育。完成国家级及省级远程继续医学教育项目65项。2022年通过华西远程医学网络累计培训427家基层医疗机构医务人员200余万人次，开展疑难病例远程会诊5789例次，完成远程会诊—转诊连续工作流程445例，其中转入院186例。"华西云课堂App"累计注册学员19.1万人，覆盖全国1360家医疗机构，累计发布课程3800个，点播量突破1000万人次。

【科研工作】科技影响力继续位居国内榜首。连续9年蝉联中国医院科技量值（STEM）综合排名全国第一，五年总科技量值（ASTEM）排名第一，排名前三的学科增加到15个，排名前十的学科增加至25个，其中5个学科排名第一（麻醉学、泌尿外科学、重症医学、护理学、急诊医学）、5个学科排名第二（传染病学、肾脏病学、变态反应学、普通外科学、神经病学）、5个学科排名第三（消化病学、结核病学、呼吸病学、骨外科学、肿瘤学）。

组建国家精准医学产业创新中心。1月19日，国家发展改革委批准由医院牵头，联合上海瑞金、清华大学、上药集团、华大基因等全国多家共建单位，组建国家精准医学产业创新中心，这是国家在生物医药领域布局建设的第一个产业创新中心，也是精准医学方向唯一的产业创新中心。3月23日，中心正式揭牌，与合作共建单位签署《共建国家精

国家委在川医疗卫生机构和委（局）直属单位及医学院校

四川大学华西临床医学院（华西医院）

【基本情况】2022年底，华西临床医学院（华西医院）在职职工12691人，其中正高职称522人，副高868人。

【医疗工作】华西医院门急诊897.01万人次，出院30.23万人次，手术20.75万台次，平均住院日6.54天，日间手术占比25.15%，微创手术占比24.59%。推进互联网医院多点执业、优化线上一体化医疗服务模式，服务患者190.2万人次（同比增长49%），配送药品17.61万单。疑难重症诊疗能力持续提升，组建医院MDT管理专委会，门诊MDT增至72个，住院MDT增至77个。持续推进罕见病诊疗平台建设，优化四川省罕见病诊疗地图，上线罕见病专科门诊和罕见病转诊平台。上线院内VTE防治系统，畅通ICU患者转出机制，正式启动"华西急救App"重点疾病患者多学科讨论"一键响应"功能，引入住院患者危急值智能语音外呼系统，提升了重点病种患者抢救质效。试点消化内镜护士协议处方权，试点开具725例处方中无不良事件发生。在内设机构调整过程中设立结直肠肿瘤中心、胃癌中心、乳腺疾病中心、胰腺炎中心。进一步推进肺结节肺癌全程管理工作，为11个临床科新增全程管理病种20个，入组超8千例患者，新增瓣膜病、肝病、糖尿病/糖尿病肾病、麻醉患者4个全程管理专病项目，建设营山县、绵竹市分中心。多院区、多层级服务质效稳步增长。2022年，上锦医院门急诊44.58万人次，出院4.54万人次，手术2.46万台次，平均住院日8.46天。天府医院门急诊50.83万人次，出院2.41万人次，手术1.89万台次，平均住院日6.46天。厦门医院9月5日试运行正式开诊后，开放9个专科门诊，接诊8007人次。门诊慢性病连续性管理签约5301人次，同比增长103.49%。开设72个疑难病种多学科联合门诊，累计开展5518台次，同比增长22.57%。开展罕见病线上线下诊疗服务35523人次，同比增长60.47%。双向转诊门诊上转198435人次，下转（转入院）61455人次。完成省市各级干部保健服务5027人次、西藏自治区各级干部保健任务236人次。

在2021年国家三级公立医院绩效考

核中，连续4年获评A++，其中病例组合系数CMI为1.47，由全国第三提升到全国第二；四级手术比例提升到38.79%（总数全国第三）。

国家医学中心建设项目取得项目代码、项目用地前置条件，《国家医学中心建设方案要点》被国家发展改革委社会司评价为"整体推进较快、项目较成熟"，并按照建议意见修改完善。正式获批国家紧急医学救援基地项目建设单位，是四川省唯一的国家紧急医学救援基地项目。四川大学华西医院西藏医院获批第四批国家区域医疗中心建设项目。

【新技术推广】修订《临床新技术实施细则》《临床新技术基金管理办法》《2022年临床新技术基金资助指南》。新技术申报402项，完成备案立项304项，申请临床新技术基金资助346.86万元。

【特色学科】在教育部第五轮学科评估中，医（学）院获2个A+学科（护理学、医学技术），占四川大学A+学科总数的50%。相较第四轮学科评估，临床医学从A-提高至A，护理学从A-提高至A+，医学技术首次参评获A+，中西医结合保持B+。2022年QS世界大学学科排名，四川大学"医学"首次跻身全球201—250位，在中国内地排名较2021年前进2位，名列第8位。泰晤士高等教育（THE）发布的世界大学学科排名，四川大学"临床与健康研究"从第126—150位区间上升至第58位，位列国内第5。在国家三级公立医院绩效考核中连续4年获评A++，CMI及科研经费总额排名全国第二，四级手术人数排名全国第三。连续13年位列复旦大学医院管理研究所"2021年度中国最佳医院排行榜"中综合排名全国第2位，在专科综合排行榜中，排名第一专科增至两个（麻醉科、放射科），排名第二专科4个（泌尿外科、呼吸科、康复医学科、急诊科），前三有13个，前五有19个，前十有29个。临床医学首次进入ESI前0.5‰，达到0.48‰，排名从296名前进至270名。

【新冠疫情防控】建立快关快开华西模式。医院通过"五个快速""六个精准"，在院内疫情发生后，快速启动应急预案，快速启动流行病学史调查、快速启动病区静态管理、快速启动全员新冠病毒核酸检测、快速启动医护人员闭环管理，精准开展病毒溯源、精准开展流行病学调查、精准开展人员管控、精准开展医疗救治、精准开展医疗业务恢复、精准开展后勤保障，实现在8月1日零点45分宣布暂停门诊后24小时内恢复。

新冠肺炎重症患者救治。国家"新十条"出台以来，全院上下把思想和行动统一到"保健康、防重症"重要决策部署中来。通过统一资源管理与"三早"华西重症救治模式（早期预警、早期多学科讨论、早期规范治疗），实现急诊患者24小时内收治及重症低死亡率，充分发挥了重症救治的兜底保障作用，最大程度保护了人民群众生命安全和身体健康。

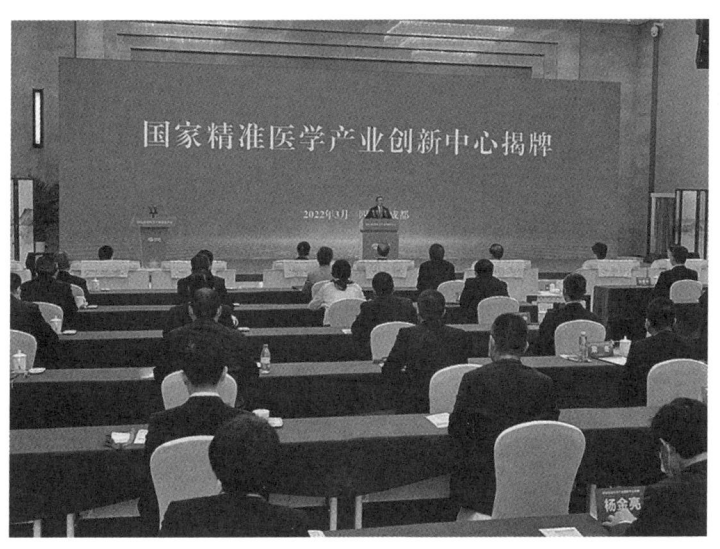

◎2022年3月2日，四川大学华西医院牵头组建的国家精准医学产业创新中心揭牌仪式在成都天府生物城举行（曾波　周昀 ◇供稿）

准医学产业创新中心合作协议》。10月29日，华西精准医学产业创新中心有限公司联合成都科创投资、成都高新策源投资共同出资设立精准医学产业创新基金，首期规模10亿元。

获准科研项目。牵头国家级重点研发计划6项。获准科技部项目44项，经费8465.26万元。国家自然科学基金获准数连续12年破百，245项创医院历史新高，连续6年名列全国医疗机构首位，批准经费1.3亿元。获准各级各类纵向课题938项，含省部级课题499项，获批经费4.11亿元。签订横向课题1349项，合同经费6.83亿元，总科研经费超10亿元。

科技成果获奖。获省部级以上科技成果奖15项，包括四川省科技进步奖一等奖3项、学校科学研究优秀成果奖二等奖3项、四川省科学技术奖三等奖5项、中国青年科技奖1项。发表国际高水平论文3091篇，国际高水平论文发表数量及质量连续14年国内医疗机构第一。其中以四川大学华西医院作为第一作者或通讯作者单位的ESI高被引论文51篇，影响因子20分以上68篇、10分以上314篇、5-10分1198篇，B级以上期刊63篇。2022年"自然指数"（Nature Index）排名中国医疗机构第一、全球第12位。

临床研究。授牌四川省临床研究培训中心唯一依托单位。新增注册临床试验（GCP）项目516项（同比增加16%，项目数全国第一），研究合同经费7亿元，其中医院作为组长单位68项。牵头国际多中心中国区项目12项、国内多中心56项。承担I期项目137项，其中创新药物I期临床试验77项。研究者发起的临床研究项目2016项，同比增加14%。完成成都市龙泉驿区、绵竹市19612例随访工作，启动4.5万自然人群队列全人群测序计划。

成果转化。申请专利566项，其中申请发明专利377项（含国际专利5项）。获授权专利778项，其中发明专利383项（含国际专利授权2项）。成果转化49项，合同金额9624万元。横向课题5375项，合同金额26.92亿元。2022年"中国医院创新转化排行榜"发明专利申请量榜单、PCT申请量榜单排名第一。

（曾波　周昀）

四川大学华西第二医院（四川大学华西妇产儿童医院）

【基本情况】2022年底，医院在职职工4265人，其中正高级职称161人，副高235人，博士生导师73人，硕士生导师111人。核准床位1580张。

【医院管理】优化运营管理模式。以"一院多区"发展方向，制定和调整各院区业务和各学科布局。制定人力资源规划、价值评价和薪酬体系以及新冠疫情防控绩效保障等方案，改革绩效核算方案，推进绩效管理内控建设和医院业务结构治理。

打造创新型智慧医院。完成基础信息设施架构规划设计；上线妇产科VTE高危评估系统、ICU重症管理系统、多生命体征仪、医生端检验检查结果互认等专业临床支持系统；持续推进CA电子签名上线；实现病区出院结算。获国家级"绽放杯"5G应用征集大赛智慧医疗健康专题赛决赛二等奖、全国卫生健康行业网络安全技能大赛四川赛区二等奖。

【医疗工作】医院门急诊354.5万人次，出院9万人次，手术和操作12.5万人次，分娩2.2万人次，平均住院日5.10天；疑难病例占比63.84%，危重病例占比53.98%。

推进优质护理发展。持续推进BESTWISH优质护理体系建设。获2021年中国指南/共识科学性、透明性和适用性评级第11名，国际护理创新大赛一等奖，四川省护理学会科技奖成果推广类一等奖。

提升药学管理水平。持续开展合理用药监管，建立事前处方前置审核质量监测指标体系。牵头开展国家短缺药品清单评估与调整的研究工作；牵头制订国家临床实践指南实施效果评价标准。

医疗技术创新。联合国内多家医院开展首个"国产单孔手术机器人"系统前瞻性、多中心临床注册试验。生殖男科通过ISO9001:2015质量管理体系认证。新开展经支气管镜高频电刀及氩气刀治疗等多项四级介入技术，进一步提升各类呼吸疑难重症疾病的诊治水平。

新建专科建设。通过与四川大学华西医院等合作共建，启动小儿眼耳鼻喉科、皮肤科、精神科、口腔科等专科建设，构建"大专科、小综合"的专科布局。

医联体建设。医联体成员医院增至113家，其中全托管医联体4家，领办型医联体10家，协办型医联体99家。向医联体单位派驻院领导、学科主任、管理团队共104人；接收进修培训126人次，参观学习151人次。华西远程医疗协作网成员单位370家，完成远程会诊195例，远程授课20次，听课7009人次。华西妇儿联盟包含省内外180家成员单位，培训并认证联盟医生280人；联盟内基层总诊疗14.6万人次，上转8362人次，上转率仅为5.7%；基层首诊率82.3%、复诊率71.2%。成立华西儿肾联盟、西部妇儿（放射）影像专科联盟、华西儿童心血管专科联盟。

改善患者就医体验。锦江院区第二住院楼（儿科，600床位）正式启用。拓展集中预约平台功能，提供线上线下多渠道一站式预约服务，累计服务200余万人次。打造门诊号源交叉预约模式，完成4个学科平台、8个专科系列号源交叉互约，累计服务患者超过60万人次。新增特色门诊3个，全院共开设特色门诊84个，服务患者57.4万人次。开通华西第二医院/华西医院门诊院际疑难多科会诊绿色通道，上线MDT门诊微信患者端预约。获中国医院管理奖"运营管理"主题金奖和区域优秀奖、改善医疗服务行动全国医院擂台赛银奖和卓越案例奖、四川省老年友善服务医疗机构称号。

【创建国家区域医疗中心】四川大学华西第二医院天府医院和四川大学华西第二医院西藏医院获批第四批国家区域医疗中心建设项目。通过国家区域医疗中心项目建设提升、辐射、带动西南地区妇产儿童医疗保健服务发展能力，促进区域妇幼医疗服务优质资源扩容和均衡布局。四川大学华西第二医院天府医院（四川省儿童医院）于12月正式开诊。向四川大学华西第二医院西藏医院派驻第二批驻藏团队共32人。

【新冠疫情防控】精准落实疫情防控政策，建立分层分级应急响应与指挥体系，动态调整医院疫情防控应急响应级别等一系列管理措施，做好院内疫情防控工作。响应政府指令支援外地抗疫工作，全年共派出29批次、115人次医疗队伍支援省内外新冠病毒核酸检测、医疗救治等工作。

【医学教育】优化教学培养体系。完成本科教学4930学时，招录全日制研究生110人及规培学员356人，接纳外校实习生477人。获批国家级继续医学教育项目68项。获批国家卫生健康委医院管理研究所外科基础技能提升项目省级培训基地（产科）；首创国内公立专科医院临床模拟教学内训师C-TTT训练营项目；首创大教育分层培训体系之药学实践技能培训课程。获全国高校教师教学创新大赛二等奖等8项国家级、省级教学竞赛奖励。

人才建设。多渠道高标准招录人才，持续开展妇幼人才振兴计划。新增博士生导师11人，硕士生导师8人。新增国家自然科学基金海外优秀青年基金项目获得者1人，国家高层次人才特殊支持计划青年拔尖人才称号获得者1人。

【科研工作】继续推动基础科研与临床嵌合发展，获批国家重点研发计划25项，国家自然科学基金21项。获批科研经费8092.96万元。发表SCI论文599篇，在多个国际顶级期刊发表51篇高水平研究成果。获批国家高性能医疗器械创新中心临床研究与转化基地、四川省科普基地与成都市科普基地。

【举办首届华西妇幼论坛】举办首届华西妇幼论坛，论坛注册近2万人，讲者500余人次，讲课时长共284小时，最高同时在线观看直播1.6万人。

【拓展健康产业】发展各类妇幼健康公司打造妇幼健康延伸产业链。推进对外投资、政企合作等业务板块，拓展妇幼健康服务项目。开展四川省0—3岁婴幼

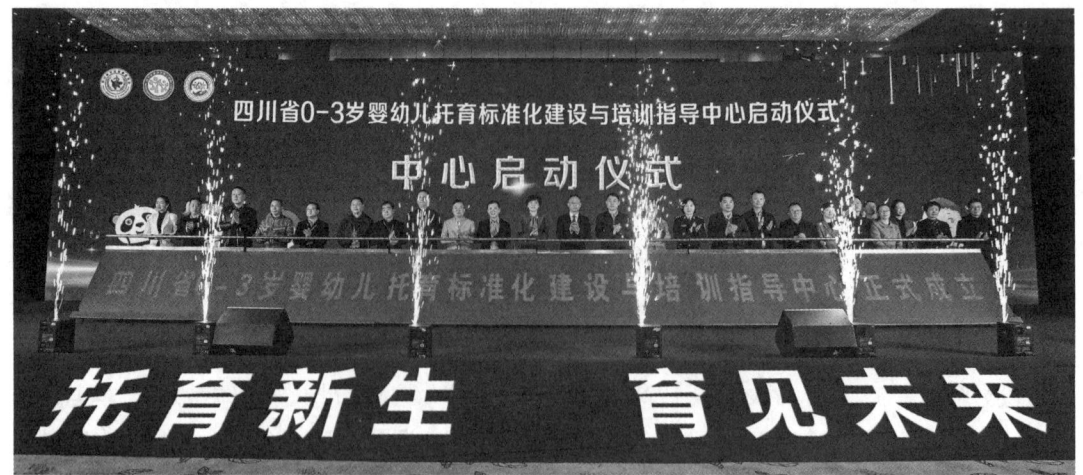

◎2022年1月6日，举行四川省0—3岁婴幼儿托育标准化建设与培训指导中心启动仪式（院长办公室◇供稿）

儿托育标准化建设与培训指导中心相关工作，成立华西妇幼托育中心。

【2022年国家区域医疗中心建设专题大事记】

一、四川大学华西第二医院天府医院

4月，省政府批复同意以正在筹建的四川省儿童医院为依托医院，以该院为输出医院，共同申报创建国家区域医疗中心，项目名称为四川大学华西第二医院天府医院。

6月，四川大学华西第二医院天府医院参加第四批国家区域医疗中心建设项目第一次线上评审，项目建设方案得到基本肯定。

7月，省政府成立省推进国家医学中心和国家区域医疗中心建设专项工作组。

7月7—8日，国家发展改革委社会司副司长孙志诚率队赴眉山市开展现场调研，对四川大学华西第二医院天府医院项目选址及前期工作予以充分肯定。

7月20日，省政府正式批复同意将项目选址于眉山市，并将眉山市妇幼保健院600床规模的业务用房划作项目一期用房。

7月22日，四川大学华西第二医院天府医院参加第四批国家区域医疗中心建设项目第二次线上评审，项目建设方案基本通过。

9月，省政府与该院正式签订共建国家区域医疗中心合作协议。

10月，四川大学华西第二医院天府医院正式获批第四批国家区域医疗中心建设项目。

11月，四川大学华西第二医院天府医院正式取得医疗机构执业许可证。

12月19日，四川大学华西第二医院天府医院揭牌仪式暨义诊活动举行。

二、四川大学华西第二医院西藏医院

6月，四川大学华西第二医院西藏医院参加第四批国家区域医疗中心建设项目线上评审，项目建设方案得到一致认可。

7月20—22日，以国家发展改革委刘丹处长为组长的调研组赴藏开展现场调研，对四川大学华西第二医院西藏医院项目前期申报工作予以充分肯定。

8月，西藏自治区人民政府与该院在拉萨市、成都市两地共同举行合作共建国家区域医疗中心云上签约仪式。

10月，四川大学华西第二医院西藏医院正式获批第四批国家区域医疗中心建设项目。

12月，该院选派包括医疗、护理、行政后勤共32人的第二批驻藏团队赴藏开展帮扶工作，并举行欢送仪式。

（院长办公室）

四川大学华西公共卫生学院（华西第四医院）

【基本情况】2022年底，华西公共卫生学院（华西第四医院）在职职工1097人，其中高级职称159人，博士生导师35人，硕士生导师79人。

【医疗工作】华西第四医院诊疗345436人次，入院28966人次，出院28758人次，病床使用率88.6%，平均住院日8.3天。

提升门诊服务能力。通过上线门诊亚专业，开展诊间复诊预约，开展周末门诊及夜门诊，统筹管理门诊诊室等，提升了门诊服务能力。

新技术。新技术准入评审17项、诊疗规范/操作流程审核17项、新技术转常规技术19项。医疗新技术动态评价61项，各项医疗新技术临床应用良好。

临床路径管理。临床路径病例总人数4590例，进入临床路径4396例，完成路径4085例，入径率95.77%，完成率92.93%。

学科联盟建设。推动与社区学科联盟建设，专家定期到社区坐诊、会诊、查房、培训、指导社区医生，并在成都市中和社区、华阳社区、府南金沙社区开设专家诊室。新签约社区3家、县域医院3家。

【新冠疫情防控】持续优化完善应急状态下"双轨制"运行预案，强化值班值守，增加物资储备，加强师生员工心理疏导、关心关爱离退休职工。统筹做好疫情防控和教育教学、医疗服务"双轨制"运行。做好疫情防控工作薄弱环节的"回头看"工作。选派医护人员支援学校和成都市新冠病毒核酸采样、流调溯源工作，选派医护人员支援西藏大学、宜宾市疫情防控工作，并向西藏大学捐赠价值5万余元的防疫药品。

【医学教育】本科教学。获第八届四川大学"互联网+"大学生创新创业大赛级三等奖3项；获批省级金课2门、省级课程思政示范教学团队1个；获评省级教学成果奖特等奖1项，校级教学成果奖特等奖1项、一等奖3项；获批省级教改项目2项，校级教改项目3项、基层教学组织特色品牌工作项目2项；获四川大学本科教学三大奖卓越教学奖1人，各类教学先进个人奖50余人次；获四川大学本科教学工作先进单位。

研究生教学。与省疾控中心等13家单位签订产教融合研究生联合培养基地建设，遴选产业导师52人，建立首个专业学位研究生培养计划"四川大学华西公共卫生学院迪安诊断集团教育计划"。

招生。招收2022级本科生225人、硕士博士研究生238人，录取2023级推免和贯通式培养研究生101人。2022年度，在读本科生951人、硕士生196人、博士生33人、非全日制硕士7人。

【科研工作】获批国家自然科学基金海外优青项目4项，青年拔尖人才项目1项；获批国家自然科学基金项目10项（含自然科学基金区域联合基金项目1项），国家科技部重点研发项目主动健康课题1项，省科技厅项目24项。发表A-级论文两篇。启动院内"实验相关学科振兴计划"及"社会医学与卫生实验管理学科振兴计划"项目。

【交流合作】成功申报1项亚洲合作课题。"实践及国际课程周"期间邀请来自美国达特茅斯学院、加拿大多伦多大学、荷兰鹿特丹大学、日本京都大学的5名外籍高水平学者为全院学生开设高水平全英文国际课程。

【学科建设影响力排名】软科中国大学专业排名华西公共卫生学院三个专业均达A级及以上。卫生检验与检疫为A+级专业，全国并列第一；食品卫生与营养学为A+级专业，全国排名第二；预防医学为A级专业，全国排名11。

【获批四川省级保健基地医院】4月，为更好地开展干部医疗保健工作，保障广大干部身心健康，畅通就医绿色通道，推动干部保健工作规范化、制度化和科学化，结合医院实际情况，向四川省保健委员会办公室申请将医院纳入干部保健基地医院管理，经过省保健办实地考察和现场评估，6月20日获批成为四川省级保健基地医院

【泌尿盆底外科/男科无精症合并睾丸肿瘤显微取精手术全国首次报道】4月15日，医院泌尿盆底外科/男科与华西第二医院开展院际联合手术，为无精症合并睾丸肿瘤患者行睾丸根治切除同时行肿瘤睾丸显微取精术（onco-microTESE）。两所医院多个专业携手，完成睾丸肿瘤患者睾丸切除、显微取精和单精子冷冻的治疗，在手术中找到精子并为患者冷冻了精子标本——6支睾丸悬液标本，2支单精子标本，为育龄期肿瘤患者冷冻保存了最后的生育希望。该无精症合并睾丸肿瘤患者的成功保存精子为全国首次报道，标志着该院泌尿盆底外科/男科在肿瘤患者生育力保存这个领域走在前列。

【获四川省五一劳动奖状】4月28日，四川省总工会召开2022年庆祝"五一"国际劳动节暨表彰大会，该院获四川省五一劳动奖状。

【接受四川省食品药品审查评价及安全监测中心药物临床试验备案现场核查】4月28日，四川省食品药品审查评价及安全监测中心委派专家对该院药物临床试验机构及备案的临床试验专业进行监督检查。经过工作汇报、现场检查后专家组宣布我院内科—呼吸内科专业、职业

病科—尘肺专业、内科—肾病学专业、耳鼻咽喉科—咽喉科专业符合备案要求，通过药物临床试验备案检查。该院也将以此为抓手，全面提升药物临床试验能力。

【2022"软科中国大学专业排名"发布，公共卫生3个专业中两个获评A+、1个获评A】6月18日，高等教育专业评价机构软科正式发布2022"软科中国大学专业排名"，华西公共卫生学院三个专业均达A级及以上。四川大学23个A+专业中，该院贡献两个。卫生检验与检疫为A+级专业（全国并列第一/33所），食品卫生与营养学为A+级专业（全国排名第二/20所），预防医学为A级专业（全国排名11/61所）。在教育强国、健康中国和"四个面向"的新时代背景下，华西公共卫生学院/华西第四医院坚持"扎根西部、强化特色、创新引领、世界一流"的理念，围绕学校第二轮"双一流"建设目标，在加快推进华西医学整体率先迈入世界一流的进程中，主动适应新形势新要求，加快推进高水平公共卫生学院建设和医院高质量发展，调整学科和专业布局，优化整合资源，致力于培养学术精英和行业领袖，走出一条具有华西公卫和华西四院特色的高质量发展新路。

【举行2022届学生毕业典礼暨学位授予仪式】6月22日，该院2022届学生毕业典礼暨学位授予仪式在华西校区志德堂前举行，全体2022届毕业生和家长代表参加本次典礼。作为高校学院及其附属医院，该院在高质量发展的同时坚持立德树人根本任务不动摇，坚持教学相长、师生共进，探索出一条具有川大华西公卫特色的新时期培养创新拔尖复合型高水平公共卫生人才的新途径。

【举办2022年全国优秀大学生暑期云夏令营】7月5—8日，举行全国优秀大学生暑期云夏令营。本次夏令营活动为线上方式，共收到来自北京大学、上海交通大学、复旦大学、武汉大学、华中科技大学、四川大学等全国各大高校近500名大学生提交的报名材料。通过几天的夏令营活动，营员们与老师们进行了思想的交流和碰撞，大家参与了丰富的线上活动，了解到各相关的专业，认识了各位导师，同学们积极参与、优秀表现，收获颇丰。

【营养与食品卫生学系何方教授参与研制开发的中国本土新菌株成功落地应用】8月12日在杭州市举行的中国食品科学学会第十七届益生菌与健康国际研讨会上，该院营养与食品卫生学系何方教授参与研制开发的源自健康中国婴儿肠道的优质菌株副干酪乳杆菌LPB27正式亮相，受到国内外同行界的关注。该菌株研究成果获两项国家发明专利，研究论文发表在多家国际知名学术期刊。

【张春旺校友捐赠100万元设立奖学金助力高水平公共卫生学院建设】在四川大学建校126周年之际，9月28日在四川大学望江校区举行校友及企业捐赠签约仪式。该院1991级校友张春旺携夫人曾雅琴以个人名义捐赠100万元在华西公共卫生学院/华西第四医院设立"明美奖学金"，支持该院人才培养和学科发展。

此次捐赠100万元设立四川大学华西公共卫生学院"明美奖学金",用于奖励在校学习期间学业突出的硕士生和博士生,以及在中国国际"互联网+"大学生创新创业大赛等"三大赛事"获奖者,支持公共卫生事业发展,助力高水平公共卫生学院建设。

【与中国银行四川省分行签署战略合作协议】10月14日,中国银行股份有限公司四川省分行与该院签订战略合作协议。此次战略合作,实现跨行业的强强联合,对于推动该院的高质量发展意义重大。四川省分行将整合优质资源、发挥行业优势,持续深化医疗服务和金融服务合作,为患者、医院、职工提供全方位、个性化服务,方便百姓就医、改善就医感受,助推学院/医院智慧化服务能力提升。

【开展西南地区首台前列腺增生热蒸汽消融治疗手术】11月3日,医院微创泌尿盆底/男科团队为一名82岁重度前列腺增生患者实施Rezūm前列腺增生热蒸汽消融手术。患者长期受前列腺增生、尿潴留困扰,辗转多家医院求医,终因既往脑出血、偏瘫等基础疾病过多,麻醉风险大等原因而无法手术解除梗阻。最终来到该院,经评估后选择了目前的微创新技术Rezūm前列腺增生热蒸汽消融手术。手术时间仅仅7分钟,麻醉时间仅10余分钟,几乎无出血,是西南地区第一台Rezūm前列腺增生热蒸汽消融手术,也是目前国际上最先进的治疗前列腺增生的技术。该手术的成功标志着该院微创泌尿盆底/男科在前列腺增生治疗上迈入超微创治疗时代。

【华西—红光研究生联合培养基地及医联体合作单位授牌仪式、华西老年人群健康队列建设仪式】11月4日,华西—红光研究生联合培养基地及医联体合作单位授牌仪式、华西老年人群健康队列建设仪式在成都市郫都区红光街道社区卫生服务中心举行,启动仪式后,医院老年科、骨质疏松科等科室专家为辖区居民开展义诊活动。老年人群健康队列的建设对应当前老龄化进程加快具有重要意义,是辅助促进基本公共卫生服务逐步均等化的重要内容。该院与成都市红光街道社区卫生服务中心合作探索根植于社区的培养高水平公共卫生人才和开

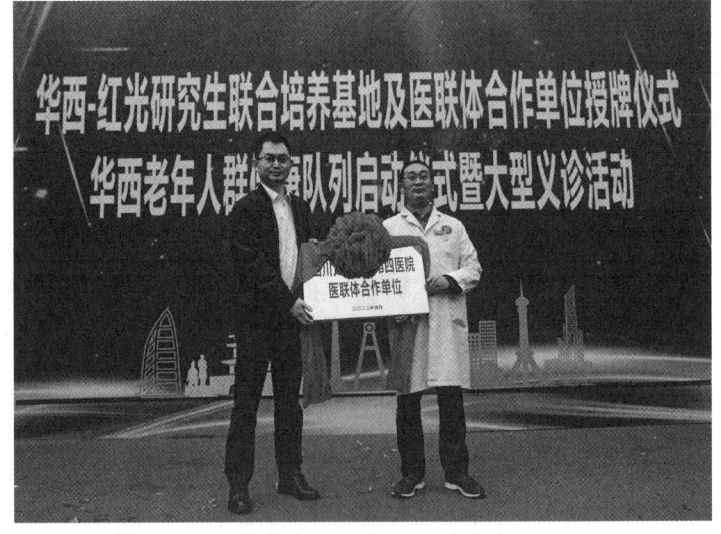

◎2022年11月4日,华西—红光研究生联合培养基地及医联体合作单位授牌仪式、华西老年人群健康队列建设仪式在成都市郫都区红光街道社区卫生服务中心举行(刘丽娟◇供稿)

展高质量医防结合健康服务的新模式。

【获任四川省性学会男性学专业委员会主任委员单位】 11月12日，四川省性学会男性学专业委员会换届大会暨男性学学术研讨会议举办，由四川省性学会、四川省性学会男性学专业委员会主办。此次换届大会该院获任四川省性学会男性学专业委员会主任委员单位，该院副院长杨罗当选第五届四川省性学会男性学专业委员会主任委员，副主任戴轶任常务委员、主治医师屈锐任常务委员及秘书、副主任医师王占文及主治医师陈果为专委会委员。同时该院也正式挂牌成为Rezūm（前列腺热蒸汽消融）西部学术交流培训中心。主任委员单位的取得将对该院今后进一步促进四川地区男科学的发展起推动作用。

【承办四川省2022年安宁疗护训班】 为全面推动似乎省安宁疗护试点工作深入开展，提高全省安宁疗护服务能力和管理水平，11月13—15日由省卫生健康委主办，四川省安宁疗护教育培训中心、四川大学华西第四医院承办的2022年四川省安宁疗护培训班召开。全省21个市（州）卫生健康委老龄健康科（处）从事安宁疗护管理的具体负责人和50万人口县（市、区）的安宁疗护医护人员参与系统培训。现场参会人员约100人，参与线上授课者约360余人。培训班采取专家线上、线下授课与现场参观相结合的方式，内容包括安宁疗护的发展、临床多学科协作治疗控制、临床实践中沟通技巧、试点工作实践经验等专题讲座和案例分析及讨论。

【承办2022年四川省大学生医学卫生检验与检疫技能大赛】 11月19日，由四川省教育厅主办、四川大学华西公共卫生学院承办的2022年四川省大学生医学卫生检验与检疫技能大赛举行。四川大学、成都医学院、贵州医科大学、广西医科大学、昆明医科大学、大理大学、雅安职业技术学院7所学校的10支参赛队伍参加技能大赛。竞赛全过程通过线上直播，累计观看量7000多人次。本次竞赛结合当前疫情常态化防控背景和卫生检验检疫等专业人才培养新要求而举办，具有"交叉、融合、创新"的新特点，通过以赛促教，以赛促学，强化学生综合创新知识与技能，将对实践型创新型综合能力的检验人才培养切实起到促进和指导作用。

【联合主办第三届头颈及口腔颌面部疾病超声新技术培训班】 12月17日，由四川省超声医学工程学会、四川大学华西第四医院联合主办的国家级继续教育项目第三届《头颈及口腔颌面部疾病超声新技术培训班》在线召开。会议邀请到来自上海交通大学附属第九人民医院、中山大学孙逸仙纪念医院、郑州大学第一附属医院、华西口腔医院、华西医院等单位知名颌面外科、超声及放射专家授课，线上参会人员1900多人。

【举行与迪安诊断技术集团股份有限公司捐赠签约及产教融合研究生联合培养基地授牌仪式】 11月23日，四川大学与迪安诊断技术集团股份有限公司捐赠签约及产教融合研究生联合培养基地授牌仪式在该院举行。迪安诊断技术集团共捐赠四川大学人民币100万元，设立"四川大学华西公共卫生学院迪安诊断集团教育计划"，专项支持公共卫生专业学位研究生培养等工作，同时设立"迪安诊断集团专业学位研究生培养奖学金"和"迪安诊断集团经济困难研究生扶持助学金"，助力高水平公共卫生人才培养。

【参加中华预防医学会卫生检验专委会第七届委员会换届会暨2022年度全国卫生检验学术交流大会】12月17—23日，2022年度全国卫生检验学术交流大会暨传染病检测能力提升培训在线举行。该院作为第七届全国卫生检验专业委员会挂靠单位参会，裴晓方教授连任主任委员。大会邀请国内相关领域的知名专家、学者和同行进行学术和工作交流，并进行传染病检测能力提升培训。内容包括公共卫生实验室体系的功能、实验室新技术、新方法和新策略、传染病检测基本技术、生物安全及质量控制等。会议直播当天参与人次超过1.1万，总人次达2.4万。

【裴晓方教授牵头教学成果获四川省教学成果特等奖】在四年一次的四川省教学成果奖评选中，该院卫生检验与检疫系裴晓方教授牵头的教学改革成果"重融合 强实践 促创新——一流卫生检验本科人才培养模式的改革与实践"获四川省教学成果奖特等奖。卫生检验本科专业在2020—2021公布的中国大学及学科专业评价报告中被评为四川大学五个"5★+"专业之一。

【获第十七届"挑战杯"全国大学生课外学术科技作品竞赛一等奖2项】"挑战杯"系列竞赛被誉为中国大学生科技创新创业的"奥林匹克"盛会，是国内大学生最关注最热门的全国性竞赛，也是全国最具代表性、权威性、示范性、导向性的大学生竞赛。"挑战杯"全国大学生课外学术科技作品竞赛每两年举行一届。在本次竞赛中，该院潘杰教授、赵莉教授指导的学生团队均获第十七届"挑战杯"全国大学生课外学术科技作品竞赛一等奖。

【健康城市发展研究中心取得2021年度成都市社科研究基地考核第二名】该院健康城市发展研究中心依托科研工作、人才培养、成果转化等成果取得2021年度成都市哲学社会科学年度考核第一批研究基地第二名。

【夏莹研究员团队在化学领域权威期刊Angew. Chem. Int. Ed.发表研究论文】该院公共卫生与预防医学实验中心夏莹研究员团队在化学领域权威期刊Angew. Chem. Int. Ed.杂志（IF: 16.823）在线发表了题为"Directing Group-Free Formal Suzuki-Miyaura Coupling of Simple Ketones Enabled by Activation of Unstrained C-C Bonds"的研究论文，夏莹研究员为论文的独立通讯作者。夏莹研究员是国家级人才计划入选者、四川省人才计划入选者，2019年5月，作为高端人才被四川大学华西公共卫生学院/华西第四医院和生物治疗国家重点实验室联合引进，目前担任公共卫生与预防医学实验中心主任，博士生导师。至今已在本领域顶级或重要刊物发表SCI论文

60余篇，其中第一或通讯作者论文40余篇，论文总引用数大于4000，h-因子为33（Web of Science数据）。上述研究得到了四川大学启动经费、国家自然科学基金委和四川省科技厅项目的支持。

（刘丽娟）

四川大学华西口腔医学院（华西口腔医院）

【基本情况】2022年底，华西口腔医学院（华西口腔医院）在职职工1174人，其中高级职称274人。

【医疗工作】医院门急诊1122714人次，出院7473人次，手术6824台次，平均住院日6.50天，病床使用率80.25%。

多措并举创新医疗服务模式，持续提升患者就医体验和满意度。建立"跨亚专业""跨学科""跨医院"三种MDT诊疗服务新模式，为患者提供"一站式"服务和全方位、个性化的诊疗方案。国家临床重点专科能力建设项目稳步推进，托医院整体优势，坚持软、硬件建设并举，在提升诊疗设施和器材的同时，加强疑难病例诊疗及新技术研发推广解决群众就医需求、切实减轻患者就医负担。通过中华口腔医学会牵头完成口腔扁平苔藓诊疗指南、上颌第一恒磨牙异位萌出临床诊疗专家共识等12项临床指南、项团体标准、专家共识制定；参与完成牙科水门汀材料调和操作规范、椅旁CADCAM全瓷修复技术指南等8项团体标准制定；获批牵头唇缺损局部组织瓣修复重建技术规范制订。

口腔专科联盟建设。截至2022年12月，华西口腔专科联盟成员单位356家，覆盖全国31个省（市、自治区）；远程协作网覆盖医疗机构1274家，较2021年增加104家，注册医护人员9556人，较2021年增加3175人；通过远程协作平台开展远程会诊共计828例、远程教学培训共计191次，培训50万余人次。牵头建立国家口腔医学中心牙体牙髓专科联盟，首批试点成员单位50家；国家口腔医学中心牙体牙髓专科联盟建设案例获评全国跨区域专科联盟十佳典范案例。

持续推进健康四川口腔健康促进专项行动，落实口腔家庭医生管理服务。完成健康四川口腔健康促进专项行动2022年工作要点和市（州）主要考核方案制定，参与制定《四川省"十四五"医疗卫生服务体系规划》《四川省0—6

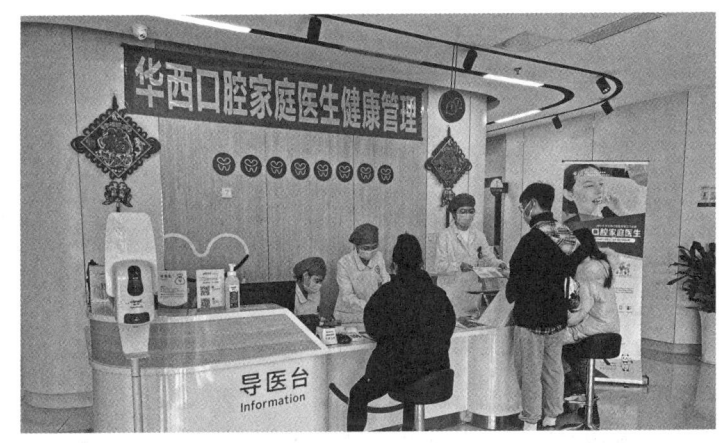

◎四川大学华西口腔医院创新开展"口腔家庭医生"服务模式（院长办公室◇供稿）

岁儿童口腔保健核心信息》等文件。继续开展口腔家庭医生服务项目试点，完善"华西口腔—社区—家庭"为主的分级口腔健康管理服务体系，建立15个口腔家庭医生工作团队，持续完善平台建设和优化居民健康管理，平台签约1260户家庭，建档1530人，为4000余名居民提供口腔检查服务，健康宣教覆盖超10000人次，并完成成都市锦江区6所幼儿园1416名儿童健康调查。

【新冠疫情防控】贯彻落实国家卫生健康委、省卫生健康委疫情防控相关要求，及时动态调整疫情防控措施。强化重点环节重点人群院感管理。线上与线下相结合、分层分类精准培训。按时完成阳性病例复盘工作，持续优化应急处置流程与责任分工。做好人员、技术、物资和设备应急储备。组建流调队伍、省级气膜方舱核酸检测应急队与应急机动队，并于5月选派感控人员赴广安市邻水县参加流行病学调查溯源工作。处理全院各级各类工作人员及患者涉疫应急事件，保障诊疗正常开展。

【医学教育】教学工作。"线上+线下"相结合，完成各项教学任务。推进"五育并举"，落实"三全育人"。持续完善"四川大学课程思政案例库"建设，获省级课程思政示范专业称号1门，《光明日报》专题报道学院课程思政建设成效。获批省级线上一流本科课程两门、省级虚拟仿真实验教学一流本科课程两门。获批四川省高等教育人才培养质量和教学改革项目6项、四川大学新时代医学教育创新发展研究项目5项。获四川省教学成果奖特等奖1项、二等奖2项。学院教师获全国"优秀临床案例教学展示"一等奖第一名、青年教师理论授课展示"技能超群教师最具风范奖"、四川省第六届高校青年教师教学竞赛医科组一等奖第一名等成绩。学院教师获"四川大学立德树人奖""四川大学第九届卓越教师奖""四川大学好未来教学名师奖""四川大学先进个人"等。进一步整合虚拟仿真实验教学资源，建设23项虚拟仿真项目，涵盖牙体牙髓病学、口腔正畸学、口腔种植学等9大主干学科，打造口腔虚拟仿真实验教学课程资源库，学院"口腔医学人才培养模式改革虚拟教研室"入选教学研究改革专题类建设试点。

招生毕业。2022年，本科生招生243人，本科毕业生254人，截至2022年12月本科生在校1283人。

【科研工作】获批各级各类科研项目200余项，获批国家重点研发计划项目2项（其中1项为揭榜挂帅项目）、课题1项。获四川省科学技术进步奖一等奖1项，高等学校科学研究优秀成果奖技术发明一等奖1项，四川省科技进步奖二等奖1项，中华口腔医学会科技二等奖1项，中华口腔医学会科技三等奖1项。以一作一单位发表SCI文章500余篇。获国家授权发明专利79项（包含两项国际专利）、实用新型专利75项，实现专利转化21项。

【学术期刊】《国际口腔科学杂志（英文版）》和《骨研究》（英文）位列SCIE数据库同学科领域Q1区，获评中国最具国际影响力学术期刊。《华西口腔医学杂志》继续位列《中国学术期刊影响因子年报》口腔医学类Q1，入选F5000项目来源期刊，并入选中国科协"2022年度科技期刊双语传播工程"、2022年度中国高校科技期刊研究会杰出科技期刊案例。《国际口腔医学杂志》入选四川省科协"天府期刊卓越行动计划"卓越期刊（全省仅10种），并获评"年度川渝一流科技期刊奖"。

【交流合作】与日本东京齿科大学，意大利米兰大学和摩尔多瓦国立医科大学签署学术交流合作协议，通过"大川视界""樱花科技计划"等平台，开展学术及学生国际合作交流。先后有360余名师生参加线上国际会议并作大会报告或交流发言，赴外留学学习。举办2022年IADR学院学术会议（IADR Academy），日本东北大学牙学院联合主办的2022年国际课程周（UIP）暨亚洲校园（Campus Asia Plus）联合学术会，2022年华西口腔医学国际前沿论坛，四川大学第十届全球青年学者论坛暨口腔医学分论坛等学术会。

【学科建设影响力排名】软科世界一流学科排名位列世界第12位；软科中国最好学科排名连续5年位列口腔医学第一；中国医院科技量值（STEM）及五年总科技量值（ASTEM）位列口腔医学第一；复旦2021年中国医院综合排行榜连续5年位列全国口腔医院第一，综合榜全国排名较2021年上升16位，列全国医院进步最快排行榜第2位。QS学科排行榜位列世界第33位，中国内地第一；泰晤士教育集团中国学科排行榜口腔医学唯一A+；自然指数（Nature Index）位列全国口腔类医疗机构第一；9位学者入选2022年爱思唯尔高被引学科家，位列口腔医学第一；1位学者入选2022年科睿唯安高被引学者。

【举办国家口腔医学中心高峰论坛】9月24日，医院牵头国家口腔医学中心三家主体单位线上共同主办2022年国家口腔医学中心高峰论坛，累计观看超过12万人次。

【全球首个牙囊干细胞治疗牙周病临床研究启动】4月12日，全球首个牙囊干细胞治疗牙周病临床研究在该院启动。干细胞再生医学被誉为继药物治疗和手术治疗之后的第三次医学革命。针对口腔医学领域最为突出的牙周病问题，干细胞治疗有望颠覆传统治疗，实现牙周软组织及牙周骨再生防止牙齿脱落——通过局部移植外源性干细胞有效地促进牙周炎局部的组织再生修复。中国医院生物技术协会副会长吴朝晖通过视频连线表示，目前的牙囊干细胞制剂的临床，向填补中国干细胞药物的空白迈出坚实的一步，希望以该项目为抓手将干细胞临床研究管理进一步完善，推动项目高质量高水平完成。

（院长办公室）

中国医学科学院输血研究所

【基本情况】2022年底，输血所在职职

工151人，其中享受国务院政府特殊津贴5人，国家级人才1人，省部级人才4人，硕士及以上学力68人，高级职称31人。

【新冠疫情防控】按照上级及属地相关工作要求，落实疫情防控责任，成立输血所疫情应急小组和输血所疫情防控应急封闭管理工作组，印发《输血所疫情防控应急封闭管理工作方案》等防疫文件8个，加强师生防控、应急值守、信息报送、物资保障和安全保卫等方面的措施，尽力将疫情对师生员工工作学习的影响降到最低。组织科研人员加入四川省新冠肺炎疫情防控核酸检测应急机动队；派员支援省卫生健康委抗疫工作；参股的检测公司助力属地完成新冠病毒核酸检测938万余人份。

【医学教育】招生就业与培训。招收博士/硕士研究生16人（含推免录取2人）；研究生毕业17人，就业率94.12%。2022年度研究生奖学金评选获奖18人，其中1人获国家级奖学金。修改完善输血医师专培方案，构建输血医师专科培训基地，新增4家合作单位。

人才建设。引入1人担任科研副所长并兼任干细胞及再生医学研究中心主任。柔性引进四川大学华西医院及中国医学科学院基础医学研究所等7名高层次专家来所做兼职教授并组建课题组。本年度首次有1名博士后人员出站。推荐7人次申报国家卫生健康委突出贡献中青年专家、四川省学术和技术带头人等各类人才项目。培养的年轻科技人员1人获聘研究员，2人获聘副研究员；3人获正高级任职资格，6人获副高级任职资格。落实所级"青年人才项目"人员支撑计划，助力6名青年人才成长。

【产业合作】下属四川协和公司与四川大学华西医院就白细胞吸附器产品开发与转化项目达成合作；与成都蓉生药业签订原料血浆用于凝血诊断产品开发试点合作协议。重点科研成果转化项目血液病原体灭活产品到账60万元。所属公司呈良性发展态势，收入规模保持增长，三家在运营的一级企业上交2021年度利润47.7万元，较2020年同比增长5.93%。

【科研工作】全年在研项目35项，其中新获批项目11项，立项金额139万元。各类项目经费到账2382.18万元（其中国家级项目18.18万元、省部级项目75万元、

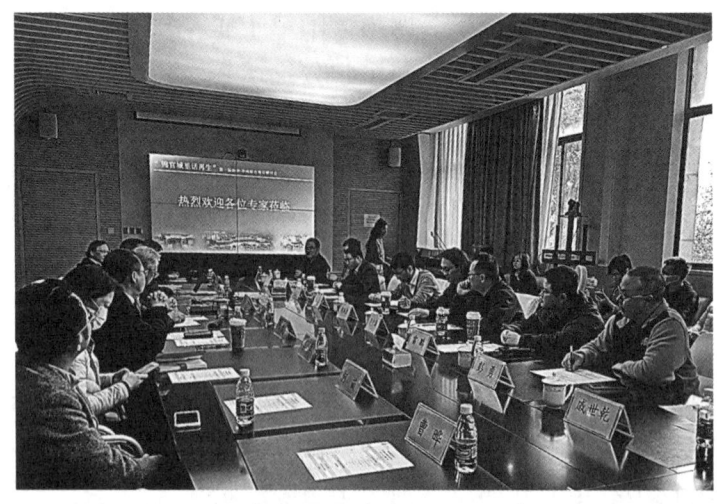

◎2022年11月16日，中国医学科学院输血研究所主办的首届协和—华西再生医疗领域联合项目研讨会召开（行政办公室◇供稿）

院校及其他项目2289万元）。签署横向合作协议32项，到账经费850万元。发表论文64篇，其中SCI 30篇、中文核心期刊32篇。副主编及参编出版学术专著3本。获国家授权发明专利3项，申请发明专利9项，其中国外专利5项。

【行业促进】组织编撰的《国家血液安全报告（2019）》已出版，《国家血液安全报告（2020）》待出版。主持修（制）订国家卫生健康委《单采血浆站基本标准》等4项规范性文件已发布，并录制线上培训课程。承担编制团体标准《原料血浆标签要求与标识代码》、释疑行业标准《血液产品标签与标识代码标准》；编写《2018—2021年全国血液安全网络舆情分析报告》及《全国血液安全舆情周报》（共52期）。起草《四川省单采血浆站设置规划（2021—2025）研究报告》，编制《单采血浆站设置现场审查细则》等3个细则。参与四川省内部分血站和单采血浆站的换证校验工作。

（行政办公室）

四川省医学科学院·四川省人民医院

【基本情况】2022年底，医院在职职工7223人，其中专业技术人员6282人，高级职称人员1052人，管理人员234人，工勤人员707人。

【医院管理】加快推进重点项目建设，省老年医学中心一期项目竣工投用，省老年医学中心二期开工，综合科研大楼项目获立项批复。东院二期、护士学校综合楼改造全面推进。加快智慧医院建设，推进信息系统互联互通，信息基础设施建设和运维保障能力显著提升。搭建后勤保障"一平台两系统"，实现后勤服务即时响应和能源成本精细化管控。在国家卫生健康委公布的2021年国家三级公立医院绩效考核中，该院以总分884.4分的成绩排名全国第27位，同比上升23位。

【医疗工作】医院门急诊5378121人次，住院173182人次，手术149581台次。开展高新技术，推动周末手术，重点打造重症医学单元，建立日间化疗中心，手术占比和四级手术占比提升，疑难重症诊疗水平提高。新成立专科联盟10个，共建成专科联盟41个学科。以满足患者就医需求为出发点，优化预约挂号、院内停车、门诊就医、检验检查、入院办理、出院结算全流程服务新模式。"入院一站式服务""门诊一站式服务""出院床旁结算一站式服务"三个"一站式服务"落地见效，患者就医体验明显改善。在2022年国家卫生健康委公布的满意度评价中，该院门诊患者满意度88.72分，住院患者满意度90.64分，创历史新高。开展"组团式"帮扶，作为牵头单位向通江县人民医院选派1名中层干部任院长、派出4名专业骨干任科主任或科副主任，作为协作单位向甘孜州理塘县人民医院、白玉县人民医院选派两名优秀专业人才全职帮扶，向10家受援医院派驻100名支援人员。

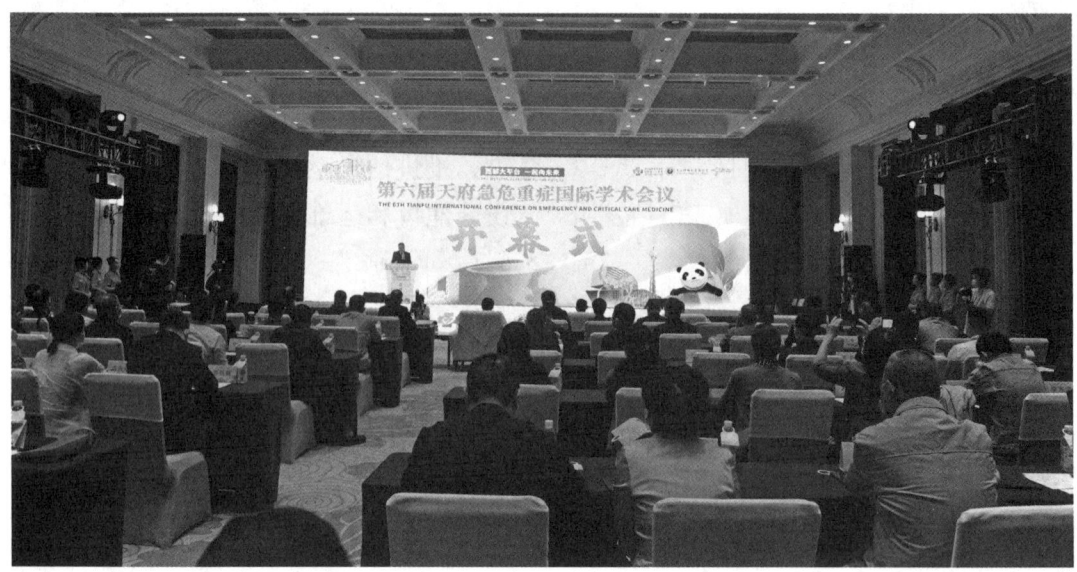
◎2022年5月14—15日,四川省人民医院在成都市举办第六届天府急危重症国际学术会议(宣传部◇供稿)

【新冠疫情防控】选派近400人次赴西安市、上海市、阿坝州和新疆维吾尔自治区等省内外多地开展核酸检测、医疗救治和流调溯源等工作。组织1200余名医务人员共计2300余人次支援成都市青羊区、龙泉驿区核酸采集工作。做好"防重症、保健康"工作,实行"人员统筹、床位统筹、资源统筹",打破内外科界限建立科间协作模式、打破医生专业界限实行混合编组组成救治小组、打破院区界限在东院区实行平战转换等措施,做好发热患者、特殊人群就医保障,全力救治急危重症新冠患者。

【医学教育】启动首批骨干师资专项培训,推进硕博导孵育计划,硕博导增至406人。招收研究生316人,创历史新高。首次执医考试通过率、首次住培结业通过率同比提高4%。立项国家级继续医学教育项目71个、省级91个,均位列全省第一。柔性引进国家级人才2人,引进学科带头人3人,聘任学科顾问8人,招聘博士45人,招收博士后27人。获评2022年博士后创新实践基地优秀等级。

【科研工作】获国家自然科学基金项目22项,同比增加3项;国家重点研发计划子课题1项。获省科技进步奖一等奖1项、三等奖4项,华夏医学科技奖三等奖1项。发表SCI论文481篇,同比增长24.9%。获国家专利授权204项,发明专利41项;完成专利转化13项。

【影响力排名】在2021年度中国医院排行榜(复旦榜)中排名全国第38位,同比上升19名,位列全国医院进步最快榜第一名。在2021年度中国医院科技量值(STEM)榜单中,该院位列第72位,同比上升7位。在首次发布的"中国医院五年总科技量值(ASTEM)"榜单中位列第71位。

(王　静)

四川省疾病预防控制中心

【基本情况】 2022年底，中心在编职工698人，其中专业技术人员621人，占88.97%，内设9个职能部门和16个专业部门。截至2022年12月31日中心领导班子由主任吴先萍，党委书记唐雪峰，副主任张灵麟、周久顺，纪委书记李皎，副主任钟波、张丽组成。

【疾病预防控制】

一、新冠肺炎疫情防控

监测预警与检验检测。坚持每日监测应检尽检人群，每周监测高风险人群、每月对重点人群、其他人群和特定环境及物品。持续做好协查管理，累计开展省际间协查密接25217人，次密接43035人。持续开展多地应急支援与保障检测、全省本土新冠肺炎疫情应急测序及入境人员测序工作，截至2022年10月底，共完成40余万人新冠病毒核酸检测、5141份测序分析。

分析研判与决策咨询。中心专家组坚持驻省卫生健康委办公、每日研判，撰写各类研判报告1000余期，动态发布健康提示400余期，建立传播指数数据模型，评估防控政策效果，最短时间将专家建议转化为防控策略。

技术指导与应急处置。牵头组建省级流调溯源"小分队"1153支共4000余人，会同公安厅完成"e治采"流调溯源小程序开发，将流调溯源轨迹信息获取缩短至30分钟。先后派出102批次2378人次流调溯源队伍支援成都市、广安市、眉山市等省内疫情处置，派出26批次92人次专业人员前往广西壮族自治区、海南省、吉林省、新疆维吾尔自治区、西藏自治区等地支援疫情处置。

新冠病毒疫苗接种。做好新冠病毒疫苗招标采购，完成34批次新冠病毒疫苗分配。

二、常规疾病防控工作

1. **应急处置**

加强卫生应急队伍建设，规范管理预案、技术规范和物资装备，派出师资开展全省流调溯源人员现场培训指导和评估，统一配备流调包，提高了应急处置信息化水平和工作质效。指导雅安市芦山县、石棉县及甘孜州泸定县震后卫生救援，抓好灾后防疫工作。

2. **传染病防控**

做好传染病监测信息的收集、分析与利用，开展鼠疫、登革热、手足口病、流感等传染病监测，及时开展全省猴痘防控工作培训，完成流感监测周报告、传染病疫情月分析、突发公共卫生事件月评估及季报告。有序开展常规疫苗接种，疫苗相关疾病监测，疫苗分发管理和非免疫规划疫苗挂网阳光采购等工作，完成乙肝疫苗和麻腮风疫苗查漏补种工作。全省国家免疫规划疫苗报告接种率均在97.40%以上，新生儿乙肝疫苗首针及时接种率为92.12%。

3. **重大疾病防控**

艾滋病防控。统筹推进凉山州艾滋病等重大传染病防治攻坚第二阶段行动，继续强化技术支持，调研指导覆盖凉山州所有县（市）。持续规范病例报告与检测发现，截至2022年10月，本年度新报告HIV/AIDS较2021年同期下降5.28%。有序开展宣教干预和社会动员，以及疫情分析研判与评估，实验室网络建设与质量控制等工作，完成第四轮全国艾滋病综合防治示范区工作评估和总结。

结核病防控。组织开展《四川省遏制结核病行动计划（2019—2022）》终期评估工作。加强学校结核病防控、成功处置南充市、内江市两起学校结核病聚集性疫情事件。强化民族地区专项行动、耐多药防治、TB/HIV双重感染防治、抗结核药品管理、患者关怀等工作，全面落实结核病防治措施，全省结核病报告发病率稳步下降。

寄生虫病防控。规范有序开展全省吸血虫病、包虫病、疟疾、土源性线虫病、媒介生物等其他寄生虫病防治工作及技术指导。持续巩固血吸虫病全省消除成果，指导芦山县实现消除血吸虫病目标，中江县血吸虫病消除"回头看"，赴凉山州开展血吸虫病防治帮扶。持续在石渠县开展包虫病综合防治，在道孚县等地设立8个点开展干预区工作，全省新报告包虫病病例持续处于低位。继续巩固疟疾消除成果，全省"1—3—7"工作指标保持100%，中心寄防所被表彰为全国消除疟疾工作先进集体。

4. 慢性病防控

继续推进慢性病综合防控示范区建设，指导成都市彭州市、邛崃市等5个县（市、区）申创2022年国家级示范区，攀枝花市米易县、雅安市石棉县等7个县（市、区）开展民族地区省级示范区建设。拓展死因登记、肿瘤随访登记、心脑血管事件报告、伤害等慢性病综合监测工作，推进心血管病高危人群、脑卒中高危人群、儿童口腔疾病等慢性病综合干预工作，首次开展特定健康问题哨点监测，全民健康生活方式行动覆盖所有县（市、区）。

5. 地方病防控

开展碘缺乏病、地氟砷病、大骨节病、克山病防治工作，实施全覆盖监测，并在全省开展线上工作培训和现场技术指导。结合第29个防治碘缺乏病日活动，开展形式多样的地方病健康教育活动。加强地方病病人治疗管理和氟骨症患者复核，截至2022年10月底，地方

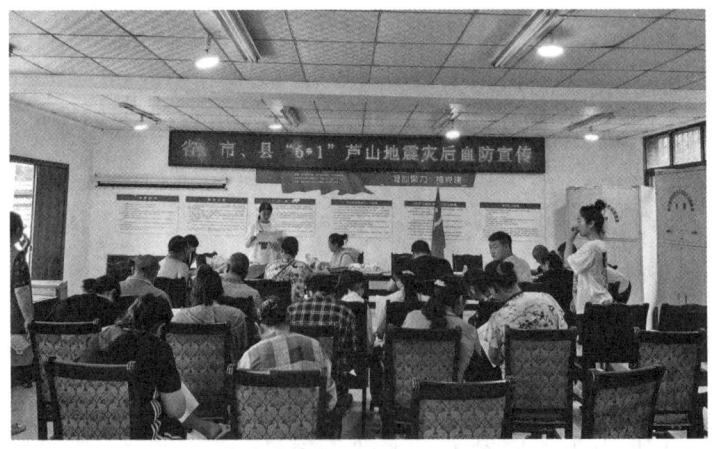

◎2022年7月，四川省疾病预防控制中心参加"6·1"芦山地震灾后血吸虫病防治宣传和健康科普材料开发调查研究（周章俊◇摄影）

病病人治疗61355人，治疗率61.85%。

【公共卫生服务】

1. 危害因素监测

环境卫生。推进城乡饮用水水质监测、空气污染（雾霾）对人群健康影响监测与防护、四川省学生近视及其他重点常见病和健康影响因素监测与干预、公共场所健康危害因素监测等工作，在自贡市开展首期环境空气PM2.5中多氯联苯的本底调查和风险评估。

食品卫生。组织实施食源性疾病监测、食品污染与食品有害因素风险监测、"农村义务教育学生营养改善计划"学生营养健康监测、人群合理膳食指导及食物成分监测等工作，持续推进"国民营养计划"及合理膳食行动相关工作，开展全省营养健康食堂（餐厅）、营养与健康学校试点建设。

职业卫生。推进四川省2022年职业病防治项目工作，完成2021年四川省健康企业考评验收、2022年度职业性放射性疾病监测、放射卫生检测能力比对等工作。

2. 健康促进与健康教育

采用"线上+线下"相结合方式，指导健康促进县（区）建设，在全省58个监测点推进居民健康素养水平监测。开发5部公益广告片，通过四川疾控新媒体宣传矩阵，全方位、多形式地强化疾病防治科普宣传，密切关注网络舆情，及时回应社会关切，消除民众恐慌。截至2022年10月底，中心微信公众号共发布558篇文章，阅读量1539万人次。

3. 预防医学门诊工作

按照法律法规开展职业病诊断、涉核退役军人健康体检及伤残等级评定，严把受理、诊断、诊断书发放三道关口。截至2022年10月底，共计受理职业病诊断申请116例，职业病最终鉴定5人次；完成涉核退役军人健康体检232人次，评残130人次。推进四川省尘肺病患者调查，开展寄生虫病专科门诊工作，完成29家职业病诊断机构和8家职业健康检查机构备案公示，79家职业健康检查机构变更备案公示。

【技术能力提升】

1. 工作服务能力提质

按要求有序推进疾控体系改革工作，主动向党委政府和上级部门建言献策，争取国家区域公共卫生中心项目。推进重点项目建设，截至2022年10月底，省卫生监测检验暨包虫病防治中心项目完成五方责任主体验收，省公共卫生综合临床中心建设项目设计工作基本完成，传染病第二住院楼具备投用条件。实施"百名人才培养工程"，104人分别入选高层次创新型、技术应用型、复合管理型三支后备人才梯队。

2. 检验检测能力提优

菌（毒）种保藏中心建设项目进入实施阶段。生物安全三级实验室开展新冠病毒和禽流感病毒实验操作，成功分离奥密克戎变异株和H5N6禽流感病毒株。通过实验室认可和资质认定复评审，24类1117个参数通过实验室认可，13大类601个参数通过检验检测机构资质认定。微生物、理化、毒理等实验室有序开展各类细菌性疾病、病毒性疾病、卫生微生物等疾病检验检测，常规样品理化检测和毒理检验等工作。

3. 科研创新能力提速

中心获批博士后创新实践基地，为高层次青年创新人才引进和培养搭建平台。启动四川省重大传染病和地方病数据信息库（平台）建设。截至2022年10月底，申报科研项目49项，获批23项。论文发表备案登记279篇。2021年立项的4个地方标准（送审稿）通过专家评审报批。科研成果"新型冠状病毒肺炎流行规律和关键防控策略研究及应用"获省科技进步奖二等奖。疫苗临床研究中心新承接疫苗临床试验项目12个，新增疫苗临床试验现场基地5个。

4. 技术指导能力提升

继续开展爱国卫生技术指导，考核眉山市、雅安市、乐山市病媒生物防制达标工作，暗访凉山州越西县、甘洛县、布拖县、昭觉县、雷波县爱国卫生工作。现场指导西昌市、成都市温江区疾控等级创建工作。完成基本公共卫生服务项目2021年度省级绩效评价，指导14个县（市、区）和28个基层医疗卫生机构技术工作。启动第六期现场流行病学培训，完成首期疾控机构骨干人才培训和2020级公共卫生医师规范化培训。

（吴镝）

附1

健康教育

【社会健康教育】

1. 居民健康素养监测项目工作

按照国家项目监测方案，四川省在14个县（市、区）开展居民健康素养调查工作。根据抽取的居民健康素养监测县（市、区）结果，组建监测工作网络，完成14个项目县（市、区）乡镇/街道和村/社区级的抽样和培训工作，于2022年12月31日完成全部调查工作任务，复核3360份问卷和3360份机读答题卡，并按照要求提交国家项目办。

2. 健康促进县（市、区）建设工作

指导相关县（市、区），并组织专家组省级评估2021年立项、2022年完成建设工作的21个县。截至2022年年底，全省共建成省级健康促进县（市、区）74个，其中国家级13个。

3. 举办全省健康促进县（市、区）建设能力培训班

11月16—18日，在成都市召开2022年四川省健康促进与教育能力提升培训班。全省脱贫地区、民族地区及享受少数民族地区待遇地区、健康县（市、区）建设项目新立项地区共126个县（市、区）卫生健康局分管领导，县（市、区）疾控中心健康教育机构骨干200人参加培训。

【传播材料制作】开发飞行棋、创意水杯、创意充电宝等科普宣传品。设计包虫病防治知识主题图案《不玩狗》《勤洗手》《吃熟食》《喝开水》共4张。绘制书籍插画《免疫系统科普知识》《结核病防治知识》《五大卫生》。

【发布新冠疫情提示信息】以中心微信公众号为主发布平台，配合微博、抖

音、视频号等平台，每日向公众发布健康提示。截至2022年12月31日，共发布358条，阅读量超过3800万人次，同步也在中心其他新媒体平台发布宣传，阅读量超过747.1万人次。

【关注网络舆情】每日安排专人梳理相关留言咨询，针对相关问题，通过中心通讯员群、省卫生健康委信息宣传专班、中心相关专家及分管领导回复相关问题，回复内容经相关专家和领导审核。及时为公众答疑解惑，解决公众诉求，防止舆情发生。8月，网络上流传四川省多地出现"龙线虫"舆情，第一时间组织专家撰写科普稿件辟谣，并通过中心新媒体平台和各级媒体发布，及时引导舆论，消除大众恐慌。

【宣传工作】文字版以微信公众号运营为主，视频版在以抖音号和微信视频号为主的基础上，加强微博、今日头条号、人民日报健康号、川观号的运营，形成四川疾控新媒体宣传矩阵。考虑到不同年龄、不同受众的需求，全方位、多形式的进行科普宣传。

加强与媒体机构合作，共接受媒体机构采访11次，媒体刊登相关信息473条，在2022年12月新冠疫情防控措施进一步优化后，发起针对全省居民感染情况的两轮问卷调查，通过中心新媒体平台向社会公布相关数据，引起社会和媒体广泛关注，中央电视台新闻频道新闻1+1栏目也进行了现场直播连线解读。

截至2022年12月31日，微信公众号发布1283篇文章，阅读量6103.7万人次；人民日报健康号发布290篇文章，阅读量148.7万人次；川观号发布80篇文章，阅读量24.5万人次；微博发布357篇文章，阅读量588.6万人次；今日头条号发布409篇文章，阅读量169.3万人次；抖音号发布425条，阅读量657.7万人次；视频号发布425条，阅读量254.7万人次。1—11月，微信公众号均上榜疾控机构微信公众号传播影响力排行榜。各平台粉丝数也稳步增长，其中微信公众号粉丝达到180余万人。

开发两部公益广告片《预防一氧化碳中毒》和《科学健身》。在省级电视台、微信朋友圈、中心官方抖音号等媒体上投放使用。公益广告片在省级电视台投放10天，共180频次；在微信朋友圈集中投放7天，累计曝光量216万人次，点击量2.41万人次。公益广告片制作成U盘，发放到各市（州）县推广传播。与相关单位协同制作《认识结核 科学防治》《合理膳食》《防止过度医疗照射》等科普宣传片。

（季　奎）

附2

2022年四川省慢性非传染性疾病预防与控制工作开展概况

一、规范慢性病综合监测，为政府决策提供科学依据

死因监测。在全省所有县（市、区）继续开展常规死因监测工作和2021年死亡漏报调查，加强民族地区的技术指导力度，2022年人均预期寿命提高到77.91岁（男性75.26岁，女性80.99岁）。

肿瘤登记随访。继续在全省所有县（市、区）开展肿瘤随访登记工作，上报国家的数据从2018年154个肿瘤登记处增加到2019年的185个，最终纳入《2021中国肿瘤登记年报》的有106个肿瘤登记处，覆盖6400万人口。最新监测数据显示，2018年四川省肿瘤发病率为266.61/10万（其中男性315.11/10万，女性215.64/10万；城市地区279.08/10万，农村地区259.06/10万），死亡率为175.04/10万（男性230.02/10万，女性117.26/10万；城市地区183.16/10万，农村地区170.12/10万）。

心脑血管病防控。心脑血管疾病发病登记项目点扩增至19个国家监测点，覆盖全省16个市（州）。在16个县（市、区）开展心血管病高危人群早期筛查与综合干预项目，完成35岁以上成人筛查10176人（完成率101.76%），高危检出2629人、高危对象干预2432人（干预率97.25%），既往高危对象持续随访18085人次（随访率89.30%），均达到国家项目办要求的任务完成率。全省共完成脑卒中院外筛查和干预38119例，任务完成率108.29%，其中卒中患者940例（2.47%），TIA患者603例（1.58%）；高危9158例（24.02%），中危12796例（33.57%）；干预28240例，干预率80.23%（28240/35200），新筛9879例，占25.92%；院内筛查和干预24693例，任务完成率140.30%。

伤害监测。成都市青羊区、凉山州米易县等地12家哨点医院伤害监测结果显示，2022年哨点医院共报告伤害病例67276例，其中男性37593例，女性29683例。

二、多措并举，慢性病综合防控

慢性病综合防控示范区建设。全省累计建成慢性病综合防控示范区61个，其中国家级28个。第一批5个和第二批2个共计7个县（市）正在开展民族地区省级慢性病综合防控示范区建设工作。2022年12月—2023年1月，完成第一批民族县（市）（攀枝花市米易县，雅安市石棉县，阿坝州松潘县，甘孜州康定市、丹巴县）和拟创建省级示范区的成都市温江区共6个县（市、区）的慢性病综合防控示范区建设的验收评审，其中成都市温江区、攀枝花市米易县、雅安市石棉县、阿坝州松潘县被省卫生健康委命名为省级慢性病综合防控示范区。

儿童口腔疾病综合干预工作。在54个县(市、区)开展窝沟封闭和涂氟防龋工作。全省窝沟封闭数92000颗，涂氟28800人。学龄儿童累计窝沟封闭牙数95915颗（任务完成率104.26%）。开展学龄前儿童第一次用氟完成40118人（任务完成率139.30%），第二次用氟完成15355人。

老年健康管理工作。在4个县（区）组织开展老年伤害流行调查及跌倒风险评估工作，下发项目实施方案，完成抽样，制作四川省集中场所跌倒风险评估调查方法的视频，伤害流行病学调查完成全部调查任务2016人，跌倒风险评估完成全部调查任务240人。组织全省

46个项目县（市、区）开展老年心理关爱项目，完成信息收集和录入，制定下发实施方案，印刷并下发工作手册、系统操作手册和干预手册。共计调查老年人16664人，其中一般人群13571人，临界人群2173人，高危人群920人。在4个县（区）开展老年健康素养调查，完成多阶段抽样，下发实施方案，全省完成全部调查任务数800人，并在每个县级随机抽取20人共抽取80人开展线上质量控制。

三、开展全民健康生活方式行动，提升全民健康意识

健康宣传教育。开展全民健康生活方式行动日、全国糖尿病日、肿瘤防治宣传周等大型宣传活动，提升全民健康素养。连续六年组织参加全国"万步有约"健走激励大赛，覆盖19个市（州），累计68个县（市、区），7.69余万人。全民健康生活方式行动县（市、区）覆盖率100%。全年各地开展现场活动和健康讲座2982场（累计62416场）；媒体传播1491次（累计10733次）；培训健康生活方式指导员7039人（累计198697），建设十二大健康支持性环境483个（累计6237个），所有县（市、区）开展"三减三健"专项行动，大部分县区开展了两项以上专项行动。

（曾　晶）

附3

2022年四川省法定报告传染病总论

2022年，四川省21个市（州）通过传染病网络直报系统报告国家甲乙丙法定管理传染病3类33种，报告发病436712例，报告死亡3980人，年报告发病率、死亡率、病死率分别为521.63/10万、4.75/10万、0.91%。与2021年相比，报告发病率上升6.17%、报告死亡率上升6.22%、病死率上升0.04%。

一、发病死亡概况

1. 甲乙类传染病

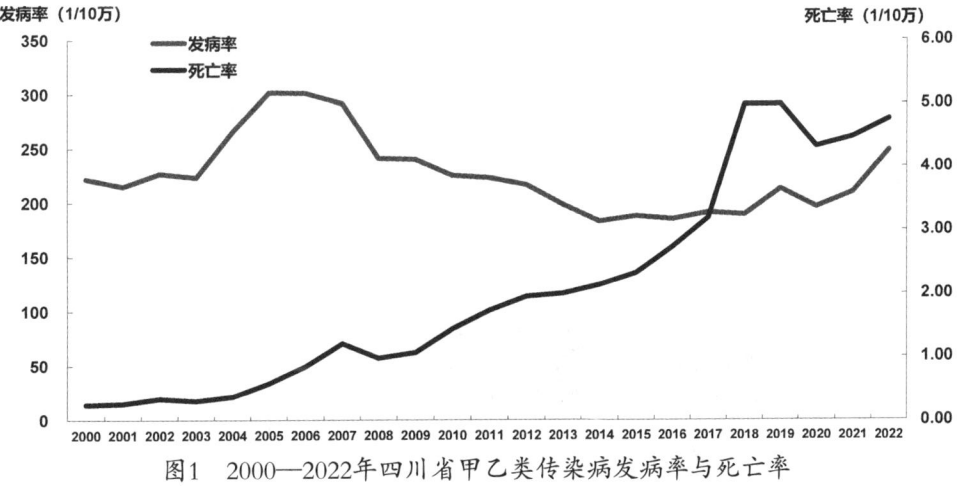

图1　2000—2022年四川省甲乙类传染病发病率与死亡率

甲乙类传染病中，除鼠疫、传染性非典型性肺炎、脊髓灰质炎、人感染高致病性禽流感、白喉、人感染H7N9禽流感无发病和死亡病例报告外，其他23种传染病报告发病总数207895例，死亡总数3975人；年报告发病率248.32/10万，死亡率4.75/10万，病死率1.91%。与2021年相比，发病率上升18.49%、死亡率上升6.17%、病死率下降10.40%。2000—2022年甲乙类传染病发病趋势见图1。

甲乙类传染病中，报告发病率上升的病种依次为：新型冠状病毒感染、血吸虫病、百日咳、麻疹、疟疾、布病、炭疽、丙肝、乙肝、梅毒、出血热；报告发病率下降的病种依次为：钩体病、丁肝、狂犬病、流脑、痢疾、伤寒+副伤寒、肝炎（未分类）、猩红热、淋病、甲肝、艾滋病、戊肝、肺结核。详见图2。

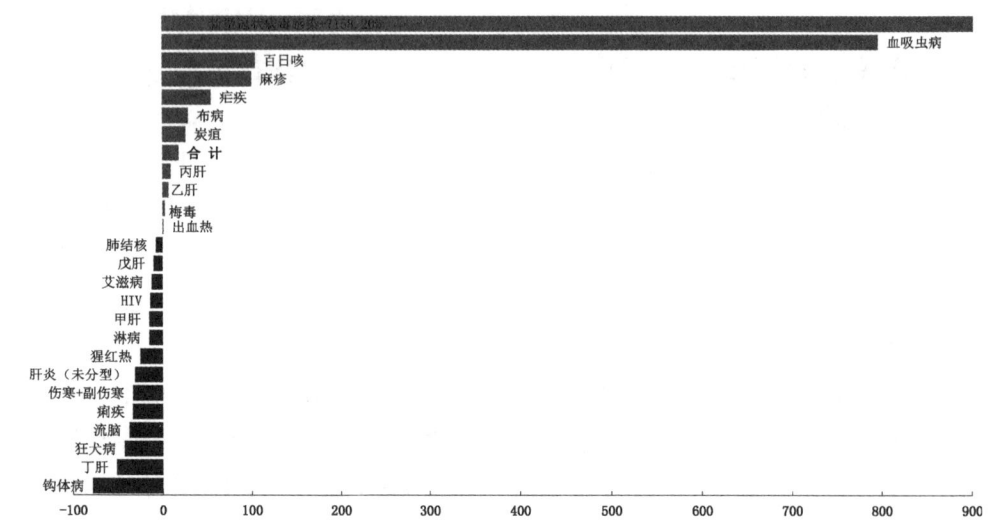

注：本期报告霍乱1例、新生儿破伤风1例、登革热2例，2021年同期无病例报告。乙脑报告18例，与2021年同期持平。

图2　2022年四川省甲乙类传染病报告发病率与2021年比较(%)

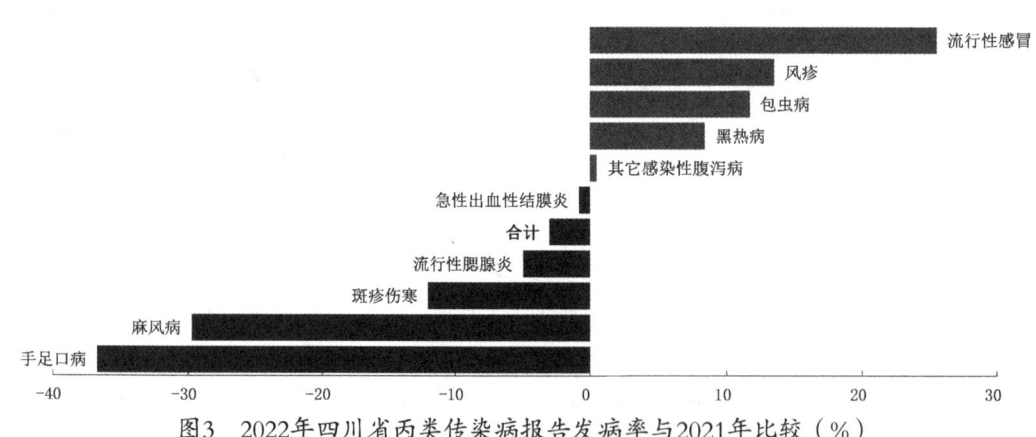

图3　2022年四川省丙类传染病报告发病率与2021年比较（%）

2. 丙类传染病

无丝虫病发病或死亡病例报告，其他10种丙类传染病报告发病228817例，报告死亡5人；年报告发病率273.31/10万。与2021年比，报告发病率下降3.00%。与2021年比较，报告发病率上升的病种依次为：流行性感冒、风疹、包虫病、黑热病、其他感染性腹泻病；报告发病率下降的病种依次为：手足口病、麻风病、斑疹伤寒、流行性腮腺炎、急性出血性结膜炎。详见图3。

二、发病死亡位次

甲乙类传染病报告发病数居前五位的病种依次为：乙肝、肺结核、梅毒、新型冠状病毒感染、丙肝，占甲乙类发病总数的88.37%。报告死亡数居前五位依次为：艾滋病、肺结核、乙肝、丙肝、梅毒，占死亡总数的99.72%。

表1　2022年四川省甲乙类传染病发病数、死亡数、病死率居前5位病种

排序	发病		病死率			病死率	
	病种	发病数	构成比(%)	病种	死亡数	构成比(%)	病种	病死率(%)
1	乙肝	55982	26.93	艾滋病	3744	94.19	狂犬病	75.0000
2	肺结核	42505	20.45	肺结核	171	4.30	艾滋病	36.6269
3	梅毒	35551	17.10	乙肝	28	0.70	肺结核	0.4023
4	新型冠状病毒感染	32680	15.72	丙肝	14	0.35	丙肝	0.0824
5	丙肝	16994	8.17	梅毒	7	0.18	戊肝	0.0810

丙类传染病按发病数排序，前三位依次为：流行性感冒（112050例）、其他感染性腹泻病（56964例）、手足口病（51418例），占丙类发病总数的96.34%。报告死亡5人，分别为流行性感冒（3人）、其他感染性腹泻病（2人）。详见表1。

三、发病死亡构成

按不同传播途径划分，甲乙类传染病报告发病数中以血源及性传播疾病所占比例最高，占发病总数的58.68%，主要报告病种为乙肝、梅毒；其次是呼吸道传染病，占38.57%，主要报告病种为肺结核、新型冠状病毒感染；第三为肠道传染病，占2.44%，主要报告病种为痢疾；第四为自然疫源及虫媒传染病，占0.30%，主要报告病种为布病、出血热；第五位新生儿破伤风报告，占0.0005%。

死亡病例中，血源及性传播传染病所占比例最高，占死亡总数的95.45%，主要死亡病种为艾滋病；其次是呼吸道传染病，占4.45%，主要死亡病种为肺结核；再次是自然疫源及虫媒传染病，占0.08%，主要死亡病种为狂犬病；另外，肠道传染病占0.02%；无新生儿破伤风死亡病例。

四、地区分布

1. 甲乙类传染病

报告发病数居前五位的市（州）为：成都市、凉山州、南充市、泸州

市、宜宾市，其合计占全省总发病数的48.76%；报告发病率居前五位的市（州）依次是：凉山州、甘孜州、阿坝州、巴中市、泸州市。详见表2。

表2 2022年四川省甲乙类传染病发病居前5位的地区

位次	地区名称	发病数	地区名称	发病率（1/10万）
1	成都市	38855	凉山州	517.09
2	凉山州	25153	甘孜州	437.68
3	南充市	12950	阿坝州	383.95
4	泸州市	12436	巴中市	301.50
5	宜宾市	11966	泸州市	293.17

2. 丙类传染病

报告发病数居前5位的市（州）为：成都市、绵阳市、宜宾市、自贡市、内江市，其合计占全省总发病数的60.72%；报告发病率居前5位的市（州）为：雅安市、绵阳市、自贡市、宜宾市、内江市。

五、时间分布

1. 甲乙类传染病

从发病数月分布情况来看，甲乙类传染病发病高峰在12月，发病数与前三年平均水平相比在9、10月略有下降。详见图4。

2. 丙类传染病

从发病数月份分布来看，2022年发病呈现两个高峰，大高峰为6—8月，小高峰为3月。除5月、9—12月外，其他月份发病数与2021年相比有所上升；2—3月、6—8月发病数高于前三年平均水平。详见图5。

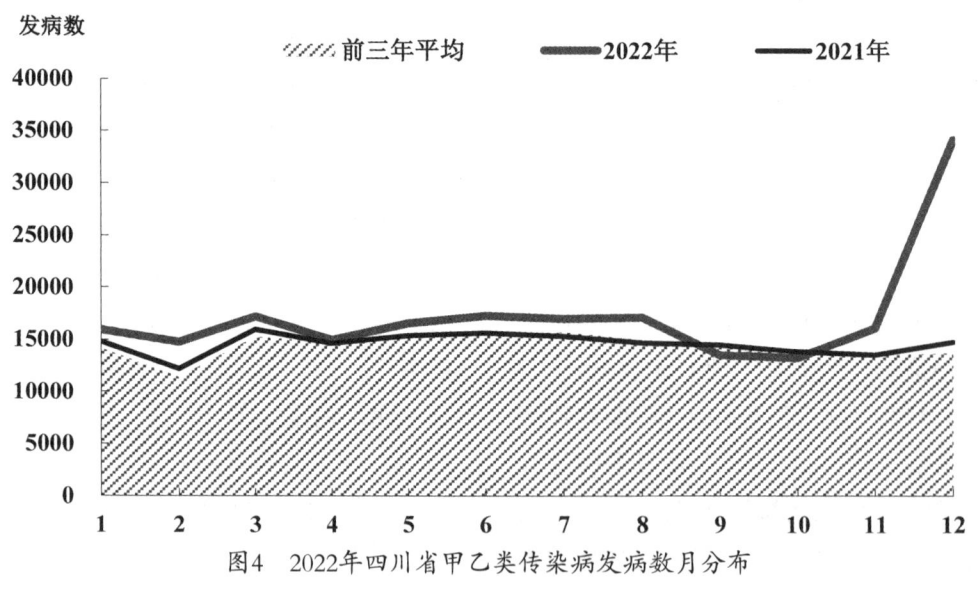

图4 2022年四川省甲乙类传染病发病数月分布

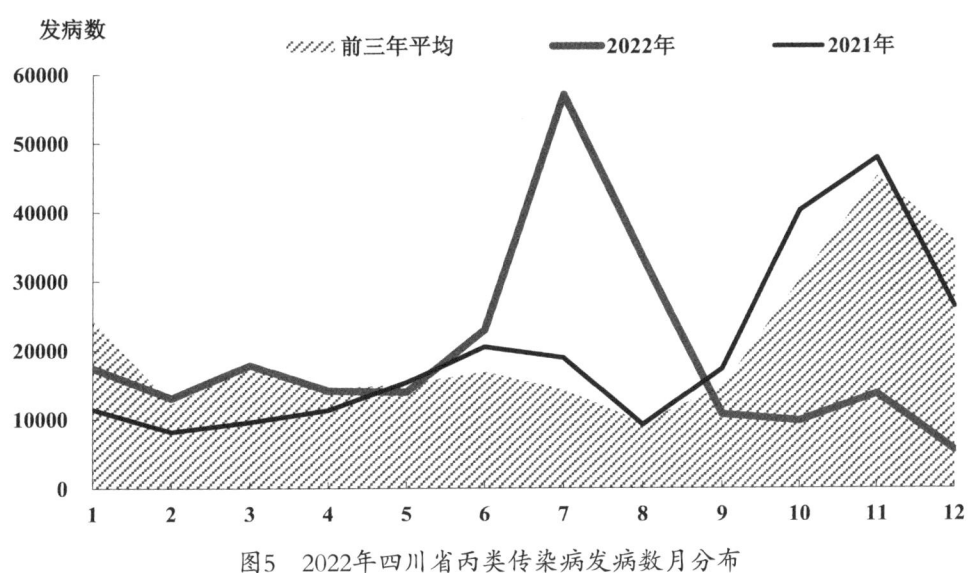

图5 2022年四川省丙类传染病发病数月分布

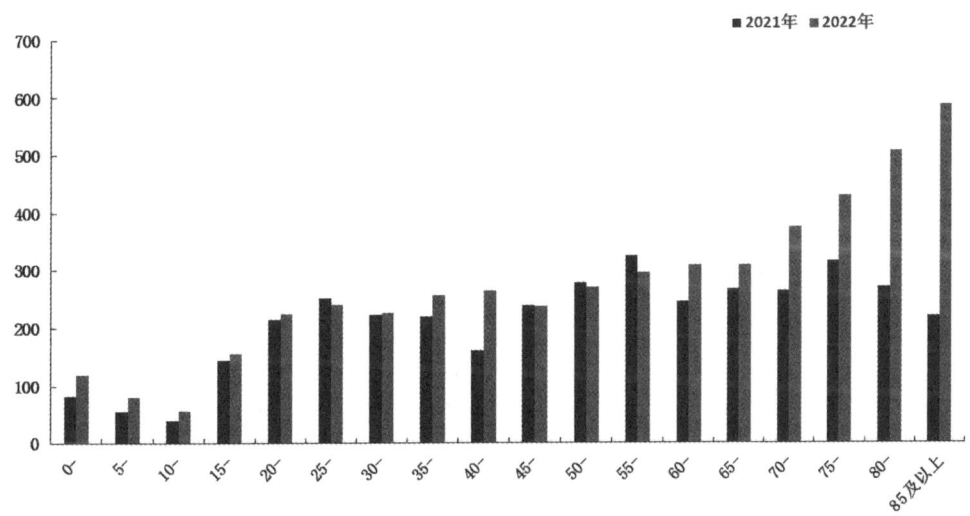

图6 2021—2022年四川省甲乙类传染病分年龄组发病率（1/10万）

六、人群分布

1. 性别年龄分布

2022年甲乙类传染病男女报告发病率比为1.51:1，死亡率比为4.73:1，男性发病率、死亡率均明显高于女性。发病率较高的为70岁及以上人群。与2021年相比，60岁以上人群的发病率升高明显。详见图6。

2022年丙类传染病男女报告发病率比为1.16:1。发病率较高的是5岁以下人群。与2021年相比，20岁以上人群的发病率均有所升高。详见图7。

2. 职业分布

2022年甲乙类传染病发病以农

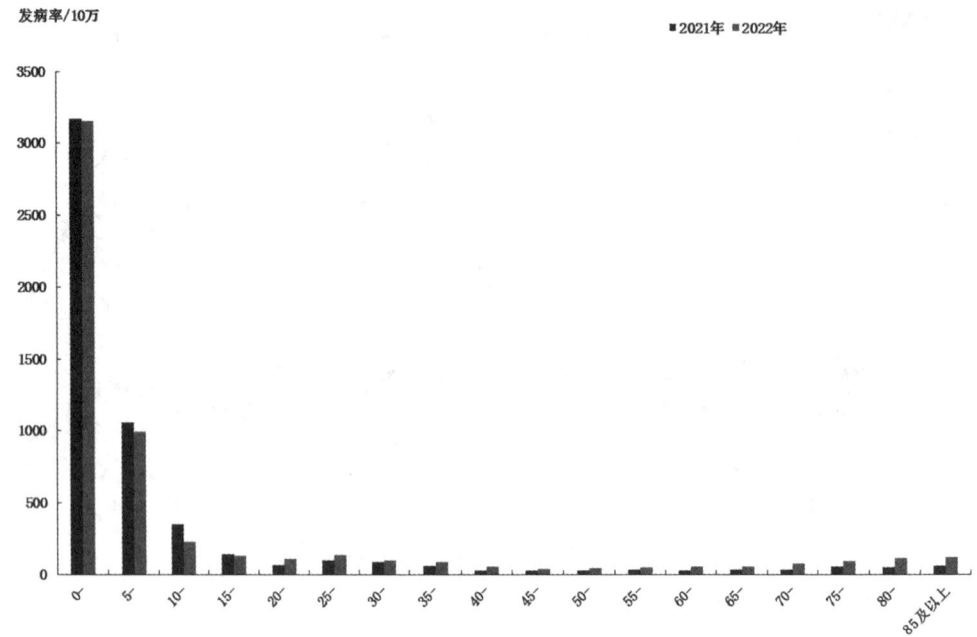

图7 2021—2022年四川省丙类传染病分年龄组发病率（1/10万）

民（52.88%）、家务及待业人员（17.24%）为主；丙类传染病发病以散居儿童（34.37%）、幼托儿童（27.06%）、学生（17.09%）为主。

（李 羚）

附4

2022年度四川省全人群死因监测统计年报简析

一、统计口径及地区

数据来源。死亡数据来自具有全省代表性的31个国家死因监测点通过"人口死亡信息登记管理系统"收集的死亡数据，按户籍地址、死亡日期（2022年1月1日—2022年12月31日）、已终审卡片查询数据（2023年3月1日10时）下载。户籍人口数据来自四川省公安厅2022年末人口数据。

二、总体死亡情况

监测人口17947140人，报告粗死亡率862.01/10万。2022年全省人均期望寿命为77.91岁，男性75.26岁，女性80.99岁。2022年四川省四大类慢性病（心脑血管疾病、恶性肿瘤、慢性呼吸系统疾病和糖尿病）的过早死亡率为16.08%；心脑血管疾病死亡率为329.74/10万；70岁以下人群慢性呼吸系统疾病死亡率为22.25/10万；18岁以下儿童伤害死亡率为13.50/10万。

三、三大类疾病死亡水平及构成

慢性非传染性疾病（简称慢性病）构成比为87.43%，慢性病死亡率男性高于女性，但构成比女性高于男性。详见表1。

表1 2022年四川省三大类疾病分类

死亡率：1/10万，构成比：%

死因分类	男女合计		男		女	
	死亡率	构成比	死亡率	构成比	死亡率	构成比
1	36.70	4.26	44.88	4.53	28.21	3.88
2	753.70	87.43	862.52	86.98	640.91	88.08
3	63.74	7.39	75.45	7.61	51.61	7.09
其他	7.87	0.91	8.82	0.89	6.89	0.95
合计	862.01	100.00	991.68	100.00	727.61	100.00

注：1.感染性、母婴及营养缺乏性疾病；2.慢性非传染性疾病；3.伤害。

四、分大类死亡原因及顺位

1. 监测点人群分性别分大类疾病死亡率、构成比与顺位

男女合计前5位依次是循环系统疾病、肿瘤、呼吸系统疾病、伤害、内分泌营养代谢疾病。男性、女性与全人群分大类疾病稍有差别，男性消化系统疾病排在第5位，女性呼吸系统疾病排在第2位。详见表2。

表2 2022年四川省人群分大类疾病死亡率、构成比与顺位

死亡率：1/10万，构成比：%

顺位	男女合计			男			女		
	疾病	死亡率	构成比	疾病	死亡率	构成比	疾病	死亡率	构成比
1	循环系统疾病	329.74	38.25	循环系统疾病	344.21	34.71	循环系统疾病	314.73	43.26
2	肿瘤	189.68	22.00	肿瘤	248.49	25.06	呼吸系统疾病	134.54	18.49
3	呼吸系统疾病	169.72	19.69	呼吸系统疾病	203.65	20.54	肿瘤	128.73	17.69
4	伤害	63.74	7.39	伤害	75.45	7.61	伤害	51.61	7.09
5	内分泌营养代谢	32.71	3.79	消化系统疾病	31.85	3.21	内分泌营养代谢疾病	33.60	4.62

续表

顺位	男女合计			男			女		
	疾病	死亡率	构成比	疾病	死亡率	构成比	疾病	死亡率	构成比
6	消化系统疾病	25.15	2.92	内分泌营养代谢疾病	31.22	3.15	消化系统疾病	18.85	2.59
7	神经系统疾病	15.39	1.79	神经系统疾病	14.90	1.50	神经系统疾病	15.90	2.19
8	泌尿生殖系统疾病	9.75	1.13	传染病与寄生虫病	12.49	1.26	泌尿生殖系统疾病	8.09	1.11
9	传染病和寄生虫病	8.79	1.02	泌尿生殖系统疾病	11.34	1.14	传染病与寄生虫病	4.95	0.68
10	精神障碍	4.38	0.51	精神障碍	4.06	0.41	精神障碍	4.71	0.65

2. 分单病种死因顺位

男女合计前5位依次是脑血管病、慢性阻塞性肺疾病、缺血性心脏病、肺癌、糖尿病，占总死亡率的58.78%。无论男女前5位死因顺位基本一致，仅男性肝癌位于第5位、女性缺血性心脏病位于第2位。男性前5位死因占总死亡的58.61%，女性前5位死因占总死亡的60.79%；男女性别间第6—10位死因顺位与总体均不完全一致。详见表3。

表3　2022年四川省分单病种死因顺位

死亡率：1/10万，构成比：%

顺位	男女合计			男			女		
	疾病	死亡率	构成比	疾病	死亡率	构成比	疾病	死亡率	构成比
1	脑血管病	161.02	18.68	脑血管病	174.40	17.59	脑血管病	147.15	20.22
2	慢性阻塞性肺疾病	136.27	15.81	慢性阻塞性肺疾病	162.15	16.35	缺血性心脏病	124.31	17.08
3	缺血性心脏病	124.53	14.45	缺血性心脏病	124.73	12.58	慢性阻塞性肺疾病	109.44	15.04
4	肺癌	56.56	6.56	肺癌	79.52	8.02	肺癌	32.76	4.50

续表

顺位	男女合计			男			女		
	疾病	死亡率	构成比	疾病	死亡率	构成比	疾病	死亡率	构成比
5	糖尿病	28.24	3.28	肝癌	40.34	4.07	糖尿病	28.71	3.95
6	肝癌	27.51	3.19	食道癌	29.65	2.99	高血压及并发症	22.26	3.06
7	跌倒	23.46	2.72	下呼吸道感染	27.88	2.81	跌倒	20.62	2.83
8	下呼吸道感染	23.04	2.67	糖尿病	27.80	2.80	下呼吸道感染	18.02	2.48
9	高血压及并发症	22.06	2.56	跌倒	26.21	2.64	肝癌	14.22	1.95
10	食道癌	19.06	2.21	高血压及并发症	21.87	2.21	结直肠癌	13.19	1.81

3. 恶性肿瘤死亡率与死因顺位

男女合计前5位依次是肺癌、肝癌、食道癌、结直肠癌、胃癌，占恶性肿瘤死亡的71.94%。男性前5位死因占恶性肿瘤死亡的77.08%，女性前5位死因占恶性肿瘤死亡的61.58%；男女性别间前5位恶性肿瘤顺位基本一致，仅女性结直肠癌位于第3位，食道癌位于第5位，男性胃癌位于第4位，男女性别间第6—10位顺位与总体均不完全一致。详见表4。

表4　2022年四川省人群恶性肿瘤死亡率、构成比与顺位

死亡率：1/10万，构成比：%

顺位	男女合计			男			女		
	疾病	死亡率	构成比	疾病	死亡率	构成比	疾病	死亡率	构成比
1	肺癌	56.56	6.56	肺癌	79.52	8.02	肺癌	32.76	4.50
2	肝癌	27.51	3.19	肝癌	40.34	4.07	肝癌	14.22	1.95
3	食道癌	19.06	2.21	食道癌	29.65	2.99	结直肠癌	13.19	1.81
4	结直肠癌	16.60	1.93	胃癌	19.95	2.01	胃癌	9.53	1.31

续表

顺位	男女合计			男			女		
	疾病	死亡率	构成比	疾病	死亡率	构成比	疾病	死亡率	构成比
5	胃癌	14.83	1.72	结直肠癌	19.90	2.01	食道癌	8.08	1.11
6	胰腺癌	7.66	0.89	胰腺癌	8.81	0.89	乳腺癌	6.97	0.96
7	唇、口腔和咽恶性肿瘤	4.27	0.50	前列腺癌	6.95	0.70	胰腺癌	6.46	0.89
8	白血病	4.07	0.47	唇、口腔和咽恶性肿瘤	6.40	0.65	子宫颈癌	5.40	0.74
9	淋巴瘤与多发性骨髓瘤	3.81	0.44	白血病	4.61	0.46	白血病	3.51	0.48
10	前列腺癌	3.54	0.41	淋巴瘤与多发性骨髓瘤	4.53	0.46	卵巢癌	3.12	0.43
小计	恶性肿瘤	157.91	18.32	恶性肿瘤	220.67	22.25	恶性肿瘤	103.23	14.19

（祁冰洁）

四川护理职业学院·四川省卫生学校

【基本情况】2022年底，学院专兼职教师775人。完成2号、3号、4号学生公寓建设和校园修缮工程。开展四川省医养专业人才培养中心项目竣工验收审计工作。改造提升四川护理职业学院体育馆项目。

2022年11月29日，省委编办下发《关于撤销省卫生学校的批复》，撤销四川省卫生学校。

【医学教育】

一、教育教学

申报眼视光技术、卫生信息管理两个新专业。编制学院"十四五"专业建设规划，修订2022级各专业人才培养方案。《社区护理》《外科护理学》《大学生心理健康教育》《医学遗传学基础》4部教材被教育厅推荐参评"十四五"首批职业教育国家规划教材，并获评省级规划教材。

加强专业与课程建设，护理专业被教育厅认定为四川省第三批高等学校省级课程思政示范专业，护理教学团队

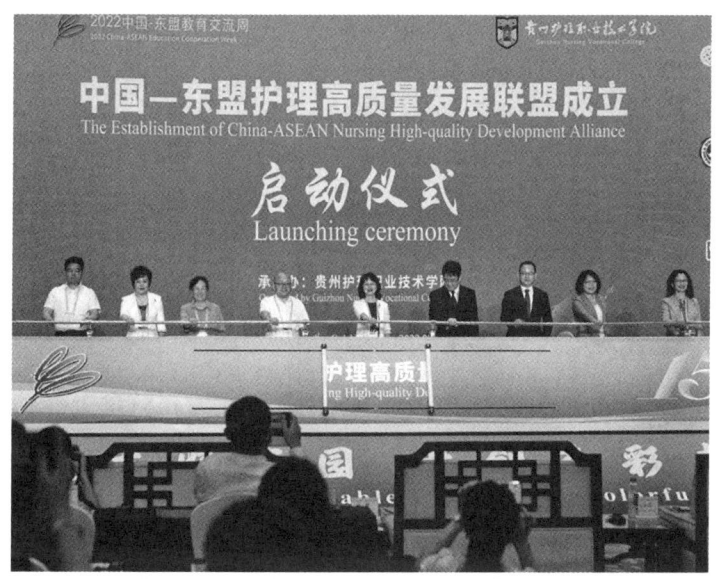

◎2022年8月25日，四川护理职业学院作为中国—东盟护理高质量发展联盟成员单位参加启动仪式（党政办公室◇供稿）

为示范团队，《大学生心理健康教育》等4门课程为思政示范课。德法教学团队获教育厅主办的2022年四川省职业院校教师教学能力大赛（高职组）一等奖。《基础护理技术》《老年护理学》《做自己的心理专家》被教育厅认定为四川省"十四五"首批职业教育精品在线开放课程，《母婴护理技术》入选省级培育课程；《基础护理技术》《老年护理学》被教育厅评为2022年职业教育国家在线精品课程；《老年护理学》等14门课程入选四川职业教育智慧教育平台，《老年人中医养生保健》入选教育部"智慧助老"优质课程资源。《首创"五位一体"社区卫生健康科普宣传模式 提升农牧民健康水平 助推民族地区乡村振兴》案例入选教育部职成司公布的首批社区教育"能者为师"典型案例，《老年人中医养生保健》入选教育部"智慧助老"优质课程资源，《小儿推拿》课程入选为"能者为师"系列特色课程。

二、招生就业

招生4362人，其中大专生4303人，中职学生59人。毕业3941人，其中大专生3893人，中职学生48人。595人升入本科学习，30人参军入伍。就业单位满意率95.38%。

三、学生工作

推先评优工作。评选2023届校级优秀毕业生224人，推选四川省优秀毕业生116人。

落实资助工作。发放国家奖助学金1134.095万元，服兵役国家教育资助金57.45万元，校内奖助学金165.42万元，临时困难补助6.7173万元，勤工助学经费37.2599万元。

创新创业工作。《拇指卫士——全国首款预防拇指屈指肌腱炎产品》等5个项目获教育厅大学生创新创业训练计划立项；《体医融合先行者——基于P-ST-r体医结合理论框架下服务体系》项目获由共青团四川省委、中共四川省委组织部、教育厅等联合举办的"挑战杯"中国农业银行四川省大学生创新创业计划大赛银奖，《别出"新"裁——一种便携式肌内效贴裁剪装置》《婀娜带——可视化便携式产后骨盆功能调节带》获铜奖。学生获技能大赛、技能竞赛等奖项34项，其中王英南获教育部、天津市人民政府等主办的全国职业院校技能大赛(高职组)健康与社会照护赛二等奖项。

学生志愿者工作。"'唐'心乐园——按身安心"项目获由共青团四川省委、中共四川省委教育工作委员会联合举办的四川省首届高校志愿服务项目大赛金奖,"光"获文创类项目赛道银奖。12人获综合素质A级证书。学生徐世霖获四川省直属机关团工委优秀共青团员。学生罗官朋、尕金磋参加2022年大学生志愿服务西部计划工作。

四、人才建设

引进人才86人,聘用客座教授21人。各类培训学习3000余人次,送培教师44人。张先庚获中共中央宣传部、教育部全国教书育人楷模称号,中华职业教育社第七届黄炎培职业教育杰出校长奖,省妇联、人力资源和社会保障厅四川省三八红旗手称号。

【产教融合】与成都西区医院、天津天堰科技股份有限公司等合作,签订校企合作协议,挂牌产教融合实践教学基地,成立王红梅护理技能大师工作室、林代琼护理技能大师工作室。开展老年照护、运动营养咨询与指导等13项教育部"1+X"证书培训,培训926人。承办全省老年医疗护理骨干培训等高水平培训项目,2.1万余人次。牵头组织成立德阳市产教融合联盟。

【科研工作】院级课题立项76项、结题172项,厅局级及以上立项课题14项。开展学院首届科技成果奖评审工作。《以民族地区高职基层卫生人才"1134"培养模式创新与实践》获四川省人民政府教学成果特等奖、《儿童康复专业"三贴近、三对接、三提升" 多样化人才培养模式的创新与实践》等获教学成果二等奖3项。

【后勤安全保障】实行院长为第一责任人的食品安全责任制,设立学院食品安全总监,配备食品安全员负责日常食品安全工作。

加强预防传染病宣传和教育工作,动态修订《四川护理职业学院新冠病毒感染疫情应急处置预案(试行)》等方案,落实晨检制度及因病缺课学生病因追踪登记制度。建设健康驿站,建立与医院稳定对接机制和专业救治绿色通道。

加强平安校园建设,成立平安校园建设领导小组,制定平安校园建设实施方案。开展"4·15"国家安全教育日、"5·12"防灾减灾日、"安全生产月"等宣传教育活动。《夯实"三全"工作 创建平安校园》获教育部思想政治工作司、中国高等教育学会研究成果获三等奖。

【定点帮扶】与定点帮扶的若尔盖县人民政府、上海顾连医疗科技有限公司共同建设智慧康养创新创业示范基地。与若尔盖县签订红色康养基地建设协议,投入资金15万元,以班佑村卫生室、巴西镇、求吉乡卫生院为样板打造川护若尔盖红色康养基地3个。组建川护若尔盖健康服务志愿队,开展科普宣教工作,开展健康服务活动8次,服务群众3600余人次;发放学院编写高原常见地方病防治手册2000余册,发放药品等物资5万余元。"构建'1125'健康科普模式 赋能乡村振兴与全民健康"获教育厅发文推广。

（党政办公室）

四川省肿瘤医院

【基本情况】2022年底，医院在职职工2028人，其中高级职称305人，博士学位205人，硕士学位446人。

医院有武侯院院区和天府院区（在建）两个院区。武侯院区占地110亩，编制病床1500张；天府院区占地135亩，编制床位1300张。

【医疗工作】医院门诊654962人次，出院69757人次，平均住院日6.7天；手术16858人次，其中三、四级手术占比95.60%，出院患者四级手术占比68.61%，出院患者微创手术占比40.32%；危重病人抢救成功率95.35%，出院病人治愈好转率98.78%，甲级病案率99.02%。

肿瘤MDT体系建设。严格MDT准入资格，建立以患者为中心的MDT门诊讨论机制，医院15个MDT团队共讨论病例1089例。

新技术。全年申报新技术32项，转常规技术28项，备案国家级限制类技术4项，开展限制类医疗技术891例，术中放疗技术32例。

三级公立医院绩效考核。医院在2021年度三级公立医院绩效考核结果中，国家监测总分864.4分，监测等级A等（专科医院最高），CMI值全国肿瘤医院排名第三位。在医疗质量、运行效率、持续发展和满意度评价4个维度，均有较大提升。

持续改善就医服务。医院获评三星级智慧医院，上线互联网医院，为患者提供远程就医服务。微信小程序上线检验检查项目自主开单、机器人智能客服、出院列队检查等系列便民新举措，开通CT、核磁共振等检查预约消息推送。增设出院结算叫号显示屏，优化血费退费办理流程，实现多种业务一站式办理。获评四川省第一批老年友善医疗机构。多举措提升营养食堂膳食质量和服务水平，满足患者多样化用餐需求。持续开展肿瘤优质护理服务，发挥各专业小组优势，从多维度、多角度加速患者康复进程。开通川肿微护公众号，推送涵盖肿瘤筛查、预防、康复等领域的健康宣教文章，给予患者科学护理指导。开展护理质量改善项目。成为全国肿瘤血管通路专科联盟单位。

【癌症防治】统筹推进全省癌症防治体系建设，发布《四川省癌症早诊早治项目工作评估方案（2022年版）》，指导全省规范开展早诊早治项目。完成以医院为基础的肿瘤发病信息检测系统，首次呈现少数民族地区癌症发病流行情况，上报国家图文数据。作为"两癌"筛查民生实事工作专班诊断治疗组长单位，指导全省医疗机构不断提升早诊早治项目技术水平。加强基层癌防人才队伍建设，将甘孜州作为2022年慢性病健康管理—癌症筛查与早诊培训点，夯实少数民族地区"预警骨干"培养基础。全年上消化道癌机会性高危人群筛查560921人次，检出率1.42%，早诊率23.07%；肺癌、结直肠癌、上消化道癌高危人群筛查25563例，检出率2.25%；城市癌症早诊早治目标人群评估9155人次，临床筛查9080人次。

开展全国肿瘤防治宣传周活动，联合四川广播电视台制作"防癌大讲堂"电视专栏，开发十大高发癌症预防和筛查建议系列科普产品，发布科普视频200余次，科普推文1300余篇次。"健康促进医院建设"案例入选全国"优化健康服务主题"优秀案例。医院成为全国科普教育基地（2021—2025年）。

【医学教育】医院调整为电子科技大学附属肿瘤医院，承担电子科技大学授课任务37人次，承办教师培训发展重点项目，现有博士生导师42人、硕士生导师134人。1人获电子科技大学2022年度人物称号。招收硕士研究生115人，博士研究生8人。成功申报国家级继续教育项目21项。接受并通过四川省专科医师规范化培训基地督导，完成四川省住培结业临床实践技能（放射肿瘤学）考核工作。第三届中法培训班5名学员完成国外段学习归国。医院主办期刊《肿瘤预防与治疗》在《中国学术期刊影响因子年报（自然科学与工程技术2022版本）》排名中影响力指数（CI）提升至432。

柔性引进中国工程院院士、长江学者特聘教授、国家杰出青年基金获得者、国家海外高层次人才引进计划专家等在内的国家级专家27人。组织申报各类荣誉137人次。新增国家肿瘤质控中心淋巴瘤质控专委会主任委员1人，中华医学会妇科肿瘤学分会副主任委员1人，中国药师协会精准药学专业委员会副主任委员1人，中国抗癌协会理事1人。

放射物理专家露西娅教授获意大利共和国荣誉勋章，郎锦义教授获最美科技工作者称号，张德康主任技师获人民好医生特别贡献奖。3名青年医师赴法国、美国、英国进修学习。年度招录新员工92人，其中博士学位员工占比为历史最高。

【科研工作】立项科研项目116项，到院科研经费2000.62万元，较2021年增长24.07%。获科技奖5项，其中首获中华医学科技三等奖1项，省科学技术进步奖二等奖1项、三等奖1项、自然科学奖三等奖1项，成都市医学科技奖二等奖1项。发表中文核心论文162篇，SCI收录文章首次达到193篇，10分以上10篇。高影响因子论文数量创历史新高，首次在JCO（IF50.7）发表论著。制定指南、共识19项。林桐榆教授主编的《恶性淋巴瘤诊断治疗学》（第二版）由人民卫生出版社出版，作为主要完成单位的中国子宫颈癌筛查方法研究成果入选《中国2021年度重要医学进展》。获授权专利162项，转化金额2301万元。全年立项临床研究项目197项，I期（含Ib期）临床试验23项，牵头GCP新药注册临床试验2项，临床研究项目立项经费8021万元。

【学科建设影响力排名】在最新发布的复旦医院排行榜中位列全国肿瘤专科医院第9位，连续四年稳居全国肿瘤专科医院前10，胸外科、妇产科保持西南地区专科声誉榜第2名、第5名。

（院长办公室）

四川省妇幼保健院·四川省妇女儿童医院

【基本情况】2022年底，医院在职职工1304人，其中高级职称228人，中级452人，初级397人。

11月16日，四川省妇幼保健院天府院区获省卫生健康委设置医疗机构批准书；12月23日，该院医疗执业许可证新增天府院区执业地址；12月27日，天府院区投入试运行。

【妇幼公共卫生工作】"两癌"防治工作。全省共计为111.82万名适龄农村妇女提供免费"两癌"筛查，任务完成率111.82%。

妇幼健康促进专项行动。举办各类培训班64期，现场培训5300余人，网络培训180000余人次。累计派出下基层开展质控、业务指导工作等570余人，日累计开展工作900余人。开展细化辖区妇幼保健机构绩效考核工作，推进妇幼保健体系建设。开展便民利民服务，助推"新生儿出生一件事"联办工作，优化联办服务。邀请省内外有关专家召开四川省生儿先天性心脏病筛查、四川省新生儿疾病筛查专家研讨会。做好新冠肺炎疫情防控，守护妇幼生命安全，完善协调机制，织密母婴安全救治网络。

持续实施贫困地区妇幼健康服务项目。为88个脱贫县6—24月龄婴幼儿免费提供营养包。88个脱贫项目县儿童营养包发放率86%，有效服用率95%，咨询指导率95%。

预防母婴传播重点工作。统筹兼顾，坚持三线协同常态化制度。多措并举，在凉山州推进艾防攻坚第二阶段行动。全省孕产妇孕早期艾滋病检测率93%、艾滋病感染孕产妇孕早期用药率97%。

【医疗工作】医院门急诊960722人次，出院29072人次，床位使用率89.7%，住院分娩8087人次，住院手术14387台次，平均住院日5.36天。

医疗保健质量安全管理。临床路径管理率55.94%，危重抢救成功率≥99.71%，非计划重返手术为零，甲级病案率98.77%，新生儿产伤发生率为零，无孕产妇死亡。

改善医疗保健服务。提供线上医疗

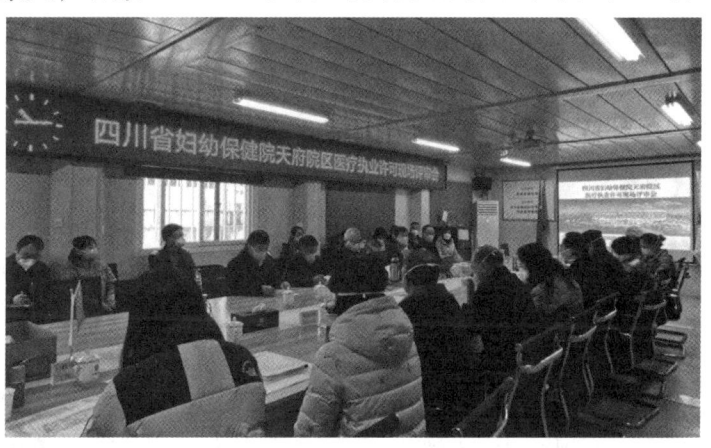

◎2022年12月19日，四川省妇幼保健院天府院区医疗执业许可审批现场（行政办公室◇供稿）

保健服务46708人次，较2021年同比上升161.3%。门诊预约诊疗率91.68%，较2021年同比上升38.16%；分时段预约就诊率100%，预约后平均等待时间缩短为18.85分钟；日间手术占择期手术14.07%。

新技术推广。立项新技术48项，新项目13项，重大新技术3项。动态管理已立项的新技术、新项目。开展儿童心血管介入治疗34例，儿童心脏外科手术43例，胎儿镜胎盘血管交通支激光凝固术5例，射频消融减胎术5例、游离腹壁下动脉穿支皮瓣（DIEP）乳房再造术1例。

学科建设。获批四川省临床重点专科建设项目（儿科、生殖医学科）。获批省级新生儿保健特色专科、孕前保健特色专科，并同时申报国家级特色专科，其中孕前保健专科以省级评估第一名推荐申报。

专科联盟建设。四川省妇幼健康专科联盟成员新加入9家，共计67家，另覆盖社区卫生服务中心4家，专病联盟成员单位20家。协助米易分院成立攀枝花市妇女肿瘤专家工作站，该院2022年医疗收入同比增加4.69%。与联盟成员单位建立儿科名医工作室、好孕优生专家工作室等。

【医学教育】教学工作。承接临床、检验、护理等专业实习生318人，接收进修人员726人次。

规范化培训与继续医学教育。举办国家级继教项目13项，省级继教项目27项。在院规范化培训学员216人，护培、药培学员首次理论考核通过率、结业考核率均为100%，儿科首次结业考核率93.1%。

妇科内镜与微无创诊治技术、产前诊断（筛查）、中华医学会临床药师、专科护士等培训基地建设。2022年，妇科内镜与微无创诊治中心开展第一期手拉手培训班，培训29人；产前诊断（筛查）中心开展培训三期，共培训205人；中华医学会临床药师培训基地招录学员4人；专科护士培训基地开展培训两期，共招录115人。

人才建设。新增儿科专业临床专硕导师1人，现有专硕导师25人，其中11名硕导完成硕士研究生招录工作，在培临床专硕44人。

【科研工作】获纵向科研项目立项37项，立项经费188.5万元，同比增长22.16%。其中省部级课题立项7项，同比增长40%。发表科研论文109篇，其中SCI 21篇，同比基本持平，发表IF44.5分、20.69分、13.8分的高分SCI论文三篇。中文核心期刊26篇，同比增长30%。获国家授权实用新型专利131项，同比增长104.7%。获软件著作权授权3项，同比增长33.3%。编写专著9部。

药物/医疗器械临床试验项目稳步增长，完成临床试验新增专业组网上备案工作，新增乳腺甲状腺及小儿神经两个药物临床试验专业组。签订临床试验项目16项，合同金额累计402.2万元，同比增长183.26%。

【交流合作】依托重庆医科大学附属儿童医院的技术指导协议及学术主任团队聘任协议来院技术指导。协助重庆医科大学附属儿童医院在川内搭建国家儿童健康与疾病临床医学研究中心协同网络创新平台。川渝协同危重孕产妇一体化救治体系建设与推广示范项目获批省科技厅重点项目立项。

【学科建设影响力排名】在国家卫生健康委公布的2020年妇幼保健机构绩效考核结果中，该院等级为A+，在全国参加排名的249家妇幼保健机构中排名第41位，在西部12省市省级妇幼保健机构和三级妇幼保健机构中分别排名第2位、第6位。同时，医院在2020年度妇产医院（含妇幼保健院）省级考核排名第2位，连续3年排名上升。在中国医学科学院发布的2021年度中国医院科技量值（STEM）排名中，妇产科、儿科分别排名第62位、第89位。在2021年复旦西南区域专科声誉排行榜中，妇产科和小儿内科再次获提名。在艾力彼医院管理研究中心发布的2021年度中国医院竞争力排行榜"妇产医院50强""儿童医院50强"中，分别排名第25位、第44位。

（行政办公室）

四川省卫生健康综合行政执法总队

【新冠疫情防控监督指导】在重点单位和场所开展疫情常态化监督指导工作。分组分片在21个市（州）开展疫情常态化督导工作，监督指导各自负责区域内医疗卫生机构、新冠病毒核酸采样检测机构、新冠病毒疫苗接种点单位、人员密集公共场所、机场口岸、学校及托幼（育）机构、第三方消毒服务机构、消毒产品生产企业等重点单位（场所），现场培训带教基层监督机构监督人员，发现问题及时反馈相关市（州）并督促整改落实。

应急情况下疫情防控监督检查与巡回服务。在常态化监督检查基础上，根据疫情发展形势，针对疫情发生地区交通场站、卡口、社区、医疗机构、核酸采样点等点位开展监督检查和巡回服务，发现的问题每天向当地和省卫生健康委疫情防控指挥部反馈，并落实整改。累计派出1800余人次，巡回7000余个重点环节点。8月，按国家卫生健康委指派，派出10名卫生健康监督骨干驰援海南省开展为期1个月的疫情防控工作。

第三方医学检验实验室检查。制定《医学检验实验室重点监督检查工作指引》，开展医学检验实验室监督检查专题培训，指导各地开展工作。各级监督机构采取专项检查、执法+质控、省级重点抽查相结合的方式，多轮检查全省第三方医学检验实验室检查，重点检查新冠病毒核酸检测情况。全省共办理第三方医学检验机构行政处罚案件16件，罚款37.768万元。

【医疗卫生行业综合监管制度落实】

一、依法执业自查

医疗机构依法执业在线自查。2022年，自查系统注册机构总数16469个，二级以上机构注册数1356个，较2021年增加12%，一级医疗机构注册数2020个，较2021年增加79%。开展自查医疗机构

5725个，10家委管医疗机构全部完成依法执业在线自查工作。

采供血机构依法执业自查。四川省是全国唯一开展采供血机构依法自查的省份，全年各级监督机构对采浆机构发起18次自查任务，完成自查63户次；对血站发起6次自查任务，完成自查26户次。34家浆站机构发起自查任务144次，17个血站发起自查任务75次，均已完成。

学校卫生自查。在四川智慧卫监系统中下发春季开学自查任务，参与自查的学校3424家，完成自查3098家，合格2549家，合格率82.3%。根据试点情况，完善学校卫生自查指标修订。扩大秋季学校卫生自查到全省中小学校，截至2022年12月31日，全省共下发自查任务33次，涉及自查单位户次数10505户，完成自查8249户次，合格6654户次，自查合格率80.7%。

探索消毒产品生产企业依法自查。完善《消毒产品生产企业自查表》《消毒产品生产企业自查系统》。在四川智慧卫监平台上线消毒产品生产企业自查管理系统，组织6个市（州）10家消毒产品生产企业开展在线自查试点工作。

启动托幼机构卫生普法与自查。在中小学自查试点基础上，牵头成立专家组，制定托幼（育）机构疫情防控和卫生监督自查指标59项。启动全省托幼（育）机构在线卫生自查工作，注册自查机构11628家，于每月25—28日完成卫生自查。

二、"双随机"抽查

按照省卫生健康委《关于印发2022年随机监督抽查计划的通知》要求，全省抽取"双随机"抽查任务25305个，完成25305个，任务完结率100%，关闭任务1491个，关闭率5.89%。双随机中查处案件1274件，处罚金额92.38万元。联合省市场监督管理局、公安厅、省消防总队等部门，抽查20家医疗机构美容机构、20家涉水产品生产企业和50家宾馆、旅店，并完成信息录入。

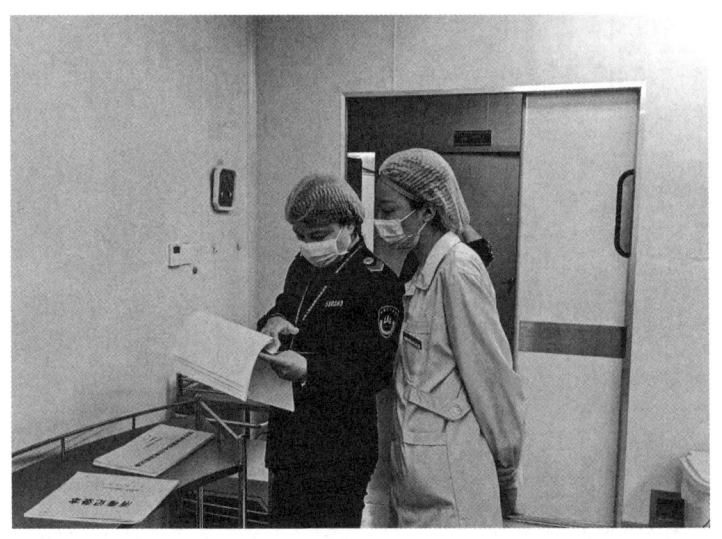

◎2022年10—11月，四川省卫生健康综合行政执法总队联合省市场监管、药监等部门开展医疗美容机构联合双随机抽查工作（综合业务办◇供稿）

三、信息化监管

医疗"三监管"工作。按时完成合法性指标疑似问题线索调查核实和涉嫌违法线索调查处理。截至2022年11月底，开展医疗三监管合法性指标疑似问题线索调查核实11次，在线核查疑似问题线索104条，涉及涉嫌违法医疗机构7家。开展省平台三监管单位责任追究落实情况核查。截至2022年11月，专项督查省平台2022年有责任追究线索的医疗机构落实人员责任追究情况，核查各类责任追究线索142条，核查发现医疗机构已落实责任追究线索141条，涉及医务人员记分65条，共记分325分。结合新颁布的《四川省抗菌药物临床应用分级管理目录（2022版）》，及时更新抗菌药物监管规则，组织专家和执法人员新制定人类辅助生殖技术、神经血管介入技术、外周血管介入技术、心血管介入技术、综合介入技术等5个技术监管规则，充实合法性指标规则库。

在线监管工作。全面推进医疗废物在线监管工作。截至2022年12月31日，全省共有医疗机构76666家，省平台和二级平台总计接入29715家，接入率38.76%；疾病预防控制机构211家，接入132家，接入率62.56%；采供血机构56家，接入52家，接入率92.86%。接入机构数量和平台功能均处于全国领跑地位。全省实现二级以上医疗机构在线监管、所有在线监管医疗机构院内科室两个"全覆盖"。探索建立放射诊疗机构在线监测系统。完成3家医疗机构进行试点，接收监测数据45043条。

完善放射工作人员网络培训考试系统。完善职业卫生分级分类模块和放射工作人员考试模块，共有408家用人单位完成分级分类评价，2118名放射工作人员完成培训，1948人通过考试。

四、"信用+综合监管"试点

组织多次评价指标专题讨论，形成操作性强的评价指标体系和评分模块。根据实际运用情况，完善四川智慧卫监平台上相关模块。与四川大学合作制定相应指标规则，根据规则优化四川智慧卫监平台数据抓取功能。截至2022年11月30日，5个试点市及13个县区共对辖区内390家医疗机构开展信用评价。

五、职业卫生分类分级试点

根据省卫生健康委《关于开展职业卫生分类分级监督执法试点调研指导的通知》要求，全省15个试点地区3784家用人单位纳入职业卫生分类分级监督管理试点，截至试点工作验收时，用人单位完成职业病防治责任自查和风险评估2989家，试点地区共查处职业卫生违法案件115起，罚款135万余元。

【查处违法违规行为】聚焦社会关注、群众关心的重点领域、重点环节，先后组织开展全省医疗乱象专项治理、人类辅助生殖技术专项治理、血液安全专项检查、学校卫生和托幼（育）机构专项督导检查、抗（抑）菌制剂专项治理等多项专项整治工作。全省办理各类案件11151件，罚款3979万余元。指导成都市金牛区监督机构移送干细胞治疗诈骗案，并派出执法人员和协调专家多次参与成都市公安局金牛分局组织的座谈、咨询、现场侦办等，该案涉案2000余万元。联合西南医科大学立项开展"伪造、篡改病历的认定及防范措施探究项目"探索式研究，科学合理认定伪造、篡改病历行为，采取防范措施，提升卫生执法监督工作的针对性和实效性。

【川渝协同合作】举办首届川渝卫生健康综合行政执法技能竞赛省内预赛及决赛。根据《推动成渝地区双城经济圈建设卫生健康一体化发展2022年工作要点》，完成了首届川渝卫生健康综合行政执法技能竞赛省内预赛及决赛工作，并完成川渝卫生健康综合行政执法技能竞赛总决赛题库建设。

协助组建四川省卫生健康监督执法专家库。为贯彻落实《推动成渝地区双城经济圈建设川渝卫生健康监督执法合作协议》，在全省范围内遴选120余名卫生健康监督执法专家，为下一步组建川渝卫生健康监督执法专家库做人员遴选准备。

（综合业务办）

四川省计划生育协会

【基本情况】2022年底，四川省计划生育协会机关在编人员18名，其中正处级领导干部1名、副处级领导干部1名、一级调研员1名、二级调研员2名、三级调研员1名、四级调研员2名、一级主任科员8名、二级主任科员1名、工勤人员1名。

【计生协会改革】与省委编办沟通协调，推动出台省计生协会新的三定方案。推进市县两级计生协会改革，联合省卫生健康委印发《关于加快推进计生协会改革工作的通知》，按月收集各地改革进展情况，督促各地完成各项改革任务。组织各地申报中国计划生育协会第四批地方计生协会改革试点，资阳市计生协会被确定为试点单位之一，指导推进综合改革试点各项工作。遂宁市计生协会通过争取，增加1个编制，1个副科级领导职数；眉山市计生协会纳入群团管理。截至2022年12月底，19个县（市、区）出台改革方案，27个县（市、区）出台新的三定方案。

【计生特殊家庭帮扶】稳步实施计生特殊家庭住院护理补贴保险，建立定期联席会议制度和信息共享等机制，推动项目规范稳健运行。2022年省财政投入保费3500.64万元，参保17.5万余人。截至2022年12月底，赔付19989人，赔付金额3326.04万元，简单赔付率95.01%。投入5269.36万元，完成2023年项目预采。

倡导涵盖意外伤害保障、重大疾病赔付、身故慰藉、母婴安康等多方面服务的计生综合保险，策划推出"天府幸福家"家庭保险组合计划。2022年度，全省计生综合保险保费规模约3000万元，惠及120余万名群众。

按照有场所、有标识、有制度、有计划、有活动、有管理的建设标准，新建中国计划生育协会"暖心家园"项目点5个，省级"暖心家园"示范点8个，项目覆盖人群3000余人，继续支持2020年、2021年中国计划生育协会"暖心家园"项目点建设。四川省5个"暖心家园"项目点获评中国计划生育协会"暖心家园示范点"，8人获评暖心之星。

内江市被确定为中国计划生育协会

2022年计生家庭维权项目点，探索计生协会开展维权工作的方法、路径。培育扶持10家社会组织参与计生特殊家庭帮扶服务。

分别在元旦、春节、中秋、重阳等节日期间组织动员各级计生协会开展走访慰问活动，赴泸定县、石棉县走访慰问地震灾区计生特殊家庭34户，发放慰问金8.7万元。全省慰问4万余户，发放慰问金（品）1500余万元。

【实施家庭健康促进行动】联合农业农村厅、省卫生健康委、省妇联等5部门转发《关于开展2022年度家庭健康主题推进活动的通知》，在全省开展"好家风·健康行"家庭健康主题系列推进宣传活动。指导各地挖掘传统健康家风故事和新时代健康家风故事，开展健康家风传承和建设活动，全年收集家风故事69个，上报中国计划生育协会10个参加优秀案例评选。继续推广"小鸟餐"、养生餐、绿色有机餐、家乡特色餐等家庭健康新食尚，倡导健康节俭的餐饮新风尚。全年征集"健康家·味道"故事案例18例，上报中国计划生育协会8个参加案例评选。联合遂宁市计生协会开展家庭健康促进大型主题宣传活动。指导各地开展家庭健康知识竞赛，引导广大家庭主动获取健康知识、掌握健康技能。向各市（州）编印发放家庭健康知识宣传册两万份和一批家庭健康宣传品。4月，省计生协会被中国计划生育协会表彰为中国老年健康和家庭幸福影响因素跟踪调查表现突出单位。

【助力生育政策及配套措施】指导泸州市成功申报中国计生协会2022年优生优育指导中心建设项目，开展线上直播孕妇课堂8次、家长课堂两次、国庆亲子活动1次。指导大邑县成功申报2022年"向日葵亲子小屋"建设项目，开展亲子活动85次、家长课堂10次、上门指导服务13次，宣传活动25场，依托项目阵地宣传科学育儿和婴幼儿照护服务知识并提供指导服务。

聚力实施生殖健康咨询服务，举办系列主题宣传活动，全省各级计生协会举办咨询服务活动1019场次，覆盖目标人群40余万人。开发设计一批生殖健康宣传品，发放各市（州）计生协会以及基层协会服务阵地。指导凉山州雷波县承办中国计生协会2022年度预防艾滋病宣传项目，覆盖目标人群10余万人。在绵阳市梓潼县实施青春健康沟通之道家长培训项目，在成都工业学院、四川师范大学等6所高校实施"青春健康"项目，开展青春健康知识讲座75场次，同伴教育84次。

【推进公益慈善活动】联合上海远大心胸医院开展先心病救治活动，完成首批7名患儿手术治疗。协调太平洋保险四川分公司捐赠人民币10万元用于计生特殊困难家庭帮扶活动。联合中国人寿四川省分公司开展生育支持政策和婚育新风宣传。联合中信保诚人寿保险公司开展生殖健康知识和青春健康知识宣传。

【舆论宣传引导】建立定期研判制度，组建一支省市（州）宣传员和评论员队伍，组织开展"网络评论从正面发声做起"活动,参与省委网信办举办的网络评论对抗演练，提升网络舆论引导力，守好网络舆论阵地，维护意识形态安全。多渠道、多形式组织党的二十大精神专题宣传和《中共中央 国务院关于优化生育政策促进人口长期均衡发展的决定》《四川省人口与计划生育条例》等政策宣传，开展"5·29"会员活动日、"国际家庭日""世界无烟日"和传统节日专题宣传，开展计生协会改革、家庭健康促进行动、计生特殊家庭住院护理补贴保险等工作宣传。

截至2022年12月底，在国家和省级宣传平台发表及转载信息300余篇，编印《工作通讯》4期，办公室公共区域宣传栏7期。2022年四川婴幼儿照护宣传服务"宝宝知识大闯关赛出健康好风采"线上知识竞答活动项自启动以来，浏览量超过10万，参与超过1万人次。9月，省计生协会获中国计划生育协会2022年"5·29"系列线上宣传活动优秀组织单位称号。

【新冠疫情防控】印发四川省计划生育协会机关《新冠肺炎疫情常态化防控方案》《新冠肺炎疫情防控应急预案》。建立健康监测、信息报送、外出报备和返岗核查机制，每日收集干部职工"三绿"（健康码、行程码、24小时新冠病毒核酸检测结果），按时向省卫生健康委报送信息，干部离蓉报备，返岗新冠病毒核酸检测等。设立单独隔离室、场所码，完善来访人员登记制度，加强人员排查，抓细抓牢疫情防控各项措施。开展疫情防控专题培训和应急演练，进一步提高全体党员干部疫情防控思想认识和工作能力。

（办公室）

四川省第四人民医院

【基本情况】2022年底，医院在职职工567人，其中卫生专业技术人员504人，高级职称117人。

【四川大学华西春熙医院建设】落实合作共建协议，向四川大学汇报交流，聚焦"管理、业务、信息"共建共享，与四川大学华西医院共享官方挂号平台，12个专科华西专家派驻共建，沙河门诊部正式运行，服务患者4000余人次。举办周年庆暨骨科机器人学术会议，持续推进与四川大学各附属医院合作共建提质升级。完成春熙院区建筑安全及抗震性鉴定，实施安全改造与环境整治，建设平安医院、节约型医院。

【医疗工作】医院门诊17.9万人次，急诊1.96万人次，入院1.1万人次，出院1.09万人次，手术2665台次，病床使用率53.2%，平均住院日8.9天。

医疗质量与安全管理。每月开展医疗质量与安全督查，严格实行PDCA管理，保障医疗质量安全。全年无重大医疗差错和安全事故发生。

干部保健。完成医疗保障任务27批次，巡诊41人次，保健3700余人次。

重点学科建设。呼吸与危重症医学科成为国家临床重点专科在建项目，重症医学科成为四川省临床重点专科在建项目。成立药物临床试验管理规范

（GCP）中心，推进细胞治疗技术项目。开展全国首台国产机器人膝关节置换术等临床重大新技术5项。

【对口支援】派驻7名医务人员赴喜德县人民医院开展为期1年的"传帮带"工作，培训医护人员4000余人次，服务患者1.2万余人次。

【医学教育】接收见习、实习、规范化培训和进修人员200余人次。牵头成立四川省优生托育协会骨与关节健康管理分会，举办呼吸睡眠慢病管理高端论坛暨睡眠疾病新进展学习班，率先开展全省慢性病医防融合指导工作。引进各级各类人才50余人，选派300余人次参加专项培训。

【科研教学】申报科研课题10项，发表论文10余篇，获国家专利证书5项。

【新冠疫情防控】落实疫情防控各项措施，应对疫情突发形势，确保疫情防控优化措施实施前的"零感染"。全面落实优化防控措施，坚持"应收尽收、应治尽治"原则，实现全院医护团队、病区空间和抢救设备三个统筹，保障呼吸、重症、急诊、发热门诊等科室有序运行，落实关心关爱医务人员工作要求，构筑"保健康、防重症、降病亡"防线。选派10余批100余名医务人员，支援海南省及省内新冠病毒核酸检测、流调溯源、疫情防控督导等工作。

【乡村振兴】医院领导班子专题研究乡

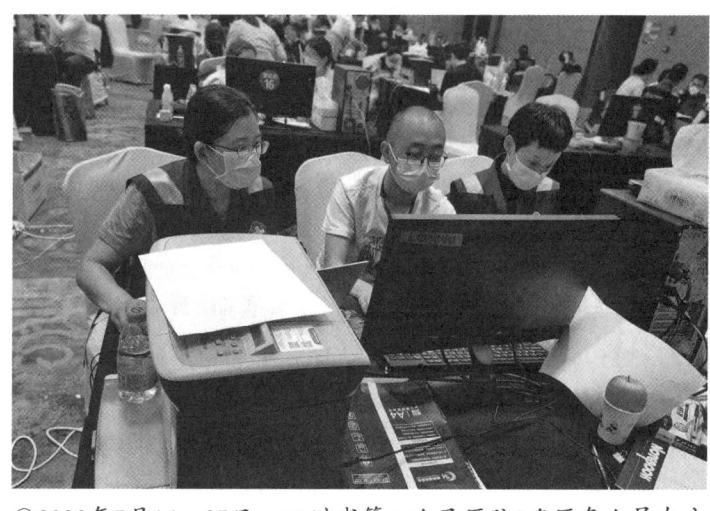

◎2022年5月14—25日，四川省第四人民医院2名医务人员在广安市邻水县参加新冠肺炎疫情处置前线指挥部流调溯源工作（办公室◇供稿）

村振兴工作3次，实地调研指导15人次。选派2名驻村干部赴喜德县且拖乡三甘果村开展定点帮扶，捐赠、"以购代捐"30余万元，满分通过省卫生健康委定点帮扶集中考核。5月30日，被中共四川省委农村工作领导小组评为2021年度省直部门和有关单位定点帮扶工作先进集体称号。

（办公室）

四川省第五人民医院（四川省老年医院、四川省老年医学研究所）

【基本情况】2022年底，医院在职职工384人，其中高级职称66人，中级117人。编制床位278张，开放床254张，同比2021年增加16.51%。

2月14日，省委编办《关于省第五人民医院挂牌名称更名的批复》，同意四川省第五人民医院增挂的四川省老年病医院、四川省老年病研究所更名为"四川省老年医院""四川省老年医学研究所",其他机构编制事项维持不变。

金牛院区项目建设。四川省老年医院（四川省第五人民医院金牛院区）项目,位于成都市金牛区金牛坝西华街道青杠社区1、7、8、9组,占地面积47.51亩,拟建规模约144865平方米,主要建设门诊楼、医技住院综合楼等业务用房,配套建设院内生活用房、污水处理站、地下车库、人防工程等附属设施及智慧医院系统,规划建设床位800张。项目投资1.2943亿元,预计2023年4月开工建设,项目建设工期42个月,分两期建设。2022年7月6日,成立金牛院区项目筹建工作领导小组和金牛院区项目筹建办公室,明确领导小组及各个工作组组成及工作职责,加快筹建工作。工作进展情况：已取得划拨决定书、建设用地规划许可证、地质勘查报告、项目节能报告、不动产权证书、交通开口的批复、环境影响报告书的审查批复；取得同意与地铁6号线青杠站总图C口（现场A口）D-2口（现场未实施）接驳；完成一期工程总承包招标的工程量清单（或项目清单）招标；签订四川省老年医院（四川省第五人民医院金牛院区）项目一期建设工程监理、建设工程勘察、工程设计合同、工程总承包招标的工程量清单（或项目清单）及招标控制价编制服务合同、工程施工图审查服务采购项目合同；签订金牛院区室外场地平整及打围项目合同。

【医疗工作】医院门急诊147442人次,同比2021年上升2.5%,其中内科专家门诊23567人次,耳鼻喉科门诊13948人次,口腔科门诊11766人次,中医内科门诊10290人次,心血管内科门诊10232人次；出院患者5394人次,同比上升3.2%；手术6772台次,同比增加10.44%,其中三级手术2135台,同比2021年增加15.79%,四级手术568台,同比下降40.71%；病床使用率67.2%,较2021年减少6.7%；平均住院日11.2天,比2021年增加0.1天；平均住院年龄79.6岁,最大104岁；处方合格率99.62%,同比2021年上升0.3%；药占比（不包含中草药）31.8%,同比下降1.01%；调配中药处方76043副,同比下降10%；门诊处方抗菌药物使用率4.7%；住院患者抗菌药物使用率42.7%。2月21日,经省卫生健康委批复同意增加诊疗科目"口腔种

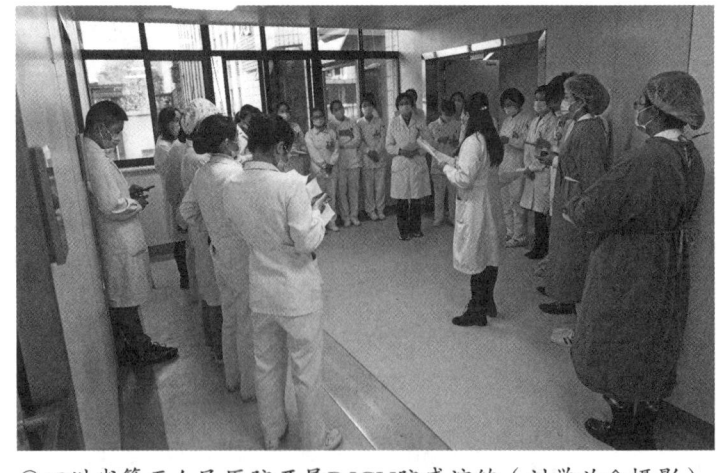

◎四川省第五人民医院开展RICU院感演练（刘学兰◇摄影）

植专业"。11月24日,金牛西苑医务室取得资质,增加开展常见慢性疾病和老年综合征的管理,开展中医中药、康复理疗等诊疗项目。

特色学科。发展老年医学,践行老年医学模式,推行"老年综合评估+多学科联合诊疗",解决老人多病共存、多药共用的健康问题,避免老年人因为急性期疾病治愈后反而引起失能,不能回归家庭的问题。以"首诊+分诊""内外科共管模式"为重点,深化老年友善服务,重点面向高龄共病老人,解决老年人看得见、听得到、吃得下、解得出、管得住、记得住、站得稳、走得远等老年健康问题。开设老年特色门诊:肌少症和衰弱门诊、吞咽障碍与营养门诊等。11月2日,药剂科与临床开展医药联合门诊。骨、关节与疼痛诊疗中心开展老年髋部骨折术前下地及康复、老年褥疮新疗法、人工肩关节置换术、富血小板血浆(PRP)治疗术。心血管内科开展心血管慢性病规范化管理新项目,开展以老年医学为基础的"高血压、心力衰竭、房颤"慢性病管理,共签约服务21人;开展心脏康复、高血压达标中心建设;10月20日,心血管内科成立四川省第三家"心肌淀粉样变诊断中心"。推进心电监护拔牙技术,服务的患者最高年龄105岁。开展中医进病房建设,聚焦肿瘤、糖尿病、重症胰腺炎、治未病专业,促进中西医协同发展。10月17日,RICU病区通过验收,正式投入运行。11月,通过国家PCCM规范化建设项目评审,并获二级优秀单位称号。11月15日,经过线上专家认证,申请通过由中国药学会药学服务专业委员会、中国医师协会呼吸医师分会、中国医学会呼吸病学分会建设的CWPC咳喘药学服务门诊项目。建立急性卒中多学科协作的绿色通道机制。12月1日,与四川大学华西医院重症医学科建立e-ICU,实现华西医院24小时远程实时监测并指导患者救治。12月20日,呼吸与危重症医学科建设完成静脉血栓栓塞症(VTE)智能防治系统。

新技术推广。全年开展11项69例新技术新项目,新增CVP监测、动脉压监测、"口腔种植专业"诊疗科目等,做好新业务、新技术临床应用效果、安全性、有效性及随访等工作。

医联体建设。四川大学华西医院先后派出13名专家到医院担任学科主任和医疗组长,开展教学查房、手术指导、学术讲座等;派出11个专业,16位医生轮流到院坐诊,其中副教授及以上职称者超87%,平均每周华西医生在到医院门诊服务47诊次;2022年耳鼻喉科门诊1.3万余人次,心内科门诊1万余人次,疼痛门诊6千余人次,内分泌、呼吸内科、神经内科1.7万余人次。3月17日,临床重症系统完成建设,实现与华西医院远程协同。4月26日,24名医生正式入驻华西医院互联网医院执业,由四川大学华西医院互联网医院与四川省老年医院(四川省第五人民医院)联合举办的华西互联网医院线上诊疗入驻培训会召开。

羊马院区建设。4月2日,经成都

市青羊区医疗保障事务中心正式批复同意：新增执业地址崇州市羊马镇新城大道799号2号楼和新增羊马老年医学科15张床位的医疗服务项目纳入基本医疗保险报销。增设门诊专科、住院床位、医养结合和延续护理服务，增加放射、检验及超声检查开放时间。2022年门诊3017人次，住院217人次。

【新冠疫情防控】强化组织领导，建立党委书记、院长双组长负责的疫情防控领导小组，部署落实疫情防控工作要求。落实预检分诊、首诊医生负责制、发热患者、住院病区的诊治工作修订（制定）方案、制度、流程，开展自查和巡查工作。加强线上线下防控知识培训及考核，组织开展应急演练、查房，全年开展防控知识培训150次、应急演练4次。制定处置流程，排查疫情防控风险，未发生医务人员交叉感染。组织召开（参加）新冠肺炎疫情防控工作专题会，接受上级行政部门暗访、督导检查，发现问题整改问题。加强人员健康管理，完善新冠病毒核酸检测。推动新冠病毒疫苗接种工作。加强医废管理，医疗废物实行互联网在线监管。做好疫情防控保障工作，完成省委办公厅会议保障310人次，完成省委新冠病毒核酸采样67685人次，完成成都市草堂社区卫生服务中心新冠病毒疫苗接种保障620人次。支持新冠病毒核酸检测支援任务，选派医务人员参与海南省、四川省、成都市、绵阳市、成都市青羊区等新冠病毒核酸检测支援工作8批次、107人次。开展疫情救治工作，12月疫情救治门急诊12162人次，收治入院547人，床位使用率95%—105%。

【医学教育】11月26日，超声科、护理部举办省级继续教育项目两项。10月29日，医院协同承办国家老年疾病临床医学研究中心2022年学术峰会暨第十二届金沙老年医学国际论坛暨2022年中国老年学和老年医学学会智慧医疗与养老照护专家委员会学术会议。8月28日，中医科主任何孝国当选四川省针灸学会推拿专业委员会委员、副主任委员、四川省针灸学会常务理事。

【科研工作】申报四川省干部保健课题5项、中国药学会课题1项，立项课题2项。发表核心期刊论文1篇。

【交流合作】1月29日，与四川省天易信岳康养科技服务有限公司签订《医养结合合作协议》，提供医养结合服务。3月，与成都青羊奥洛瑞浣花香综合门诊部有限公司签订合作协议，聘请我院健康管理中心为奥洛瑞进行标准化管理指导帮扶、构建一套适合奥洛瑞健康管理中心现阶段的管理体系，合作费用10万元，周期1年。7月，与四川省养老服务中心签订救护车所有权代理协议。

（赵凤玥）

西南医科大学附属医院

【基本情况】2022年底，医院在职职工4600人，其中高级职称600余人。

推进省级区域医疗中心——肿瘤中心建设，该项目被省发展改革委列为四川省2023年重点工程。川南公共卫生临床医疗中心完成一期施工招标。

【医疗工作】医院门急诊（不含新冠肺炎发热门诊）244.2万人次，出院13.4万人次，住院手术4.5万人次，四级手术27.37%，微创手术21.37%，CMI值1.12。

推进器官移植资质恢复工作，成立人体器官移植中心，储备器官移植专业人员74人。通过全国肺栓塞和深静脉血栓形成防治能力建设项目评审，获全国血栓防治中心优秀单位。完成新技术、新项目初审66项，开展钇-90微球注射治疗肝癌手术、国产机器人膝关节置换辅助手术、重型再生障碍性贫血单倍体造血干细胞移植手术等新技术。落实医疗核心制度，定期开展医疗质量与安全督查，推动临床决策支持系统（CDSS）在临床使用。推进肿瘤日间化疗模式，建立脑卒中、急性心肌梗死、高危孕产妇和新生儿等重点人群救治绿色通道。发挥互联网医院作用，新冠肺炎疫情期间线上问诊3026人次，线上处方1532张。

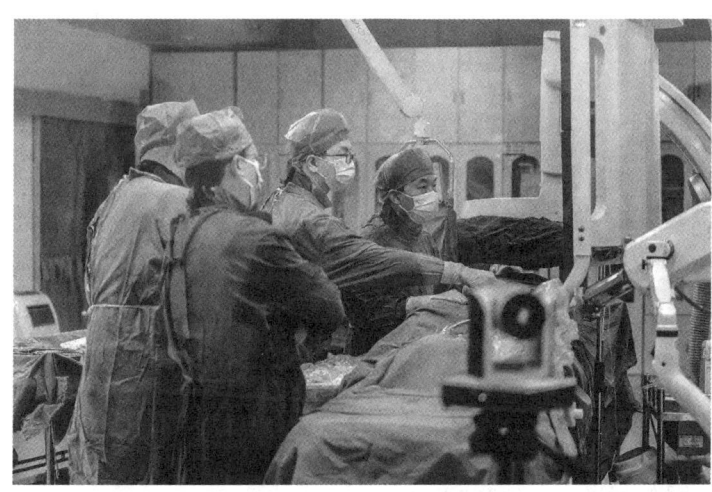

◎2022年6月30日，西南医科大学附属医院成功完成全国首批、西南地区首例钇-90微球注射治疗肝癌手术（梁婷◇摄影）

全面推进预约服务、一站式服务、日间服务、特需服务，预约挂号率95%。持续推进四川省妇科及乳腺疾病治疗中心建设，获批全国第一批卵巢癌规范诊疗质量控制试点单位。儿科、呼吸内科、肿瘤科、麻醉科、心血管外科获批四川省首批临床重点专科，获批省级财政资金1500万元。推进临床中心化，整合相关学科成立儿童医学中心。落实护理三级垂直管理体制，加强低年资护士急危重症患者应急救治能力培养。持续推进优质护理、延伸护理服务，依托医养结合云平台、卒中基层适宜技术基地建设等项目带动基层医疗机构护理服务能力。

新增医联体合作单位9家，现有医联体合作单位共24家。累计派驻专家71人次，开展专家门诊、查房、手术1785人次。双向转诊转入1283人次，转出884人次。新成立消化内科、疼痛科、麻醉科、骨关节4个专科联盟，现有专科联盟单位共150家，远程医疗协作单位19家。通过专科共建、教育培训、远程协作、工作帮扶等多种形式，全年开展远程心电、远程病理、远程影像、远程会诊近3.5万例。派出40余人到10个下级医院开展对口支援"传帮带""组团式"帮扶等支援工作。托管越西县人民医院、普格县人民医院，派驻管理干部在古蔺县、旺苍县、合江县、叙永县等县级人民医院担任院长或业务副院长。医院获四川省2021年度乡村振兴工作先进单位。

【新冠疫情防控】在新型冠状病毒感染由"防"到"治"的转移攻坚阶段，全院医务人员执行"全院一盘棋"，做到医护人员、病房床位、医疗资源"三统筹"，有力、有序、有效保障各级各类患者救治。

选派142人次医护人员先后驰援河南省、吉林省、新疆维吾尔自治区等地医疗救治及新冠病毒核酸检测工作。组建四川省气膜实验室核酸检测应急队，支援海南省、成都市等地，完成145万管核酸样本检测任务。如期完成川南片区应急隔离救治病区建设，主导西南医科大学附属泸州市传染病医院救治工作，完成250例新型冠状病毒阳性病例救治。调配3500人次医务人员支援泸州市开展全员核酸采样，全年累计完成近300万管核酸采样及检测工作。

【医学教育】本科教育。外科手术学、肝胆胰外科学、消化内科学、肾病内科学通过省级一流课程评审。申报四川省教学改革项目3项，其中重点课题1项。学生参加各级各类竞赛获国家级、省级奖励8项。学生发表SCI论文8篇。2022年本科就业率91.5%，考研录取率59%。

研究生教育。临床医学一级学科博士学位授权点超额高质量达标，遴选专业学位博士生导师31人，完成第一届30名博士招生。新增研究生培养教学基地4个，与暨南大学联合培养同等学力博士研究生。研究生获省级及以上竞赛奖2项，发表论文196篇，最高影响因子33.883。2022年研究生就业率98.06%。

毕业后和继续医学教育。获批国家级继教项目19项。2022年住培执业医师首考通过率87.44%，住培首次结业考核通过率93.10%，专培和药培首次结业考核通过率100%，住培招生完成率100%。

人才建设。引进高端人才及各类博士10人，其中D类博士4人，送培博士29人，全职聘用德国籍妇产科专家夏柏纳教授。5人次获评"四川杰出人才""天府峨眉计划"、省市"大美医者"等。医院获批2022年国家级引才引智示范基地。

【科研工作】中标国家级项目13项，资助经费668万元，其中科技部项目1项，国家自然科学基金项目12项（区域重点项目1项、面上项目3项、青年项目8项）。获批纵向课题222项（不含院校级）、横向课题31项，纵向课题资助经费4000余万元。获四川省科技进步奖二等奖1项。发表论文690篇，其中SCI 538篇。获国家授权发明专利31项。

联合申报并获批首批四川省国防科技重点实验室。院士（专家）工作站获批四川省优秀院士（专家）工作站。推动"政产学研用"深度融合，合作共建"同位素及药物国家工程研究中心""生物靶向药国家工程研究中心"。生物样本库通过国家科技部人类遗传资源保藏行政许可。药物临床试验机构新开展临床研究项目51个，总金额2317万元。

【学科建设影响力排名】临床医学ESI

排名稳步提升，最新排名36.59%。2021年复旦榜西南区医院综合实力排名第14名，其中科研排名西南区第5名、省内综合医院第2名；西南区专科声誉榜上榜学科14个，其中核医学科全国排名第15位，连续八年位居西南区第二名。21个学科进入2021年度中国医院科技量值排行榜（STEM）前100名，20个学科进入中国医院五年总科技量值（ASTEM）前100名，其中烧伤外科学排名全国第10名。

（路　霞）

川北医学院附属医院

【基本情况】2022年底，医院在职职工4100余人；分为茂源南路综合院区和文化路妇女儿童中心院区，综合院区编制床位2500张，妇女儿童中心院区规划床位600张。

【医疗工作】医院门急诊220万人次，出院10万人次，出院患者手术4万台次，互联网医院接诊2.5万人次。

介入医学中心复合手术室正式投入使用，实现介入医学、外科学和影像诊断学三大技术的紧密联合。聚焦优势医疗技术和先进医疗设备，持续开展疑难重症诊治，人工智能辅助治疗技术开展外科手术突破百台次，造血干细胞移植技术实现零突破。推进省卫生健康委"互联网+"诊疗服务创新项目——"门特"患者居家一站式复诊服务暨电子处方流转，搭建"门特"患者线上就诊通道。牵头成立专科联盟22个，专病联盟17个，联盟成员单位共计196家，主要包含川东北地区、成都市、重庆市等地各级各类医疗机构。新增武胜县人民医院、四川省南充市卫生学校附属医院为紧密型医疗体合作医院，合作覆盖13个临床科室，累计派出专家30余人，新增学科帮扶医院3家。

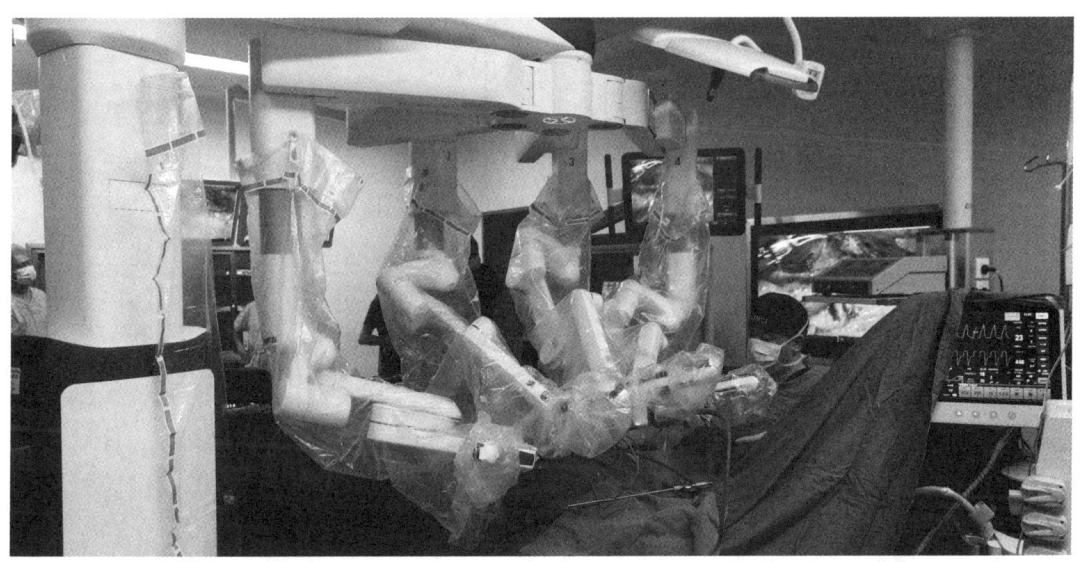

◎川北医学院附属医院引进的第四代达芬奇手术机器人正在手术（孙丹◇供稿）

【新冠疫情防控】承建四川省气膜实验室，组建医疗工作队伍近100人分赴海南省儋州市及成都市、广安市、遂宁市执行核酸检测、流调溯源、诊疗救治等任务。

【医学教育】本学期临床教学共组织线上线下督导33次，定期组织督导专家入科检查实践教学质量。加强住培技能培训力度及住培基地条件建设贯彻落实"两个新标"要求，丰富日常培训内容。建立"以学生为主体、教师为主导、SP为助力"的新型线上实验教学模式，搭建实训及考核共享一体化平台。依托执业医师考试及培训信息平台，实现日常临床技能培训的开放和预约管理，自主预约1858人次。获批国家级继教项目39项，省级51项。引进人才206人，新增送培博士13人，进修人员91人，开展专家项目申报51批次。巩固高端人才基层行活动成效，获2022年第三届中国医院绩效大会"可持续发展—杰出实践"案例。

【科研工作】立项国家自然科学基金4项；2023年第一批省级科技计划项目4项；横向课题13项，横向课题总经费203.332万元。获四川省科技进步奖三等奖1项；获国家授权专利57项，其中发明专利7项。发表论文986篇，其中中文核心期刊和中国科技核心期刊386余篇，SCI 163余篇（JCR 1区论文20余篇）。科研大数据平台与3个专病数据库建设完成，在建5个专病数据库，总投入800万元。

【学科影响力排名】5个学科获中国医院及专科声誉排行榜西南地区专科声誉榜提名，4个学科进入中国医院科技量值排行榜全国前100强。

【对口支援】与中国人民武装警察部队南充支队签订对口支援协议，解决武警官兵看病就医问题。开展帮扶村周期性入户问诊活动，集中治疗困难村民。选派72名医疗管理骨干负责甘孜县人民医院等23个医疗机构的对口支援"传帮带"工作。完成"组团式"帮扶工作，初步建立起甘孜州康北地区新生儿救治中心。

（孙 丹）

川北医学院第二附属医院

【基本情况】2022年底，医院有在职职工172人，其中高级职称9人，中级36人，初级91人。

基础设施建设。改造后的外科综合楼于投入使用，增加病床90张、手术室6间。

【医疗工作】医院门诊22492人次，住院1477人次，手术644台，内镜诊疗246人次，体检1861人次。

通过加强医联体建设，建立专科联盟，保持与川北医学院附属医院、基层医院联系和协作，实现资源共享、同质化发展，落实双向转诊；通过实施"服务百姓健康行动"，到乡村、社区开展义诊及医疗帮扶活动，扩大医院社会影响力；通过走进周边企事业单位，开展健康宣教，拓展健康体检业务；通过培训医务人员医疗核心制度、依法执业、医师定期考核，加强医疗质量控制与医疗技术管理的力度，提升患者治愈率、满意度。上半年医院细化业务科室，遴选优势学科重点培育，并研究制定新的绩效分配方案，激励干部职工干事创业热情。与川北医学院附属医院开展合作帮扶，推进学科建设，增强服务能力，增加业务量。10月，医院由川北医学院附属医院全面托管。

【新冠疫情防控】完成春秋季师生返校复学、2022级新生入学、实习生下点返校等重要时间节点防疫工作，做好学校春、秋季双选会、招聘会系活动以及英语四六级考试、研究生入学考试期间疫情防控工作。处置28例阳性病例（截止2022年12月10日对外采样检测11例，校内17例），处置师生较大范围涉疫突发事件25起。改造和流程再造发热门诊，规范开展实验室核酸检测，新冠病毒核酸检测72万人次。完成校内师生新冠病毒核酸检测超过55万人次。处置发热学生500人次、涉疫人员2000余人、重点地区返南充市师生3000余人，送医送药500余人次。安排骨干人员分别负责新老校区防疫工作，提供24小时咨询和处置。

（张　波）

成都医学院第一附属医院

【基本情况】2022年底，医院在职职工1625人，其中高级职称261人，中级344人；开放床位1520张。

新院区建设。完成用地协议签订、划拨用地款的支付工作、新院区概念性设计方案征集工作，取得国有建设用地划拨决定书、规划条件通知书。省卫生健康委批复同意医院编制床位增至2500张。

【医疗工作】医院门急诊75.98万人次，出院5.4万人次，手术13081台次，床位使用率90.6%，平均住院日8.3天。

优势学科建设。通过制定重点专科建设项目实施方案、拟定项目考核办法及考核指标等方式，推进省级临床重点专科建设及临床专科能力建设工作，肿瘤科、妇产科、麻醉科获批四川省临床重点专科建设项目。

合理用药管理。修订完善药事管理制度，进一步强化麻精药品、毒性药品等管理，推进药学服务制度化、规范化和科学化。调整抗菌药物分级管理目录，将抗菌药物指标纳入科室绩效考核，每月开展抗菌药物处方、医嘱开展专项点评，推进临床科室药事指标网格化管理，进一步降低抗菌药物使用强度。2022年，药占比为22.68%，下降0.34个百分比；抗菌药物使用强度为34.29DDDS，下降2.2DDDS。

单病种和临床路径管理。进一步改进单病种管理信息系统，红色预警超标项目，重点监控平均住院日、次均费用等超标项目，及时将分析结果反馈科室，督促完成整改。加强全员培训，提高全院医务人员对单病种及临床路径管理的重视程度，进一步拓展临床路径入径范围和单病种质量控制范围，纳入临床路径管理的病种提高到671个。2022年，临床路径平均入径率85.28%、全省排名第一，完成率98.44%；共计上报单病种4702条，较2021年同期提高34.6%。

创新医疗服务模式。推行日间手术，修订完善《日间手术管理制度及流程》，筛选并申报涉及14个科室的47项手术。拓展药学服务范围，鼓励临床药师参与临床药物治疗，为住院患者提供用药医嘱审核、参与治疗方案制订、用药监护、用药咨询及用药教育等服务。

技术建设。全麻深低温停循环主动脉弓替换+支架象鼻手术、脊髓电刺激治疗糖尿病足达到省内领先、区域内一流水平。启用一体化CT医用直线加速器开展三维调强放疗、容积动态调强放疗、图像引导放射治疗三项新技术，覆盖所有恶性肿瘤和部分良性疾病，肿瘤治疗技术服务能力及区域影响力提升。

医疗技术管理。建立医务人员医疗技术临床应用电子档案，多维度评价医师个人医疗技术服务能力，为进一步做好人员医疗技术动态授权管理夯实基础。建立医疗技术临床应用管理体系，制定《限制类医疗技术开展管理规范》，统计和分析肿瘤消融治疗技术、肿瘤深部热疗和全身热疗技术的每一例病例临床应用获得性指标，随访出院后的每一例患者，确保每一例患者手术质量安全。

医联体建设。正式挂牌"成都医学院（第一附属医院、临床医学院）·中江医院"，与什邡市人民医院、成都市青白江区中医医院等签订跨区域专科联盟协议，同时与5家基层医院签订房颤规范化管理项目合作协议，推动优质医疗资源向基层延伸。

对口支援。派出51名医务人员对口支援马尔康市人民医院、松潘县人民医院等，精准传帮带，帮助受援医院提高医疗技术水平和服务能力。

【医学教育】教育教学内涵建设。临床医学首次进入ESI前1%学科，临床医学科学硕士点完成首届招生，儿科学获批学士学位授权点，放射肿瘤科住培基地获批国家级住培专业基地。获2021年度省级教学成果一等奖1项，立项四川省教育厅高等学校省级课程思政示范团队1个，获批省级课程思政示范课程两项。

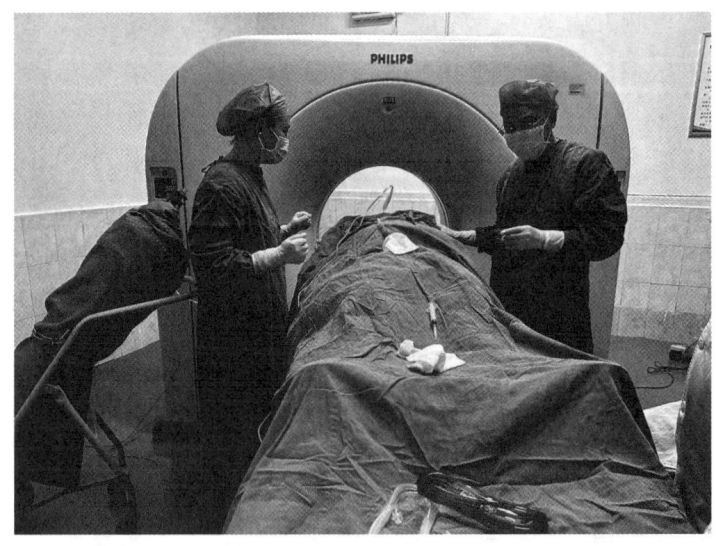

◎2022年12月，成都医学院第一附属医院呼吸与危重症医学科成功开展首例CT引导下经皮微创肺结节射频消融术（院长办公室◇供稿）

人才建设。新增临床专硕研究生导师85人，临床科硕研究生导师40人；完成390名住院医师规范化培训师资考核评定及29名住培临床带教教师、28名住培导师认定工作；组织266人参加国家及省级住培师资专项培训班。

教育教学质量提高。医院住院医师首次参加住院医师规范化培训结业考核通过率95.29%；住院医师首次参加医师资格考试通过率84.14%；住培年度业务水平测试成绩位居全国第15名，全省综合医院第1名。获"互联网+""挑战杯"等国家级、省部级大学生创新创业比赛奖项10项。

【科研工作】立项科研项目78项（其中自然科学基金4项）、承接GCP项目26项，总经费1185万元。

规范临床试验管理。调整GCP中心归口管理部门，优化工作模式，建立健全岗位协同、信息发布、立项审查、项目进程管理、经费收支管理等工作机制。

科研平台建设。完成老年呼吸病、衰老与血管稳态、消化系肿瘤与微环境3个省高校重点实验室验收评估。

【乡村振兴】制定印发《2022年定点帮扶工作要点》《2022年度定点帮扶计划》，党政领导班子召开专题会议研究定点帮扶工作4次，赴帮扶点实地调研指导5人次，全年投入帮扶资金6万元，购买脱贫地区农副产品11.13万元。

（院长办公室）

西南医科大学附属口腔医院

【基本情况】2022年底，医院在职职工365人，其中高级职称28人，中级56人。

12月28日，云峰路新院投入运营；12月，城东门诊部竣工验收。

【医疗工作】医院门急诊16.21万人次，开设云峰路院本部、大山坪院区便民核酸采集点，全年核酸采集累计服务24万余人次。医疗新项目、新技术立项6项。

【医学教育】学科专业建设。口腔医学专业获批国家一流本科专业建设点。《口腔颌面外科学》《口腔解剖生理学》获评省级一流本科课程。郭玲教授《口腔修复学课程思政示范教学团队》获四川省第三批高校省级课程思政示范教学团队。平台建设进一步加强，聘任川大田卫东

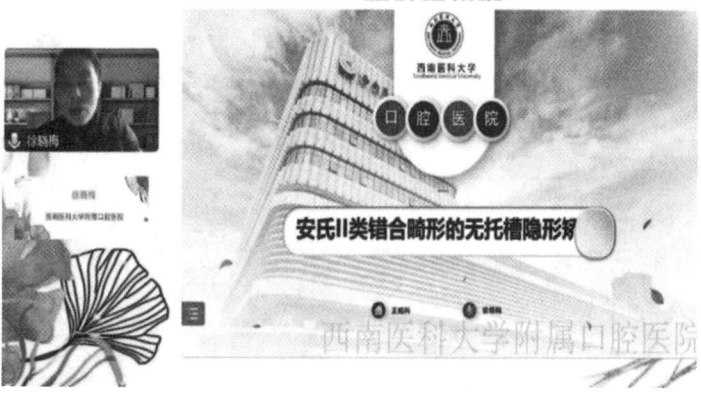

◎2022年11月28—30日，以"Ⅱ类错合畸形的正畸治疗"为主题的西南医科大学口腔正畸继教班在线举行（宣传办◇供稿）

教授为口腔医学研究所学术所长，获批泸州市专家工作站。

教育教学。承办2022年四川省大学生口腔医学技能大赛分赛。在2022年全国口腔院（系）本科生临床操作技能展示中，学生分获数字化新技术"潜力学生"称号和口腔临床基本技能"潜力学生"称号。选派学生参加中华口腔医学会大学生口腔科普比赛，获特等奖、一等奖、二等奖各1项，三等奖3项，实现特等奖零的突破，为历史最好成绩；选派志愿团队参加第六届中国青年志愿服务项目大赛，获省级金奖，为历史最好成绩。指导学生申报2022年大学生创新创业训练计划项目，获立项国家级9项、省级22项。进一步做好口腔医学案例库建设，经中华口腔医学会教育专委会审核，共有12项最终进入案例库。在国家口腔执业医师资格考试中，2021届口腔医学专业本科毕业生总通过率90.11%，超全国平均率18个百分点。

继续教育。申报2022年国家级、省级继教项目，办好系列继教培训班。2022年共获批国家级继教项目4项，省级继教项目4项。

人才建设。全年送培国内攻读博士研究生7人，引进博士4人。

【科研工作】立项各级各类科研项目88项，其中省部级项目7项、厅局30项。发表论文66篇，其中SCI 33篇，北大中文核心期刊（含卓越期刊）33篇。获实用新型专利7项。

（宣传办）

四川护理职业学院附属医院（四川省第三人民医院）

【基本情况】2022年底，医院在职职工958人，其中高级职称150人。编制床位1480张，开放床位732张。

【医疗工作】医院门急诊347142人次，出院16545人次，手术3821人次。

特色专科。打造肾脏疾病诊疗一体化中心，投入992.25万元，购买设备61台，完成16个单间隔离治疗透析室、32间应急隔离救治住院病房改造工作，成为成都市龙泉驿区规模最大的血液透析中心。血液透析收入全年1557.54万元，同比增长112.34%；血透患者全年共计34612人次，同比增长7.76%，承接四川大学华西医院、阿坝州及成都市龙泉驿区红码血透患者110人，完成省市区交办

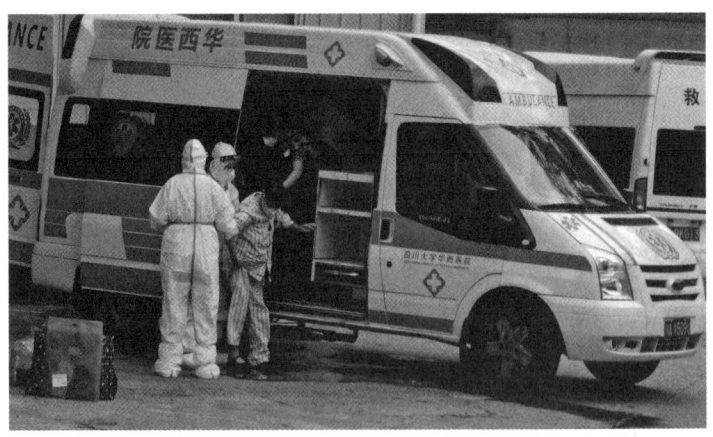

◎四川护理职业学院附属医院（四川省第三人民医院）接收四川大学华西医院血液透析患者（院长办公室◇供稿）

的血液透析重点人群的血液透析支撑任务，实现"零感染、零死亡"目标。构建多学科诊疗模式，建立区域协同治疗机制，全年收治脑梗死369人，同比增长51.85%；同期静脉溶栓146人，同比增加136%，开展急性脑卒中静脉溶栓60例，DNT控制在40分钟内。获GCP临床药物试验中心认证，整合院内外多方资源，创造条件建设药物临床试验机构，获批肿瘤专业药物临床试验资质。

【医学教育】完成新冠肺炎疫情抗疫知识课程录制、四川省"十四五"规划教材编写、教学能力大赛等，成功申报四川省"十四五"首批职业教育精品在线课程开放课程，获省级教学成果奖。开展师资提升系列培训遴选出骨干师资130人。成功申报继续医学教育项目11项，完成四川省民族地区中心卫生院骨干人员进修项目及三州乡村医生师资培训项目。建立"护航计划"能力提升体系。以更新课周周见、专家面对面、疑难病例分享会为载体，在科内分享、院内展示、院际指导三个层级有侧重的进行赋能增效。全年共计31个科室分享课程417个、学术报告会14次、专家讲座6次、病例讨论6次。新进硕士研究生16人，博士研究生1人，成熟人才17人，公共卫生特别服务岗15人；定向招聘2人。

【新冠疫情防控】成立院内核酸专班，提升核酸检测效能，累计完成核酸检测超160.56万人次。2022年发热门诊就诊9422人次。外派500余名医务人员支援气模方舱、公卫中心、疫情防控专班、成都市龙泉驿区核酸检测基地等，完成新冠病毒核酸采集、急诊转运、流调等疫情防控工作。先后抽调6818人次完成大规模新冠病毒核酸采样工作，采样约386万人次。全院设置综合ICU床位15张、专科综合ICU床位10张、可转换ICU床位30张，占比4.2%。

【科研工作】申报课题9项，其中省级5项、市级2项、院级2项。

【乡村振兴】先后赴壤塘县、小金县开展健康义诊、爱心帮扶、体检解读等活动，服务群众1000余人。坚持"扶产、扶智"帮扶模式，全年累计投入帮扶资金30余万元。帮助打造壤古村特色产业促进集体经济年创收约60余万元，开展"送教下村""送教下寨"教育帮扶，推动定点帮扶乡村全面振兴。选派3人参加"组团式"帮扶，协助壤塘县人民医院开展大骨节病集中诊治，置换膝关节手术35例，申请并开展新技术新业务6项。

（院长办公室）

四川省卫生健康发展研究中心

【基本情况】2022年底，中心在职职工54人（含编制、聘用、公共卫生特别服务岗），其中高级职称5人，中级12人，初级19人。

【政策研究与决策咨询】政策研究。协助省卫生健康委体改处开展县域集成创新改革研究工作，收集总结改革前基础数据和试点建设年度推进情况，为改革决策和实践提供智力支撑。医疗卫生人才"组团式"帮扶调研项目，参与11个组调研督导，调研国家、省乡村振兴重点帮扶县人民医院并形成调研报告。

决策咨询。组织完成《四川省"十四五"护理事业发展规划》《四川省"十四五"卫生健康人才发展规划》等12项政策专家论证和风险评估，评估数量较2021年增长33.3%。为省卫生健康委机关多个处室提供情报和咨询服务，包括临床重点专科与医学重点学科的不同点分析研究报告、关于系统医学研究与实践的科技文献信息咨询服务报告等。

【评估考核与智库平台建设】评估考核。首次开展县级公立医院和精神专科医院的服务能力评价工作，完成全省二级以上公立医院和精神专科医院上报数据审核、修改清单反馈等工作。首次开展全省医改绩效考核工作，配合完成评价指标体系制订、考核资料的整理和打分工作。开展医养结合示范机构评估工作。完成《四川省医养服务人员省级培训基地遴选标准》编制，修订完善"医办养""养办医""基层医疗卫生机构"三类机构评估指标。

智库平台建设。由该中心牵头，联合省疾控中心、四川大学华西公共卫生学院、成都中医药大学公共卫生学院、四川省卫生健康信息中心共同申报成立"四川省疫情防控与公共卫生研究智库"，已通过专家评审。完成全省公共卫生政策建言献策平台的建设、信息收集、筛选和报送处置，共形成信息报告21期。

【推进全省公立医院高质量发展】公立医院绩效考核。考核工作覆盖全省二级以上中西医公立医院，考核指标体系、流程和平台更加完善。全省公立医院（西医）绩效考核成绩实现从全国第9名到第3名的飞跃。与四川大学华西医院医院管理研究所共同组织四川省三级公立医院绩效考核培训班（第二期），省内外100余家医疗机构参加培训。

公立医院高质量发展评价考核。对接省卫生健康委医政处和体改处，完成评价指标体系研究和工作方案起草工作，以及公立医院绩效考核平台新增模块筹备工作。

【临床专科与双中心建设】临床重点专科建设。组织开展国家临床重点专科项目中期评估，组织2022年度国家临床重点专科和省级临床重点专科项目申报。编制《四川省"十四五"临床重点专科建设项目实施方案》，组织制订28个省级临床重点专科遴选指标体系，并完成管理平台搭建。

省医学中心和区域医疗中心设置。编制《四川省"十四五"医学中心和区域医疗中心设置规划实施方案》，协助双中心委市（州）共建协议制定、工作领导小组及专家委员会设置等工作，制定5个专业类别省区域医疗中心设置标准。

【"一老一小"服务体系建设】老年服务研究。与四川大学华西医院国家老年疾病临床医学研究中心联合申报《医养结合机构服务质量评价标准》。参与国家重点研发计划"医养结合服务标准与质量评价体系研究"和国家医养结合示范基地建设相关工作，为全国医养结合服务标准体系和模式建立提供示范依据。

普惠托育服务专项行动项目。收集全省21个市（州）192家托育机构资料，完成全省20个市（州）75家入选省级普惠托育服务专项行动机构备案。承办四川省首届婴幼儿托育服务技能竞赛，完成3岁以下婴幼儿照护服务体系研究报告。

【规划和高质量发展项目】规划编制项目。牵头起草《成渝地区双城经济圈建设一体化高质量发展规划》《四川省"十四五"临床专科能力建设规划》《四川省"十四五"医学中心和区域医疗中心设置规划》，参与起草《四川省"十四五"医疗卫生服务体系规划》。《雅安市"十四五"卫生健康发展规划》等5项区域发展规划经当地政府印发实施。

医院高质量发展和卫生技术评估项目。新承接10个高质量发展和卫生技术评估项目，与上海卫生和健康发展研究中心合作开展"肠外营养液临床综合评价"项目，收集数家医疗机构药物使用和效果情况数据，深度参与全程研究工作。

【科研工作】全年立项科研课题7项，均为省部级项目，尚在开展课题10项，其中省部级课题8项。其中"四川省县域医药卫生集成创新改革试点建设及成效研究"和"四川省老年医学临床重点专科建设研究"，弥补相关领域研究空白。

【期刊出版与情报服务】编辑出版期刊。编辑出版《中国计划生育和妇产科》12期，共计刊发324篇文章；基金论文占比41%，其中国家自然科学基金文章20篇，基金论文比和稿件录用率连续5年稳居医药卫生期刊质量综合评估量化指标第一档次。完成《四川卫生健康年鉴2022》编辑工作。编辑出版《四川艾滋病防治信息》6期。

成果查新。全年共计完成国内、国内外医药卫生科技查新及其它专题咨询项目共计630项，其中立项查新517项，成果查新113项。完成国内外科技论文查收查引检索证明205项。完成2100余篇英文论文、2121篇中文论文的查收查引，20余项学术不端论文查重。

【新冠疫情防控】牵头成立省外疫情防控措施专班，收集分析省内外疫情防控优秀做法经验，完成192期日报、38期周报和11期专报撰写报送工作。抽调干部职工参与省卫生健康委应对新型冠状病毒感染疫情领导小组医疗救治组、重点保障组、综合工作组等工作。

（办公室）

四川省卫生健康委员会机关服务中心

【基本情况】2022年底，中心在职职工62人，其中编制8人，聘用54人。

【新冠疫情防控】健康排查"五一""国庆""中秋"等节日返岗干部职工6轮，

3000余人次;协调、组织省卫生健康委机关新冠病毒核酸检测13.5万人次;收集汇总省卫生健康委机关、疫情防控各专班和省卫生健康委直属单位人员新冠病毒核酸检测情况8万余人次;督促省卫生健康委直属单位新冠病毒疫苗加强针接种2233人次;承办疫情防控视频会议435场,参会12602人;印发疫情防控文件资料553920份;在省卫生健康委机关公区楼道、办公室、电梯、会议场所、卫生间消毒3650次、消毒面积292万平方米。抽派驾驶员2人,随四川支援吉林省、上海市医疗队、核酸检测队出征。

【重点项目工作】2021年三个重点项目。省卫生健康委机关905会见室、4楼多功能活动室、4楼会议室、3楼党组会议室等办公用房室内装饰及水电安装改造项目,机关食堂维修改造和二楼食堂结构加固项目,厨房消防设备和烟道及灶台等设备改造项目竣工并验收,项目金额共计308.84万余元。

2022年重点项目。成立省卫生健康委机关室外停车场地面维修改造、消防管道及末端设备更新、办公用房室内装饰及水电改造安装三个项目推进工作专班,完成三个项目财政评审工作,省财政下达预算资金共计343万余元,并完成资金备案。

省卫生健康委档案室建设。完成装修改造省卫生健康委档案室,改造费用9.27万余元,监控设备增设费用3.36万余元。

【固定资产管理】完成省卫生健康委机关办公设备和办公家具采购、验收、入库、报账、资产管理信息系统录入、资产标签打印张贴等工作。全年省卫生健康委机关新增固定资产645项,资产原值544586元,做到一物一卡,严格手续。完成2023年度省卫生健康委机关办公设备和办公家具的申报审核和汇总工作。完成信创工程清点、回收工作。购买第三方固定资产管理服务,协助开展固定资产折旧摊销、新增、处置、月报、年报的报送工作。完成省卫生健康委机关办公用房调整,及时在四川省省级机关办公用房管理信息系统填报在建工程实施进度及资金进展情况。

【公车管理】规范公务出行,实行公务用车使用登记制度和"三定"制度(定点停放、定点维修、定点加油)。全年省卫生健康委机关公务用车总里程40万千米,总油费44万余元,公务车辆单

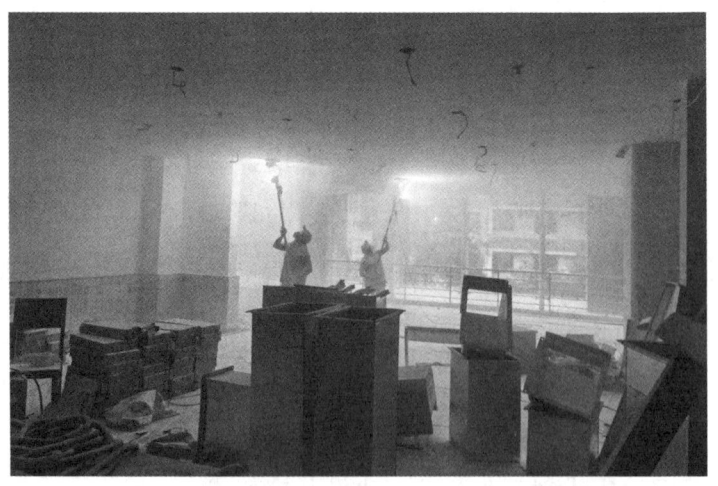

◎2022年,四川省卫生健康委员会机关食堂装修现场(章磊◇供稿)

台年均节油率在4%以上，ETC过路费10.4万余元，车辆维修费25万余元。落实公务用车"六个不得"要求，公务用车通过平台派遣使用、维修保养，全部安装车载终端，全部喷涂标识，平台派遣公务车辆出勤率100%。

【物业管理】完成来访接待工作820次，处理上访接待162次。保障普通会议1311次，接待参会26896人；保障重要会议475次，接待参会人员11286人。完成省卫生健康委机关大楼日常安全巡查4365次。清洁无死角，主楼大厅、附楼大厅、楼层走廊过道、梯步、消防通道扶手、地面、园区外围清洁828次，清扫电梯轿厢卫生621次。消毒零盲区，全年电梯按钮消毒1200多次，垃圾桶内胆消毒1200次，卫生间消毒480次，门把手消毒480次。维护无间隙，公共区域的花草树木，修剪、浇水132次，更换楼层大垃圾桶垃圾袋4200次，小垃圾桶垃圾袋1300次。

【食堂保障】制定《四川省卫生健康委机关服务中心食堂管理制度》等多项制度并上墙。在食堂装修期间，为省卫生健康委机关干部职工提供午餐盒饭，未发生误餐事件。加强食堂保障能力建设，食堂增设自动餐盘机、自动筷子机、自动洗碗机等自动化设备，实现功能布局规范化、操作流程标准化、设施设备智能化、人员管理制度化、卫生防疫全面化、膳食健康多元化，初具智慧食堂、绿色食堂、健康食堂雏形。

【住房补贴】完成2022年新进职工2人住房补贴资格申报工作；完成2022年度省卫生健康委机关153名无房结转人员住房补贴计算和申报工作，涉及金额共计295.56万元。同时做好省卫生健康委直属单位住房补贴政策咨询、转报工作。

【节能减排】开展省卫生健康委机关和直属单位节约型公共机构创建。四川省卫生健康综合行政执法总队通过省级节约型机关创建达标验收，省妇幼保健院成功创建生活垃圾分类示范点建设，通过国家组检查验收。省疾控中心初步完成2022—2023年省级公共机构节约型示范单位创建。依据节水型单位建设标准，组织开展节水型单位申报、复核，先后完成省卫生健康委机关本级和省疾控中心、省妇幼保健院、省五医院等13个公共机构节水型单位建设任务。

遵循"立足现有、积极稳妥、有序推进"思路，先后更新4台燃煤（气）锅炉，数据中心节能改造两个，节能量400余吨标煤，绿色化改造既有建筑围护结构外窗贴膜10365余平方米，空调系统节能改造2500平方米，新建热泵项目供热制冷面积12000余平方米，新建建筑屋顶面积5800余平方米，报废老旧公务车8辆，配套建设充电桩61套，其中快充9套、慢充52套，节水器具更新率在95%以上，省卫生健康委机关和直属单位建成节水型单位占比51%。全年机关全年用电消耗794468千瓦时、汽油消耗42309.92升、用水消耗8341立方米、燃气消耗4930立方，电、水、油、气消耗持续下降，节能降耗态势良好。

【安全生产】建立健全安全生产长效机制，常态化抓细抓实安全生产，全年未发生重特大安全生产事故。协同省卫生健康委办公室开展岁末年初安全生产交叉检查考核、安全生产"回头看"、安全生产大检查、安全生产专项整治、危险化学品集中治理等专项行动，检查664家医疗卫生机构，共查处450余条安全隐患；全省卫生健康系统开展专题研讨、集中宣讲、培训辅导等1574场；开展网络课堂培训共1066场，参与37023人次；开展安全生产"公开课""大家谈""班组会"等学习活动1552场，参与45002人次。印发各类安全生产文件137份。

开展"安全生产月"活动，组织全体干部职工参与省安办开展的应急和安全知识网络竞赛活动。组织省卫生健康委机关各处室及安全监管员90余人参加应急演练培训和消防反恐演练。

加强办公区域安全隐患排查治理，督促第三方公司加强维保工作，重点督促消防、电梯、视频监控维保单位定期对相应设施设备维护保养。印发《关于做好委机关极端高温干旱天气期间安全生产工作的通知》，落实安全管理责任，强化安全隐患排查整治，加强应急值班值守。

成立防汛工作领导小组，制定省卫生健康委机关办公区汛期安全应急实施方案，落实24小时应急值守制度，与社区建立汛期应急处置联动机制，确保平安度汛。

【文印服务】文印室文件排版462235页，资料印刷2292472页，资料装订2137104页。

【预算管理】在6月、9月、12月的预算执行率分别为43.58%、71.17%、96.19%，均全面完成目标任务。

【院落管理】配合属地社区做好科联街7号院和上汪家拐街34号院（原省卫生厅职工宿舍）老旧院落改造，逐步推进院落自治管理。

（办公室）

四川省卫生健康委员会人才服务中心

【基本情况】2022年底，中心在职职工20人，其中编制6人，聘用14人。

【人才培养】举办新任职干部专题培训班、全省人口监测与家庭发展工作培训班、中心乡镇卫生院院长培训班，培训各级领导干部和管理人才共430人。与四川大学合作举办全省管理干部高级研修班，参训77人。

【人才评价】因新冠疫情，四川省分两次组织实施卫考、护考、人才评价考试考务工作。及时发布考务动态、组织实施2021年度全国医用设备使用人员业务能力考评工作。推进卫生职称改革，组织高级职称评审，探索职称评审"线上答辩"新模式，组织3546名申报人员在线答辩，130名专家对其评审。

【人才交流】落实成渝地区双城经济圈就业创业联盟医卫健康分盟秘书长单位职责，开展第二届"眉州名医"专题培训、四川省现代医院管理与竞争力提升系列活动（泸州、绵阳、自贡站）等培训。举办2022年西部医药卫生人才网络招聘会、"千方百计拓岗位 攻坚克难促就业""百万英才兴重庆"系列活动。

【推进专家服务】组织36名专家赴宜宾市筠连县开展"四川省医疗卫生专家宜宾行活动";联合省专家服务中心、阿坝州卫生健康委组织40名医疗卫生专家实施"2022年人力资源和社会保障部特培专家服务团走进四川阿坝活动"。

（但　宇）

四川省卫生健康委员会项目管理中心

【基本情况】2022年底，中心在职职工20人，其中编制12人，聘用8人。

【中央投资项目监管】发挥线上监管优势，督促各地定期更新填报全国医疗卫生机构建设管理系统，动态监管中央预算内资金医疗卫生项目执行进度、资金执行情况，分析项目执行滞后原因、存在问题，加强跟踪调度，要求限期整改。

【省级投资项目监管】优化升级全省医疗卫生建设项目管理系统，增加问题项目预警功能，预留自筹资金项目模块、地方投资项目模块，每月分片区实时监管365个省级投资项目进展。开展全省疾病防控救治能力提升三年行动方案实施情况评估，全面完成九寨沟地震、长宁地震和金沙江白格堰塞湖灾后恢复重建任务，开展2020年"8·11"洪涝灾害和2021年"9·16"泸县6.0级地震灾后恢复重建项目监管，实行月调度季通报制度。

【参与省级重点项目建设】参与省妇幼保健院天府院区等4个项目督导调研，开展省人民医院老年医学中心二期等9个建设项目工艺流线审查，完成省精神医学中心工程竣工财务决算审核，为省公卫综合临床中心传染病区等3个项目提供专家咨询。选派1人全面参与省儿童医院专班工作。

【项目资金监管质效提升】坚持运用信息系统开展"线上"动态监管与深入项目现场开展"线下"实地监管相结合，落实项目推进"红黑榜"机制，每季度通报全省医疗卫生建设项目执行情况，对进度滞后项目下发督办通知，加强督导调研和摸底排查。组织业务骨干参加国家区域医疗中心建设项目汇报会，举办全省项目管理视频培训班，提升基层项目管理水平。配合开展项目资金监管和绩效评价，起草省级补助卫生健康专项资金调研方案，承办全省财务会计继续教育和大平台预算管理一体化系统培训。

【协助开展规划编制及监测评估】协助编写《四川省"十四五"医疗卫生服务体系规划》、协助编写《〈"健康四川2030"规划纲要〉强力推行阶段（2017—2020年）完成情况评估报告》，配合开展《"健康四川2030"规划纲要》和《四川省"十四五"卫生健康发展规划》年度监测。

【民族地区卫生健康工作】开展2022年民族地区基层医疗卫生机构医疗设备操作人员和涉藏州县医疗卫生机构高压氧舱培训，为67个民族地区县培养高压氧舱、检验类、影像类、急救类医疗设备操作人才72人。开展2022年民族卫生十年行动计划24个项目实施情况实地督导和监测评估，定期通报项目实施情况。启动《民族地区健康促进专项行动方案（2020—2030年）》推进情况课题评估和《四川省民族地区卫生发展十年行动计划（2021—2030年）》项目实施效果评价课题研究。

（综合科）

四川省卫生健康委员会国际交流中心

【基本情况】2022年底，中心在职职工20人。

【援外医疗队管理】完成佛得角、莫桑比克、几内亚比绍、圣多美和普林西比4支医疗队46名援外医疗队预备队员选拔考察，稳妥推进佛得角、莫桑比克、几内亚比绍3支医疗队新老队员76人轮换。做好5支医疗队58人在外日常管理，与医疗队建立每月视频会沟通机制，开设"主题分享月"，每月一支医疗队晾晒一个"金点子"，全年召开20次视频会，同时协调解决医疗队问题15个。与国家卫生健康委国际司、省卫生健康委国际合作处联合开展援外医疗队工作总结调研，赴派员单位所在地与援外医疗队派员卫生健康委、单位及回国队员座谈交流，收集援外医疗队队员选拔、培训和管理的意见建议，提炼四川省援外工作经验和亮点。开展"平安医疗队"专项行动，完善省省援外医疗队安全管理制度，组建省级安防专家库，在四川省援外医疗队开展安防专项培训，妥善处置在外医疗队队员新冠疫情和安全应急事件。两支医疗队收到我驻外使馆表扬信，两支医疗队获国家卫生健康委通报表扬。

【推进中非对口医院合作机制建设项目】推进四川大学华西医院对口莫桑比克马普托中心医院和圣普国家医院项目有序开展"云上学术交流"、技术培训、赴华培训医师选拔、《心电图手册》编辑出版、筹备设备采购等工作。协助川北医学院附属医院对口几内亚比绍卡松果医院项目完成国家级评审，双

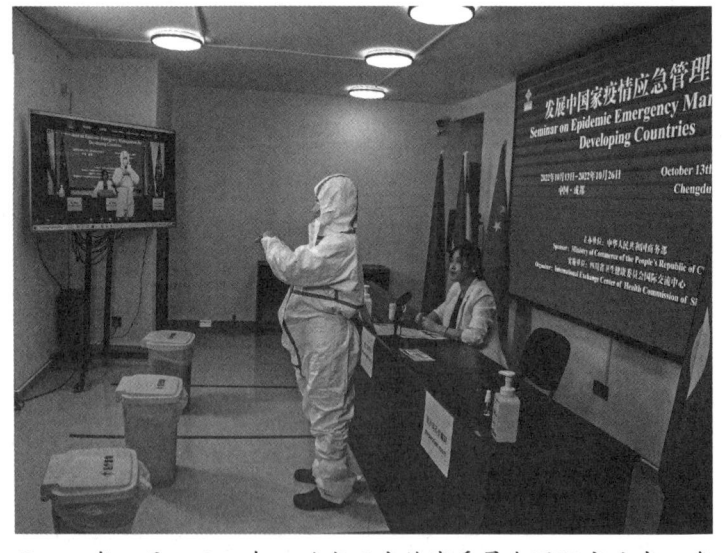

◎2022年10月25日，在四川省卫生健康委员会国际交流中心多媒体会议室"发展中国家疫情应急管理研修班"授课现场，授课教师作内容讲解（综合科◇供稿）

方建立有效沟通机制。督促省人民医院对口佛得角普拉亚中心医院项目筹备，做好国家级评审准备。

【**首次开展四川省医护人员赴外线上研修项目**】在新冠肺炎疫情背景下，为满足全省医院发展和医护人员自我提升需求，中心首次启动2022年四川省医护人员赴（国）境外线上研修项目。全年共计开展项目34个，资源汇集英国剑桥大学、美国约翰霍普金斯大学等国外知名机构重点专科，专业涉及医院管理、临床专科、护理技术与管理等多个领域。全省53家医疗机构共计446位医护人员参加研修。

【**开展线上援外培训项目**】遵循"精心组织、规范管理、细化服务"的原则，完成发展中国家疫情应急管理研修班等7期培训项目，共培训来自21个发展中国家的178名卫生官员和专业技术人员，培训136天，培训主题涉及医院管理、疫情防控、艾滋病防治和妇幼保健等内容，培训语言涉及葡萄牙语、西班牙语和英语。

【**政校合作和探索建立外语人才库**】进一步深化政校合作模式，在与四川外国语大学成都学院合作的同时，推动与省内唯一设有葡萄牙语专业的公办院校——四川轻化工大学共建中国（四川）援外医疗队葡萄牙语培训基地，丰富援外医疗队出国前培训模式和内容，依托高校语言优势资源，优化课程设计，高质量完成2022年援外医疗队39名预备队员出国前培训。同时完成援外培训项目英语翻译人才库建立，制定人才库管理办法，探索建立高质量稳定的外语人才库。

（综合科）

四川省卫生健康宣传教育中心

【**基本情况**】2022年底，中心在职职工62人，其中高级职称15人，中级21人，初级7人。

【**新冠疫情防控宣传**】

1. 打造防疫科普作品

策划制作各类疫情相关科普微视频40余条，图文350余条，其中"做核酸检测需要注意什么"被央视新闻、新华社转载，"科学防疫、当好第一责任人"海报，发送到各市（州）卫生健康委宣传推广。

撰写《这个城市的律动，是我们共同的心跳》等宣传文章3篇，用接地气的叙述引导群众从认同疫情防控到全力支持。组织专家围绕群众关心的热点话题，出版发行《健康四川 幸福你我》日常健康手册，被川观新闻推荐为"居家好书"。

邀请省疾控中心专家录制倡导"每个人都是自己健康的第一责任人"的抖音、短视频，邀请四川大学华西医院、四川大学华西妇儿医院、成都中医大学附属医院等单位专家，摄制居家隔离防控知识、婴幼儿防治、孕产妇防治、老年人防治、老年人疫苗接种、心理调适等短视频，其中"如何科学佩戴口罩"

抖音阅读量超过百万人次,并被人民日报微博账号转发。

协调省中医药局推出"八段锦、五禽戏、太极"视频,全媒体平台发布并发市(州)推广。

强化新冠病毒疫苗接种宣传引导。邀请著名剧作家魏明伦、川籍明星沈伐、欧阳奋强以及其他影视明星录制倡导老年人接种疫苗的视频4部。邀请四川大学华西医院专家刘焱斌、梁宗安录制老年人接种科普小视频。

2. 健康知识普及

联合网红医宣团队联合打造推出《都怪医生》《跳跳歌》科普短视频2部,并登上微博同城热搜榜,其中《都怪医生》获四川省广电局优秀作品奖。

与四川大学华西医院等医院及医学专家合作制作健康科普文章412篇、短视频133个,总播放量超千万次。

联合成都大学打造"熊猫医生+松鼠护士"动漫IP,贴合群众阅读心理,策划制作健康生活方式、中医、青少年心理健康、健康运动和疫情常态化防控5个主题的科普动漫短视频。

围绕心理健康、妇幼保健、医美等群众关心话题和卫生日主题策划制作"健康四川"网络直播34期,全网观看量约为900万人次,其中"两癌筛查"主题直播180万人次,"接种疫苗 守护儿童健康"主题直播60万人次。

与四川大学华西第四医院、成都市双桥子社区联合开展健康科普知识、免费肠镜筛查进社区活动,打通健康知识普及到家"最后一公里"。用好用活四川省健康科普专家库、资源库,每月定期向省健康科普专家库专家主题约稿,优秀作品供健康四川官微发表,协调联系专家拍摄健康科普短视频、参加"健康四川"直播等活动。修改完善《四川省健康科普专家库管理办法》,调整四川省健康科普资源库的科普资源,保留权威平台的健康科普资源1100余篇,整理资源库注册使用流程,拟向全省各市(州)推广。

3. 行业宣传

护士节、医师节策划制作"从50后到00后,不同的年纪,同样的担当""那年那兔那些事儿——学医之路"等宣传短视频,登上新浪微博话题热搜,阅读量近6000万人次;9月四川省多灾叠加,策划推出《心系家国"蜀"你担当》宣传片,展现了巴蜀儿女强大的自我修复能力、家国情怀、担当精神,被央视新闻、新华社、《人民日报》等媒体转载;短视频"高原上的白骑士"宣传了高原马背上的新冠病毒核酸检测队正能量,入选央视新闻当日全国十佳稿件。

4. 卫生应急宣传

全年调派新闻通讯员8人次先后赴吉林省、海南省和四川省芦山县、泸定县、石棉县、马尔康市等地,开展疫情防控及抗震救灾应急宣传报道,完成新闻报道500余条,被央视新闻、人民网、新华网等媒体多次采用、转发。相关视频新闻在中心短视频平台播放超200万次,其中"泸定地震后首个'地震宝宝'平安降生""援沪核酸检测队凯旋""川琼同心 战疫必胜"获大量网友点赞。

【新闻广播电视宣传】制作播出四川广播电视台乡村频道《健康四川》栏目52期合计1040分钟、新闻频率《健康四川》栏目22期合计176分钟；成都人民广播电台经济频率《小刚方言说健康》节目156期合计468分钟；大众健康报《健康你我》刊发健康科普文章26期。

【全媒体矩阵运营】运营新平台账号共12个，基本覆盖主流新媒体平台传播阵地，全年共发布图文、视频信息约7000余条，总阅读量超3000万人次，其中微博账号获全国十大卫健微博奖牌、喜马拉雅账号获全国政务号前十和"声音志愿者"奖章。利用村村响应急广播平台20万个大喇叭59余期合计121余条、电视开机屏20余期、村村演坝坝电影5000场等渠道传播健康信息和科普知识，实现全省城市农村人群全覆盖。

【宣传品牌打造】配合开展第四届"健康四川——大美医者"评选活动。历时4个月，配合省卫生健康委、省委宣传部、省精神文明办开展第四届"健康四川——大美医者"评选活动，共评选大美医者20人，并于医师节前开展现场交流活动，全网观看200万人次。

筹备开展第八届"传承光荣 守护生命"微电影、短视频征集展播活动。征集到全省报送的公益片、纪录片、剧情片、科普片等作品共计300余部，经专家组评审共80部作品入围优秀作品。

【融媒体中心建设】稳妥开展融媒体中心建设工作。拟通过建设具有"中央厨房"特点的融媒体工作平台，更新专业设备和器材，建立协同高效、互通共享，涵盖内容采编、运营推广、审核管理、安全防范、应急管理、内部管理等在内的全媒体工作机制和流程，实现信息快速流转发布，舆情有效监测分析，整合系统内外资源，提供决策信息支持，打造一系列有一定影响力、可持续开发的健康融媒产品和品牌。赴四川省人力资源和社会保障厅宣传中心，成都市双流区及高新区、广汉市融媒体中心，成都发布政务融媒体中心，封面传媒等调研，结合自谢特点与需求，确定融媒体中心的建设方向、目标及相关建设指标和参数。完成融媒体中心项目三期设计和一期招标工作，配套改造南站办公楼老旧电力系统，统筹推进融媒体中心建设。

（办公室）

四川省医疗卫生服务指导中心

【基本情况】2022年底，中心在职职工47人，其中高级职称9人，中级10人，初级11人。

【医学考试考核】提升医师资格考试实践技能考试执考质量，完成1个公卫类别、1个中医类别实践技能考试国家基地建设，实现全类别、全考生在四川省18个国家实践技能考试基地应考。做好医学综合考试技术保障，建成由考区信息技术首席、考点信息技术主管、考场信息技术人员组成的三级信息技术保障队伍。完成实践技能考试和两次医学综合考试，全年无失泄密事件发生。实践技能考试缴费考生4.35万人，考试通过2.14万人，合格率60.87%；医学综合考试（一试）考生2.95万人，"一试延考"及"二试"考生0.99万人，考试通过17390人，通过率59%。推进电子化注册工作，全省医师、护士、医疗机构电子化注册激活率均在99.4%以上。

【社会组织管理】依法依规履行指导、服务委管社会组织的职责，共承办社会组织请示事项审查27件。做好省委巡视迎检的材料准备，指导社会组织落实省委巡视反馈问题整改。加强委管社会组织学术交流活动监管，印发《关于委管社会组织2022年度学术交流活动集中备案工作的通知》，梳理审查委管34家社会组学术活动计划次数、活动内容、经费来源等情况。按照省卫生健康委要求，委社会组织管理办公室调整到省卫生健康委科技教育处，于2022年6月完成工作交接。

【医疗质量管理】持续健全质控工作体系，新增罕见病、急性脑梗死再灌注治疗2个省级质控中心，完成院感省级质控中心换届遴选；新增5个专业市级质控中心，市级质控中心达到全覆盖；完善质控指标体系，制定医用高压氧等9个专业医疗质控指标，修订完善肿瘤性疾病质控指标；完成2021年度省级医疗质控中心年度考核和妇幼质管中心年度考评。加强医疗质量管理，完善技术规范，组织制定口腔颌面部复种植技术等3个省级限制类医疗技术临床应用质量控制指标，拟定《四川省限制类医疗技术目录和临床应用管理规范（2022年版）》《四川省卫生健康委员会注册医疗机构医疗美容项目核准专家库管理办法》，完成医疗机构限制类医疗技术、培训基地、PCR实验室备案审查，核准医疗美容项目413项。

【医疗机构监管】进一步完善医院评审评价体系，组织编制10个专科医院、二级综合医院细则，培训及考核专家400余人，完成37家复评医院、10家新评医院的日常监测数据评审及现场检查核查工作。完善妇幼保健机构评审评价体系，制定《省妇幼保健机构等级评审前置要求》，建立评审资料审核SOP流程和机构联络员通讯清单，扩大妇幼评审专家库，培训及考核专家700余人，完成52家妇幼保健机构的现场评审。按期开展医疗"三监管"裁定判决，完成12批次裁定判决工作，裁决合理问题560例，不合理问题428例，均按时在闭环系统中提交裁决报告和各问题线索裁决详细表。

【医学期刊管理】完成12期编辑出版工作，《四川医学》刊登论文268篇，其中基金论文33篇；《实用妇产科杂志》刊登论文243篇，其中基金论文85篇，全国性指南解读13篇、全国性专家共识4篇，专题讲座77篇。继续推行电子版与纸质版并推发行模式，绑定和关注增加13200余人，达到35300余人，总阅读量23500余次，逐步实现传统纸质期刊和电子化期刊协同良性发展。

（办公室）

四川省卫生健康信息中心

【基本情况】 2022年底，中心在职职工63人，其中高级职称14人，中级14人。

【新冠疫情防控】 优化完善系统。按照疫情防控工作要求，及时优化完善四川省应对新冠肺炎卫生应急调度管理平台、四川省核酸检测系统、省级云实验室信息系统、四川抗原检测系统等涉疫信息系统。2022年，省核酸检测系统累计完成采样检测22.46亿人次，单日采样峰值达到3421万人次，应急调度管理平台累计完成132.05万人次密接/次密接信息动态管理，云实验室信息系统累计支撑2.56亿人次核酸检测，抗原检测系统累计完成21.89万人次抗原检测。

紧急攻关保障。按照国务院联防联控机制综合组《关于开展新冠重点人群健康调查的通知》要求，36小时内紧急自主研发"多源比对、精准分发、实时汇总、自动评估、智能提醒"的健康调查子系统。通过七普人口数据、全员人口库、居民电子健康档案、老年健康失能评估、住院病案首页、疫苗接种、核酸检测、死因监测等多方数据比对形成基准库，反向推至基层使用，将传统的填报式调查转变为核验式调查，大幅减轻基层调查工作负担，提升了调查工作数据质量，最终支撑全省如期全面完成1444万老年人健康状况调查任务，成为全国唯一能在省级层面实时、动态、完整汇聚重点人群健康状况个案信息的省份。

提供技术支撑。配合省大数据中心完成"入川即检"功能，省核酸检测系统与"入川码"扫码信息实现互联互通，精准追踪标记入（返）川人员"三天两检""五天四检"情况，为四川天府健康通健康码赋码变码提供数据支撑。推进省级云实验室信息系统应用，全省210家疾控机构、123台移动核酸检测方舱/车、9组气膜舱实验室完成部署，实验室内核酸检测"收检报"全流程实现无纸化闭环管理，全省所有移动检测力量实现统一调度、统一管理。安排技术人员7x24小时待命，全年支撑保障视频会议833余场次，完成省卫生健康委网站各类信息发布共计4000余条。抽调10余名职工参与数据收集、数据分析、快报编纂、信息发布等疫情防控相关工作，并完成各项工作任务。

一线疫情防控。中心领导班子主动带头，分别亲临一线参与邻水县、成都市、南充市、乐山市、甘孜州、阿坝州等地疫情处置工作，为各地提供系统部署、流程优化、规范操作、问题答疑等技术指导，确保疫情防控工作高质量、高效率开展。组织专家面向全省各市（州）、县（市、区）卫生健康行政部门、核酸检测机构等单位开展4批次线上业务培训，累计培训师资及人员1万余人次，为有效应对大规模核酸检测工作，全面提高疫情防控应急处置能力做好人员储备和能力储备。

【卫生信息化建设】 标准测评。完成《四川省智慧医院评审标准（2022版）》修订，参与《基于区块链的电子病历索引目录标准》团体标准起草，组织《四川省健康医疗大数据应用指南》编写，并通过省市场监管局审查，即将作为推荐性地方标准发布。组织国家医疗卫生健康信息互联互通标准化成熟度测评，14家参评机构一次性通过测试。牵头2022年度全省智慧医院评审。加强指导医疗机构电子病历系统应用，四川大学华西医院、四川大学华西第二医院、四川省人民医院和西南科技大学附属医院通过电子病历系统应用水平分级评价省级6级初评，通过等级和通过数量实现双提升。

平台服务。依托省全民健康信息平台，完成与国家全民健康信息平台、省统计直报系统、省健康档案云平台、省免疫规划系统对接，开展各类数据归集、治理、共享、上报和回流，为全省政务一体化服务、互联网监管、新冠肺炎疫情防控提供数据流转和数据交互支撑，不断拓展信息互通共享广度和深度。支撑四川省首个"新生儿出生一件事"办结，"婚育一件事"启动技术对接。持续修订完善医疗"三监管"平台（三期）事前、事中、事后监管指标和规则，优化监管闭环流程和数据分析展示功能，加强数据质控，有序推进医疗"三监管"平台（三期）试点推广，12家省市两级医疗机构完成试点，达到试点目标和要求。完成省全民健康信息平台（二期）可研招标。

大数据建设应用。四川省健康医疗大数据（温江）应用基地初步建成，基本理顺相关工作机制和工作流程。持续推进数据整合及综合治理，打通省全民健康信息平台、统计直报、健康档案云平台等5个信息系统数据采集通道，按照数据标准归集、整合、清洗各类业务数据，同步开展数据质量探查，构建可扩展的卫生健康大数据资源目录管理与服务系统，建立完善的业务系统数据整合和稳定的数据下沉市（州）通道，初步形成以个人为中心的健康档案数据库和数据资产展示平台。

便民服务。全面推进电子健康卡应用，加强川渝电子健康卡互通互认，全省累计发放电子健康卡突破6000万张，84%以上二级及以上公立医疗机构实现扫码就医，478家二级及以上医疗机构可识别重庆电子健康卡，累计用卡38.02万余次。推进互联网医院建设，加快二级以上医院提供线上便民服务，全省审批设置互联网医院237家，全年累计提供网络咨询103万人次、网络复诊155.7万人次，开具电子处方207.4万单。推动"互联网+医疗健康"服务，全年二级以上医院提供预约诊疗2.07亿人次、候诊提醒2.81亿人次、检查检验结果在线查询4.83亿人次、移动支付4.81亿人次。持续升级完善"天府医健通"平台功能，汇聚全省200余家互联网医院资源，为群众提供疫情防护、预约诊疗、在线诊疗等线上便捷服务，平台关注用户156.7万人。

统计分析。以数字化创新项目破解卫生健康统计工作中的重难点问题，"健全卫生健康统计数据质量控制体系"与"探索数字化时代医院统计工作新模式"两项目入选国家卫生健康委

"卫生健康统计工作高质量发展揭榜攻关"项目。坚持以"依法治统、依法兴统"为主导,以提高数据质量为目的,在全国率先筹建省级卫生健康统计数据质量控制工作组,协助拟定卫生健康统计数据质量控制工作规范,为强化全省卫生健康统计数据质量控制,建立健全统计工作质量控制体系奠定基础。优化医院等级评审数据采集功能,细化评审指标,收集全省2000余家医院2021年等级评审数据,创新性开展等评数据质量会审,有效支撑医院等级评审高质、高效开展。持续完善"卫生健康数据管理与决策支持云平台"功能,为省、市、县近两百家卫生健康行政部门和各类医疗机构提供智能分析服务,进一步发挥卫生健康数据价值。

新技术应用。推动"5G+医疗健康"远程应用体系建设,搭建远程医疗业务协同调度系统和音视讯融合管理系统,开展首批市(州)和医疗机构接入工作。省远程医疗协同调度系统覆盖183个县(市、区),初步开展远程会诊、远程影像诊断、远程培训等服务,推动优质医疗资源扩容和均衡发展。探索区块链技术应用,被省大数据中心确定为"区块链+政务服务"创新应用试点单位,围绕卫生健康业务、服务应用场景,实施"卫生健康行业基础资源共享区块链建设与应用"项目,推动医护人员、医疗机构电子执业证照存证上链,支撑执业主体在线认证和亮证执业,实现互联网医疗服务全流程可信与监管。基于5G和大数据技术,与中国银行成都分行、省农行以及省银联联合开展金融科技赋能乡村振兴,聚力构建集挂号、缴费、查询、亲情付、远程诊疗、远程商保理赔等一体化服务的乡村智慧医疗综合服务平台。

基层信息化。四川省健康档案云平台实现全面应用,在管人口8400余万人,汇聚电子健康档案6231万份,电子化签约居民3093万人,开展老年人失能评估165万人次、老年人健康"敲门行动"24万人次,平台建设经验《创新"两高"建设、探索"两库"融合,构建省级集中的全生命周期健康档案云管理平台》入选国家卫生健康委数字健康典型案例。开发医保结算服务管理系统,并内嵌至基层系统,实现医保业务编码贯标、门诊住院结算全流程无感操作,丰富基层系统应用生态,对接区域电子病历系统、人工智能辅助诊断、手麻系统,进一步提升基层医疗机构服务质量和效率。

科研双创。开展课题研究和科技创新,立项"四川省中医医院高质量发展监测评估体系研究"。推进"卫生健康数字化发展"专项课题实施,4个项目结题验收。加快卫生健康科技成果转移转化,修订中心《科技成果转移转化管理办法》,配套印发《科技成果实施细则》,鼓励干部职工在保质保量完成日常工作前提下,参与技术研究和成果创新。2022年参研的《基于四川省癌症发病大数据的多模态时空数据智能分析与交互可视化研究应用项目》等3项目获批省科技厅立项,参与撰写发表SCI论文6

篇，获发明专利证书1项，获计算机软件著作权登记证书5项，推动实施科技成果转化5项，其中4项成功转化。

信息安全。进一步加强网络安全和数据安全管理，依托省卫生健康行业态势感知平台发现各类告警170万余次，处置网络安全事件和隐患310个。承办第三届卫生健康行业网络安全技能大赛四川省选拔赛，进一步增强网络安全专业化水平和防范能力，培养选拔一批优秀网络安全人才，网络安全工作水平显著提升。选派代表参加四川省2022年网信系统网络安全知识技能大赛，获优胜奖。

（综合办公室）

四川省药械临床使用监测与评价中心

【基本情况】2022年底，中心在职职工19人，其中副高级职称1人，中级2人，初级2人。

【药品使用监测】全面指导全省公立医疗卫生机构完成药品YPID对码、药品配备使用情况的填报工作，经国家卫生健康委统计信息中心反馈：全省报送监测数据医疗机构4439家（医联体按1家计），其中二、三级公立医疗机构覆盖100%，基层卫生机构覆盖98.4%，监测数据质控评估综合评分超过95分，全省报送数据的医疗机构数量全国第一，居全国前列。

【创刊《四川省短缺药品监测信息简报》】创刊《四川省短缺药品监测信息简报》，定期组织分析短缺药品监测信息，协调解决基层临床短缺药品供需问题，通过促进医疗机构、生产企业、配送企业间沟通协调，发挥桥梁作用，及时保障全省临床短缺药品供应，更好服务和优化群众临床用药需求保障与保供稳价工作。

【计划生育药具管理】制定《2022年度免费避孕药具项目实施工作方案》，完成2022年度免费避孕药具政府采购项目经费共计2109.63万元，采购预算执行率92.7%。坚持"三下乡"服务保障基层需求，完成2022年政府采购避孕药具全省各市（州）计划需求数40423830只（盒、套），实际调拨46971823只（盒、套），调拨率116.2%。建立《国家免费提供基本避孕药具管理工作制度》，加强省本级免费提供基本避孕药具储存规范管理，省级药具库房检查药具数目无误、质量合格。

【医疗"三监管"重点监控药品目录修订工作】克服2022年严峻复杂的疫情影响，开展对目录修订专家论证研究，完成40家省管医疗机构问卷调查全覆盖，13家代表性医疗机构实地调研，项目经费执行率99.7%。从科学性、合理性、严谨性和实效性等维度，初步建立重点监控药品目录修订推荐原则、依据和规则，专家现场技术评估、评审方式、评分标准（体系）及策略指导，实现高质量完成重点监控药品目录修订专家论证审评工作。

【完成第一批档案移交】推进历史遗留原药械采购业务档案资料的整理移交工

作，克服成都市"8·25"新冠肺炎疫情和2022年12月15日起的新冠肺炎疫情感染第一波高峰发生时，工作人员陆续居家隔离、在岗人员少、时间紧、经费严重不足等困难，加强配合和强化监督管理，有效提高档案整理工作效率，确保按期按要求高质量完成原药械采购业务档案资料（第一批）移交四川省药械招标采购服务中心。

【新冠疫情防控】适时修订《新型冠状肺炎疫情应急防控预案（第四版）》《新型冠状病毒肺炎疫情防疫物资管理制度》《关于做好疫情防控"八落实"工作的通知》《值班值守工作制度》《突发疫情处置流程》《健康状况日常监测管理流程》等，强化压实责任，规范有序开展日常疫情管控工作。紧急投入经费1.9万元采购卫生应急服装、N95口罩、消毒液等应急防疫物资，用于保障中心疫情防控工作和应急演练使用。建立独立临时隔离室和防控物资储备室，实施办公场所的消毒管理，有效防范办公区域疫情传播扩散和应对处置突发疫情，保护身体健康安全和维护正常工作秩序。先后选派7名业务骨干参与省卫生健康委新冠肺炎疫情防控专班工作。按要求按时段进行全员核酸检测，检测率100%。

（张阳阳）

四川省老龄健康发展中心

【基本情况】2022年底，中心在职职工17人，其中管理岗6人，专业技术岗11人。

【老年健康监测】建立四川省老年人群健康状况和健康服务监测点位、指标体系、疾病谱变化、医疗卫生服务水平、老年健康产业等监测网络，建立省疾控中心、四川大学华西医院、省卫生健康信息中心及部分医养服务机构为核心的老年健康监测技术团队。完成省内首次《四川省老年人健康状况监测报告（2021）》《四川省老年健康服务监测报告（2021）》。

【老年政策研究】分别与省、市级多家综合医院建立老年健康政策研究合作机制，组建研究团队。完成老年健康服务价格和医保支付、四川省失能老年人健康管理服务规范、积极应对人口老龄化推进四川人口长期均衡发展、养老机构医疗护理技术标准等课题研究。其中，四川省失能老年人健康管理服务规范成功申报省市场监督管局2022年度地方标准制修订项目清单，并在自贡市、德阳市等市（州）老年病综合医院试点使用。

【老年健康服务体系建设】完成全省老年医疗护理服务、康复医疗服务和老年健康服务体系建设调研。参与制定基层特别是农村重点人群健康服务十大行动方案。督查各地落实老年人群疫情防控措施。开展2022年全省医养服务能力提升和全省老年护理需求评估员培训，培训近千人次。赴7个市（州）复核20家三级医疗机构开展老年友善医疗机构创建工作，其余自评高分数段的47家三级医

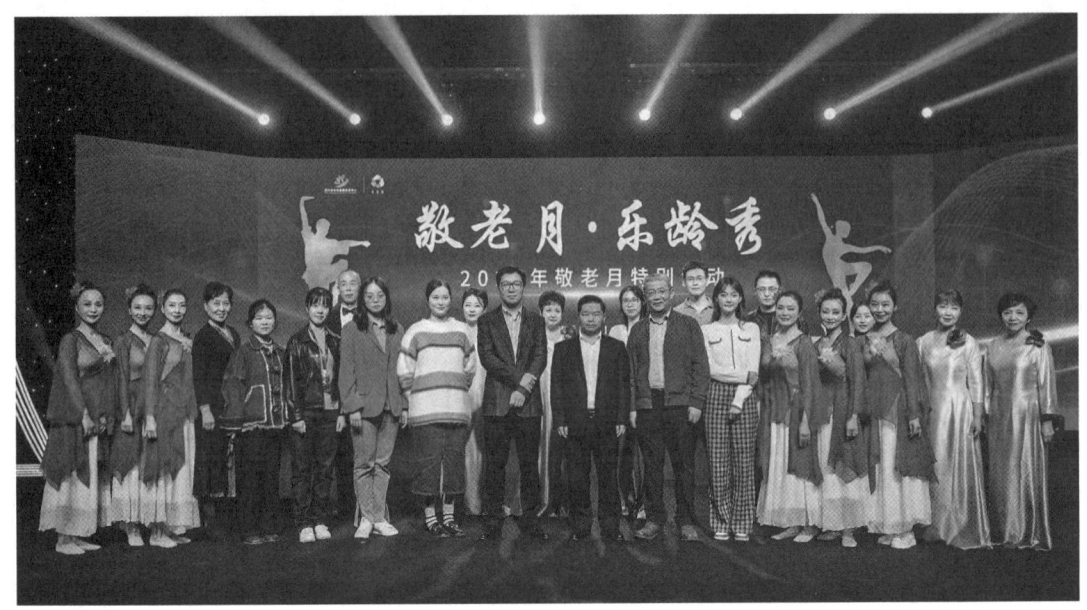
◎2022年11月18日，四川省老龄健康发展中心在四川广播电视台举办2022年敬老月特别行动"敬老月·乐龄秀"文艺汇演（郑婷◇供稿）

院采取佐证资料审核等综合方式，最终认定省人民医院等65家医院为四川省老年友善医疗机构。全省三级医院创建为老年友善医疗机构的比例为82.3%，完成既定目标任务。

【老年友好社会环境构建】老年友好社会创建。举办全省老年友善医疗机构创建工作网络培训，开展全国示范性老年友好型社区创建网络培训，共培训2894人次。开展2022年全国示范性老年友好型社区创建省级复核指导，组织专家赴除广安市外的20个市（州）的28个社区进行现场复核，确定55个社区为老年友好型示范社区。修订《四川省第六轮敬老模范县（市）考核验收评分细则》。

老年健康宣传。围绕新冠疫情防控、老年健康、慢性病防治、营养膳食、政策解读等内容在中心网页、微信公众号发（转）送文章140余篇，微信公众号发送推文200余篇。完成老年健康宣传周、"敬老月"系列宣传活动，评选获奖科普稿件77篇。完成第二届"四川乐活老人"网络评选暨老年风采短视频网络征集评选，共制作推送宣传类稿件17篇，超过20家省级以上平台推送视频、音频或文字类宣传稿件50次；四川新闻网、川观新闻、央视网、人民网等媒体报道，阅览超过3838.7万次。开展"我和我的父辈"照片征集活动，评选获奖作品6个。策划录制2022年敬老助老养老视频公益广告，并入选全国优秀获奖作品。

服务关怀。在"八一"建军节、"敬老月"等重要节庆，与基层社区联合慰问老兵家庭和百岁老人。协助推进政务一体化平台办理优待证，制作《四川省老年优待证》14万本分发各地。

（郑　婷）

成都中医药大学附属生殖妇幼医院

【基本情况】2022年底，医院在职职工144人，其中编制26人，聘用118人。

【医疗工作】医院门诊81560人次、辅助生殖取卵周期863个，出入院779人次，全年度病床使用率14.89%；总收入3805.9万元，药品收入占医疗收入43%；无菌手术切口感染率及麻醉死亡率均为零。医院继续承担政府赋予的失独再生育服务工作。

医疗管理质量提升。①修订完善《预防艾滋病、梅毒和乙肝母婴传播工作实施方案（2022年版）》，优化相关的监督检查流程；继续加强科室培训及相关质控，强化依法执业，提升管理质量，制定并下发《长期处方管理规范实施细则（试行）》《医院内部门诊（电子）病历质量控制制度（试行）》。②继续加强全院"三基三严"培训及考核以及"三医监管"工作，按计划完成全院医师、医技、药剂工作人员理论考试及操作考核；按照医院《医疗缺陷管理办法》严格督查改进，定期进行医疗环节质量控制，防患医疗风险和纠纷，本年度共计印发67份《整改通知》；持续加强改善医疗服务水准，维护正常医疗秩序，年度受理并解决医疗常规投诉23例次。

医疗技术管理。审批新项目、新技术8项，无新增高风险及限制性技术目录，无新增手术授权医师，无调整手术权限授权医师。新入医师、医师职称变动或完成相关培训后，及时组织医疗技术应用管理会议，对相关人员处方权限或手术分级权限再次进行考核及授权。

【新冠疫情防控】完善修订感控质量考核标准及流程管理，坚持院感事件"零容忍"，紧盯感控工作"四项机制"和三级院感巡查制度，强化预检分诊"五个一"、病区管理"四个严格"，修订及完善医院新冠肺炎疫情防控制度与流程近100个；成立疫情防控流调小组，制定发现新冠阳性感染者应急处置工作方案；强化各级新冠防控方案及院感培训管理体系，每月对标全面督查各科室医院感染管理质量，汇总分析检查结果进行，确保医院感控质量持续改进，年度接受上级相关检查均达标。

对口支援成都市火车南站街道锦官新城社区及玉林街道跳伞塔社区，共派出医务人员745人次，新冠病毒核酸采样37万人次。

【科研工作】申报各级各类课题共32项，其中国家自然科学基金15项，国家重点研发计划1项，省科技厅项目6项；立项11项，其中国家自然科学基金2项，省科技厅项目2项，立项经费170.7万元，到位经费120.7万元。发表论文43篇，其中以第一作者、通讯作者发表SCI论文17篇，参与SCI论文撰写5篇，CSCD/北大核心期刊论文9篇。以副主编参与编写的论著1部。获授权发明专利1项。

医院成为四川省人类生育力保护联盟单位。完成省卫生健康委甲级重点学科妇科（生殖医学方向）周期建设工作，推进世界卫生组织人类生殖研究合作中心第八周期合作任务并准备第九周期认证工作，牵头筹建四川省中西医结合学会生殖医学专业委员会。

【宣传工作】开通医院抖音、微信公众号视频号账号，发送视频6条，播放量25.8万次。12月，开启与天府健康直播合作，并于当月完成首次直播。截至2022年11月30日，微信公众号关注人数增至47167人，较2021年同期增长10%；编辑配图科普软文166篇，推送文章总阅读量54914次，较2021年年同期增长45%。

（黄强　窦婷）

四川省医学科技教育中心

【基本情况】2022年底，中心在职职工15人，其中高级职称2人，中级3人，初级2人。

【医学科技】临床研究。组织开展四川省医疗卫生机构临床研究规范管理试点工作，遴选出30家四川省第一批临床研究规范管理试点单位和四川省临床研究培训中心（四川大学华西医院），并探索将临床研究项目纳入四川省卫生健康科技项目管理的管理新模式。协助省卫生健康委科教处加强干细胞临床研究审核工作。

平台建设。建设四川省适宜技术应用示范基地，立项师资培训基地4个，区域示范基地17个，新冠病毒核酸检测适宜技术基地6个。与国家卫生健康委流动人口服务中心签订协议，共建国家卫生健康技术推广应用信息服务四川分平台。指导适宜技术推广基地和项目单位开展适宜技术推广项目10个，组织开展2017—2018年立项的适宜技术基地建设验收工作。完成成渝地区双城经济圈医学科技创新联盟前期的筹建工作。

生物安全保障。协助省卫生健康委科教处开展病原微生物实验室生物安全检查工作、生物安全实验室相关信息调研及组织生物安全二级实验室工作人员骨干培训等工作。

医学科研项目管理。协助省卫生健康委科教处组草拟科技创新"十大重点领域"文稿。指导和督促项目结题，结题率提高至90.15%。联合四川大学华西医院评价"十三五"期间四川省卫生健康科技项目产出成果。

科技成果评价。开展相关成果评价工作，形成科学规范的成果评价流程；全年共开展35个项目成果评价工作。

【医学教育】毕业后医学教育。完成四类培训基地动态调整，组织开展四类规范化培训基地督导工作。全年四类培训参考9567人，总体合格率为94.72%。组织开展四川省首届全科专业住院医师规范化培训指导医师教学查房和教学门诊技能竞赛。在分类分层开展常规师资培训基础上，联合四川大学华西第二医院筑浪学院开展"菜单式"多维度师资培训。全年完成国家下达住培招生任务的96.1%，其中紧缺专业和助理全科均超额完成。推动落实住培"两个标准"和"两个同等对待"政策，并联合《大众健康报》宣传优秀住培学员。

继续医学教育。印发《关于印发进一步规范和加强社会组织开展继续医学教育项目培训八条举措的通知》。规范国家级继续医学教育项目管理、严把省级继续医学教育项目质量关。推动四川省继续医学教育网管理平台升级，提升该平台管理效能和效果。组织专家论证并推荐省人民医院重症医学科成功申报国家卫生健康委科教司"可验证自学模式"实践研究课题。

基层人才培养。协助做好农村订单定向医学生工作，完成16个市（州）75个区县204名定向生招生培养协议的签订，落实毕业定向生就业安置355人，并联合《大众健康报》宣传优秀定向医学生事迹。利用三级医院、综合性医院和专科医院的优质资源，做好康复、麻醉、药师、县级医院骨干专科医师的招生、培养工作，2022年完成培养116人。

院校教育。完成新增5所院校6个医学本科专业、23所中高职院校38个医学专业的前置评审和现场评审工作。

【新冠疫情防控】中心主要负责人先后两次与省级专家组一行赴资阳市指导疫情防控，8人参加省卫生健康委疫情防控组和医疗救治组工作，10余人参加流调和支援省卫生健康委机关核酸检测工作，4人下沉社区一线开展志愿服务工作。"9·5"泸定县地震发生后，中心主要负责人第一时间赴泸定县和雅安市石棉县指导地震伤员特别是危重症伤员集中救治工作，制订实施灾区新冠疫情防控指引。

（综合科）

四川省医疗保健服务中心

【基本情况】2022年底，中心在编职工18人，其中专业技术岗6人，管理岗12人。

【医疗服务】组织召开2022年干部健康检查项目审定会、培训会。有序开展干部健康检查工作，总体服务质量满意度提升。推进健康检查质控管理，起草干部健康检查工作质量控制小组组织架构。印发保健对象《就诊指南》约1.5万册，优化基地医院门诊绿色通道，确保实现保健对象挂号优先、就诊优先、检查优先。赴成都市、甘孜州等12个市（州）开展医疗保健工作调研，赴四川大学华西医院、省人民医院等12家保健基地医院交流学习。

【医疗保障】制定离休干部医疗费专项资金管理制度，完成68家省级机关单位，153家省级事业单位离休干部医疗费用审核划拨。开展2022年省级离休干部定点记账医疗机构专项督导，规范45家定点记账医院费用管理。组织召开重大任务医疗保障药品器械配置目录修订专题论证会，开展2022年省重大活动医疗保障骨干人员业务培训。印发《四川省保健工作通讯录》500余本。完成多次重要级别任务和重大会议活动医疗保障。完成医疗保障防疫物资、专用设备和统一装备的采购。收到政协四川省委员会办公厅、省第十三届人大第五次会议秘书处等单位通报表扬及感谢信13次，其中集体表扬5次，个人表扬19人次。

【健康教育】重构《四川保健》杂志编

撰，出版4期，约稿40余篇，发放1.78万余册，阅读覆盖人群同比增加34.2%。邀请院士和全国知名专家编撰神经系统疾病科普书《专家学者面对面谈健康》。开展健康巡讲活动5场，发放《新保健》《相约健康》6000余册。联合省妇幼保健院向59家省直机关发放三八妇女节"女性健康包"。

【队伍学科建设】举办两场保健高层次人才和青年骨干验收答辩会。通过公招、公选、考核招聘、调动等渠道和方式，录用具有本科及以上学历8人，其中医学硕士学位3人。完成普通课题立项90个，重点课题立项10个。

【新冠疫情防控】落实健康码登记制度，强化疫情监测，及时上报疫情信息，完成防疫物资采买、信息统计、通知发布等，在防疫政策调整前实现干部职工疫情零感染的目标。牵头设立玉林办公区新冠病毒核酸采集点，负责7个单位职工新冠病毒核酸采集及送样等工作。派员参加省卫生健康委疫情防控领导小组医疗救治专班、核酸调度专班、集中隔离专班、会务保障专班工作。

收到四川省应对新型冠状病毒感染疫情应急指挥部疫情防控组表扬两次。

（向　娟）

◎2022年8月，四川省医疗保健服务中心主任向祚敏带队赴阿坝州阿坝县指导新冠病毒核酸检测工作（向◇娟◇供稿）

四川省中医药科学院（四川省中药研究所）

【基本情况】2022年底，科学院在职职工214人（含编制、聘用，其中高级职称65人，中级58人，初级9人）。

院部天府国际生物城院区一期工程竣工验收，二期项目入选传承创新中心建设单位名单。

【科研工作】

一、科研项目

组织申报各级各类项目373项，立项135项、验收60项。新签横向合作项目74项、成果转化合同6项。项目及成果转化到位经费3651万元。发表论文207篇。获授权专利34项。黄酯胶囊获国家药监局中药新药临床批件1项。2022年中国中药研发实力排行榜该院排名第19位。

二、科研攻关

联合重庆中药研究院完成新冠肺炎疫情攻关重点项目"黄酯胶囊抗新冠肺炎炎症药效学研究与评价"研究，已立项。推进新冠肺炎防控专项3项，到位经费1300万元。

三、经典名方研究

完成王成荣女性健康干预食品研发5项；完成温经汤质量标准草案、温经汤各饮片的生产工艺规程等产品生产技术文件编写。

国家中医药传承创新中心项目储备库

1. 广东省中医院
2. 江苏省中医院
3. 江苏省中医药研究院
4. 浙江省中医药研究院
5. 河南中医药大学第一附属医院
6. 广西壮族自治区药用植物园
7. 成都中医药大学附属医院
8. 上海中医药大学附属龙华医院
9. 上海中医药大学附属曙光医院
10. 四川省中医药科学院
11. 中国中医科学院西苑医院
12. 山东中医药大学附属医院
13. 吉林省中医药科学院
14. 广州中医药大学第一附属医院
15. 北京中医药大学东直门医院
16. 首都医科大学附属北京中医医院
17. 中国中医科学院广安门医院
18. 湖北省中医院
19. 湖南中医药大学第一附属医院

◎2022年4月21日，国家发展和改革委员会办公厅、国家中医药管理局办公室发文《关于印发国家中医药传承创新中心项目储备库和培育库的通知》，四川省中医药科学院入选国家中医药传承创新中心项目储备库（院办公室◇供稿）

【成果转化】加大药食同源大健康产品研发力度，搭建食疗方数据库，涵盖食疗方2000余首。深耕道地药材健康产品开发和菌类药材大健康产品研发，完成32个灵芝样本抗肿瘤作用评价；建立道地药材产品生产关键技术3项；研发中医药加工新产品25个，上市大健康产品5项。

【中药资源普查工作】改进省级中药材溯源平台，形成国家—省—县三级溯源体系。扩大追溯体系范围，新增10个溯源县、130家企业、150个种植基地参与国家溯源体系建设。

【川派中医名家研究】持续开展川派中医名家临床经验与学术思想丛书的编撰出版工作，出版《李克光》《中医流派—川派中医》综合性学术著作。开展川派中医名家临床经验与学术思想的二次整理与流派特性研究，完成20位川派中医名家诊疗数据提取及其数据库建设。联合相关单位完成王成荣治疗痛经诊疗思维场景化展示系统。

【中医药地方标准建设】建立省中医药标准化专家队伍、中医药ISO国标专家团队。姜黄、川芎ISO项目进入CD阶段。

【大健康平台服务社会】开展专题调研，形成天麻、乌梅大品种培育论证报告，向省中医药局、农业农村厅等推荐优势药材列入农业产业发展大品种名单、产地趁鲜加工品种目录名单。

【医学教育】人才战略。推进"235"人才战略，培养高端人才98人，落实骨干人才传帮带三年行动，启动"青年才俊项目"，落实培养资金100万元。印发高端人才王成荣项目建设方案，细化分解任务，推动项目实施，高端人才打造取得明显成效。

人才培训。举办国家和省级继续教育项目2项，职工能力提升培训、中药助力乡村振兴基层干部培训、中医药院士后备人才学术思想和临床经验培训1300余人。

【交流合作】助力成渝中医药一体化发展，与重庆市中药研究院、重庆市中医院签署合作框架协议两份，推进川渝重点实验室、区域中医药临床研究中心建设，联合开展科研项目，分获川渝两地科技厅立项。推进川澳、粤、桂中药研究合作，与澳门大学联合申报项目1项，联合开发以花椒、黄精等川产道地药材为主的大健康产品8项。

【乡村振兴】组建科技产业小分队，开展中药材种植技术指导、土壤改良指导等科技服务，累计服务乡镇7个、村社20个。联合院属医院，组建青年科技小分队2个，分赴甘孜州、凉山州、雅安市开展中医技术服务。

（院办公室）

四川省骨科医院

【基本情况】2022年底，医院在职职工1338人，其中专业技术人员1036人。

7月19日，该院天府院区投入运行，编制床位500张，占地约91亩，总建筑面积约8.9万平方米，正式开启医院"一院两区"新格局。

【医疗工作】医院门诊70.04万人次，急诊9.01万人次，入院3.39万人次，出院3.38万人次，手术2.5万台次，Ⅲ、Ⅳ类手术1.70万台次，急诊手术4842台次，日间手术1010人次，床位使用率82.53%，平均住院日8.9天，病床年周转次数33.54。中医参与治疗率99%，非药物中医技术治疗率占门诊总人次50.13%。施行临床路径12995例，占全院出院人数比例38.47%。

医疗质量控制工作。坚持问题导向，实施医疗质量控制专项工作，分别于6月和10月成立四川省中医风湿专业质量控制中心和四川省中医康复专业质量控制中心。

创伤急救工作。成立创伤急救中心，实现对患者的院前-院内急救一体化管理，为急需手术的患者建立绿色通道，通过建立创伤小组，制定标准化的医疗评估体系，制定院内专家共识等，将术前检查、评估、准备工作前移，力争尽早手术，尽早解决患者病痛。

专科联盟工作。遴选申请加入骨伤专科联盟的单位，通过走访考察与研究讨论，与成都市双流区的第二人民医院、东升社区卫生服务中心、西航港社区卫生服务中心、彭镇卫生院，以及云南大理白族自治州宾川县中医医院签订专科联盟协议，至2022年底该院骨伤专科联盟成员单位达到123家。

卫生应急工作。作为国家（四川）中医紧急医学救援基地及队伍先后参与"6·1"芦山地震、"9·5"泸定地震紧急医学救援。共计派出队员41人，救护车8辆，指挥车1辆，紧急生产并捐赠8990包疫病防治汤剂，中药大锅汤3000余人份，"都江堰1号""都江堰2号"28460瓶。多次于成都市新津区、雅安市等地组织开展和指导卫生应急演练及应急救治能力提升培训会，增强综合救治能力。

新技术推广。新增关节镜下磨钻切除骺板骨桥自体脂肪填充治疗儿童骺阻滞、单侧入路双通道脊柱内镜技术、中医传统练功疗法、磁共振弥散加权成像等新技术12项。组织专家委员会审定并通过《四川省骨科医院医疗评估制度（征求意见）》《四川省骨科医院专家共识：脑卒中防治》。

特色（重点）专科及项目。新开多学科联合门诊1个（足踝2科·运动医学科联合门诊），特色门诊2个（武医养生门诊、手法门诊）。持续做好重点项目管理，共承接"中医医院应急和救治能力建设2022项目""中医药特色专科建设项目""中医药人才成长平台建设项目""中医特色康复体系建设项目""四川省重大疾病中医药防治中心建设项目""四川省中医经典传承中心建设项目""省级中医医疗机构应急救治能力提升项目""中医强基层"'百千万'行动项目""国家区域中医（康复科）诊疗中心培育项目""健康中国中医药专项行动项目"等重大项目。

运动竞技保障工作。承担2022年北京冬奥会运动保障工作，共派出8名经验丰富的专家为运动员提供全方位的医疗服务。赛后获国家体育总局、花样滑冰国家集训队等多方的肯定与感谢。

服务大众健康。持续发挥"郑氏骨科"为核心的中医药特色优势，以"体医结合"为核心的运动促进健康理念，建设四川省中医运动医学中心，开展治未病、运动创伤防治和运动健康促进等工作。

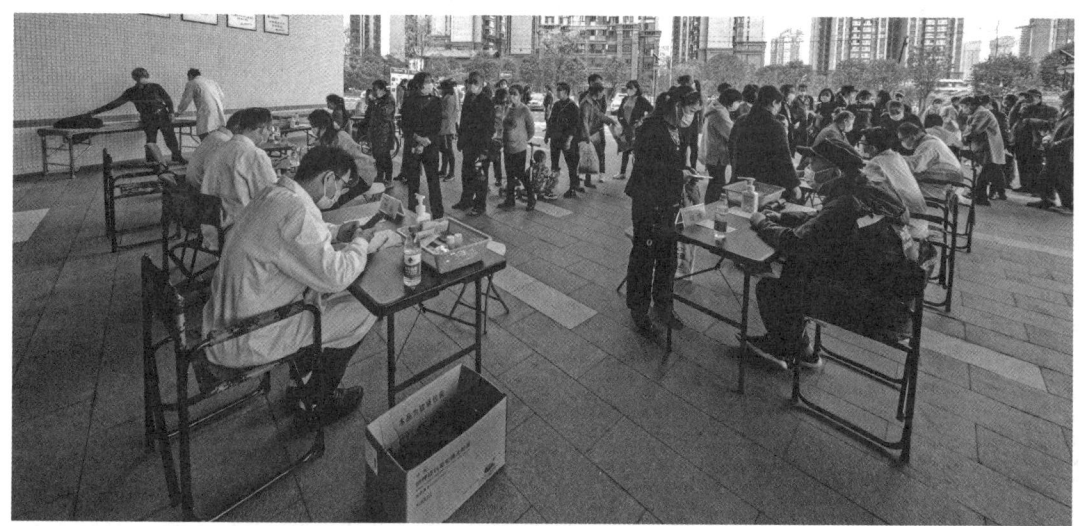

◎2022年11月，四川省骨科医院在天府院区开展四川省中医强基层"百千万"行动（办公室◇供稿）

【新冠疫情防控】及时调整院内相关工作流程，完善各项防疫工作制度，坚持不定期全院巡查，严守院感防线。多次选派队员赴海南省、成都市新都区等支援核酸检测、疾控流调等工作。先后向内江市、泸州市、宜宾市等市和成都市相关社区服务中心派送防疫中药"大锅汤"。

【医学教育】举办省级及以上继续医学教育项目14项，其中省级中医药继续医学教育项目7项，省级省卫生健康委继续医学教育项目7项。全年共接收实习生430人次，进修生162人次，住院医师/药师规培生36人。

推荐2人入选四川省名中医工作室建设项目、1人入选四川省中医传统技术骨干人才项目，推荐1人入库四川省非临床药学专业高级、医药工程专业中级职称评审委员会，6人入库医药卫生、中医药高级职称评审委员会。

【科研工作】立项科研项目34项，其中纵向项目30项（国家体育总局科技服务项目3项，省科技厅课题5项，厅局级课题22项），横向项目3项（其中研究者发起的临床研究项目1项），医疗器械临床试验项目1项，获资助经费300余万元。发表论文132篇，其中SCI20篇，核心期刊100篇。发表科普文章50篇。出版专著3部。获省医学会优秀论文奖1项，省优秀科普微视频优秀奖1项。

（办公室）

成都中医药大学附属医院（四川省中医医院）

【基本情况】2022年底，医院在职职工2415人，其中高级职称399人，中级815人。

2022年公布的2021年三级公立中医医院绩效考核成绩中，该院连续四年位列西部第一，全国排名由第八名提升至第六位。

【医疗工作】医院门急诊262.52万人次，住院6.73万人次。手术台次3.72万人次，平均住院日9.7天。

专科专病建设。持续推进5个国家优势专科和10个省级重大疾病防治中心建设，新增11个专科专病门诊及2个综合（多学科）专病门诊，快速推进医院

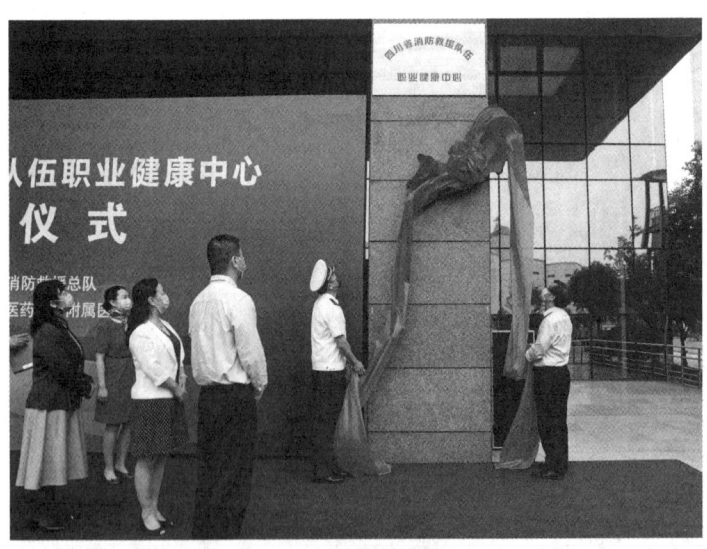

◎2022年5月26日，成都中医药大学附属医院（四川省中医医院）举办四川省消防救援队伍职业健康中心揭牌仪式（办公室◇供稿）

胸痛中心标准版建设。推进慢性病管理建设，已在肾病、神内、心血管等5个科室推行。加强院内VTE防治体系建设，2022年度VTE死亡率为零。推进新技术开展实施，新增新技术23项。

医疗质量控制。初步完成医疗核心制度本土化修订，细化落实18项核心制度。

医联体建设。与广安市人民政府、乐至县人民政府建立紧密型医联体合作。

对口支援。修订《对口支援管理办法》，下派对口支援24人，将优质医疗技术下沉到基层。

【新冠疫情防控】院内疫情防控。梳理发热门诊患者处置流程，建立院内异常健康码处理流程和阳性患者应急处理流程，落实三级预检分诊和门禁"六个一查验"，开通危重发热患者救治通道。

对外支援工作。选派3483人次参与成都市2891个社区采样点核酸采样，组建气膜方舱队援助省内外核酸检测。累计抽调242人次支援新疆维吾尔自治区、西藏自治区疫情防控。

中医疫病防治基地建设。组织实施中医疫病防治基地项目设计，在天府院区选择地块立项建设。制定医院《应急救援队伍管理办法》，组织救援队参加四川省卫生应急培训项目；与省消防总队战勤保障支队建立应急响应联动机制，组织联合应急演练。

【医学教育】新增国家级中医传承工作室10个、省级工作室9个，四川省经典传承中心建设项目两个；10名指导老师及9名继承人入选第七批全国老中医药专家学术经验继承人。组织第五批全国优秀中医临床人才研修项目推荐工作，5人入选，占全省考取人数的35.7%。281名住培学员通过执业医师考试，一次性通过率87.81%。启用住培课程在线学习平台，构建住培临床课程体系。住培基地学员获省中医药经典知识竞赛三等奖。

【科研工作】获纵向课题资助296项，资助金额4565.48万元。获横向课题资助21项，资助金额422.62万元。成果转化2项，转化金额400万元。申报部省级科技进步奖13项，获奖5项。

组织申报并成功入选国家中医药传承创新中心建设单位和国家医学中心（中医类）辅导类创建单位。稳步推动国家中医临床研究(糖尿病)基地建设，搭建糖尿病、糖尿病肾病、糖尿病视网膜病等优势病种数据库以及临床研究注册登记平台。推进四川省临床医学研究中心建设，围绕内分泌代谢性疾病和心血管疾病诊治的重大需求，继续开展临床评价研究，打造标准化数据管理云平台，形成协同创新网络。

【人才建设】获批各类专家30人、团队1个。完成博士后进站11人，柔性引进人才续聘1人。聘任专业技术正高级岗位28人，推荐评审专业技术职称53人。

【交流合作】持续推进"天府云医·海外惠侨远程医疗站"工作，开展剑桥项目在线学术交流。9名医护人员参加省卫生健康委2022年赴外线上研修项目。持续推进援外医疗工作，建立援东帝汶医疗队服务小组，发表援外新闻稿5篇，制作援外风采宣传海报3期。

（办公室）

成都中医药大学第三附属医院

【基本情况】2022年底，医院在职职工171人，其中卫生专业技术人员中高级职称15人。

【医疗工作】医院门急诊77753人次，入出院人次959人次，平均住院日11.61床天。

中医药服务。①在住院病区开展中医药治疗，住院中医药治疗率57.46%。②医院中医药门诊诊疗32919人次，住院病人应用中医药服务551人次；中医药服务量占本机构服务量55.0%。③开展针灸、推拿、康复训练、中药熏蒸、药物敷贴、牵引等38种中医非药物疗法技术应用，诊疗30107人次。④开展中药药物配方和中成药诊疗服务，并提供中药煎煮和膏剂、丸剂、散剂加工技术服务。中药饮片处方5067张，中成药处方17615张。无院内制剂制作和使用。⑤运用中医药为65岁以上老年人、0-36个月儿童、慢性病患者开展中医健康管理，其中65岁以上老年人接受中医药健康管理服务5830人，0-36个月儿童接受中医药健康管理服务487人，高血压、糖尿病中医药健康管理3638人，并为其提供体质辨识、健康指导、饮食起居运动指导等服务；高血压中风干预服务80人次；应用中医药技术和方法开展健康管理的孕产妇139人；中医体质辨识的居民健康档案管理累计建档6355人；开展其他中医药健康管理服务的种类6种；开展中医药防治传染病工作。⑥开展中医健康知识讲座2次，健康咨询活动2次；医院中医专家免费为居民开展颈肩推拿、针刺等中医药服务项目，受益200余人。

【新冠疫情防控】开展线上、线下新冠疫情防控专项培训和应急演练10余次，参加培训1200余人次。医院发热诊室诊疗处置发热患者256人次，联合第三方机构开展新冠病毒核酸检测59万余人次。选派1350余人次参加辖区新冠病毒核酸采样、接种新冠病毒疫苗。熬制配送中药大锅汤，累计服务25500余人次，为省卫生健康委配送新冠肺炎防疫中药"大锅汤"17000份。

【医学教育】教学工作。培养临床见习生50人次，实习生70人次，中医针灸推拿专业进修医师5人。

院内培训。举办各类线上及线下讲座及培训35余次，参与培训700余人次，内容涵盖新冠疫情防控知识、麻醉药品管理、抗菌药物合理应用、中医药相关知识、《处方管理办法》、病历书写、国家基本药物使用、不合理用药相关知识、医院感染等基本技能及专业知识。举行卫生应急演练4次，消防演练两次。

外派学习培训。选派医护人员西学中学习2人。选派100余人次参加四川省、成都市及青羊区组织的各级各类专业培训学习，包括医院管理、财务管理、病案管理、药事管理、核酸采样、流调消杀、中医适宜技术、急诊急救等项目。

中医药人才培养。注重中医药队伍人才培养，选送参加中医药健康管理县级培训4人；医院组织临床医务人员中医药知识与技能培训19余人次，培训工作纳入年度继续医学教育范围予以考核。

继续医学教育学分管理。根据继续医学教育学分管理要求，严格学分审核，共计112余人，以强化能力培养和保障医务人员的职称晋升条件建设。

人才建设。申请四川省事业单位编制计划28名，2022年下半年面向社会公开招聘编制内工作人员9人，引进主任医师（编内）1人，正式开启医院编制使用管理。获全国三八红旗手1人，第十四批四川省学术和技术带头人2人。

（办公室）

四川省中西医结合医院

【基本情况】2022年底，医院在职职工845人，其中卫生专业技术人员698人，高级职称129人，硕士博士193人。

高新医院建设。一期建设项目按计划进度推进内外装饰装修、消防、安装等工程，2022年12月完成主体内外装修。申报国家重大建设项目库中央财政贴息贷款两亿元，用于一期医疗设备购置。二期项目已取得土地产权证、工程规划许可证、省发展改革委的投资概算批复和基坑施工许可证，于2022年12月30日奠基。

【医疗工作】医院门诊66万人次，出院1.27万人次；药品收入（含中药饮片）占业务收入的37.61%，中药饮片收入占药品收入的29.31%。

业务技能提升。申报国家中医药管理局高水平中医药重点学科建设项目（亚健康）。完成成都市120急救指挥中心专家组对南区急诊医学科开展的复审评估。增设麻醉门诊，拓展专科门诊服务。强化手术科室能力建设，鼓励开展高难度技术和高级别手术，完成医疗美

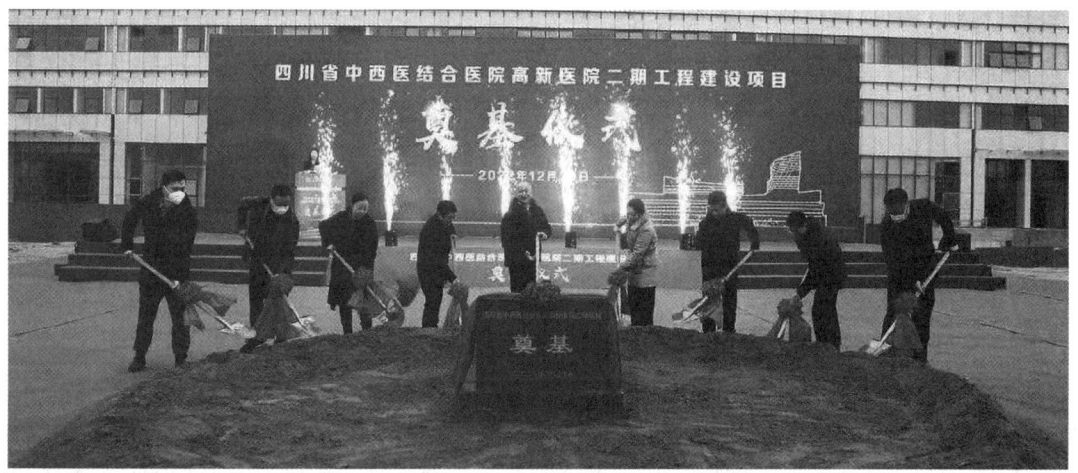

◎2022年12月30日，四川省中西医结合医院高新医院二期工程建设项目奠基仪式（谢钦臣◇供稿）

容外科3级手术、医疗美容牙科、医疗美容皮肤科及国家级限制临床应用技术超声引导下肿瘤微波消融治疗技术备案。派员参加全国超声造影病例竞赛和四川省首届院前急救科普讲解大赛，分别获全国三等奖和全省第二名。

服务质量提高。制定优化中医临床路径44个，中西医结合优势病种诊疗方案120个。修订《急危重症中西医结合护理常规》《常见手术护理常规及操作规程》，持续推进优质护理，覆盖率100%。持续优化服务流程，优化"三病"免费咨询、检测工作流程和阳性患者处理流程。持续优化门诊流程，设置自助签到机，开通线上"诊间支付"功能，方便患者就诊。

质控监管。制定《医疗质控员管理办法（试行）》全面加强医疗、护理质控管理，全年无乙级、丙级病历。修订《平均住院日考核管理办法》，提升病床使用率。修订《不合理医疗检查专项治理工作方案》，推进不合理医疗检查专项治理。开展合理用药督查监管。开展医保基金"春风行动"、血液透析、高值医用耗材（骨科、心内科）等领域医保基金使用自查自纠工作。

医联体工作。先后与成都市郫都区安靖街道社区卫生服务中心、中江县中医医院签订医联体合作协议，发挥省级大院优势，支持地区卫健事业发展。

医疗保障。派出多名干部保健人员执行中央政法委督导组在川期间、四川省第十三届人民代表大会第五次会议等6批次重大医疗保障任务。1人获四川省青年骨干保健人才称号。

【新冠疫情防控】院内防疫。完成发热门诊、三通道、核酸采集点及病区升级改造。强化疫情防控应急处理和日常监督，持续开展"红袖章"防控督导专项巡查。按流程规范处理门诊阳性密接者及ICU阳性病例。新冠核酸检测实验室满分通过国家卫生健康委组织的针对奥密克戎变异毒株的室间质评。

支援抗疫。骨干组建16支医疗队支援新疆维吾尔自治区、海南省等地新冠肺炎疫情防控。派员参加省级流调溯源队驰援广安市邻水县、成都市高新区疫情溯源工作及督查甘孜州18个县的疫情防控工作。组织500余人次支援成都市武侯区、成华区、高新区等地核酸检测采样。向机关、社区一线工作人员、隔离点医务人员、志愿者及社区群众免费发放中药预防大锅汤5万余袋，支援阿坝州马尔康藏医院熬药包装袋10万个。

【医学教育】引进培养高层次人才。创新人才引进方式，柔性引进高端人才5人，其中境外专家2人。获批全国老中医药专家学术经验继承工作指导老师2人、第五批全国中医临床优秀人才研修项目培养对象1人、全国中医护理骨干人才项目培养对象2人，1人入选"天府青城计划"天府名医项目，1人当选中国超声医学工程学会第一届中西医结合专委会副主任委员。

继续教育培训。"线上+线下"培训相结合，完成亚健康态睡眠质量下降中西医结合干预培训班、川蜀"衷中参西"妇科流派学术思想研修班等11个国家级、省级继续医学教育项目，培训2000余人。

提高医教实践水平。联合四川大学华西医院等3家联盟单位共同招收规培生67人。邀请北京协和医院等4家医院的国内知名住培专家开展为期2周的线上师资培训。与成都体育学院签订共建医教协同实践基地协议，与资阳口腔职业学院签订实习协议，联合探索高质量人才培养模式。

【科研工作】申报各类科研项目64项，立项20项，完成项目结题6项。发表论文43篇，其中SCI 3篇，1篇影响因子达到5.988。获实用新型专利授权11项，获发明专利授权2项。

申报第三批四川省临床医学研究中心（肿瘤、口腔）。推进四川省亚健康临床医学研究中心、四川省肠癌病中医药防治中心以及四川省中医药科学院亚健康临床医学研究中心等10中心建设工作，重点围绕中医药特色适宜技术和诊疗方案，中医药诊疗装备研发，中医药健康拳头产品打造，重点研究室和实验室培育等方面开展建设工作，提升医院科技创新能力。筹建临床GCP中心。

探索与重庆市中医院共建川渝中医药区域医学中心（亚健康、肿瘤、口腔黏膜），形成《四川省中西医结合医院川渝科研合作意向方案》，联合申报四川省科学技术厅2023年第一批省级科技计划项目3项。

【交流合作】与四川省侨务办公室、四川省中医药管理局和苏里南华侨华人社团联合总会，签约共建"天府云医•海外惠侨远程医疗站"（苏里南站）。医院与泰国那空吻差是玛学院签订合作备忘录。

【定点帮扶】派员担任阿坝县河支镇日进贡村驻村干部，接续推进阿坝县定点帮扶工作。发挥卫生行业优势，医院领导带头下乡结对，开展豌豆基地建设、新冠疫情防控及新冠病毒疫苗接种宣传工作、儿童营养改善、爱心药箱、中医药进校园等活动。医院被省委农村工作领导小组评为2021年定点帮扶先进集体，1人获阿坝县优秀驻村工作干部。

【对口支援】落实中医药强基层行动，推进"百千万"专项行动工程，选派以四川省名中医、中青年拔尖中医师等中高级职称专家为主的12个专家团队指导巡诊全省19个县（市、区），举办培训讲座44次、培训基层人员1246人次、推广中医适宜技术项目21个，指导巡诊乡镇卫生院及社区卫生服务中心19个。保质保量完成对口支援"传帮带"工程任务，对口支援医院增加至8家，2022年度共计下派专业技术人员37人，促进优质中医资源下沉。

（谢钦臣）

四川省第二中医医院（四川省中医药科学院中医研究所）

【基本情况】2022年底，医院在职职工697人，其中高级职称132人。编制床位2300张，开放床位610张。

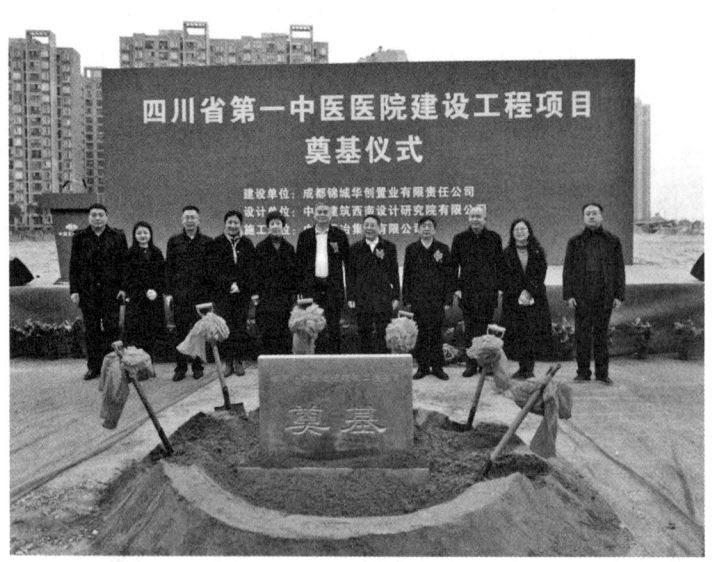

◎2022年2月4日，四川省第一中医医院建设工程项目奠基（办公室◇供稿）

2月4日，四川省第一中医医院建设工程项目开工。该项目位于成都市成华区华林一路，规划总用地面积约61.90亩，总建筑面积约19.3万平方米，设置床位1500张，项目预计2024年12月投入使用。

【医疗工作】医院医疗服务总量3.19亿元，门诊215099人次，同比减少0.5%；急诊4241人次；出院13071人次，同比减少8.9%；平均住院日11.55天；床位使用率88.3%，同比增加11个百分点；手术3733台次，同比减少13.1%，其中三级手术2399台，同比减少8.26%，四级手术718台，同比增加20.06%；疑难病例867人次，占出院总人次的6.6%，同比提升2.5个百分点；危重病例3214人次，占出院总人次的24.6%，同比提升3.7个百分点。

药品收入8221.54万元，药占比32.3%，同比增加0.9%；中药占比56.14%，同比增长2.45%。发挥中医药特色优势，出院患者非药物疗法比例80.5%，中医为主的非药物疗法占23.25%。

中药饮片占药品收入40.80%，同比增长0.41%；门诊中药饮片使用率50.34%，同比增长1.4%；门诊中药处方比例63.69%，门诊散装中药饮片和小包装中药饮片处方比例为34.91%；中药配方颗粒占中药饮片比例26.96%，同比增长0.98%。制剂生产同比增长10.87%；自制制剂使用占比3.97%；自制制剂收入占药品总收入4.25%；

药事管理。多措并举助力合理用药国考指标优化，加大处方点评力度、建立《医院长期处方管理制度》、加强临床合理用药培训；严格执行国家组织药品集中采购政策，中标品种价格明显降低、减轻患者药费负担效果显著。开展科普宣传提升公众合理用药意识，临床药师参与义诊巡诊进社区活动，创建问药科普站微信视频号。

三级公立中医医院绩效考核工作。加强和规范便民门诊管理，重视老年患者和特殊人群，优化医保审核、门特办理等流程，全面提升服务门诊能力。新增胸外科等住院科室，肾病科、肺病科病区通过老年营养示范病房验收。2021年度国家三级公立中医医院绩效考核等级A，排名第54。

中医药惠民行动。坚持开展中医药文化"六进"及三九贴、三伏贴体验，组织义诊和健康大讲堂；开展"中医行万里"行动，派出12名专家搭乘成都铁路局"健康列车"赴喜德县尼波镇开展中医药特色服务，发放汉彝双语中医药科普手册600本，服务520余人次。开展中医护理技术进社区，通过耳穴、火罐等中医特色护理体验，普及中医特色健康知识和治未病理念。

医联体建设。医联体建设由规模扩张向质量提升转化，医联体单位共计123家，建联体单位21家。与四川大学华西医院、省人民医院建立27个专科联盟，中藏医院专科联盟1个。2022年转诊病人2200人次，手术1011人次，非手术1189人次。医院22个制剂品种在13家医疗机构调剂使用，调剂数量11000盒，同比增长252%。承接5家医疗机构20多个制剂品种的委托配制；15个科研品种的中试加工。10个制剂品种新入选医疗机构中药制剂调剂品种（第二批）目录；合计28个制剂纳入《四川省医疗机构中药制剂调剂品种目录》。

【新冠疫情防控】院内防疫。完善疫情防控相关制度流程，组织疫情处置演练，落实感控督查员制度和感控培训考核机制。持续完善医院"三通道"建设，推进发热门诊建设，严格发热患者闭环管理，完善发热门诊布局和方舱CT等设施设备配置。承担成都市青羊区红墙巷新冠疫苗临时接种点医疗保障工作，抽调医护人员参与临时接种点疫苗接种登记工作。

支援抗疫。组建充实省级流调溯源后备队及院内流调队伍，两名队员完成支援广安市疫情流调溯源任务。派出9支核酸检测队参与成都市临检中心和省人民医院、四川大学华西医院气膜方舱队工作；派出医护人员100余人次参与青羊区、成华区疫情防控和大规模核酸检测工作。两名专家支援汶川县人民医院医疗救治工作，3名医务人员参与攀枝花、雅安市和凉山州疫情防控督导。派出10名医护人员参与四川省援疆中医医疗队工作，3批58人次医务人员支援阿坝州方舱医院，为省内中医医院首次成建制接管方舱医院并顺利完成任务。

【科研工作】申报各级科研项目135项，立项44项，结题25项。

参黄金屏颗粒等5个医院制剂的研发按计划推进，1项委托研发制剂获备案。推进医院药物临床试验（GCP）中心建设工作，成立药物临床试验（GCP）中心办公室。

【医学教育】通过国家级住院医师规范化培训基地现场评估，首期西医人员学习中医知识培训班开班，举办全省中医药系统重症急救优秀骨干人才培训班，获批2个国家中医药管理局和13个省级继续教育项目。与四川长江职业技术学院开办护理学徒制班，入选教育部2022年产教融合校企合作典型案例，申报四川省教育厅四川省中医临床教学培训示范中心。

23名专家、青年骨干参加省卫生健康委国际交流中心海外在线研修项目培训，1名专家到北京中日友好医院参加

"西部之光"项目进修。分别有2人、12人成为四川省名中医工作室指导老师、继承人，77人成为四川省中医药科学院骨干人才传帮带三年行动跟师学生，15人成为四川省中医药科学院青年才俊，分别有29人、9人参加国医大家学术经验传承班、四川中药工艺传承精品班学习。申报四川省学术和技术带头人等各级各类高层次人才194人。新建全国名老中医药专家传承工作室2个。

【对口支援】开展四川省中医药强基层"百千万"行动，派出45名医务人员组建成15个省级"中医专家团队"指导巡诊27个县市区域。线上线下共开展基层常见病多发病中医诊疗培训讲座243场次、推广中医适宜技术项目33个，指导基层医护人员合计11972人次。派遣24名支援人员到峨边县中医医院、大竹县中医院、松潘县人民医院、九寨沟县中藏医院、安岳县中医医院开展对口支援工作。选派8名医务人员前往松潘县人民医院和汶川县人民医院开展"组团式"帮扶工作。

（办公室）

西南医科大学附属中医医院

【基本情况】2022年底，医院在职职工2382人，其中卫生专业技术人员2016人。

【医疗工作】医院门急诊（含仅做核酸人次）247.71万人次，入院7.14万人次，出院6.95万人次，手术3.71万台次，病床使用率76.09%，平均住院日9.6天；住院中医药治疗率99.17%，住院中医药技术使用率（出院患者使用中医非药物疗法比例）94.21%，门诊患者中药饮片使用率39.09%，住院患者中药饮片使用率93.83%。

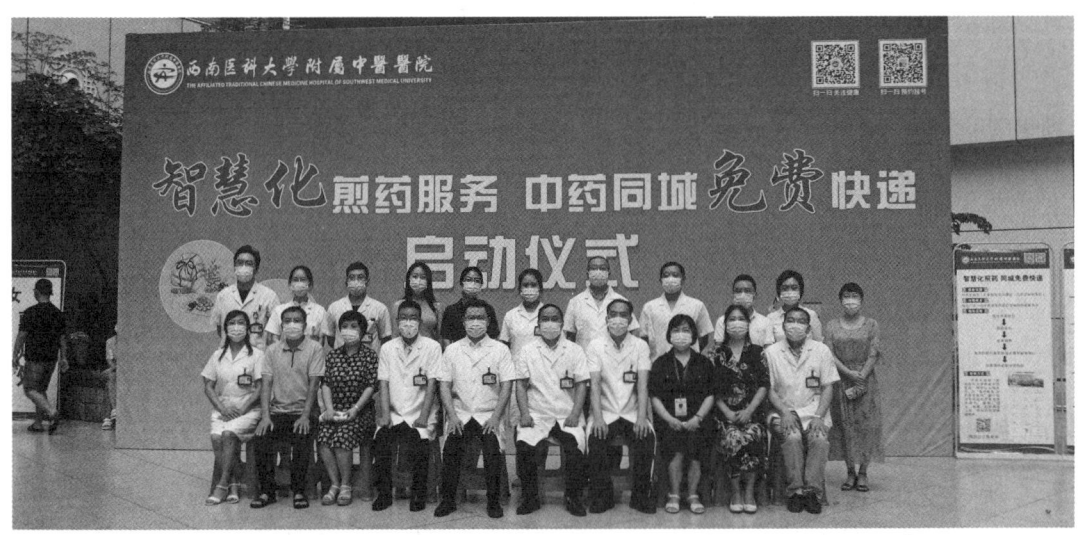

◎2022年7月26日，西南医科大学附属中医医院举行中药同城免费快递启动仪式（谢艳玲◇供稿）

新技术新项目。全年申报新技术、新项目39项，其中冠状动脉内旋膜术（RA）、经冷冻球囊导管消融房颤治疗术为泸州市率先开展。四级手术占比18.2%，同比提升0.3%；日间手术占比6.8%，同比提升2.2%。获批四川省产前筛查资质，建设产前诊断实验室，新开设动物致伤中心·犬伤门诊，中西医结合辅助生殖中心有序推进。增强多学科诊疗建设，推进专病门诊、多学科MDT门诊试点工作，开设脱发、中风等8个专病门诊，试点开设肺结节、肿瘤、肝癌等8个MDT门诊。

重点专科。制定《医学重点学科、重点专科（专病）建设管理暂行实施办法》《医学重点学科、重点专科（专病）"十四五"建设规划》。实行重点专科、学科年度目标任务制，开展年度考核和中期督导，根据考核结果实行"绿黄红"分层管理，推动重点专科、学科建设任务落地见效，改变"重申报、轻建设"现象。督导、指导22个重点专科、学科建设，发现问题并督促整改，推动建设任务落地见效。

【医学教育】本科生教育。中西医临床医学获批国家级一流本科专业建设点；中医学获批省级"课程思政"示范专业；《中医藏象理论与临床》获批第三批省级线上一流本科课程。中西医结合学院中医学专业五年制本科被纳入香港中医执业资格试认可课程名单。新生报到率98.53%，创近5年新高；中医学专业2022年升学率50%，创历史新高。获批大学生创新创业训练计划项目国家级10项、省级27项、校级59项。全院师生参加各级各类竞赛成绩优异，获第八届国际"互联网+"大学生创新创业大赛高教主赛道、产业赛道校级金奖1项、银奖2项、铜奖10项，四川省经典诵读写大赛一等奖，1人获省级教学竞赛一等奖、1人获校级课堂教学创新竞赛三等奖。

研究生教育。举办首届研究生论坛、首届研究生创新型医学案例大赛等活动；新开设核心课程21门；组织8个学科方向制作中医学原创案例18个；研究生就业率100%。获批立项校级研究生教育教学改革项目研究课题2项、教学案例库建设项目1项、研究生精品课程1项。组织研究生参加各级各类比赛及学术交流活动，获四川省国际"互联网+"大学生创新创业大赛铜奖1项，西南医科大学第八届国际"互联网+"大学生创新创业大赛金奖1项、铜奖3项，西南医科大学第二届实验技能大赛获优秀奖2项。2022年研究生发表SCI论文30篇，其中北大核心论文9篇，较2021年增长56%。

继续医学教育。加强继续教育基地建设，招收规培医护313人、实习医师850人、进修生159人，2022年中医规培医师结业考核通过率90.84%，较2021年增长8.37%；规培护士结业考核通过率连续稳定在100%。加强临床教学质量管理，全年开展中医学专业实践教学督导等各类院级临床教学督导10次。承担国家中医类别医师资格实践技能考试等大型国家级、省级考试5场次，考生共计3309人。获批并举办继教项目40项，其中国家级继教项目7项、省级继教项目33

项。承办"西学中"培训班3批次；员工外出培训、进修561人次，开展院内分层培训118场次。

人才建设。新增全国名中医1人（孙同郊）、四川省十大名中医1人（杨文信）、市"健康泸州—大美医者"1人、高级职称专家50人、博士后科研工作站入站博士后8人。注重中医药传承人才培养，新增全国名老中医药专家传承工作室3个、四川省名中医工作室4个；省名中医工作室继承人18人；国家级师承导师2人、继承人4人；全国中医临床优秀人才1人、全国中医护理骨干人才3人；医院获泸州市龙马潭区"龙马引智·先进单位奖"，获批四川省引才引智基地。

【科研工作】获批科研项目183项，其中省部级以上课题17项，同比2021年增长183.3%；项目总经费3646.2万元，同比2021年增长43.2%。发表论文1511篇，同比2021年增长7.2%；其中SCI 140篇，同比2021年增长68.7%。出版专著37部，《二十四养生节气与食疗》获2022年四川省优秀科普作品三等奖。获专利授权157项，其中发明专利18项（国内17项，国际1项），同比增长350%；实用新型专利133项；外观设计专利6项。院内制剂"枳葛口服液"正在转化中。

获批泸州市重点实验室两个；新增国家中医药传承创新团队1个、省中医药传承创新团队1个。检验科获中国合格评定国家认可委员会（CNAS）颁发的"ISO15189医学实验室认可证书"。

（谢艳玲）

成都中医药大学附属医院针灸学校（四川省针灸学校）

【基本情况】2022年底，学校教职工307人，其中高级职称14人，中级30人，初级31人。

【新校区建设】新校区一期建设项目在取得由自然资源厅核发的项目用地预审与选址意见书的基础上，通过项目可行性研究审查及项目投资估算财政评审，项目获省发展改革委立项批复。项目已确定委托代理服务单位，完成项目勘察及初步设计单位招标，正有序推进勘察及初步设计工作。

【高职学院建设】新建四川中医药职业学院项目被纳入四川省"十四五"高校设置规划。

【医学教育】专业建设。学校现有中医康复技术、中医养生保健、中医、中药、药剂、中药制药、护理、中医护理八大专业（群），动态修订完善各专业人才培养方案。现开设有中医药特色现代学徒制班、企业新型学徒制班、国际班。牵头完成国家中职中医康复技术、中医养生保健、中药制药三个专业的专业简介、教学标准制订工作并被采纳。完成四川省第三批中等职业学校示范（特色）专业建设项目工作。

教学管理。完成全年148个班级的日常教学工作。建立线上线下教学衔接模式，按要求完成中高职各专业、教学班教学任务74942学时，实训教学7050学时，成人教育200学时。实现新进授课教师教学督导全覆盖，安排教学督导共计65人次，专家督导综合效果评价87.7分（满分100分）。全年学生评教综合效果平均分4.82分（满分5分）。

实习就业。2391名实习学生分别到四川省中医医院、四川省骨科医院、四川省第二中医医院、四川省中西医结合医院、绵阳市中医医院等70余所医院参加岗位实习。3140名学生毕业，毕业生就业率95.4%，升学率97.6%。

竞赛获奖。1名教师获四川省首届"四有"好老师称号；1名教师获2022年"成都工匠"称号；学校获四川省职业教育成果奖二等奖；视频作品《经典永流传》在由中共四川省委宣传部、四川省教育厅等单位联合主办的四川省2022年中华经典诵写讲演活动中获集体一等奖；在由四川省中华职业教育社、教育厅等单位联合主办的第二届四川省中华职业教育创新创业大赛中获得集体一等奖1个、三等奖1个；在由重庆市推拿按摩学会主办的重庆市第三届传统中医手法大赛中，1人获二等奖、3人获得三等奖；在由四川省健身气功管理中心、四川省高等教育学会体育专业委员会主办的2022年四川省青少年健身气功网络视频大赛中获八段锦（高中组）集体赛一等奖2个、二等奖1个，个人赛6人获奖，获易筋经（高中组)集体赛一等奖1个、三等奖1个，个人赛3人获奖。2022年度，学校学生技能竞赛委员会组织举办校内六大技能竞赛。

人才建设。引进、认定7名高层次人次，多渠道对外招聘录用专职教师、实训教师、专职班主任、实习实训基地临床护士等岗位共计22人。组织开展学校高级、中级、初级专业技术岗位聘任工作，教职工晋升专业技术六级、八级、九级、十一级岗位分别有3人、3人、5人、2人。12名教师被认定为学校"双师型"教师。围绕学校"名师""名技""名医"三名工程建设，成立中医药文化传承工作室1个，省名中医工作室1个，省中医传统技术骨干人才传承工作室1个，进一步推进3个技能大师工作室（含1个省级技能大师工作室）和5个名师工作室建设工作。发挥工作室主持人引领作用，通过"传、帮、带"，辐射学校中青年、骨干教师50余人。举办教师、管理人员集中培训1次，参培160余人次。教职工参加各类

◎四川省针灸学校中医药文化进校园主题教育活动走进成都市锦里小学（学校办公室◇供稿）

课程改革、教学能力、专业技能、信息化教学、干部培训等线上线下培训200余人次。

【学生工作】完成17185人次的国家免学费及140人次的建档立卡贫困生申报工作；发放2768人次国家助学金及325人次凉山州州外就读学生资助，合计333.1万元。发放654人次冬衣补助，合计9.81万元；发放13人次特困生补助，合计2.5万元；社会资助学生20人，合计4万元。

【职业技能培训鉴定】开展10批次校外人员职业技能等级认定考试。其中参加评价367人次，获证329人次，获证率90%；开展校企合作"心连心"线上培训课程，累计观看4000余人次。组织申报国家级高技能人才培训基地，学校被列入四川省2022年度国家级高技能人才培训基地建议名单；完成2021年度教育部"1+X"证书颁发仪式及2022年"1+X"证书芳香疗法、中医体质评估与应用职业技能考试100名学生考前培训及考试工作；开展207人次小儿推拿专项技能培训工作。

【中医药基层适宜技术推广】完成全省28个市中医药适宜技术县级师资培训420人、民族地区彝医、藏医中医药适宜技术县级师资培训160人、民族地区基层骨干医师临床培训20人。组织专家在成都市5个区县及20个医疗单位开展中医药适宜技术培训工作，并督导和指导。举办第二届全省中医药适宜技术技能大赛。

【科研工作】省中医药局川派中医药学术传承和古籍文献整理研究课题立项1项，申报省中医药局中医药科研专项课题2项。四川省2022—2024年职业教育人才培养和教育教学改革研究项目立项3项，其中重点项目1项。教师主编行业规划教材4部。获发明专利3件。发表论文16篇，其中SCI 1篇，核心期刊1篇，获奖2篇。

【校、地、企合作模式深化】与四川中医药高等专科学校、眉山药科职业学院合作开展"3+2"高职教育，搭建学生成才"立交桥"。与四川省第五人民医院、大邑望县中医医院等开展院校合作，探索校院合作、医教协同、现代学徒制试点。与成都中医大国医馆有限公司、川耳匠健康咨询有限公司等企业签订合作协议，开展实习实训基地建设、"双师型"师资队伍建设、师资互派、技术交流等合作项目。

【健康产业建设】学校学生实训实习基地（成都中医药大学附属医院妇产康复中心/中医医疗技术中心）持续建设外阴宫颈治疗中心、母婴护理中心，基地与四川省中医医院国际病房、普外科等开展合作，为社会提供养生康复治疗12000余人次。学校相关专业教师到实训中心开展带教和临床示教2400课时。接收学生实习、见习、实训1500余人次。

【新冠疫情防控】按照教育主管部门及属地关于疫情防控的要求落实各项防控措施。制定《开学工作方案》及《疫情防控应急演练实施方案》，修订完善学校新冠肺炎疫情防控"三案八制"。为师生熬制中药"防疫大锅汤"，供2万余人次饮用。按照上级部门相关要求，结合属地管理原则，在学期开学前全面摸排及追踪返校师生情况,开展隐患排查整治、防控物资储备、环境卫生整治、错峰就餐安排、人员培训、应急演练等工作,全面做好疫情防控工作,确保校园师生平安。

（学校办公室）

四川省中医药发展服务中心

【基本情况】2022年底,中心在职职工15人,其中高级职称1人,中级4人。

【社会组织监管】组织17个社会组织负责人50余人,开展局管社会组织能力提升培训班。完成局管社会组织的2021年度年检工作。与省直机关工委有关部门对接协调,成立四川省中医药社会组织联合党委,先后指导四川省中医药学会、四川省中医药适宜技术研究会、四川省中医药信息学会成立党支部。

【医疗质量管理】协助完成中医医院评审委员会年度会议筹备、组织工作,共12家单位获评三级中医医院。开展四川省中医医疗质量控制推进会,32个省级中医医疗质量控制中心相关人员共71人次参加。协助召开2022年全省公立中医医院绩效考核工作推进会。

【医学教育】完成2022年度省级继续医学教育项目的评审及管理工作、中医住院医师规范化培训招录工作。组织开展师资培训、藏医骨干人员培训、国家应对重大公共卫生事件和疫病防治骨干人才库人员培训,全省共计4000余名学员

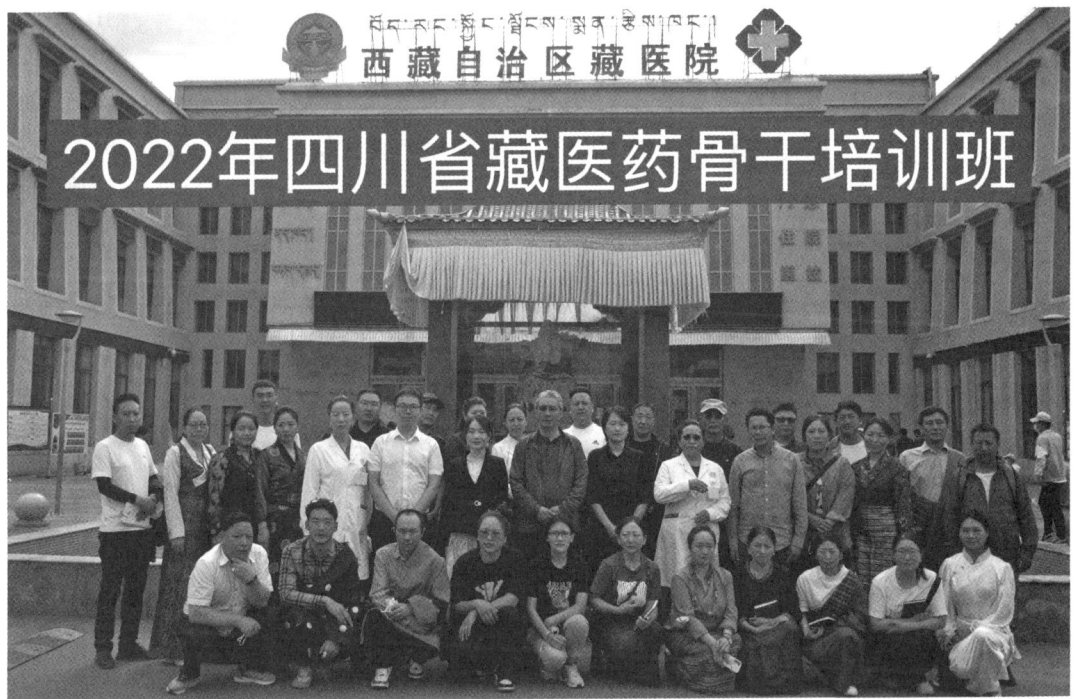

◎2022年7月13日,四川省中医药发展服务中心在西藏自治区藏医院举办2022年四川省藏医药骨干培训班（办公室◇供稿）

参训；组织2022年传统医学师承和确有专长考核、中医医术确有专长人员医师资格考核，其中传统医学师承和确有专长考核合格543人，中医医术确有专长人员医师资格考核合格433人；开展"临床科研能力提升"、中医药国际标准化复合型人才梯队建设系列培训，全省中医科研相关人员共计3000余人在线参与，观看直播超3.8万人次。

【推动中医药产业发展】督导工作。赴凉山州、阿坝州、宜宾市、自贡市、广元市、巴中市、广安市、南充市、绵阳市等市（州）开展督导、验收等工作，确保保障相关工作落地落实。

中医药人才培养。举办中医药大健康产业领军人才培训、四川省"十四五"基层中医药工作培训（两期）、中药工艺传承人员培训及中药技术人才培训，全省共800余人参会。

科研攻关。整合各类专家资源，攻关遴选出的麦冬、丹参、厚朴、川牛膝等10个大品种发展难点。

【中医药文化宣传】中医药文化传播活动。在遂宁大英县、宜宾市图书馆广场及成都安康社区、华兴社区举办《中华人民共和国宪法》《中华人民共和国中医药法》《四川省中医药条例》等系列宣传活动，邀请省级名医专家团队现场义诊，八段锦、防疫香包制作等活动，制作法制宣传类视频5个。举办2022年中医药传承创新发展交流活动，全省200余人参与并受益。实施名中医川渝行、中医药文化"六进"、推介中医药文化特色街区等14场中医药文化传播活动，赴眉山市永丰村、宜宾市筠连县、雅安天全县、成都市金堂县等地，通过专家义诊、教学查房、发放中药制剂和文创产品等方式惠及当地群众，切实增强群众的中医药获得感。组织9所学校开展中医药文化进校园活动，激发学生对中华优秀传统文化的自豪感和自信心。举办四川省中医药文化抖音短视频大赛，全省中医药系统的124个作品参与网络评选，203余万人次浏览，近178万人次参与投票。组织两期名中医大讲堂系列讲座、8期中医战"疫"说系列专家访谈、3期中医药传统养生功法视频；制作"杏林之火"川剧、"杏林春雨"歌曲并拍摄MV，制作四川中医药宣传片和川产道地药材宣传片，进一步丰富四川中医药传播载体，提升四川中医药的知名度美誉度，营造"信中医、爱中医、用中医"的社会氛围。

中医药健康旅游。协助认定都江堰问花村中医药特色养生花海、普达阳光国际康养度假区等10家单位为"2022年四川省中医药健康旅游示范基地"，开展2019四川省中医药健康旅游示范基地复核工作。

中医药对外交流合作。筹建中国中医药科技发展中心四川分中心。协助完成2场2022年"岐黄四川 本草天府——四川中医药走进驻蓉领事机构"系列活动。

【《四川中医》期刊管理】变更《四川中医》期刊主办单位，逐步构建起以老带新、传承发展的工作队伍，完成2021年度期刊社会效益评价考核工作、2021

年度期刊核验工作。参加省科协组织的"天府期刊卓越行动计划"项目申报。截至2022年12月,《四川中医》共收到并处理来稿4206篇,刊载764篇。

【新冠疫情防控】发挥中医药特色优势。先后联合省骨科医院、省中医医院、省中西医结合医院、省第二中医医院等驻蓉局属医疗机构以及部分省内大型中医药企业到成都市锦江区、成华区、高新区等地,向奋战在抗疫一线的执勤民警、交警、社区工作者、环卫工人、外卖配送员等重点人群,发放中医药防疫大锅汤,共计发放6万余份。

后勤保障。全程参与国家新冠肺炎疫情防控四川工作组现场保障工作。紧急完成267名援疆医疗队员集中培训、出征、返川等系列后勤保障工作,并将医疗队急需的10吨保障物质安全运送至乌鲁木齐市。参与疫情防控工作专班物资保障组,保障成都、阿坝中医院成建制接管的方舱医院物资,协调全省的中药材、包装机等物资和设备;参与应对新冠疫情中医药专项储备工作专班,指导成都市以外市(州)应对新冠疫情中成药和中药饮片专项储备工作,确保四川省应对新冠肺炎疫情中成药和中药饮片储备物资满足新形势下疫情防控需求。

战"疫"宣传。组织中医药专家连夜拍摄中医居家养生操、中医战"疫"等视频,先后被人民网等10余家主流媒体转载发布,阅读量超过30万。《省中医药发展服务中心党支部充分发挥党组织战斗堡垒作用,为全省疫情防控贡献中医药力量》的文章被省直属机关工委主办的《四川机关党建》发表报道。

【承办《沿着总书记的足迹》——四川省中医药管理局推进党的建设暨《中医药法》实施五周年名中医川渝行活动】在眉山市东坡区太和镇永丰村承办局党组开展的《沿着总书记的足迹》——四川省中医药管理局推进党的建设暨《中医药法》实施五周年名中医川渝行活动。通过专题党课、红色家书诵读、省名中医义诊等方式,既让干部职工重走总书记的足迹,也让省级中医药优质资源下沉基层,为当地群众提供中医药健康服务。在四川"两弹一星"干部学院承办2022年四川省中医药管理干部培训班,全省中医药系统共计200余人参加,集中系统学习党的二十大精神,弘扬"两弹精神"。

(办公室)

西南医科大学

【基本情况】2022年底,学校有教职工1865人,其中高级职称595人,硕士生导师954人,博士生导师52人。

【医学教育】教育教学。麻醉学等5个专业获教育部认定为国家级一流本科专业建设点、医学影像学等4个专业为省级一流本科专业建设点。获批教育厅2022年本科层次职业教育人才培养改革试点项目1个。药理学等32门课程被教育厅认定为省级一流本科课程。中西医结合学院中医学专业五年制本科被纳入香港中医执业资格试认可课程名单。制定教材管理办法，完成教材全面排查整改。组织申报各级各类教材编写100余人次。获四川省2021—2023年高等教育人才培养质量和教学改革项目立项24项，其中重点项目6项、一般项目18项；获教育厅认定省级"课程思政"示范项目11项。健康管理类实践教育基地入选教育厅发布的省级大学生校外实践教育基地。增列5家教学医院、6家专业实践教学基地。启动新一轮本科教育教学审核评估工作。完成13个硕士学位点的周期性合格评估阶段性工作。新增硕士联合培养基地9个。开展"卓越医生2.0班"人才培养模式改革。新培育建设"三全育人"综合改革试点院系4个、省教育工委思想政治工作精品项目8项。

学科建设。推进新增临床医学、中西医结合一级学科博士点建设工作，各项指标全面达标，其中关键竞争性指标超20%以上。完成临床医学、药学四川省"双一流"学科首轮建设验收，评估成效分别为显著和较显著。落实《学科国际学术影响力提升工作实施方案》责任清单，新增"生物学与生物化学"进入ESI排名前1%学科，在全球前1%机构中"临床医学"位列前36.6%，"药理学与毒理学"位列前64.5%，"生物学与生物化学"位列前89.3%。

教师学生竞赛获奖。教师参加教学竞赛获国家级、省厅级奖项15项。《他从江上来》等微电影、公开课作品获全国一等奖、省级特等奖等奖项6项。获"互联网+"省赛金奖1项、银奖5项、铜奖6项，获优秀指导老师金奖1项，实现省赛金奖零的突破。"挑战杯"大学生创业计划竞赛参赛项目获省赛金奖2项，银奖2项，铜奖6项；"挑战杯"大学生课外学术科技作品竞赛参赛项目获全国三等奖，实现"挑战杯"全国奖项零的突破。获中国青年志愿服务项目大赛全国银奖1项，省级金奖2项、银奖2项、铜奖2项。"返家乡""三下乡"社会实践

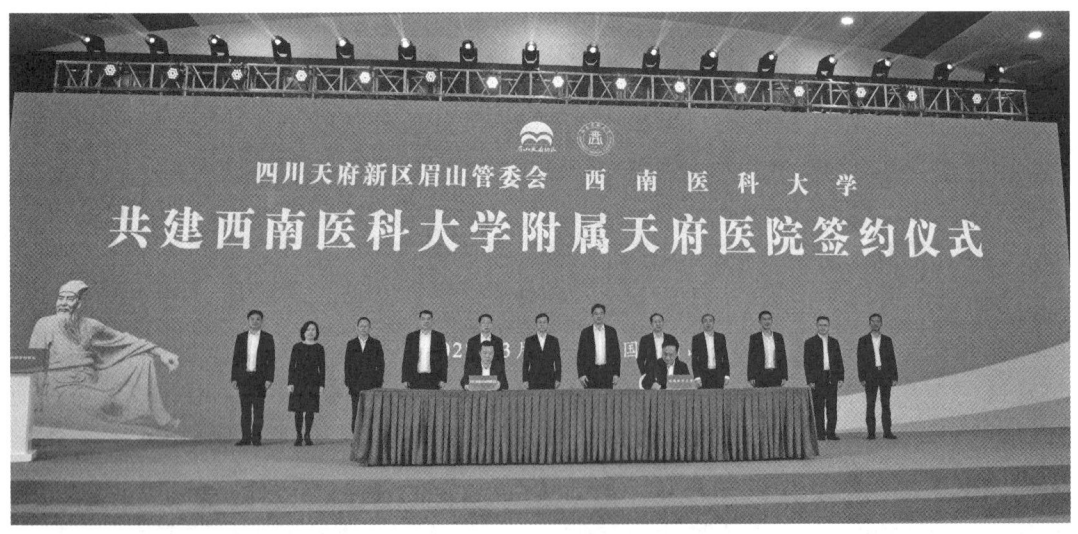

◎2022年3月11日，四川天府新区眉山管委会、西南医科大学签署合作协议，共建西南医科大学附属天府医院（宣传统战部◇供稿）

活动团队入选国家级团队7支。

人才建设。新增博士26人，在读博士297人、在读硕士92人、进修访学37人、从事博士后研究37人。柔性引进高层次人才15人。规范博士后工作站管理，新入站14人，出站2人。新增省级及以上高层次人才24人次。

【科研工作】立项科研项目696项，科研经费1.16亿元，其中国家级项目24项、省部级项目147项；首次获批科技厅联合创新专项项目30项，立项经费7000万元。获省部级成果奖4项，其中获中华医学会中华医学科技奖三等奖1项、中国医药教育协会科学技术奖一等奖1项、省政府四川省科技进步奖2项。发表SCI论文1532篇、CSSCI论文9篇、SSCI论文32篇。获国家授权专利400项，其中发明专利10项。建设同位素及药物国家工程研究中心（共建）、国家中医药传承创新中心、西南医科大学人体科学馆国家级科普基地、代谢性血管疾病四川省重点实验室、中华中医药学会科普基地，建设麻醉与重症医学等泸州市重点实验室9个、泸州市哲学社会科学重点研究基地社会心理服务与危机干预中心1个。

（党政办公室）

成都中医药大学

【基本情况】2022年底，学校在职职工2231人。专任教师1659人，其中高级职称875人，中级623人，初级及未定职级161人。

【医学教育】教学工作。以"三全育人"综合改革为统领，统筹"课程思政"和"思政课程"建设，建立课程思政典型案例库，落实习近平新时代中国特色社会主义思想大学习领航计划，学校"三全育人"经验交流文章获全国中医药高等院校党建论文一等奖。新增一流本科专业建设点国家级2个、省级5个，实现"双万计划"建设点本科招生学院全覆盖，通过教育部中药学专业认证，联合区域高校开展课程跨校选修和学分互认。组织召开本科教学工作大会，梳理形成"六大行动计划"、出台本科教育"新30条"，成立西部中医药高校教育创新协同研究中心。

"双一流"建设。组织召开新一轮"双一流"建设推进会，编制完成"双一流"建设新30条和"双一流"整体建设方案、一流学科建设方案，中药学、中医学一流学科通过首轮验收，获新一轮"双一流"建设专项资助经费4250万元。学校2022年自然指数排名进入全国前200名，ESI综合排名位列全球前37.30%，药理学与毒理学、临床医学学科ESI全球前1%。

招生毕业。招收硕士研究生1368人，毕业929人，在校硕士研究生4076人。招收博士研究生240人，毕业150人，在校博士研究生818人。本科生就业去向落实率90.74%，研究生就业去向落实率74.5%。

学生竞赛获奖。获第七届"互联网+"大学生创新创业大赛全国总决赛金奖，获"挑战杯"等创新创业类竞赛省级奖项43项，大学生创新创业训练计划立项国家级40项、省级120项。

人才建设。学校获批国家"111"学科创新引智基地，入选四川省科技人才评价改革综合试点单位。学校首席教授获评俄罗斯自然科学院、工程院院士，系统中药传承创新教师团队入选教育部第二批全国高校黄大年式教师团队，新增国医大师1人、全国名中医2人，新入选岐黄学者领军人才1人、青年岐黄4人、国家岐黄工程"多学科交叉创新团队"1个，新增"峨眉计划""青城计划"等省部级专家称号23人。

【科研工作】立项纵向科研项目524项，合同经费2.46亿元。成果转化24项。学校首次进入全国科技成果转化百强高校、位列全国第45位。发表论文1123篇，SCI/SSCI发表量较2021年增长44%，热点论文、高被引论文发表量位列全国中医药高校第2位。

【开放办学】提升开放办学层次和水平，与中俄数字经济研究中心共建金砖国家传统医药数字化与智能化研究中心，与20余所国外高校联合成立上海合作组织传统医学大学联盟，与加拿大阿尔伯塔大学、沙特阿卜杜拉·阿齐兹国王大学等开展项目合作。完成中国—塔吉克斯坦中医药中心第一轮建设，成为四川省唯一再次中标国家中医药国际合作专项（中心类项目）单位。落实中华优秀传统文化传承发展工程，建强中国出土医学文献与文物研究中心重点基地并获验收评估优秀，学校博物馆获评中国科协第一批全国科普教育基地、中华中医药学会科普基地。

【乡村振兴】统筹投入各类资金595.7万元，落实20余个对口帮扶项目。2022年，学校乡村振兴工作在省属高校绩效拨款考核中获满分。

（朱　迁）

川北医学院

【基本情况】2022年底，学校在职职工1408人，其中专任教师1090人，高级职称461人，中级369人。

【医学教育】教学工作。加快建设高水平本科教育，新增本科专业2个（临床药学、听力与言语康复学）、国家级一流专业建设点1个（医学影像技术）、省级一流专业建设点4个（中西医临床医学、法医学、预防医学、眼视光医学）、省级一流课程17门（医学遗传学、医学生创新创业基础等），四川省教育信息化与大数据中心立项5项，四川省2021—2023年高等教育人才培养质量和教学改革项目立项17项。制定新一轮本科教育教学审核评估工作方案。完成临床医学专业认证第二个两年期整改工作。强化研究生培养质量管控，完善培养方案细则，遴选导师170余人。发展继续教育，新增自考助学点3个，备案教学点22个。

学科建设。实施学院"双一流"建设方案，加强一流学科建设。新增硕士专业学位授权类别2个（公共管理、公共卫生）、硕士学位学科门类1个（管理学），"临床医学"ESI前1%排名由82.1%上升至60.8%。

招生就业。2022年招生4516人，其中硕士生768人、本科生3748人；毕业4738人，其中硕士生445人、本科生4265人、专科生（含五年高职）28人；2022年全日制在校学生19136人，其中硕士生2051人、本科生17068人、专科生（含五年高职）17人。

学生教师竞赛获奖。学生参加由全国工业和信息化部人才交流中心主办的全国仿真创新应用大赛全国总决赛，获二等奖2项、三等奖1项；参加由教育厅等12个部门主办的第八届四川省国际"互联网+"大学生创新创业大赛，获银奖6项、铜奖6项；参加由团省委等8家单位联合主办的2022年"挑战杯"四川省大学生创业计划竞赛，获金奖1项、铜奖4项。教师获由四川省教育厅、重庆市教育委员会联合举办的首届川渝教师风采大赛优秀奖1人，获教育厅组织的四川省第二届普通本科高校教师教学创新大赛三等奖1人，获由省总工会、省委教育工委、教育厅联合主办的第六届四川省高校青年教师教学竞赛医科组三等奖1人。

人才建设。新增博士37人，送培教师攻读博士13人，获国家留学基金委项目公派出国攻读博士6人，入选省学术和技术带头人2人、"天府峨眉计划"青年人才项目1人。教师获省委教育工委、教育厅组织评选的首届四川省"四有"好老师1人。

【学生工作】加强易班建设，在教育厅易班建设与发展中心组织的2022年四川省易班共建高校评选活动中，学校被评为"优秀易班共建高校"，1名辅导员被评为"优秀易班辅导员"，1名学生被评为"优秀易班站长"。提升辅导员队伍素质能力，开展线上线下培训12次，送培辅导员9人次，立项辅导员工作室4个。做好资助育人工作，向学生发放助学金、

教 育 部 办 公 厅

教高厅函〔2022〕14号

教育部办公厅关于公布2021年度国家级和省级一流本科专业建设点名单的通知

附件1

2021年度国家级一流本科专业建设点名单
（四川省）

中央部门所属高校（含部省合建高校）一流专业建设点名单直接发送至本校。
省（区、市）属高校入选名单如下：

序号	高校名称	专业名称
60	川北医学院	医学影像技术

附件2

2021年度省级一流本科专业建设点名单
（四川省）

中央部门所属高校（含部省合建高校）一流专业建设点名单直接发送至本校。

序号	高校名称	专业名称
71	川北医学院	眼视光医学
72	川北医学院	预防医学
73	川北医学院	中西医临床医学
74	川北医学院	法医学

◎2022年，川北医学院医学影像技术专业获批国家级一流本科专业建设点，法医学、中西医临床医学、眼视光医学、预防医学获批四川省一流本科专业建设点（周丹◇供稿）

临时困难补助2300余万元，资助学生13000余人次，承办四川省首届"感恩资助心向党 政策宣传我来讲"微视频征集工作，学校选送作品获省级一等奖2项、二等奖3项，学校获优秀组织奖。

【科研工作】立项科研项目500余项。获四川省科技进步奖二等奖1项、三等奖2项，获南充市科学技术奖一等奖1项、二等奖2项、三等奖3项。

【新冠疫情防控】召开新冠疫情防控工作领导小组会议20余次，招募教师志愿者300余人，组织新冠病毒核酸检测20万余人次，开展疫情防控专项督查7次，做好新冠病毒疫苗接种、校园管控、健康监测、环境消杀、物资保障等工作。

【乡村振兴】落实乡村振兴工作部署，召开党委常委会、专题会8次研究推动定点帮扶工作，全年投入帮扶资金125.79万元，建成稻城县郎日村党群服务中心等项目，获省委农村工作领导小组"2021年度省直部门和有关单位定点帮扶工作先进集体"通报表扬。成立近200人的高端医疗人才基层行"薪火工作站"，开展"深入基层一线·助力乡村振兴"活动。

【交流合作】与美国托莱多大学等联合培养博士生，与俄罗斯鄂木斯克大学等建立合作关系，招收"一带一路"国家留学生48人。推动与南充市第三轮市校战略合作，拟定共建高水平医科大学战略合作协议。与遂宁市人民政府签署战略合作协议，新增遂宁市中医医院为学院直属附属医院。加强教育发展基金会管理，接收社会现金捐赠200余万元。推进校企合作，与上海联影公司共同打造的人才培养基地入选教育厅公布的四川省大学生校外实践教育基地。

（蔡东君）

成都医学院

【基本情况】2022年底，医学院有教职工1149人，其中专任教师中高级职称教师484人，取得硕士、博士学位教师734人。

三期工程建设。新都校区三期工程项目中A7实验楼及D3学生公寓主体结构全部完成；动物实验楼主体结构全部完成。持续推进第二食堂项目及新都校区体育场馆和学生活动中心项目。

【医学教育】教育教学。本专科教学完成225个教学班，28个专业的教学计划任务下达及教学任务安排。完成8万人次、410门课程考试及补缓考工作。按照统一授课计划做好基地教学任务同质化管理，新增1家教学医院、2家实习医院、2家教学基地。成人教育新增12个校外教学点。自学考试新增6个校外助学点。自主开发非学历教育项目2项。成都医学院生命科学与健康研学基地获批教育厅、文化和旅游厅省级研学旅行基地建设单位。

学科专业建设。护理学、信息管理与信息系统入选国家级一流本科专业；麻醉学、健康服务与管理、卫生检验与检疫、应用心理学专业入选省级一流本科专业；获批第三批省级课程思政示范项目16项、课程思政示范专业1个。获四川省高等教育教学成果奖一等奖2项、二等奖3项。临床医学学科进入ESI全球前1%。完成现有8个学科第三方学科评估工作，做好新增硕士点申报工作。推进2022年硕士学位授权点专项合格评估。确定临床医学、基础医学作为学校优势潜力学科。

招生就业。2022年录取本科生3300人，全额完成488名全日制硕士研究生招生计划。专科生毕业317人，本科生毕业2874人，研究生毕业212人，专科生、本科生、研究生总体就业率（不含灵活就业）为84.19%。

教师学生竞赛获奖。获四川省第六届高校青年教师教学竞赛一等奖、二等奖、优秀奖、优秀指导教师各1项，学校获优秀组织奖。获第八届"互联网+"大学生创新创业大赛，国赛铜奖1项，省赛金奖1项、银奖5项、铜奖3项。获全国大学生生命科学竞赛"创新创业类"全国特等奖1项，"科学探究类"全国一等奖1项、三等奖2项。

人才建设。引进副高或博士28人（其中省D类人才2人）。获批"天府峨眉计划"青年人才2人，"天府青城计划"天府科技菁英1人，四川省学术和技术带头人后备人选4人；获批留学人员科技活动择优资助启动类项目1项；新增二级教授1人。职称评审通过53人，其中正高级12人、副高级16人、中级25人。送培教师在职攻读博士学位6人（国内3人，国外3人）、博士后进站4人、国外访学研修1人，各类专业进修和学术交流80余人次，新入职教师岗前培训获教师资格证书50人。

【科研工作】立项国家自然科学基金项目14项，国家社会科学基金项目1项，科技厅项目46项，省社科联项目3项，厅局级项目22项，横向项目31项，全年科研项目到账经费1936.95万元。发表论文402篇，其中SCI、SSCI 207篇，CSSCI 3篇；出版著作8部。获各级各类科技奖项8项，其中省部级奖励4项。

【新冠疫情防控】落实上级和属地要求，安全稳妥完成新冠病毒感染从"乙类甲管"调整为"乙类乙管"过渡。更新完善"九方案一流程"，动态调整校园疫情防控措施。"乙类甲管"期间，开展省级层面新冠肺炎本土疫情处置应急演练1次，做好省、市、区到校检查迎检工作20余次。完成10万人次新冠病毒核酸检测工作。配合做好湖南医疗队气膜方舱实验室场地保障工作。

（周慧敏）

电子科技大学医学院

【基本情况】2022年底，医学院在职职工37人，其中高级职称16人。

【医学教育】教学工作。获批四川省高等教育人才培养质量和教研教改项目1项，校级本科"课程思政"示范课项目2项、研究生教研教改项目3项,院级"课程思政"示范课项目9项，全年开展各类基层教学组织活动近百场。1名教师获第二届电子科技大学教师教学创新大赛正高职称组三等奖，2个项目获电子科技大学第三届课程思政微课大赛三等奖。

学科建设。本科临床医学专业获批四川省一流本科专业建设点；稳步推进药学专业2020—2025学位授权点周期性合格评估。

招生就业。2022年医学院在校生1179人。招收新生374人，其中本科生91人、硕士研究生251人、博士研究生32人；毕业生167人，其中本科生51人、硕士研究生104人、博士研究生12人。研究生就业率97.89%，国家重点单位就业比例83.16%。

学生工作。持续加强学生思政引领，开展党史学习教育、"我为师生办实事"等主题活动40余场，开展专题讲座、主题学习、知识竞答等党的二十大精神学习活动30余场。获电子科技大学先进研究生党支部创建活动二等奖、三等奖各1项，微党课大赛二等奖、三等奖各1项，1人获学校"优秀研究生共产党员"称号。开展美育、体育、劳育等专题活动50余场。打造"红医岑巩行，共筑健康梦""医路健康，志愿红光"等社会实践品牌活动。11名本科生发表SCI等高水平学术论文，1名本科生获国家发明专利。1名学生获"成电杰出学生"称号，2018级临床医学班获"成电杰出班级"称号。

学生竞赛获奖。胡博研、杨倩文、冯振兴、张航、孙晟宇获2022年国际基因工程机器大赛（iGEM）金奖。余卓阳、吴欣桐获中国"互联网+"大学生创新创业大赛二等奖。赵洋获2022年全国大学生英语竞赛二等奖；马与非、肖汶淦、林鑫然、高壬驰获三等奖。冯振兴、魏晓晴获第四届中国大学生五分钟科研英语演讲大赛二等奖。付驰获第三届全国高校创新英语翻译赛三等奖。辛文彦、付驰、陈潼获四川省首届高校志愿服务项目大赛特等奖。杜金源获2022年全国大学生英语作文大赛大学英语组省级一等奖。吴欣桐获"挑战杯"中国农业银行四川省大学生创业计划竞赛二等奖。林鑫然获2022年第二届四川省生物医学工程创新设计大赛二等奖。

【科研工作】获批国家自然科学基金34项，总经费1808万元；获批省科技厅项目7项，总经费360万元。发表论文800余篇，其中ESI论文30篇。新建特需药物与人工智能融合创新平台、信息医学交叉学科群共享平台。启动医学公共科研实验平台升级更新项目，推进电子科技大学实验动物中心建设。

【新冠疫情防控】落实上级部门和学校新冠疫情防控政策，把保障师生员工生命安全放在首位，持续关注师生健康状况。学院领导干部多次到学生宿舍、实验室和附属医院走访慰问，为师生分发口罩、消毒液、药品等防疫物资。组织教职工担任全员新冠病毒核酸检测志愿者，完成相关工作任务。

（办公室）

社会组织

四川省健康教育协会

【组织建设】2022年，召开协会第三届第一次会长办公会通讯会议,第三届第三次常务理事会通讯会议,第三届第二次理事会暨第三届第四次常务理事会通讯会议,汇报2022年工作和财务报告，审议常务理事/理事人员变动、学习《关于进一步加强委管社会组织监管工作的通知》等相关文件精神，法定代表人工作述职并测评,讨论下一年度工作计划。

截至2022年底，协会有个人会员381人，单位会员67个。

【防病减灾】9月5日，甘孜州泸定县6.8级地震发生后，协会秘书处成员协同相关专家以及四川省科技出版社，在48小时内编撰完成《地震灾区卫生防病手册》，第一时间提供灾区现场供公众使用。同时，协同省卫生健康宣传教育中心以及主流新闻媒体，宣传报道地震灾区防病救灾工作。派员前往泸定县、石棉县开展救灾防病工作。

（刘苏仪）

四川省社区卫生协会

【组织建设】2022年底，协会有个人会员608人，单位会员90个。有管理专委会、全科专委会、中心主任联合工作委员会3个专业学术组织。有成都市双流区西航港社区卫生服务中心、成都高新区中和社区卫生服务中心、四川天府新区华阳社区卫生服务中心3家四川省社区卫生协会培训基地。

【学术活动】3月，线上举办社区卫生科研基金项目申报工作培训会。邀请四川大学华西公共卫生学院赵莉教授，解读中国社区卫生协会社区卫生科研基金2021年度项目申报指南并指导撰写申请书。

5月，线上举办基层卫生公共服务管理能力提升培训班。培训全省基层医疗机构卫生工作者380余人。

7月，线上举办2022年社区卫生服务中心服务能力标准培训会。培训主要内容包括：2022年四川省优质服务基层行政策解读及《社区卫生服务中心服务能力标准（2022版）》条款评价和要点

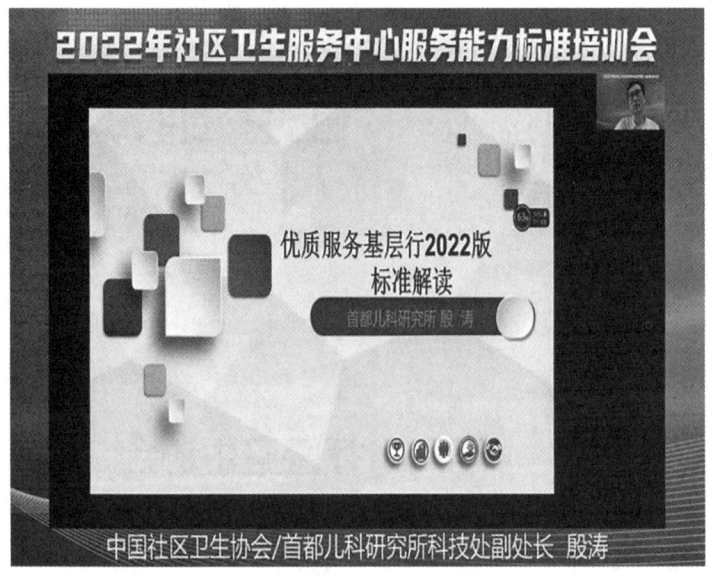

◎2022年7月，四川省社区卫生协会线上举办2022年社区卫生服务中心服务能力标准培训会（秘书处办公室◇供稿）

解析。邀请国家、省市各级相关机构的领导、专家为四川省基层卫生专家库成员、各市（州）、区（县）卫生健康委分管基层卫生工作相关人员以及全省社区卫生服务中心负责优质服务基层行创建工作相关人员授课。

10—12月，线上举办基层中老年群体常见感染性疾病防治与疫苗应用系列交流会。邀请省疾控中心、省人民医院以及基层医疗机构卫生工作者讨论交流。会议注册560余人。

【项目工作】参与制定行业标准。组织基层卫生机构相关专家，根据当前人口老龄化、乡村振兴、医防融合、中西医协同、医养结合等基层医疗卫生机构发展新要求开展研究讨论，提出《社区卫生服务中心能力标准（2022年修订版）》《乡镇卫生院能力标准（2022年修订版）》修改意见，梳理、归类、汇总专家意见，其中社区卫生服务中心标准提出6条建议，1条完全采纳，3条部分采纳；乡镇卫生院标准提出6条建议，2条完全采纳，3条部分采纳。

规范开展基层医疗服务质量评价。协助省卫生健康委基层卫生健康处开展优质服务基层行活动，组织专家通过线上和现场复核相结合的方式，对照《社区卫生服务中心能力标准（2022年版）》《乡镇卫生院能力标准（2022年版）》标准，复核评价174家申报新达到推荐标准的基层医疗卫生机构，推荐标准达标率55.43%。协助省卫生健康委基层卫生健康处开展2022年社区医院省级复核，全省共48家机构创建社区医院，经过专家组复核，32家机构通过前置条件审查，前置条件初审合格率66.67%；最终29家机构创建为社区医院，达标率60.4%。

【新冠疫情防控】严格执行新冠疫情防控规定，每日报送协会职工健康状况和核酸检测情况，协助挂靠单位组织职工每日核酸检测，做好自身防护，严格落实主体责任。响应全省疫情防控工作安排，号召秘书处工作人员就近参与所在社区疫情防控志愿服务。成都市"8·25"新冠疫情期间，抽调协会工作人员到省疫情防控指挥部医疗救治组核酸检测调度专班参与疫情防控工作。

（秘书处办公室）

四川省输血协会

【学术活动】2022年12月1—2日,协会与中华预防医学会血液安全专业委员会在安徽省合肥市线上共同举办2022年血液安全研讨会。研讨会注册2522人,境外观众近300人,线上直播点击23000余人次。

12月10—11日,在成都市采取线上线下培训方式,邀请省内外8名知名专家以教学讲座、经验交流、案例讨论、考试方式培训全省34家单采血浆站的站长、质量负责人、业务负责人和实验室负责人。线下培训145人,线上观看4000余人。培训结束后进行线上试卷测评,合格率100%,颁发培训合格证书,并授予省级继续医学教育Ⅰ类学分4分。

12月24—25日,在成都市免费举办输血技术与输血管理培训,邀请省内外10名知名专家以线上培训方式授课。线上注册2000人,全国26个省市1.5万人次观看,测评合格人员授予省级继续医学教育Ⅰ类学分4分。

【政府委托工作】受省卫生健康委委托,完成《四川省"十四五"血站服务体系建设发展规划》编制工作。按照省卫生健康委《关于开展2022年四川省血液安全监督执法核查工作的通知》要求,组织各会员单位依托四川省输血医学在线教育平台举办2022年临床输血规范化培训班,各会员单位共计近千人线上观看。

【发挥政府参谋助手作用】组织专家参加卫生行政部门组织的法规修订、标准制定、专家评估会、监督检查等,助推单采血浆行业质量、业务规范管理。

参与《四川省单采血浆站申请延续现场审查细则》《四川省单采血浆站新设置审查细则》《四川省单采血浆站申请许可现场审查细则》。在省级以上平台为单采血浆站授课及解惑答疑。

参加医院评审医疗服务能力与质量安全监督数据分析工作会议、四川省医疗质控工作及医疗安全十大改进目标培训会及2022年复评医院医疗服务能力与质量安全检测数据评审会议。

参加血站、单采血浆站等换证验收工作、参加成都市血液中心新址投用验收工作。提交关于征求单采血浆站相关现场审查细则和产前诊断(筛查)技术服务机构相关现场审查细则反馈意见。

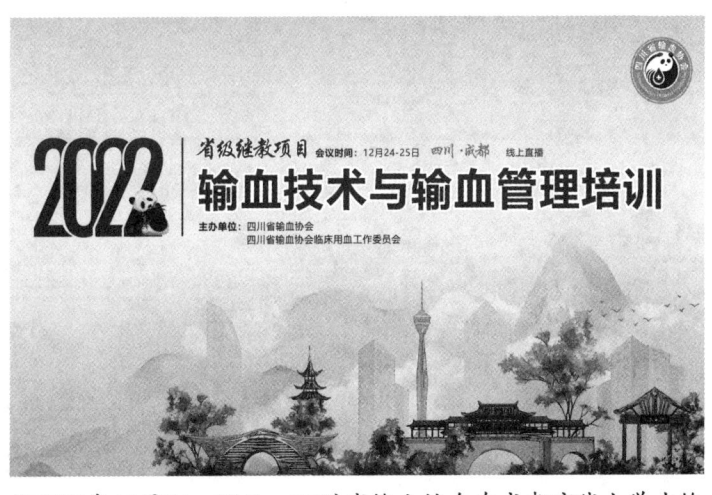

◎2022年12月24—25日,四川省输血协会在成都市线上举办输血技术与输血管理培训(办公室◇供稿)

完成（四川省）困难与问题调查《中国临床输血未来十年学科建设发展专家共识调查报告》。

【定点帮扶】7月，组织省内外输血领域专家12人到凉山州中心血站、木里县人民医院、昭觉县人民医院、盐源县人民医院等单位开展"科技帮扶，共建美好十四五"凉山州调研工作。为凉山州中心血站、部分临床用血机构，尤其是储血点开展技术指导、输血反应监测、科研教学、业务培训等工作。分析存在用血问题的主要原因，提出解决方案，形成可行性调研报告。

科技帮扶凉山州中心血站、木里县人民医院、盐源县人民医院、昭觉县人民医院，赠送价值3000余元的专业学术辅导书籍。

（办公室）

四川省人口学会

【组织建设】2022年12月17日，学会线上召开换届选举会议，审议并通过《第六届理事会工作报告》《第六届理事会财务工作报告》《四川省人口学会章程》《四川省人口学会会费标准及管理办法》，选举产生学会第七届理事会。12月19日，将人员备案及章程核准情况报民政厅网络预审。12月23日，章程核准情况通过网络预审，并根据民政厅要求重新提交人员备案相关材料。

【学术交流】6月，学会专家参加由省卫生健康委人口家庭处召开的"积极应对人口老龄化促进四川人口均衡发展"座谈会，会上研讨相关政策举措。

7月，学会专家线上参加2022年中国

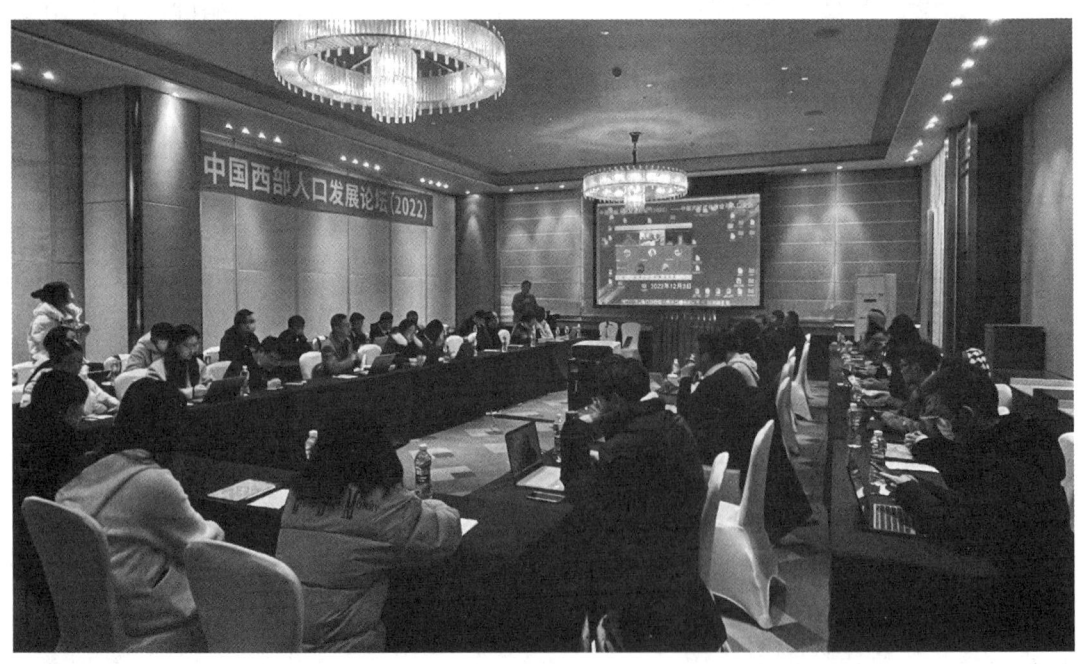

◎2022年12月2日，四川省人口学会专家参加中国西部人口发展论坛（2022）（西南财经大学社会发展研究院◇供稿）

人口学会年会并在"成渝地区双城经济圈人口与发展"分论坛上发言。

12月，学会专家参加由学会副会长单位西南财经大学社会发展研究院人口研究所、西南财经大学四川省人口与发展数据实验室举办的中国西部人口发展论坛。会上多名学者作主题报告并围绕中国发展实践中的人口问题进行讨论。

【人口发展课题研究】承接省统计局《四川现代装备制造业人力资源支撑研究》项目。项目从四川省现代装备制造业发展现状、行业人力资源配置、人力资源供求等方面分析四川省现代装备制造业人力资源支撑现状，指出其中存在的问题，并针对问题提出政策建议。提出要优化装备制造业人力资源发展环境；培养适应装备制造业发展的科技人才和高水平创新团队；培育适应装备制造业发展的知识型、技能型、创新型劳动者；构建经济社会系统协同体系；完善装备制造业人才发展体制机制。

【推荐优秀研究成果评奖】10月，组织学会专家及会员参与第二十次四川省社会科学优秀成果评奖活动。学会共收到优秀成果81项，通过审查49项。12月，学会召开第二十次四川省社会科学优秀成果评奖初评专家评审会，经评审向省社科联推荐优秀研究成果4项。

（徐晓敏）

四川省预防医学会

【组织建设】2022年，学会线上线下结合召开1次理事会议，1次会长会议，3次常务理事会议，1次监事会议，研究审议学会重要工作与重大事项，法人代表述职测评。线上、线下共组织召开分支机构委员会和常委会议54场，传达国家规范管理社会组织的相关文件精神及学会管理要求，讨论研究组织建设与学术工作等事宜，有效推动分支机构的规范化管理进程。制定学会理事会换届工作计划报送省卫生健康委社管办，并按计划推进换届相关工作，完成新一届理事会理事候选人推荐工作。

成立分支机构6个，完成换届改选分支机构11个，完成1个分支机构的换届筹备及1个拟建分支机构的筹备工作。

【学术活动】通过网络会议、现场会议、线上线下相结合等形式共开展各类学术活动共计128次。

（莫小堃　汪洋）

四川省抗癌协会

【组织建设】2022年，协会成立专委会4个，协助组1个。新增专业个人会员1111人，康复会员256人，现有专业个人会员7164人，康复会员5756人。发展单位会员6个，新增专科高级会员423人，现有专科高级会员2770人。

11月23日，在四川省科学技术协会、重庆市科学技术协会共同主办的"2022川渝科技学术大会"上，协会获评"年度川渝一流学会"。

【学术活动】举办各类学术活动292次，

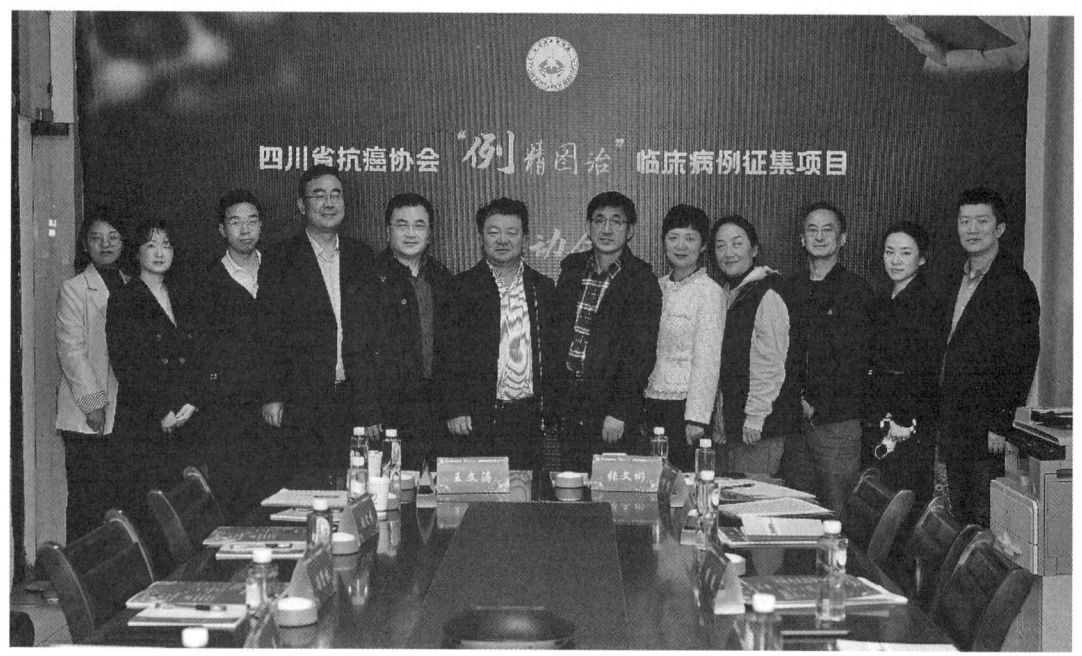

◎2022年3月31日,四川省抗癌协会主办的"例精图治"临床病例征集项目启动会议召开(秘书处办公室◇供稿)

其中国际性学术会议2次、全国性学术会议4次、片区性学术会议8次；省级学术会议37次,专题性学术会议159次,培训班16次,义诊巡讲44次,继续教育项目10个,其他活动(比赛、科普等)21次。线上线下共计参会210853人次,授课专家4136人次。

【科普宣传】在癌症关爱日持续推出9场系列科普直播,发放科普手册200份,直播观看20万余人次。

肿瘤防治宣传周期间,开展健康科普专题访谈、肿瘤学术研讨、义诊咨询、科普讲座,参与的医疗机构710家,参与专家和医护人员6429人,发放宣传资料18万份,活动受益72万余人。

肿瘤防治科普专委会编写完成实用性强可读性强的《癌症防治你必须知道的那些事》；肿瘤免疫治疗专委会联合肿瘤精准医学临床转化专委会组织省内临床肿瘤专家,编写并出版《肿瘤免疫治疗与精准护理》。

(秘书处办公室)

四川省卫生信息学会

【组织建设】2022年3月18日,学会线上召开第四届会员代表大会第一次会议。会上选举理事533人、常务理事57人和第四届学会领导班子。3月30日,召开第四届理事会第一次常务理事会议,审议通过学会第二届监事会成员名单,为6家企业授予常务理事单位牌。

护理信息专委会、军民融合卫生信息专委会完成第二届专委会换届选举工作。网络安全、妇幼卫生、健康医疗大数据、卫生健康标准、精神卫生委员会召开专委会会议。

网络医疗、网络安全、统计、青年、标准等专委会发展专委会委员及团体会员，增补专委会委员及常务委员。

【学术活动】5—6月，采取分组、分期线下培训方式，在全省各市（州）举办2022年《四川省智慧医院评审标准》培训会，分别培训医院人员、评审专家、市（州）联系人570人。

10月26—27日，学会协办第三届全国卫生健康行业网络安全技能大赛四川选拔赛赛前培训和四川选拔赛。来自全省18个市（州）和部分部属和省直属医疗卫生机构的280名参赛选手组成的56支代表队参加四川省选拔赛。达州市卫生健康委参赛队等10个队伍获前10名，获前7名队伍将参加第三届卫生健康行业网络安全技能大赛。

12月17—18日，线上召开《中国卫生信息管理杂志》社、学会联合主办的第一期卫生健康信息标准应用管理培训班。

【发挥参谋助手作用】网络医疗专委会编制省级"5G+医疗健康"远程应用体系建设实施方案等文件、推进川渝两地电子健康卡管理平台互联共享工作开展；编制的《聚焦服务探索创新，全力推进"互联网+医疗健康"建设》汇报材料，被纳入国家卫生健康委办公厅印发《国家卫生健康委办公厅关于通报表扬数字健康典型案例（第二批）的通知》的表扬案例之一。

妇幼卫生信息专委会协助分析统计全省妇幼卫生主要指标表上报省卫生健康委妇幼处，供卫生行政决策参考。同时，开展辖区妇幼保健机构绩效考核工作，协助修订《四川省妇幼保健机构绩效考核操作手册（2021年版）》和"出生一件事"联办工作。

统计专委会开展卫生健康统计年报数据质量会审，编写《四川省卫生健康统计年鉴》。

标准专委会完成制定地方标准《四川省健康医疗大数据应用指南》、参与编写白皮书《HL7-China的FHIR应用指南》和编制由四川省大数据中心组织的《四川省大数据标准体系框架》、参与编制团体标准《四川省区块链技术应用标准规范》、修订《智慧医院评审标准》。同时，启动基于区块链的电子病历共享索引标准、医院智能采集

◎2022年5—6月，四川省卫生信息学会在全省各市（州）举办2022年《四川省智慧医院评审标准》培训会（徐霞◇供稿）

一体化标准、方舱医院信息系统功能规范、医康养信息共享目录标准、支持多因素认证的CA认证应用接口标准等多项地方标准申报工作和团体标准制修订工作。

【科研工作】协会征集科研课题55项，其中常规课题54项，追加课题1项。立项课题26个，其中10项为孵化课题。

基层专委会《现代社区智慧老年健康服务信息平台构建（立项编号：22ZDYF1825）》获科技厅重点研发项目立项，科技厅重点研发项目《四川省应对新冠肺炎卫生应急调度管理平台》通过结题验收。

妇幼卫生专委会《三孩生育政策下基于"云上妇幼"的妊娠糖尿病患者闭环管理信息系统研究》和《基于计划行为理论的育龄妇女生育行为及影响因素动态监测评估研究》获四川省医学会课题。《四川省妇幼健康领域中医药服务现状及对策研究》获省中医药局课题。

（徐霞）

四川省卫生经济学会

【组织建设】2022年，学会召开第六次会员代表大会，完成第六届理事会换届工作，产生新一届理事会理事、常务理事和负责人；修订《四川省卫生经济学会章程》；完善各项规章制度。

【学术活动】11月29—30日，学会在成都市举办科研能力提升培训班，省内各市（州）医疗卫生机构相关人员100余人参加培训。培训主要内容有科研选题、文献检索、科学研究步骤和方法以及立项书及结题报告书写的规范及要求。

【科研工作】完成2021年中标的自主课题的结题评审，并将课题研究成果报告汇编成册。

（李晓淳）

四川省康复治疗师协会

【组织建设】2022年，协会PNF技术专委会和居家康复治疗专委会召开第一届学术年会。

【学术活动】协会线上召开第六次学术大会，30位专家授课，课程涉及医院康复管理、康复治疗师成长规划、社区康复的国外实践、新技术在康复治疗中的应用等。7400余人观看，观看次数14000余次。

【康复治疗师岗位从业资格认证】43名康复治疗师通过2022年度岗位从业认证。

【推动康复治疗师职业着装标准落地】10月，完成团体标准《康复治疗师服装》（征求意见稿），拟于2023年召开线下研讨会，确定项目细节。

【康复治疗师规范化培训基地建设】制定《四川省康复治疗师协会康复治疗师规范化培训基地建设办法》。协会与宜宾市第一人民医院就共建康复治疗师规范化培训建设基地达成协议并签约，标志着全国首个康复治疗师规范化培训建设基地正式在四川省启动建设。

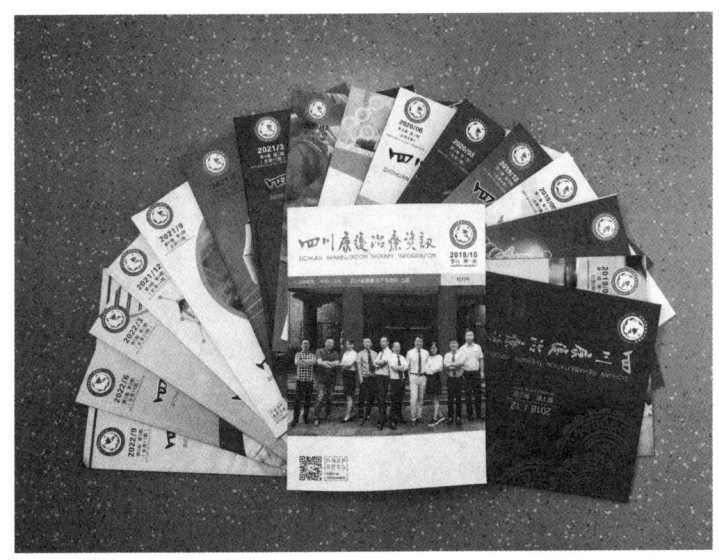

◎四川省康复治疗师协会内刊《四川康复治疗资讯》（苏俊◇供稿）

【出版内刊】协会会刊《康复治疗资讯》已连续出刊17期。

（苏　俊）

四川省性学会

【组织建设】2022年，学会召开半年工作布置会及两次常务理事会议，审议通过半年工作总结及工作计划，学会各项收费标准及新增和修订规章制度，审议吸收新会员入会并传达学习省卫生健康委及民政厅下发的文件。

男性学专委会完成新一届换届选举工作。四川省青少年性健康教育专业委员会更名为四川省性教育分会，并完成新一届换届选举工作。成立生殖检验专委会、性腺轴与生殖专委会。

【学术活动】6月25日，性教育分会换届大会暨学术交流会在成都市召开。委员们提出关爱中老年性健康、性教育进学校具有可操作性、目前性教育处于一个点状化、碎片化的教育模式等观点，从性教育的对象、发展、社会对于性教育的需求提出各自的见解和解决方向。

11月12日，男性学专业委员会召开男性学学术研讨会议，总共分为6个专题，内容涵盖男科建设与发展、男性不育、男性勃起功能与射精功能、男科手术经验分享等内容。来自全国各地的专家线上线下分享最前沿的研究成果及实践经验，并讨论、交流。

11月25—26日，生殖检验专业委员会第一次学术会议在四川大学华西第二医院召开。会议邀请四川大学华西第二医院、东南大学附属中大医院、成都中医药大学附属生殖医院等单位共14名专家做专题报告，来自全国各地的200余名生殖检验人员线上参会，并参加由四川大学华西第二医院承办的国家级继续教育项目"2022精液分析及标准化培训班"。

12月24日，性腺轴与生殖专委会第一次学术会议在成都市召开。来自北京市、重庆市和省内各市（州），专业涵盖内分泌科、妇产科、生殖内分泌科、生殖医学科、生殖泌尿男科、儿科、神经外科、遗传、药理等18个领域的180多名专家线上线下参会，共同交流性腺

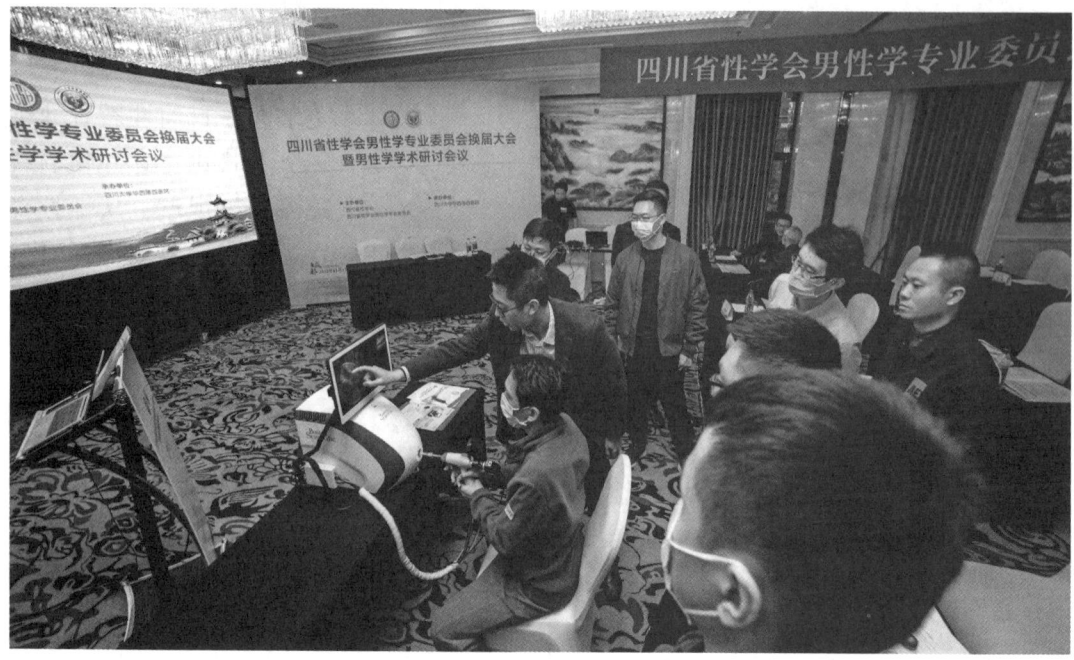

◎2022年11月12日，四川省性学会男性学专业委员会召开男性学学术研讨会议（唐杨◇供稿）

轴与生殖相关领域的最新研究和临床进展，并参加由四川大学华西第二医院承办的四川省级继续教育项目四川省第二届男性生殖内分泌进展学习班。

【精液分析标准化及质量控制培训基地建设】 3月，学会批准和授牌四川大学华西第二医院生殖男科为精液分析标准化及质量控制培训基地。精液分析标准化及质量控制培训班作为基地的重点培训项目，已举办五期，累计招收来自全国各地的学员32人。

（唐　杨）

四川省民族卫生健康促进会

【学术活动】 策划和指导会员单位在少数民族聚居的街道、社区举办公益心理健康讲座、提供免费心理咨询、开展心理科普宣传活动。2022年度，开展线上网络微课或直播讲座42余场，受众6.5万余人次；提供社区心理援助服务19场，受众1000余人；心理知识科普宣传8次，覆盖2000余人；共为352名普通居民、基层政府工作人员以及特殊居民提供心理个案咨询，提供及时的心理疏导与支持；支援偏远地区心理教育，参与高校组织的边远地区（如雷波县）教育支援活动，以及红原县委组织的干部心理素质培养活动，从示范教学、项目帮扶、理念传递、方法指导等角度开展多项工作。

藏区防艾实地宣传共计411场，线上宣传共计1130场。为甘孜州理塘县卫生健康局和疾控中心编发含有10种传染病和地方性疾病防治的《惠民健康手

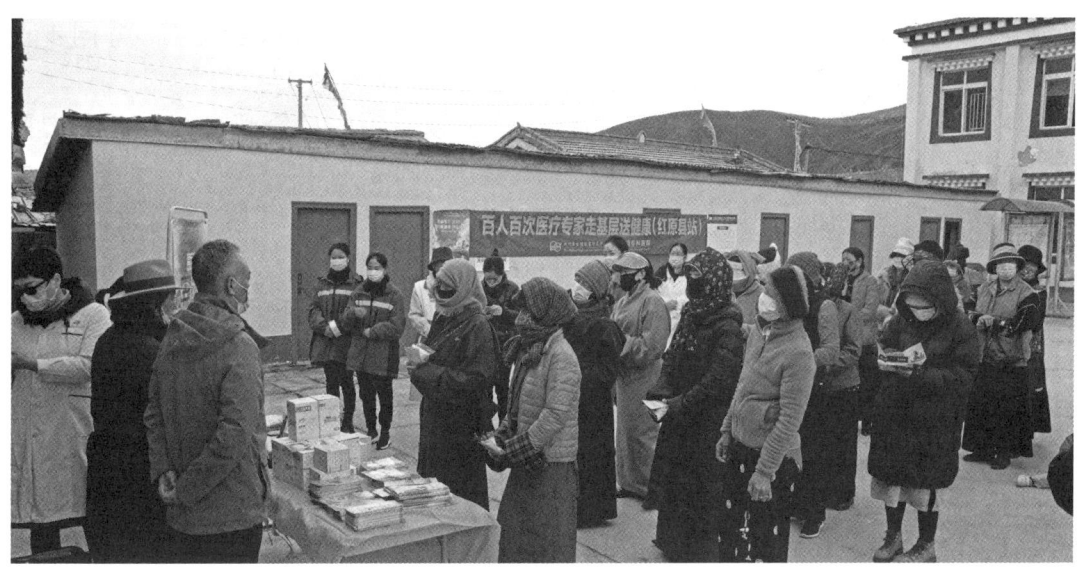

◎2022年3月，四川省民族卫生健康促进会协助四川省生殖健康研究中心附属生殖专科医院在阿坝州开展百人百次医疗专家走基层送健康活动（何宛蓉◇供稿）

册》，翻译完成藏文版本，并印刷2万册发放给理塘县的乡镇村民。

【服务三州】策划和指导会员单位在三州部分县、乡镇提供义务免费诊疗、开展科普知识宣传以及专项培训当地医务人员。眼健康下乡义诊活动共为979名群众进行眼部健康体检。藏红花与深圳市南山区如意树爱心促进会联合资助困难患者112人，联合成都市残疾人福利基金会光明基金会及社会爱心人士捐赠，帮助20人大病患者和44名老年人完成白内障复明手术。

协助四川省生殖健康研究中心附属生殖专科医院赴甘孜州、阿坝州开展关爱民族地区困难群众生殖健康扶贫行、送医送药送健康公益活动和学术交流等。在黑水县、红原县、金川县等地共为3500名已婚妇女免费提供妇科检查及两癌筛查，并免费发药品及健康咨询。

（办公室）

四川省医师协会

【组织建设】2022年，成立运动医学医师分会。截至2022年底，协会有单位会员200个，个人会员4291人；分支机构55个，直属专委会3个，直属学组1个。

【学术活动】举办各级各类业务活动55次，包括国家级会议1次，省级Ⅰ类会议29次，省级Ⅱ类会议5次，下基层活动20批次，参会21102余人次。

【发挥参谋助手作用】完善规培管理。完成国家住培(管理、全科专业基地)评估指标细化和省级专培、药培基地督导指标修订、意见征集、定稿工作，并在2022年省级督导中推广使用。参与完成省卫生健康委科教处委托的2022年四川省住院医师、专科医师和医疗机构药师规范化培训基地现场督导工作。

参与标准制定。指导并组织专家完成输血分会《Rh血型相容性输血指南(试行)》的起草、论证、定稿，并上报省卫生健康委。修订《四川省医师协会廉洁自律公约(试行)》，倡导医师合理合规使用医保基金，被省医疗保障局采纳，并在其微信公众号宣传报道。

【推先荐优】向中国医师协会推荐2名专家获第十三届中国医师奖，推荐2名医师参加"中国医师协会以岭关爱医师健康专项基金"医师身心健康活动。向白求恩精神研究会推荐10名专家当选第六届白求恩式好医生。向省科协推荐10篇论文，其中2篇获三等奖，推荐3名专家成为"最美科技工作者"，推荐10名专家成为省科协海智计划特聘专家。

（秘书处办公室）

四川省性病艾滋病防治协会

【组织建设】2022年4月、12月，协会分别召开第四届第八次常务理事会、第七次理事会暨第九次常务理事会，审议通过各项制度、年度法人履职情况测评、换届方案。

【培训、学术活动】联合省疾控中心等机构围绕性病丙肝等防治、艾滋病感染者/病人随访治疗管理、猴痘防治、艾滋病检测咨询培训开展4期线上知识培训，共计700余人次参加培训，并进行问卷考核，及格率85%以上。开展艾滋病防治游戏与互动活动策划、社会组织规范发展、互联网艾滋病干预能力建设、防艾故事撰写4期线上技能交流，并同步直播，1300余人次参与。

邀请中国健康教育中心、省疾控中心等师资针对高校防艾社团艾滋病检测技能等开展2期培训，共计培训200余人次。

临床治疗专业委员会组织培训及学术交流会议20余次。性病专业委员会通过线上线下+直播形式开展以梅毒、性病规范化治疗等为主题的多期培训，受训4600余人；编写《性病防治科普知识100问》《梅毒防治宣传册》。

【实施四川省社会动员项目】2021年社会动员项目管理及验收。创新督导方式，以线上线下、集中督导+一对一辅导模式，督导覆盖率近80%。8月，组织专家验收，56家实施机构均验收合格，其中11家被评为优秀执行机构，16家被评为良好执行机构。

实施2022年社会动员项目。5—7月，完成招标指南下发、专家评审、实施方案撰写、协议签订、两期线上启动会等系列工作。2022年度共有69个项目获批，其中宣传类26个，干预类43个，支持项目总经费近250万元，覆盖18个市（州）。

【参加凉山州公益活动】承接中艾协凉山第二阶段公益行动相应子项目。参加中艾协、凉山州卫生健康委等项目管理工作例会，协调各级领导赴凉山州开展公益行动调研活动。联合中艾协、凉山州艾协组织筹办能力建设培训班，助推打造40余名凉山州州级师资团队，开展培训评估；协助中艾协开展对口技术支

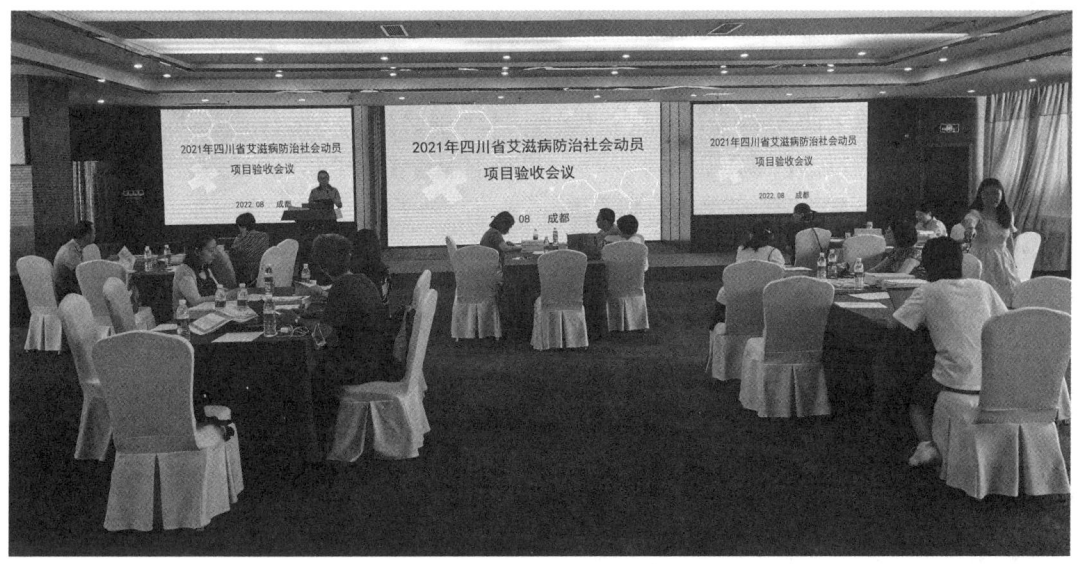
◎2022年8月11日，成都性病艾滋病防治协会、四川省性病艾滋病防治协会召开2021年四川省艾滋病防治社会动员项目验收会议（梁佩◇供稿）

援项目活动日常管理和督导评估。2022年度共参加20余次线上线下工作例会；联合举办3期培训班；共派出省级和委托州县级协会项目人员27人次、15批次开展督导和现场调研活动；完成800余份的项目问卷调查、30余份的项目现场观察记录、技术报告和进展报告5份。

扶持凉山州社会组织参与防艾项目。指导扶持凉山州社会组织申报国家基金和四川省社会动员项目共计7个，涉及留守妇女干预、中学生健康教育、感染者关怀等相关领域，总经费48.5万元，同时协助金阳县成立关爱组织。

【承接委托项目】承接四川省艾滋病抗病毒治疗多重保障机制实施路径研究项目，旨在推动四川省艾滋病抗病毒治疗的覆盖面提升和高质量发展。开展四川省新时代学校预防艾滋病教育和综合干预试点项目，旨在加强新时代学校预防艾滋病教育工作，助力遏制青年学生人群中艾滋病传播。

【接受社会捐赠】接受罗氏诊断产品（上海）有限公司捐赠，开展高校和重点人群HIV筛查及宣教活动，项目覆盖高校学生2000余人，MSM人群近5000人（线上），免费开展100人份HIV-1核酸检测。

（梁　佩）

四川省防痨协会

【学术交流】组织四川省结核病防治工作者36人次参加中国防痨协会结核病控制专业委员会等分支机构举办的有关结核病防治培训班、研讨会等各类活动。组织推选结核病数字化智慧管理云平台与患者关怀项目单位。

响应国家卫生健康委发布的"为终结结核病点亮城市红的亮灯活动"，

协会与成都市公共卫生临床中心组织医务工作者及大学生志愿者齐聚成都电视塔，宣传结核病防治知识并点亮城市红。

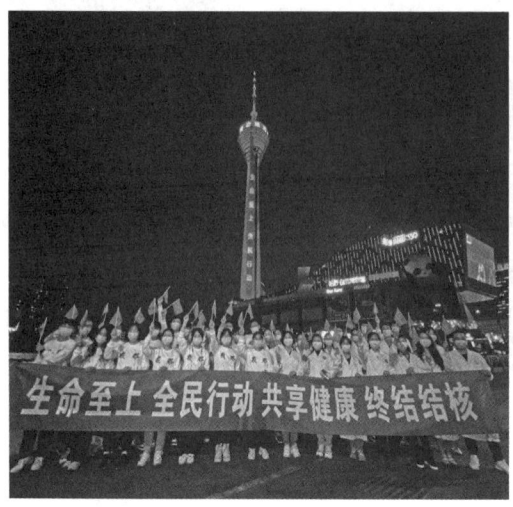

◎2022年3月24日，四川省防痨协会与成都市公共卫生临床中心在成都电视塔举办"生命至上　全民行动　共享健康　终结结核"四川亮灯活动（仲铃◇摄影）

【学术活动】参加省卫生健康委、广元市人民政府在广元市利州区举办的四川省2022年世界防治结核病日主题宣传活动暨大学生志愿者结核病防治倡导及助力患者发现项目启动仪式。来自省、市、区的政府及相关部门领导和代表、结核病防治医务工作者、新闻媒体、师生等近120余人参加活动。

组织参加中国防痨协会第四届全国结核病防治知识网络竞赛，四川省参加答题228024人，答题次数520069次，答题满分78009次，满分数居全国第一，协会获全国优秀组织奖和优秀团体奖。根据中国防痨协会要求从满分获奖个人中推荐188名医务工作者接受表彰。

7月8—10日、12月16—18日，在成都市举办四川省结核病诊治进展培训班。来自全省各市（州）、县（市、区）结核病定点医疗机构等共计800余人参加线上线下培训。

（仲　玲）

四川省医学会

【组织建设】2022年，学会召开会员代表大会1次、理事会1次、常务理事会3次、党委会4次、会长办公会2次、会长例会30次、秘书处办公会10次，研究和审议学会重大项目、人事变动、预算管理等工作。

在省内医科类社会组织中率先组建专家委员会，首批建立组织、学术、科研三个专家工作委员会，作为理事会的议事协调和政策咨询机构，为学会发展建言献策。

实施学术组织规范化建设专项行动，调整命名专委会27个，重组合并专委会3个，升格学组为专委会4个，成立专委会2个，换届专委会17个。

【学术活动】举办国际性、全国及地区性会议18次，省级会议43次，学科培训16次。邀请国内外授课专家647人，大会发言132个，专题讲座912个，病例讨论106个，手术演示62次，收集学术论文2964篇。

与重庆市医学会共同打造川渝检验、川渝皮肤等学术品牌会议，第二十五次骨科学术会议被评为2021年川渝地区最具影响力学术活动。

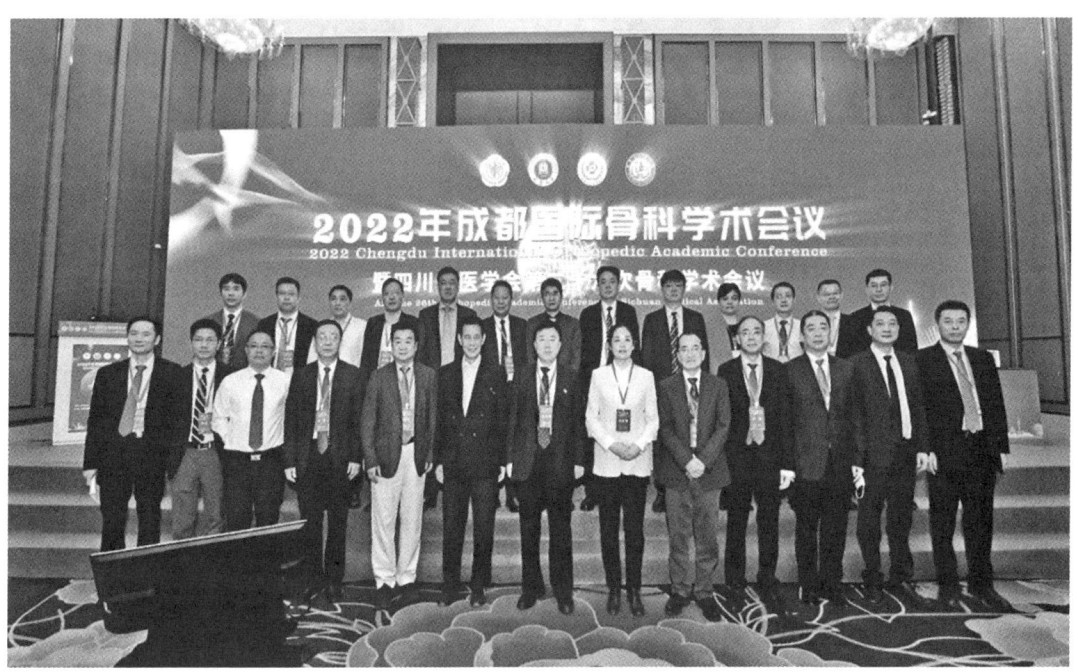

◎2022年10月21—23日，2022年成都国际骨科学术会议暨四川省医学会第二十六次骨科学术会议在成都市举行（党政办公室◇供稿）

【医疗鉴定】完成医疗事故技术鉴定20例，预防接种异常反应鉴定5例，伤残等级评定4批次364例。组织开展全省市级医学会医疗鉴定质量评估活动，梳理形成总结上报中华医学会及省卫生健康委，并在全国首次医疗鉴定质量评估中获优秀。

【医学科技评审】启动"三个二"申报工作，"两课题"申报489项，同比增长19.27%；"两奖项"申报236项，同比增长19.19%，一等奖10项、二等奖24项、三等奖75；"两论文"申报207篇，同比增长13.11%，其中科技奖被科技厅作为四川省仅有的2个社会力量科技奖励的品牌予以推广。获中华医学会医学科学技术奖三等奖1项，省科技进步奖二等奖1项、三等奖1项，川渝优秀论文奖4篇。

（党政办公室）

四川麻风防治协会

【组织建设】2022年12月22日，协会新当选的会长（法人代表）、副会长在民政厅通过并换发新的法人证书。

【学术活动】1月，省卫生健康委、民政厅、残联、红十字会、麻防办、麻协在通江县麻风村开展省级麻风节活动，慰问留村的麻风病康复者和医务人员，并发放生活用品、现金。

5月，将与四川民族出版社联合出版的《最后麻风村》一书发放到全省21个市（州）和国家麻协、有关省市麻风防治单位。

9月，在印度召开的21届国际麻风大会上，协会推荐的5篇论文中两篇被大会选中，1篇为大会发言。

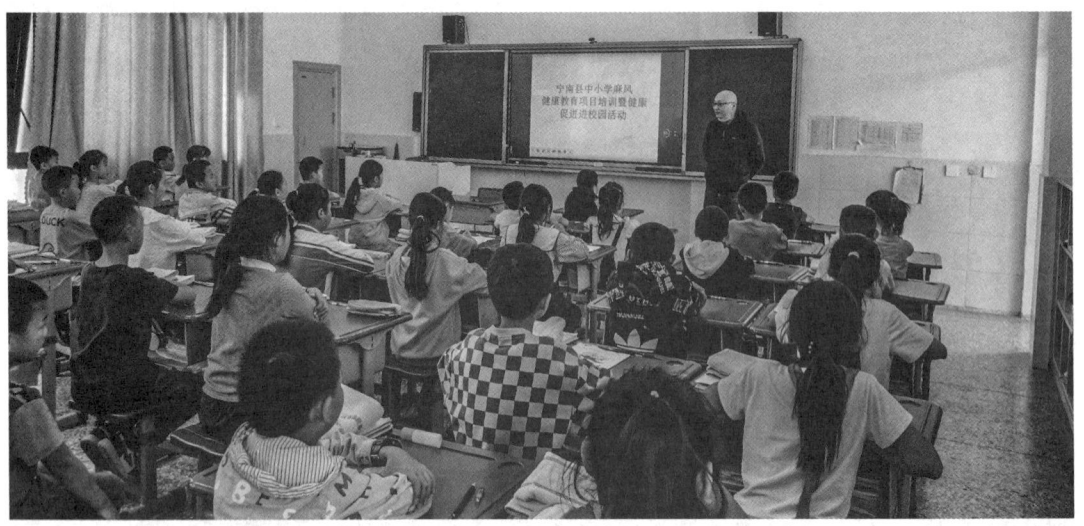

◎2022年11月,四川麻风防治协会在宁南县中小学开展麻风健康教育项目培训暨健康促进进校园活动(靳征◇供稿)

11月,在凉山州德昌县、宁南县开展中小学麻风健康教育活动。使师生们明白麻风病不可怕,能治好,国家对麻风病人医疗全免费,消除歧视麻风病病人,早期发现。在成都市线上、线下举办一期麻风病皮肤病培训班,培训基层麻防、皮肤科医生80人。

与利玛窦四川办事处签订3年合作协议,在凉山州4个康复村开展麻风病病人康复、护理、生活照顾等活动。

协助浙江省麻风防治协会和浙江省彩票福利基金会完成凉山州10个县麻风康复者和家属近500人的生活用品、药物、康复器材援助项目,受援金额40余万元。2022年、2023年浙江省继续援助四川省藏区(木里县、甘孜州、阿坝州),木里县、甘孜州部分县已于12月收到援助物质。

组织麻风防治质控专家协助省麻防办验收凉山州西昌市麻风基本消除达标工作。

【推先荐优】剑阁县疾病预防控制中心麻风防治工作人员魏明海获2022年度马海德基金奖。

(靳 征)

四川省心理卫生协会

【学术活动】2022年3月26—31日,协会及心理治疗分会、四川大学艺术学院、四川大学华西医院心理卫生中心在四川大学美术馆联合举行精神康复作品展。21家精神卫生机构展示近200件艺术作品,并通过协会微信公众号网络投票评选出精神康复最佳组织奖、精神康复优秀组织奖、康复最佳作品奖、康复优秀作品奖。

12月17日,协会线上举办2022年四川省心理卫生协会心理治疗分会实践经验交流年会。

为贯彻落实2022年世界精神卫生日

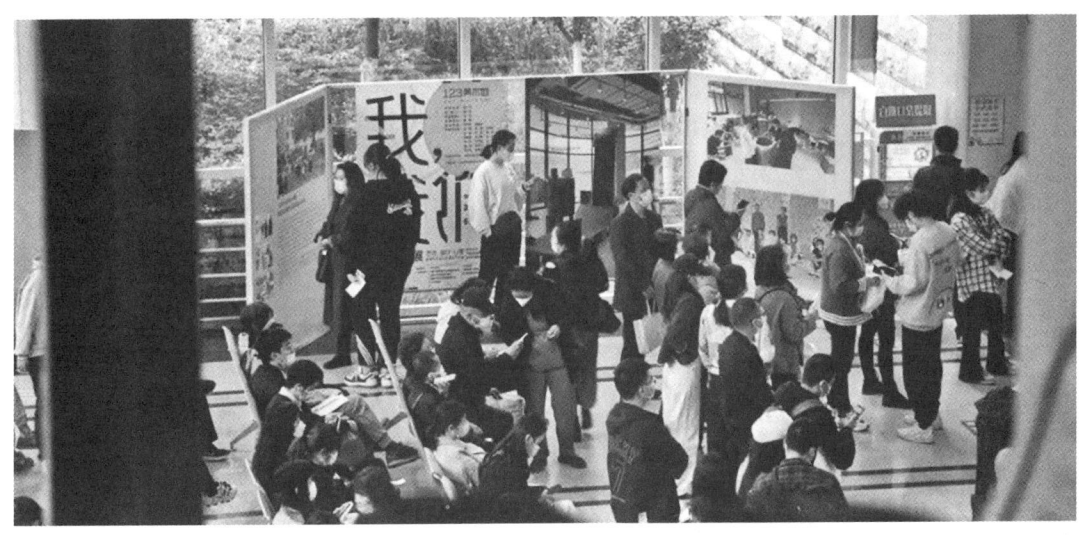

◎2022年3月26—31日，四川省心理卫生协会及心理治疗分会、四川大学艺术学院、四川大学华西医院心理卫生中心在四川大学美术馆联合举行精神康复作品展（王勇◇供稿）

"营造良好环境，共助心理健康"主题健康宣传活动，协会号召各理事单位、各市级心理卫生协会根据实际情况举办线上线下讲座、义诊等科普宣传活动。

（王 勇）

四川省女医师协会

【组织建设】2022年12月10日，协会召开第二次会员代表大会和第二届第一次理事会会议。会员代表大会听取并审议通过第一届理事会工作报告、监事报告、财务审计报告，审议和表决通过《四川省女医师协会章程修正案》，选举产生新一届理事会理事69人，监事1人。第二届第一次理事会选举产生新一届常务理事21人、秘书长1人、副会长3人、会长1人，协会完成换届工作。

【学术活动】协会主办和参与开展各类学术活动线上线下会议共35次，其中2次省级I类、II类继续教育项目和33次线上会议，包括病理、呼吸、乳腺疾病、肛肠、治未病、传染病、皮肤病、血液、医学影像、妇科生殖和肿瘤学等不同专

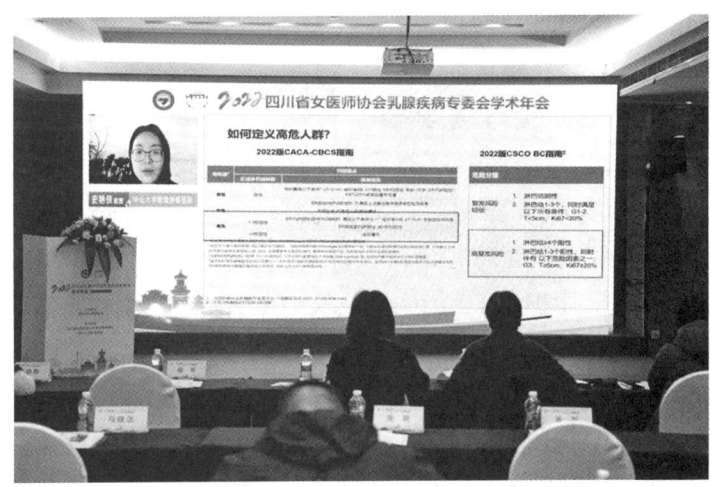

◎2022年12月10日，四川省女医师协会乳腺疾病专委会召开学术年会（秘书处◇供稿）

业领域的学术交流和病例讨论，共培训医务人员6000余人。

【推先荐优】 开展推荐第七届中国女医师协会五洲女子科技奖候选人，全国妇联2022年全国最美家庭、第十三届全国五好家庭，四川省妇联第三届四川省五好家庭暨家庭工作者推荐工作，协会郑黎薇教授家庭获第三届四川省五好家庭。

（秘书处）

四川省护理学会

【组织建设】 2022年，外科、儿科护理专委会换届改选，全科护理、影像护理2个专业学组升格为专委会。新发展团体会员19个。截至2022年底，学会共设专业（工作）委员会39个，专业学组17个，基本实现护理亚专业的全覆盖。学会获省科协2022年度省级学会优秀学会称号。

【学术活动】 举办学术会议27个，参会5800余人，征集内科护理、安宁疗护等12个专业论文1000余篇。组织开展全省外周静脉输液治疗护理创新案例线上选拔活动，征集60余项案例，经评比后推荐4项优秀案例至中华护理杂志社参加全国案例展示。

【专科护士培训】 全年培训合格学员5200余人。截至2022年底，累计开设专业33个，建立培训基地医院26个，下设培训基地146个。

【委托工作】 受省卫生健康委委托承担全省护士规范化培训基地督导评估工作，组织33名专家完成48家护士规范化培训基地督导评估工作。

受省卫生健康委委托牵头负责全省医疗护理员培训、考核与发证的组织、管理和实施。全年69家培训机构培训合格学员1200余人，组织8名专家对5家培训结构开展质量评价。协助上级部门设计制作《四川省医疗护理员服务规范》宣传册及宣讲视频。

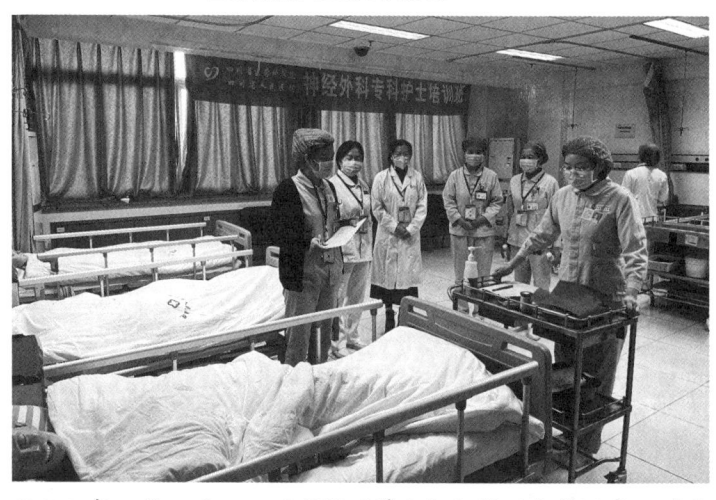

◎2022年11月22日，四川省护理学会组织护理专家巡考四川省人民医院神经外科专科护士技能操作考试（刘佩坤◇供稿）

【护理团体标准建设】 在全国标准信息平台上发布《日间手术中心质量安全管理》团体标准，修订《老年照护服务标准》《老年照护服务质量评价标准》两部团体标准，立项《灾害护理核心能力团体标准》。

【科研课题申报】 开展四川省护理科研课题和四川省基层护理专项科研课题申

报工作。护理科研课题申报71项,基层护理专项科研课题申报14项,拟投入资助经费54.8万元。

【推先荐优】经学会2022年推荐,2名会员获中华护理学会杰出护理工作者称号;1名会员获中华护理学会创新发明奖二等奖;2名会员获中华护理学会科研课题青年项目立项。

(刘佩坤)

四川省医院协会

【组织建设】2022年,协会修订完善党建、内控、工会、监事会规章制度113项并经第五届二次会员代表大会审议通过。急救分会、后勤分会、农村分会、志工委、医保专委会、妇幼健康分会完成换届工作。

【学术活动】举办以医院医保、运营、急诊急救、科研、农村卫生、药事、妇幼、医务、病案、社工、社会办医、医联体、廉洁建设等为主题的线上线下学术研讨活动47场次,近70万人次参加。举办医院管理干部培训、药剂科主任暨医院处方前置审核能力培训、社会服务工作专业人才实务实训、病案管理培训、医疗机构党风廉政建设专题培训等线上线下培训23场次,约4万人次参加。

【调研并发挥参谋助手作用】参与省卫生健康委《优质服务基层行活动乡镇卫生院评价标准2022年版》《优质服务基层行活动村卫生室评价标准2022年版》修订工作,形成33条修改意见反馈给国家卫生健康委基层卫生健康司,其中有7条被采纳。

完成国家信访局"村卫生室医保资金使用等情况"、中国农村卫生协会组织的赤脚医生精神研究,形成《关于四川省村卫生室医保资金使用等问题的调查报告》《赤脚医生精神探索与思考》,《中国农村卫生》杂志分别在2022年第四期、第五期刊载了这两篇文章。

由省人民医院纪委牵头,分别到内江市、阿坝州专题调研,形成《关于公立医院纪检监察体制改革的调查研究报告》。

组织编写并发布《四川省医疗机构药品集中采购政策药学专家共识》。

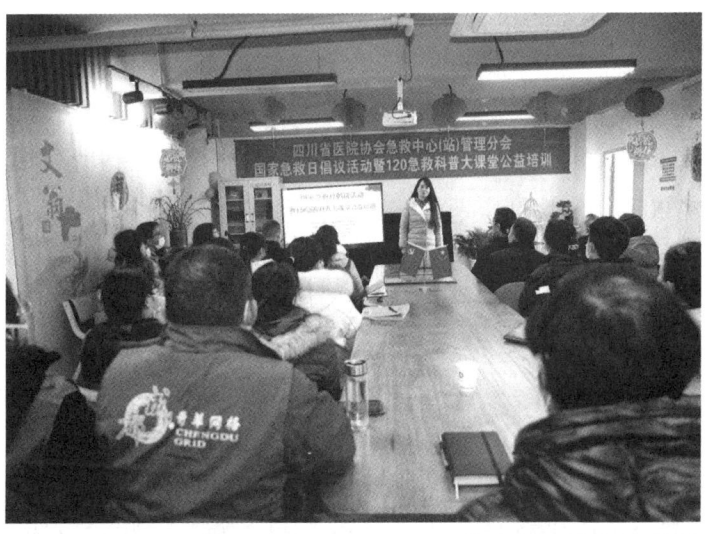

◎四川省医院协会与成都市少城街道文翁社区共建急救科普大课堂(付明◇供稿)

【服务会员、基层】急救分会到九寨沟县开展基层医疗急救培训和调研活动,首次将美国AHA国际生命支持课程培训引入九寨沟县,为该县各级医疗机构从事急诊急救、ICU等专业人员157人开展培训,参训人员全部取得培训合格证。

急救分会向南部县公安局捐赠价值10万元的两台AED及成套防疫物资,使南部县公安局成为全省首家配置AED的县级公安机关。

组织4期"健康中国 赋能县域"大型公益培训活动,收视5000余人次。

协会与致公党四川省委合作,到甘孜州理塘县理塘中学、君坝九年一贯制学校、觉吾镇中心小学为2741名学生开展男女生生理卫生、爱牙护眼、青少年禁毒防艾、正确洗手等基础卫生知识培训及自我保护等培训,并向女生捐赠卫生包,向学生发放脸盆、毛巾、牙膏牙刷、香皂、指甲刀等清洁卫生用品,总价值2万元。

协会向四川省慈善总会未成年人保护基金捐款5万元;向"9·5"泸定县地震灾区捐款2万元。协会12名党员响应四川省直机关工委号召,自愿交纳党费4700元,支援泸定地震灾区灾后重建。

协会与办公所在成都市地文翁社区建立"文翁+"党建联盟,并捐款2万元。

【科研工作】药事管理专业委员会、医务管理分会、县级医院分会、中医医院分会相继制定各专业的管理科研项目专项资金及其管理办法,并启动科研申报、立项工作。57个项目获科研经费补助共计65万元。

【获奖情况】省、市、县医院5名院长被中国医院协会评选为全国优秀院长。基层卫生管理工作被中国农村卫生协会表彰为全国先进卫生协会。四川省医院协会被全国品管圈联盟评为先进集体。急救分会在全国首创急诊急救一体化救治实景工作坊"四川模式"被评判专家首席顾问陆一鸣给予"震撼"的高度评价。

【新冠疫情防控】300余家社会办医分会会员单位,6万余医务人员完成1200万人次核酸检测任务。病案管理分会通过远程教学方式对点帮扶困难地区、基层医疗机构,专业指导30家医院845人次。协会向阿坝州、甘孜州卫生健康委、成都市青羊区少城街道文翁社区捐赠价值55万元的连花清瘟胶囊。

(付 明)

四川省解剖学会

【组织建设】2022年3月15日,学会线上召开第1次常务理事会会议。会议推选中国解剖学会第15次会员代表大会四川省的会员代表7人及中国解剖学会第14届理事会四川省的理事候选人3人。

5月19日,线上召开第二次常务理事会会议。会议测评学会法定代表人2021年度工作,讨论学会其他事宜。

【学术活动】与重庆解剖学会联合举办川渝首届"云解剖"知识竞赛,共计21所大专院校约有7000名学生参与。

【科普工作】人体标本陈列室对社会公众开放。全省各学校人体标本陈列室接待参观共计6325人次。

推广医学知识。西南医科大学人体科学馆开展各类科普活动52场次，2022年该馆被中国科协命名为2021—2025年第一批全国科普教育基地。雅安职业技术学院开展"卫生健康科普川西行——关注一老一小项目"科普讲座5次，受众约380人。四川卫生康复职业学院与自贡市红十字会联合举办自贡市2022年"春之生 生命的意义"第二届遗体和人体器官(组织)捐献缅怀纪念活动，110人参与。

【乡村振兴】宣讲活动。组织教师和学生参加由大爱清尘基金会主办的第十届世界呼吸日"让呼吸畅起来"全国大型主题公益活动。西南医科大学派员赴泸州市合江县大桥中学开展"珍爱生命 你我同行""我的情绪我做主"健康科普宣传活动；赴昭觉县开展"健康中国 科普同行"宣传活动，推广应急救护、艾滋病及肿瘤防治、民法刑法等科学知识。

帮扶活动。凉山卫校教师李祥云赴美姑县洪溪镇拉洛村担任驻村干部。四川大学教师项涛到川陕交界的诺水河镇卫生院义诊。四川大学教师董立华率四川大学黄丝带学生社团赴资阳市雁江区基层医院调研基层医疗单位现状。由西南医科大学定点帮扶的古蔺县红光村学生、家长、村民走进西南医科大学开展校园体验日活动。西南医科大学派员赴凉山州金阳中学、金阳县初级中学和昭觉县特布洛乡格吾村开展"艾"进彝乡——乡村振兴、健康中国，暑期"三下乡"社会实践志愿服务活动。

（王　蕾）

四川省康复医学会

【组织建设】2022年底，学会有分会11个，专委会49个，学组37个，联盟1个，培训基地3个，委员4956人。

【学术活动】完成I类继教项目7个，授学分3126份；II类继教项目1个，授学分853份。线上或线下开展40场学术交流或技术培训，培训交流1.1万余人次。

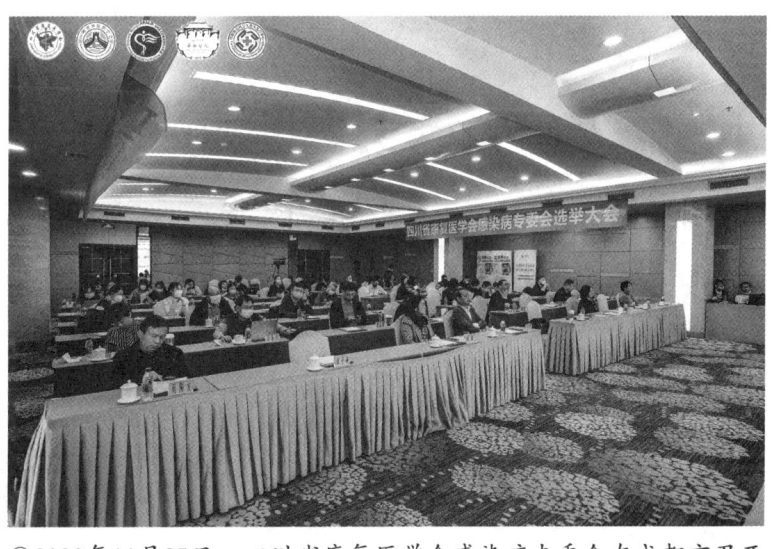

◎2022年11月25日，四川省康复医学会感染病专委会在成都市召开选举大会（秘书处◇供稿）

【推先荐优】2022年川渝科技学术大会向省科协推荐6篇优秀论文,其中省人民医院1篇论文获三等奖。

（秘书处）

四川省老年学学会

【组织建设】2022年,学会按照《社会团体登记管理条例》《四川省换届选举工作导则（试行）》要求,完成换届选举工作。

【科研工作】申报《四川省安宁疗护体系优化发展与政策制度研究》《共同富裕视域下老年多维相对贫困防治对策研究》《老年健康服务及筹资支付模式研究》等省级科研项目课题。

（龙治任）

四川省超声医学工程学会

【组织建设】2022年,学会召开常务理事会2次,全体理事会2次,会员代表大会1次。学会无下设分支机构。

10月22日,学会第六次会员代表大会暨第五届理事会换届改选会议在成都时代锦江国际酒店举办。线上线下约140人参会,选举产生第六届理事会及第六届学会领导班子,通过第六届章程。

【学术活动】学会组织各类学术活动、继续教育培训班、下基层科普活动及义诊活动13次。

【完成政府委托交办的任务】参与国家自然科学基金评审、超声医学规培医师结业考试出题、国家卫生健康委高级职

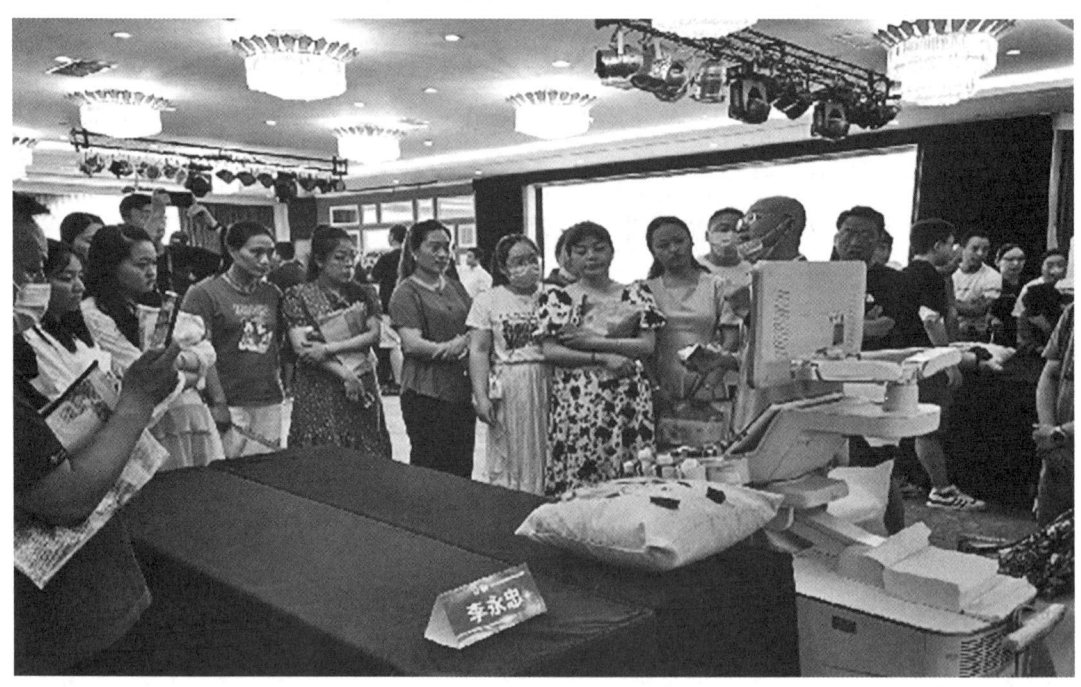

◎2022年7月9—10日,四川省超声医学工程学会在都江堰市举办肝包虫超声诊断及新技术学习班（张霞◇供稿）

称命题、科技成果评审、技术职称资格审评、杂志期刊编委及稿件审稿、硕士/博士论文盲评、制定行业规范，参编超声书籍、教材、专著、专家共识。

【定点帮扶】2022年，学会有定点帮扶（扶贫）项目2个，主要为健康技术帮扶，受益1000人次。

（张　霞）

四川省糖尿病防治协会

【组织建设】2022年，协会以线上线下相结合形式，召开1次会员代表大会，研究审议协会重要工作与重大事项，法人代表述职。全体会员审议、表决通过第二届理事会工作报告、财务报告、协会章程修订的相关说明等事项。

4月22日，召开理事会换届选举大会，选举产生协会第三届理事会。选举产生会长1人，副会长8人，秘书长（兼法定代表人）1人，副秘书长3人，常务理事36人，理事110人。

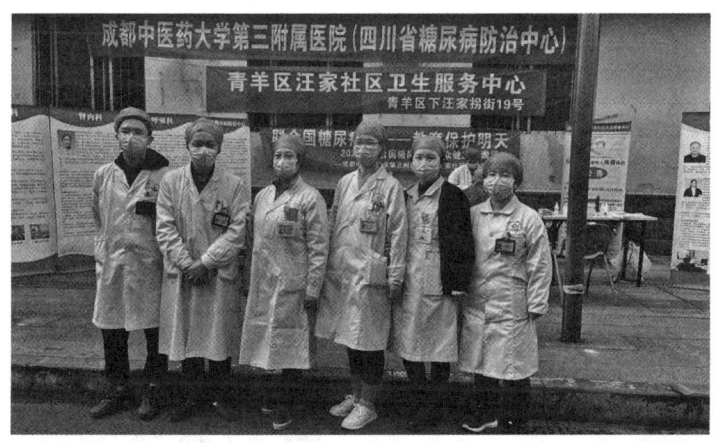

◎2022年11月14日，四川省糖尿病防治协会会员单位、理事单位开展"糖尿病日"义诊活动（秘书处◇供稿）

【学术活动】4月22—23日，协会举办2022年度学术年会。协会全体理事（含候选理事）、会员、从事内分泌代谢性疾病防治、研究等相关人员、患者及企业代表共计300余人参加。17名业内知名专家围绕糖尿病及糖尿病并发症的防治同与会人员交流、培训。

11月14日，第16个联合国糖尿病日，协会各会员单位、理事单位开展义诊活动，普及糖尿病相关知识，帮助糖尿病患者及家属详细了解糖尿病的饮食疗法、运动疗法、药物疗法、心理疗法、血糖监测、并发症防治等相关知识。

（秘书处）

四川省优生托育协会

【组织建设】2022年，协会秘书处召开理事会议1次，常务理事会议2次。审议通过2021年度法定代表人述职报告及述职测评、2022年度学术活动、秘书处人员调整、分支机构成立、单位及个人入会、4项管理制度修改等内容。

成立环境设施与建设分会、骨与关节健康管理分会、儿童保健分会、月子行业分会；筹备小儿外科分会、儿童艺术分会、孤独症谱系障碍专业委员会、儿童健康管理分会、产科分会、儿童眼科分会、乳腺分会、精神心理分会、妇科肿瘤防治分会。截至2022年底，协会有291个单位会员，收到711名个人会员入会申请。

【学术活动】协会举办首届华西妇幼论坛，此次论坛分为1个主论坛和30个分论坛并同时线上举行，全国妇幼健康领域的668名专家、学者共同交流妇幼健康领域内的最新研究成果和学术成就。与四川省卫生健康综合行政执法总队开展全省托幼（育）机构卫生自查项目，全省各托幼（育）机构相关负责人及从业人员参加线上直播培训，在线点击5万余次。举办主题为"给孩子适宜的爱"公益活动，在线观看和互动67万人次。

实施四川省首期托育机构负责人培训、四川省保育人员日常照护技能强化培训，召开2022年儿科呼吸系统疾病新进展专题学术会议、四川省儿科呼吸规范化诊疗城市巡讲会、2022年小儿常见神经、消化系统疾病诊治进展学术会议等共24次。

（秘书处）

四川省干细胞技术与细胞治疗协会

【组织建设】2022年，协会召开第一届第二次理事会议和第一届理事会第三、四、五次常务理事会议。

成立运动医学生物治疗分会、自体免疫与风湿病分会、眼科分会、生殖医学分会、干细胞与创面修复分会、血液学分会6个专业分会，以及标准化工作委员会、医学伦理委员会2个工作委员会。

【学术活动】12月23—25日，举办首届

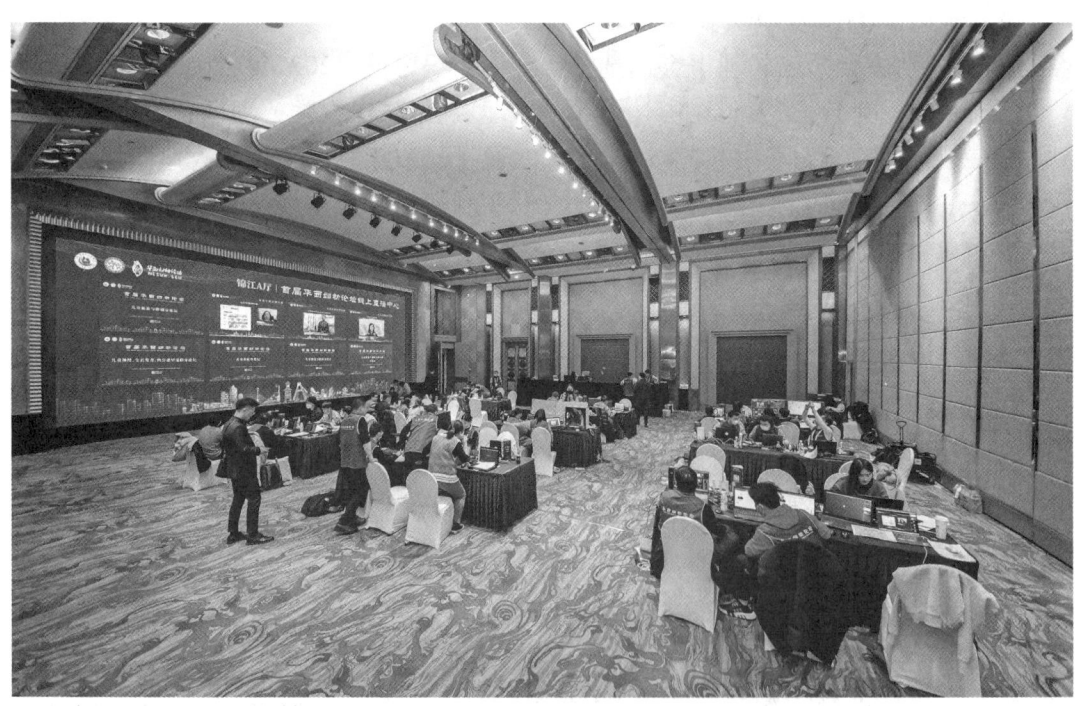

◎2022年2月24—27日，四川省优生托育协会线上举办首届华西妇幼论坛（秘书处◇供稿）

天府干细胞与细胞治疗论坛。大会设1个主论坛、7个分论坛，邀请近百位干细胞及细胞治疗领域专家与会交流，线下参会400余人，线上参会27300余人次。论坛共有50余家企业参展，集交流研讨、技术设备展示、产业转化为一体，通过"产+学+研+医"多方共商，推动干细胞技术和细胞治疗领域创新孵化与成果转化。

8月、11月，联合成都市妇女儿童中心医院举办干细胞与肺疾病治疗宣讲会议暨儿童肺功能检查技术新进展及检测规范化培训会、干细胞治疗儿童呼吸道过敏性疾病新进展暨儿童喘息性疾病诊治技术新进展学习班。

10月，参与承办世界美容抗衰老大会，邀请国内外50余位医学美容专家学者作专题演讲，设7个会场，29场专题报告。与四川大学华西医院血液内科、四川省血液内科医疗质量控制中心联合承办"CSCO自体移植工作组2022（四川站）巡讲"会议。

11月，与四川省医院协会、成都高新区医学会等联合举办第五届细胞生物产业大会。

10月，举办省级继教项目干细胞与医疗美容新理论新技术；12月，举办干细胞临床研究及转化标准研讨专题学术会议、运动系统骨缺损及软骨重建技术2项国家级继教项目；共招收学员200余人。

【标准制定】6月，完成省市场监管局立项的《人源干细胞库建设与管理规范》《人牙来源牙囊间充质干细胞质量规范》2项地方标准的起草工作。

7月，协会成立标准化工作委员会，建立专家队伍，完善细胞相关标准化体

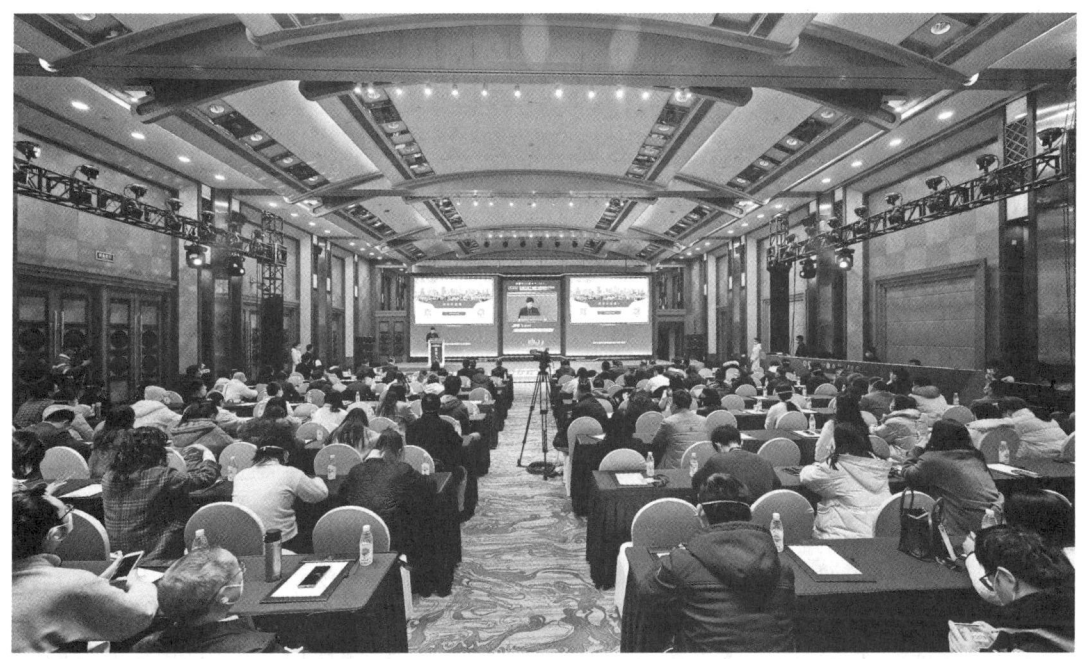

◎2022年12月23—25日，四川省干细胞技术与细胞治疗协会在成都市举办"2022首届天府干细胞与细胞治疗论坛"（秘书处办公室◇供稿）

系，全面有序地开展标准制订。1项国家标准《细胞运输的通用要求》，及《治疗用细胞产品在生产过程中存在的辅助材料-通用要求》《治疗用细胞产品在生产过程中存在的辅助材料-辅助材料供应商实践指南》《治疗用细胞产品在生产过程中存在的辅助材料-辅助材料用户实践指南》《治疗用细胞相关设备系统的一般要求和考虑》《哺乳动物细胞系的建立维护和定性过程和质量要求》《治疗用细胞产品的测试和定性方法一般要求和考虑》6项团体标准进入研制阶段。

10月，申请成为全国生化检测标准技术委员会(TC387)细胞工作组联合秘书处单位。完成全国团体标准信息平台管理系统注册，并制定《团体标准管理办法（试行）》。

【承接政府项目】受省卫生健康委委托完成《干细胞及细胞治疗行业研究报告》。完成成都市武侯区华西医美健康城管委会《华西医美健康城前沿科技及未来赛道招商渠道建设工作》合作项目，并提交结案报告。协会会长田卫东教授参与省卫生健康委支持峨眉山市医疗康养产业园（集群）建设现场调研工作。

【课题研究】参与省药监局课题研究，探索细胞治疗产品的监管策略，组织承办2022年药品科技计划项目"细胞治疗产品监管风险研究"系列调研活动，与四川省食品药品审查评价与安全检测中心、四川大学药学院共同编写《细胞治疗产品监管及技术规范汇编》。

（秘书处办公室）

四川天府健康产业研究院

【课题研究及规划编制】先后完成《全域成都医联工程总体技术咨询报告》《雅安市卫生健康信息化十四五发展规划》《达州市中心医院"十四五"发展规划》《犍为县医共体信息化发展规划及建设方案》《内江市公立医院改革与高质量发展示范项目实施方案》《凉山州创建传染病区域医疗中心建设方案》《乐至县中医医院互联网+中医医院建设项目可行性研究报告》《中国融通医疗健康集团有限公司"十四五"规划》等方案及规划编制。

【咨询服务】为广元精神卫生中心、彭州市第四人民医院、乐至县中医医院、犍为县中医医院、龙泉驿区中医医院、绵阳骨科医院、成都中医大银海眼科医院、温江区人民医院、德阳第二人民医院等医疗机构提供信息化建设技术咨询服务。

【助力健康产业企业创新发展】与10余家健康产业企业形成良好稳定的合作关系，为各企业提供卫生健康相关政策与法规、建设标准与规范、发展重点领域和方向、项目技术指导等领域的综合咨询服务，推进健康产业与健康事业的深度融合，助力企业进一步深化应用，创新发展，更好地为四川省卫生健康事业高质量发展提供强有力的支撑。

【心理干预辅导服务】心理健康科普讲座。在研究院网页上开设心理健康科普小课堂，开展包括情绪管理、缓解头痛、消除毒素、告别失眠、关注孩子心理、关注产后抑郁等共计10余个专题的心理健康知识讲座。

新冠疫情心理干预辅导服务。与大专家.COM合作成立的四川省心理医学教育分中心开展心理咨询、心理治疗及心理干预辅导服务。新冠疫情期间为有需求的市民提供免费热线服务。

（办公室）

四川省医药爱心基金会

【组织建设】2022年10月13日，经民政厅批准四川省医药爱心扶贫基金会更名为四川省医药爱心基金会。

【医疗卫生人才培训项目】继续组织实施眼科专病分级质控模式探索"眼底之光"项目、四川省放射医学学科管理及业务骨干培养项目、主动脉瓣疾病流行病学调查项目、眼科团队服务能力建设项目、母婴围产期管理系列讲座、女性手术麻醉管理及持续改进研讨班、妇产科危急重症患者的麻醉管理项目、"中国心——心血管健康支持计划"高血压规范化诊疗课程录制项目等医疗卫生人才培训项目。组织四川大学华西医院、省人民医院等医院专家，为基层培养医疗卫生人才。发生支出项目18个，项目资金支出969万元。

【启动第四批（2021年度）计划生育特殊家庭成员重大疾病救助项目】完成2020年计生项目验收工作，减轻四川省2020年计划生育特殊家庭成员因罹患重大疾病带来的经济负担。2022年年底，启动2021年计生家庭重大疾病救助项目。

【完成院前医疗急救能力项目验收工作】按照三峡集团公益基金会捐资四川省院前医疗急救能力提升项目实施方案要求，填平补齐的原则，补充涉及金沙江库区移民的四川省内市（州）、县（市、区）的负压救护车，交付22辆负压监护型救护车，开展项目验收、完成专项基金审计，启动第二轮三峡集团捐赠工作。

（曾　馨）

四川仁爱医疗基金会

【项目工作】"公益助残"项目（善工家园项目）。截至2022年12月底，已为

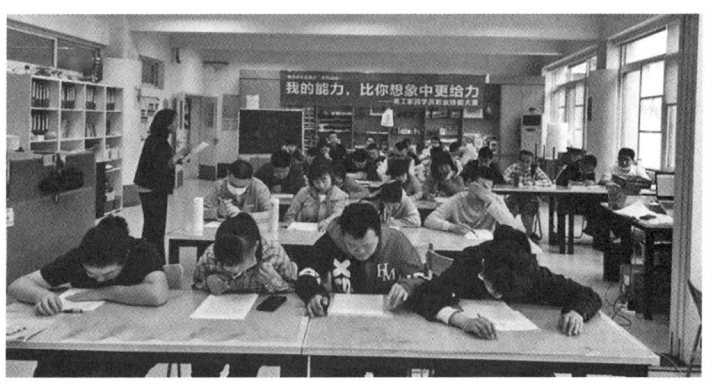
◎四川仁爱医疗基金会"公益助残"（善工家园项目）项目在开展活动（办公室◇供稿）

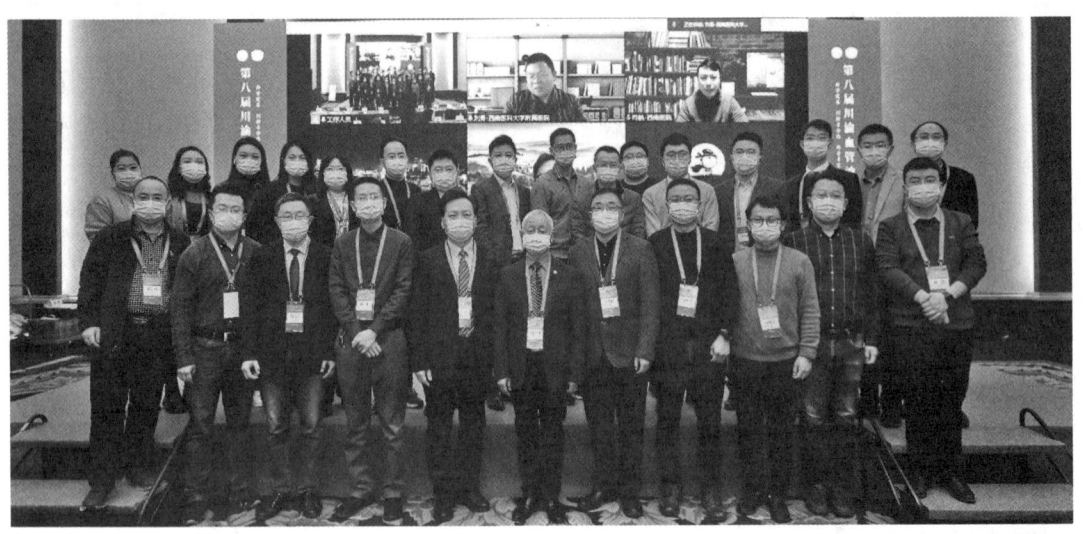

◎2022年1月14—15日，四川省华西天使医学基金会联合四川大学华西医院血管外科召开第八届川渝血管沙龙（张思敏◇供稿）

280余位3—6岁和16—59岁脑瘫、智障和自闭症的残疾人士提供长期托养服务，其中服务内容涉及特殊教育、康复、心理辅导、生活能力培训多项综合性内容。该项目由"大龄心智障碍青少年和成人日托康复项目""学龄前特殊儿童早疗项目""大龄轻度智障职业重建项目""'蜗牛山庄'心智障碍人士农疗颐养基地""'蜗牛生活馆'武侯区智障人士全托中心""武侯助残社工站"等子项目组成；拥有特殊教育、康复治疗、行为矫正、生活照料、和专业社会工作师在内的专职员工101人。其项目宗旨是通过"以人为本"的社工服务理念，为智障群体提供有尊严且有品质的生活。该项目在一定程度上缓解了智力障碍家庭的负担，维护了社会稳定。

尿毒症患者救助专项基金。2022年为2395人次提供治疗救治费用补贴235.06万元。

（办公室）

四川省华西天使医学基金会

【组织建设】2022年底，基金会有理事17人，监事1人。

【学术活动】1月14—15日，基金会联合四川大学华西医院血管外科召开第八届川渝血管沙龙，来自川渝两地多家医院的血管外科专家围绕复杂血管疾病案例交流学习。

【健康帮扶】2022年，基金会实施医疗援助项目8个（其中新增项目3个），总投入3703520.70元，共援助176位困难患者，这些患者普遍身患重大疾病、家庭困难，部分为低保户，部分来自贫困地区以及少数民族。

（张思敏）

经验交流

顺应新时代人民健康新需求 创新推进健康四川行动

编者按： 8月19日，《健康中国观察》杂志——健康中国行动专刊发表了健康四川行动推进委员会办公室主任，四川省卫生健康委员会党组书记、主任敬静的署名文章《顺应新时代人民健康新需求 创新推进健康四川行动》。

人民健康是民族昌盛和国家富强的重要标志。进入新时代，人民对美好生活的向往、对高品质健康的不断需求，为健康中国赋予了新的时代内涵。四川作为人口大省、多民族大省，始终把健康四川建设摆到现代化建设全局的高度来谋划，把推进健康四川行动作为适应社会主要矛盾变化、不断满足人民日益增长的美好生活需要的战略来推进，坚持党委领导、政府主导、行业指导、部门联动、全民行动，实现从卫生健康系统单打独斗向社会整体联动转变，从宣传倡导向人人行动转变，从以治病为中心向以健康为中心转变，从注重"治已病"向注重"治未病"转变，为决战脱贫攻坚、决胜全面小康奠定坚实的健康基础。截至2021年底，四川在人均卫生总费用低于全国平均水平的背景下，全省城乡居民主要健康指标总体上优于全国平均水平，与2015年底相比，人均预期寿命达77.95岁、提高1.53岁，居民健康素养水平达24.1%、提高12.7个百分点，婴儿死亡率从7.80‰降至4.70‰，5岁以下儿童死亡率从8.92‰降至6.96‰，孕产妇死亡率从21.68/10万降至13.65/10万。

一、始终坚持党的全面领导，高位推进健康四川行动

推进健康中国建设，是党对人民的郑重承诺。实施健康中国战略，坚持中国特色人民健康道路，根本一条就是坚持党的领导，发挥党统揽全局的制度优势。四川在推进健康四川行动伟大实践中，充分发挥党委统揽作用和政府主导作用，将健康四川行动作为各级党委的政治任务，作为各级政府的优先工程，以人民健康需求和主要健康问题为导向，统筹健康与经济、城市与乡村、治疗与预防、当前与长远，促进健

康四川行动与全国脱贫攻坚和全面小康战略任务相适应，与全省"一干多支、五区协同"战略部署相衔接，推动"将健康融入所有政策"成为全社会自觉行动。2017年全省召开新世纪首次卫生与健康大会全面部署健康四川建设后，2019年成立健康四川行动推进委员会，印发《关于推进健康四川行动的实施意见》《健康四川专项行动方案（2020年—2030年）》，全面启动实施健康四川18项行动。2020年出台《川渝卫生健康一体化发展合作协议》，2022年省第十二次党代会吹响了"建设卫生健康强省"号角，进行了全面部署，四川卫生健康工作在重点突破中不断提档升级，在服务国家发展战略、惠及川渝人民方面迈出关键步伐。

二、始终立足省情民情实际，创新实施健康四川行动

历史和现实告诉我们，走中国特色卫生健康发展道路，既要尊重健康发展的普遍规律，也要立足实际把握好特殊规律。四川人口基数大，健康服务需求大，医疗卫生资源总量不足，发展不平衡不充分，在全力做好"规定动作"的基础上，创新开展"自选动作"，既覆盖群众日常健康需求，又突显重大疾病预防；既普惠全体人群，又关注妇幼老人；既包括群众身心健康，又涵盖环境建设支撑；既坚持全省一盘棋联动，又紧贴三州民族地区特殊情况，真正把健康融入所有政策、覆盖所有地区、惠及所有人群。一方面，做实做细健康中国15项规定行动。聚焦"4个"重点阶段，扎实开展婴幼儿期、青少年期、成年期、老年期全生命周期健康管理和服务，精准降低健康损害的发生概率，力求"不生病、少生病"。聚焦"5类"重大疾病，坚持医防结合、源头控制，突出早筛查、早诊断、早治疗，坚决推进艾滋病、结核病、包虫病等防治攻坚，全力提升重大疾病防治能力。武汉新冠肺炎疫情以后，四川累计发生8轮本土疫情，均在一个潜伏期内有效控制。聚焦"6个"重点因素，量身定做《四川省居民膳食指导》，深入实施体育健身文化"六个身边"工程，大力开展控烟宣传教育，完善社会心理服务体系，落细落实让天更蓝山更绿水更清生态环境更美好相关措施。另一方面，创新开展民族地区、口腔健康促进、中医"治未病"3项特色行动。坚持民族地区健康发展一盘棋，着力补短板、强弱项，加大基础设施、人才培养、对口帮扶力度，推动民族地区居民健康水平整体提升；依托川内口腔医学专科优势，以川大华西口腔医院为龙头，实施口腔健康促进行动，成功创建国家口腔医学中心，口腔卫生整体服务能力水平快速提升；用好四川"中医之乡、中药之库"地域优势，健全中医治未病服务体系，四川成为全国首批7个也是西部唯一获批建设国家中医药综合改革示范区的省份。

三、始终遵循共建共享理念，联动开展健康四川行动

健康中国行动是一项系统工程，需要政府、社会、家庭、个人共同努力。四川坚持"全民参与、共建共享""大卫生、大健康"理念，全方位、多领域推进健康四川行动整体融入经济社会发展实践。在文化领域，把健康作为一种文化进行传播，打造健康支持性环境，营造浓厚的健康文化氛围，如眉山市以"三苏文化""东坡养生文化"为基础打造"东坡健康一条街"和"苏洵健康主题公园"，让健康理念厚植于巴蜀大地、根植于广大群众。在产业领域，以"促进健康"为中心，在营养食品、休闲健身等多个健康相关领域推进产业发展，使健康产业成为带动经济发展的强大动力，如成都市新津区指导企业开发生产满足不同需求的营养健康产品，促进生产、消费、营养、健康协调发展。在服务领域，坚持以人为本，强化各类健康保障，提升服务质量，如乐山市沙湾区建立全科医师服务团队+县级公立医院医师"1+1"家庭医生签约服务模式，使群众获得更便捷更优质的健康服务。在智慧领域，充分利用现代信息技术，全面提高信息化服务水平，如成都市依托"妇幼保健一卡通信息系统"实现对全市妇幼工作质量控制和对孕产妇、儿童健康的全程管理。在治理领域，把全生命周期健康管理理念贯穿社会治理的全过程各环节，提高卫生健康治理能力水平，如宜宾市江安县将心理服务与社会治理工作有机融合，积极营造共建共治共享的社会治理新格局。

四、始终聚焦群众所急所盼，深化拓展健康四川行动

健康中国建设是我党执政为民宗旨在卫生健康领域的具体体现，唯一的检验标准就是人民群众的健康获得感、幸福感。四川坚持把群众对健康所盼、所急作为健康四川行动的根本遵循，不断丰富拓展健康四川行动的内涵和外延。一方面，聚焦群众健康需求所盼，把办好健康实事作为健康四川行动的重要一环，扭住群众最关心、最在乎的问题，坚持一年一个主题、一年办好一批实事，特别是2021年围绕百年党建主题，狠抓新冠疫苗接种、普惠托幼、老人便利就医、互联网就诊、川渝检查结果互认、不合理检查整治等十大实事，全省门诊患者满意度居全国第2，人民群众在健康四川行动中的获得感、幸福感不断提升。另一方面，聚焦群众看病就医所急，针对健康四川建设不平衡不充分的问题，坚持从卫生健康供给侧发力，加快推进国家医学高峰、西部医学高原、全域医学高地"三高建设"，夯实乡村服务、社区服务、民族地区服务"三个基石"，织密预防网、救治网、应急网"三张网络"，为健康四川行动夯实支撑体系。截至2021年底，全省医疗卫生机构8万余家、位列全国第3，三级甲等医院（西医）89家、居全国第2，医疗服务量5.46亿人次、居全国第6。

五、始终强化体制机制建设，支撑保障健康四川行动

健康中国建设是国家战略，体制机制的支撑保障至关重要。四川坚持从建章立制入手，多管齐下压实责任，确保健康四川行动有力有序有效推进。责任层面，将健康四川建设与政绩考核挂钩，2019年省政府印发《健康四川行动考核评价指导方案》明确26项考核指标，2020年将健康四川行动纳入省委、省政府对各地各部门的党务政务目标考核，围绕政策制度建设、重点工作推进、主要指标完成、成员单位履职等进行全面考核，确保行动推进在末端取得实效。技术层面，科学构建健康四川行动监测体系，2020年构建包含20个一级指标、108个二级指标的监测评估体系，2021年印发《健康四川行动监测评估工作方案》，建立健全监测评估机制，全面掌握推进情况，确保行动推进科学规范。宣传层面，建立多部门联合、多平台融合、多手段整合的宣传机制，组织健康四川行动启动宣传和18个专项行动启动仪式，特聘13名各界知名人士担任四川健康行动宣传推广大使，带动全社会共同参与，促进健康四川行动家喻户晓。法治层面，在出台《健康四川行动推进委员会工作规则》基础上，积极推动健康四川行动地方立法，联合10个省级部门启动立法调研，拟将健康四川行动重大措施纳入法治轨道，确保行动推进有法可依。

号角已吹响，奋斗正当时。从建设全面小康出发，向现代化强国迈进，为健康四川行动赋予了新的历史使命。我们将抢抓新时代国家重大战略在川叠加、建设社会主义现代化强国全面开启的历史机遇，结合新冠肺炎疫情防控补齐发展短板的现实要求，顺势而为、乘势而上，创新推进健康四川行动向纵深发展，努力实现人民健康水平得到新提高、卫生健康体系构建新格局、卫生健康服务能力实现新提升、健康产业发展取得新成效，为健康中国建设贡献四川力量。

（来源　2022年第7期《健康中国观察》杂志）

四川重大疾病防控工作经验亮相国家卫生健康委新闻发布会

链接： 2022年6月17日，国家卫生健康委在北京召开新闻发布会，介绍党的十八大以来重大疾病防控工作进展与成效。四川省卫生健康委员会副主任徐斌出席发布会并就相关问题答记者问。

中国日报记者：

耐药是当前结核病防治工作的一大难点，对个人和社会的危害都很大，请问四川省是怎样破解这一难题和挑战的？谢谢。

四川省卫生健康委员会副主任徐斌：

谢谢您的关心和提问。我国是结核病高负担国家，结核病俗称"痨病"。"致富十年功，痨病一场空"。四川作为结核病防治人口大省，发病人数多，耐药突出。按照全国结核病防治规划总体要求，四川从"十二五"开始大力推进相关工作。

首先，从预防耐药做起。在结核病患者发现、治疗和管理等关键环节，全面提升防治工作质量，患者的成功治疗率始终维持在90%以上，有效预防耐药的产生。

二是从快速检出做起。加大了结核病耐药监测和筛查力度。"十三五"以来，共投入资金3500多万元提升检测能力，目前全省100%的市（州）和99%以上的县（市、区）都具备开展结核分枝杆菌分子生物学诊断能力，结核病患者的病原学诊断和高危人群耐药筛查率显著提升，病原学阳性肺结核患者的密切接触者症状筛查率达99%以上。诊断时间由原来的6-8周缩短到现在的3-4小时，最大限度早期发现患者并纳入治疗。

三是从降低患者的负担做起，将耐药结核病纳入扶贫专项救治的疾病。药品贝达喹啉、德拉马尼琼纳入医保单行支付管理，进一步探索基本医保、重大公卫项目和基本公共卫生有效衔接。同时，部分地区为患者提供必要的生活补助，大大提高了患者完成治疗的依从性。举例说，宜宾市翠屏区吴某某，2020年12月诊断为利福平耐药，规范治疗18个月后治愈，治疗费用近18.4万元，享受政策后，每年报销13.8万元，最终个人支付仅4.5万余元，显著降低了患者负担。谢谢。

红星新闻记者：

提到地方病，容易想到包虫病、大骨节病等，包虫病还有一个可怕的名字叫"虫癌"，这些疾病曾经困扰四川的发展，想请问徐主任，四川在多轮攻坚行动中，有哪些措施发挥了重要作用？未来如何保持低水平流行？谢谢。

四川省卫生健康委员会副主任徐斌：

谢谢您的关心和提问。大骨节病俗称"柳拐子病""骨节风""水土病"，患者站立不直、行走不稳，身材矮小，关节粗大，甚至终身残疾，丧失劳动力。四川作为大骨节病防治的重点省份，2008年在国家相关部门的支持下，四川省在阿坝州实施了扶贫开发和综合防治大骨节病试点，形成了"发展、防病、稳定"的四川模式。2012年以来，全省无新发病例，2015年达到了消除标准。

2018年11月，国家卫健委等10部委落实中央指示精神，开展了地方病防治专项三年攻坚行动，三年来，通过改善婴幼儿的营养、易地搬迁、病人救治救助等措施，充分利用中央转移支付资金，每年对大约3.3万大骨节病患者进行建档管理和治疗，特别是对病情较重的大骨节病患者提供免费药物治疗（1800元/人/年），对适宜手术的患者开展手术治疗，三年来累计治疗患者4万人次，至今持续保持消除状态。

另外，四川是全国包虫病流行程度较严重的省份之一，主要流行于35个高海拔山地县，包虫病俗称"虫癌"，是当地农牧民因病致贫、因病返贫的重要原因，严重制约当地经济社会发展和民生条件改善。

2015年11月，国家和我省启动了石渠县包虫病综合防治试点，取得显著成效。选派专家在甘孜州驻点成立包虫病综合防治工作站，实施驻点指导、对口支援"传帮带"工程，全省流行区包虫病人群患病率显著下降；三年，全省累计手术治疗3400余例，包虫病病人得到了有效治疗。举个例子，石渠县虾扎二村村民尼玛，家中四人，2014年本人确诊为肝包虫病，其丈夫也因病失去劳动能力，因家庭贫困和受制于当地的医疗条件，长期得不到肝移植手术的有效救治，饱受痛苦折磨，项目实施以后及时得到了四川大学华西医院高水平的医治，12万元的手术费用通过医疗救治补助、医保报销、民政救助等渠道得到了大部分解决，最终个人只支付了900余元，术后恢复良好，恢复了劳动力，家庭生产生活得到了极大的改善，已脱贫奔康，2021年全年收入达到了5.2万余元。谢谢您的提问。

突出重点 夯实基础
全力以赴筑牢筑实疫情防控防线

一、构建"智慧化"指挥体系，打造疫情防控千里眼

突出大数据整合应用，利用"智慧蓉城"平台，不断健全有力有序有效的"智慧化"疫情防控指挥机制。搭建完善"一库三平台九系统"的疫情防控信息化平台；划分"感知、应对、保障"三大业务功能；深度整合多点监测、流调溯源、入境人员管理、核酸检测、集中隔离、诊疗救治等业务流程；依托防控信息化平台，定期开展市、区、街道（镇）、社区（村）四级联动的全要素实景大规模疫情处置应急演练。不断优化完善平台应用，保障"智慧化"指挥体系常态运转，切实提升防控的谋划力、协调力、执行力，实现疫情防控科学化、精准化、高效化，做到防控有"数"！

二、坚持"常态化"监测预警，织密疫情防控防护网

健全多点监测预警机制，坚持"人、物、环境"同查，做好重点人群、重点场所、物品和环境监测，加强数据共享、分析与结果运用，确保人员到位、物资到位、培训到位、责任到位。构建网格化发热门诊体系，分级设置发热诊室、哨点和探头，建立区域对口关系，确保能及时发现传染源，做到早发现、早报告。建立风险人员、核酸检测人员和管控人员"三张清单"制度和区域协查机制，对省漫、时空伴随、重点区域驻留人员数据在去重的基础上进行逐一排查比对，确保人员不失管不失控。强化高风险岗位人员管理，提高机场、集中隔离场所、医院等高风险岗位工作人员检测频次，第一时间发现并处置了去年"12.16"集中隔离场所安保人员和"12.26"机场入境货物搬运人员两次疫情，将疫情传播范围控制在最小，有效防止了二代病例的发生。

三、强化"闭环化"流程管理，筑牢境外疫情隔离墙

牢牢把握"外防输入、内防反弹"总体要求，严格落实入境人员闭环管理。组建成都市机场疫情防控委员会，形成双流和天府国际机场疫情防控规则同等、流程同样、应急同时的"两场一体""三同"格局。不断优化防控方案，先后5次更新《入境抵蓉人员疫情防控和服务工作规范》，通过26个步骤做到从入境检疫、闭环转运、集中隔离到人员分流各环节的闭环式管理；5次修订集中隔离场所管理规范，健全属地管理、部门指导、点长负责相结合的管理机制，在省应急指挥部的大力支持下，建立成德眉资全域统筹调配机制，降低风险隐患。截至目前，累计管控入境人员20.32万人，拦截境外输入阳性病例1200余例。

四、聚焦"极端化"保障能力，构建应急处置生力军

聚焦流调队伍建设，联合组建市区两级三公（工）队伍近3000人，实行24小时联合值守，确保最快速度查明感染源头和传播链条；"7.27"疫情48小时内明确感染源，在此轮疫情传播链尚不明晰的情况下，快速溯源至张家界，为全国作出了风险提示，为精准防控奠定基础。聚焦核酸检测能力储备，建立全市核酸检测五大片区统筹调度机制，制定核酸检测作战配置表和三级作战手册，开展大规模检测的实验室准入认证、统一采样管编码和交叉验证工作，确保3天完成全市全员筛查目标；截至目前，全市单日单管最大检测能力为117.2万管，预设采样点位1.4万个。聚焦隔离场所储备，牵头实施"1+3"大型集中隔离场所建设改造（东部新区国际健康服务中心、成华区龙之梦酒店、郫都区和高新区健康服务中心），降低风险隐患；截至目前，设置集中隔离场所2百余个，房间3.8万余间。聚焦医疗救治能力储备，建立以市公卫中心为龙头、区域治疗中心为骨干、基层医疗机构为基础的网络救治体系，制定救治医院梯次启用方案、极端情况下正常医疗保障方案；截至目前，全市市级定点医院6家，储备救治床位3075张，县级定点医院28家，全市医疗卫生机构实现院感事件"零发生"、医护人员"零感染"。

注：该文是2022年2月16日召开的2022年全省卫生健康工作电视电话会议上成都市卫生健康委员会交流发言材料。

狠抓"五个到位" 全力构筑免疫屏障

2021年，攀枝花市新冠疫苗接种工作在省卫生健康委和市委、市政府坚强领导下，坚决贯彻落实国家、省疫苗接种工作部署和要求，建立起"市级统筹、县区组织、街镇实施、社区动员、企业配合、行业促进"的全市一盘棋高效运转机制，分别提前11天、7天在全省率先完成上半年第一剂次、第二剂次接种，始终坚持"5个1"服务宗旨，接种服务"提示灯"、接续性医疗保障等创新做法得到国务院联防联控机制督导组充分肯定。

一、压实责任"建机制"，安排部署到位

聚焦接种目标，成立市长任组长的市应急指挥部新冠疫苗接种工作组，构建常务会议定期研究、市政府领导分片包抓、部门协同推进工作机制，确保接种工作有力、有序推进。市委、市政府常务会议15次专题研究疫苗接种工作，及时协调、解决工作困难和问题60余项。

二、统筹资源"广施策"，管理服务到位

一是科学布局。采取"集中接种为主、巡回接种为补充"的方式，在全市设置大规模接种点9个、固定接种点18个，组建巡回接种队18支；统筹抽调11家市直医疗机构200余名医护人员建立市级应急支援队伍，机动支援县（区）接种，单日最大接种量达到6.03万剂。二是精准组织。通过电话核实、微信群通知、上门入户等方式，精准摸排到户，掌握预接种人数、年龄结构和基础疾病情况，建立分类台账，做到底数清，情况明。以街道、乡镇为行政单元，条块结合，采取"预约发号+分时段"错峰接种、行业（单位）团体接种、高校、大企业专场接种等方式提高接种质效。三是温情服务。开辟1条老年、残疾人绿色通道，设置1个隐私保护台，设立1个留观阅读角，提供1把清凉扇，准备1瓶暖心水，切实提升服务温度。

三、多方联动"聚合力"，安全保障到位

一是建立卫生健康、公安、市场监管等多部门疫苗接种联席会议制度，加强疫苗配送、运输、存储、出库管理和信息登记等全流程监管，开展新冠疫苗质量安全专项整治，确保疫苗流转安全。二是组织市内外免规专家开展专题培训200余期，培训骨干人员4000余人次。统筹全市医疗资源，建立从点位保障、转诊绿色通道到院内多学科联合救治的接续性医疗保障体系，确保接种安全。三是每个接种点至少配备1名市级疾控专家驻点指导，2名医务人员专业咨询，2名社区工作者现场管理，6名公安民警秩序维护，10名志愿者保障服务，有力保障工作开展。全市累计3000余名医护人员、

4.8万余名社区、公安等工作人员参与接种工作。

四、全民宣传"强引导",组织动员到位

市应急指挥部第一时间向全市人民发出《新冠疫苗接种倡议书》,号召广大市民不做旁观者、不当局外人。卫生健康系统医务人员率先引领示范,各级党政领导、党员干部带头接种,交通运输、市场监管、公安、教育等重点行业系统接种率均达99%以上。组织疫苗接种专家上线FM88.5综合广播,在线答疑解惑,主动回应社会关切;制作《新冠疫苗接种36问》等科普知识资料,通过微信公众号、广播、电视等多渠道广泛宣传,提升群众接种意愿。动态公布新冠疫苗接种点地址、咨询电话等信息,为市民接种提供便利。

五、高位督导"促落实",压力传导到位

市政府与各县(区)签订新冠疫苗接种责任书,全面压实属地责任。市领导带队督导调研50余次,分管副市长对接种进度靠后县区政府主要负责人、分管负责人进行约谈;市政府秘书长每日调度县区接种工作,通报接种进度;市应急指挥部办公室发送提醒督促函、整改通知书86份,倒逼责任落实。市委目标绩效办牵头成立6个督查小组,定期对县(区)、行业、部门开展督查,对检查发现问题,以"清单制+责任制"方式,督促问题整改到位,工作落实到位。

下一步,我们将在全面做好常态化疫情防控的基础上,持续发力、稳妥有序推进新冠疫苗序贯接种工作,为夺取疫情防控和经济社会发展双胜利贡献攀枝花力量。

注:该文是2022年3月14日在成都市召开的全省疾病预防控制卫生应急与综合监管工作培训会上攀枝花市卫生健康委员会交流发言材料。

以创促治　以创提质
持续提升基层中医药服务能力

泸州地处四川省东南、川渝滇黔结合部（面积1.2万平方公里，人口507万），是省委、省政府定位的成渝地区双城经济圈南翼中心城市、区域医药健康中心。党的十八大以来，泸州市认真学习贯彻习近平总书记关于中医药工作重要论述，按照省委、省政府关于泸州建设区域医药健康中心的部署要求，充分发挥中医药独特优势，加快推进中医药强市建设。截至2022年5月，全市有医疗机构4531家，三甲医疗卫生单位7家（中医类别2家）、三乙医院10家（中医类别4家）。其中中医类别医疗机构564家，有省属驻泸、市级中医医院各1家，县级中医医院6家，民营中医院（门诊部、诊所）556家，综合医院、妇幼保健院均设置有中医科，形成10分钟"中医药健康服务圈"。举全市之力，实现市级及所辖区县全国基层中医药工作先进单位全覆盖，创建工作得到国家、省中医药局和评审专家组高度评价，《泸州市中医药传承创新发展巡礼宣传片》在国家中医药管理局大厅播放。具体做法是：

一、顶层设计，高位推动中医药工作

市委、市政府高度重视中医药发展，成立由市长任组长的推进中医药综合改革和中医药强市建设工作领导小组、创建全国基层中医药工作示范市工作领导小组，印发《关于实施促进中医药传承创新发展六大行动的意见》《泸州市中医药强市建设行动方案（2021-2025）》，将中医药工作特别是创先工作列入年度重点目标考核。以最高规格召开泸州市中医药传承创新发展大会，全面部署中医药传承创新发展工作，并与省中医药管理局续签"十四五"战略合作备忘录，省市共推中医药高质量发展。在机构改革中，设立市中医药发展服务中心，市、县两级卫生健康部门均增挂中医药管理局牌子，设立中医科（股）室，落实专人负责中医药工作。

二、多方联动，统筹协调中医药发展

建立中医药工作联席会议制度，定期研究分析重大事项、政策措施和突出问题，形成各司其职、各负其责、市县联动、上下协同的工作格局。市财政设立市级中医药发展专项资金，持续加大中医药投入。市发改委将中医药发展列入"十四五"规划。市经信、农业农村、林业竹业、乡村振兴、市场监管等部门协同推进中医药全产业链发展。医保新增"中药膏摩"等项目，先后调整中医类医疗服务项目价格158项次；参保人员在统筹地区内的医院住院治疗中使用非药物疗法、中药治疗的医疗费用报销比例提高5%；探索实施10个骨科中医优势病种中西医同病同效同价；在实施DIP医保支付方式改革中，对重点中医专科给予系数倾斜。

三、强基固本，健全中医药服务体系

抓项目建设，总投资11亿元、规划床位1000张的市中医医院城南分院全面投用，市中药集中煎药中心投入运营。合江县中医院完成整体搬迁，叙永、古蔺、泸县、纳溪区中医医院扩建项目加快推进。抓创等升级，除省属、市属医院为三甲外，4个县中医医院创建为三乙，其余2个为二甲。抓医联体建设，西南医科大学附属中医医院、市中医医院组建城市中医医疗集团，与县中医医院组建医联体，县中医医院与乡镇卫生院组建紧密性县域医共体，提高县乡中医药服务能力。抓专科建设，目前全市有国家级重点中医专科9个、省级35个，评审市级重点中医专科58个。抓基层能力建设，在实现乡镇卫生院（社区卫生服务中心）中医馆全覆盖基础上，推进县域（中医）医疗次中心建设，以高于国家标准开展示范中医馆和示范中医角创建，首批命名16家示范中医馆、13个示范中医角。100%的社区卫生服务站、92.42%的村卫生室能够提供中医药服务，形成了较为完善的基层中医药服务网络。

四、岐黄优才，提升中医药服务能力

全市拥有全国名中医1名、省名中医37名、省中医药管理局学术技术带头人10名，开展三届市十大名中医评选（30名）。推进全国基层名老中医传承工作室、省名中医工作室建设，设立13个市级名老中医传承工作室，带教传承人31名。举办县级和基层"西学中"培训班，培养西学中人才108人。全面启动中医人才强基层"六大"行动，共选派681名市级中医专家组建45个市级团队下沉基层，提升基层中医药服务能力。用好用足基层人才招引政策，充实基层中医药队伍，全市乡镇卫生院（社区卫生服务中心）中医类别医师占医师比例达43.9%（国省要求20%）。

五、传承创新，大力弘扬中医药文化

市委宣传部等六部门联合印发《泸州市推进中医药文化传播行动工作方案（2021—2025）》，推动中医药文化传播。开展职工八段锦比赛等中医中药中国行系列活动，举办四期中医药文化岐黄读书班，开设"非常中医"酒城讲堂，在电视台设立"天天药膳"栏目，拓展中医药文化传播渠道。在微信公众号、网站设立"酒城名中医"栏目，公布名中医信息和中医重点专科地图。制作泸州本地中药材腊叶标本，分发到全市医疗机构展示。开展市中医药文化进校园示范学校评选，天立春雨学校被评为四川省第一批中医药文化传承基地。聚焦中医药、文旅产业融合创新，张坝桂圆林养生文化旅游景区被认定为"四川省中医药健康旅游示范基地"。依托西南医科大学附属中医医院国家中医药服务出口基地，与捷克、巴基斯坦、尼泊尔等国家和地区开展合作，推动中医药走出国门。

注：该文是2022年7月13日在成都市召开的四川省全面夯实基层中医药工作奋力推进国家中医药综合改革示范区建设工作会上泸州市人民政府交流发言材料。

政策引领　优化布局　多元服务
全力推进医养服务高质量发展

一、强化政策引导，优化医养服务发展环境

先后制定《德阳市医养结合国家级试点工作实施方案》《德阳市落实四川省创建全国医养结合示范省实施方案》，明确重点任务，强化保障措施。一是深化"放管服"改革。会同编办、民政部门推进公立医疗机构主要职责调整，12家医疗机构完成养老职能备案。二是出台价格政策。联合民政、医保部门出台医养服务收费指导政策，制定《开展医养结合公立医疗机构养老服务项目及收费指导意见》《安宁疗护非医疗服务项目及收费标准》，同时创新安宁疗护医保支付方式，即实行按床日付费，为医疗机构开展医养服务提供有力支持。三是提升同质化服务质量。发布全国首个《医养结合机构建设管理规范》地方标准，推进医养结合机构建设管理同质化；制定《医养结合机构评价细则》，推动医养结合机构服务质量同质化。四是建立考核激励机制。开展医养服务示范单位绩效评估，并实行动态管理，共认定示范单位3批次28家，市级财政给予奖补资金600万元。

二、优化资源布局，加快健全医养服务体系

加强规划布局，基本形成"综合、专科、基层齐参与，市、县、乡全覆盖"的三级服务网络。一是发挥综合性医院辐射带动作用，依托德阳市人民医院开展老年人精神障碍类疾病的早期筛查和干预，依托德阳市第六人民医院推进老年医院建设，开展老年综合评估、老年综合征诊治和多学科诊疗。二是发挥基层医疗卫生机构主力军作用，通过派驻、托管等形式为老年人提供医养服务。绵竹市结合乡村旅游优势，推动东北、九龙、五福、汉旺等一批乡镇卫生院开展医养结合服务；罗江区整合医疗与养老资源，由乡镇卫生院在敬老院全面设立医务室，全域推进医养服务发展。三是发挥专科医院特色专科优势，依托精神卫生、烧伤、骨科等专科医院重点为失智、难愈性创面褥疮及骨伤等老年人提供精准的医养服务。四是鼓励民营医疗机构开展医养服务，推动旌阳德善居、什邡康岑、什邡汇杰、绵竹仁爱等民营医疗机构开展康复、护理以及医养服务。目前，全市提供医养服务的机构130家，床位1.8万张，年服务老年人24万余人次。

三、聚焦老年人需求，提供多元化医养服务

以满足老年人健康需求为导向，为老年人提供健康管理、个性化家庭医生签约、长期照护和安宁疗护等医养服务。一是针对健康老年人，做实国家基本公共卫生服务项目,将近40万名65岁以上老年人纳入重点人群健康管理,为35.2万名老年人提供家庭医生签约服务。与成都中医药大学联合开展老年人健康状况及危险因素基线调查科研课题。二是针对失能老年人,上门开展健康评估,并提供康复护理指导、心理支持等健康服务,年服务3万余人次;全面建立医养联系机制,对入住养老机构失能老年人提供"三个一"服务(每年一次体检,每季度一次健康讲座,每月一次巡诊),年服务6万余人次;依托43家医养服务机构为重度失能老年人提供医养服务,年服务2.6万余人次。三是针对有特殊需求的老年人,乡镇卫生院结合实际,为老年人"量身定制"个性化家庭医生签约服务包。什邡南泉镇卫生院因人施策、因病施治,制定初、中、高、特、康养五类家庭医生签约服务包,通过开展医养服务,提能拓展业务发展空间,承接管理1家由企业职工医院转型的老年医院。四是针对疾病终末期老年人,规范开展安宁疗护服务,发挥中医药特色优势,提供疼痛控制、舒适照护、心理支持等服务,维护疾病终末期老年人的尊严。全市16家医疗机构设立安宁疗护床位238张,服务老年人2109人次。

注:该文是2022年2月16日召开的2022年全省卫生健康工作电视电话会议上德阳市卫生健康委员会交流发言材料。

分类管理　突出特色
推动乡镇医疗卫生服务同频共振

一、布局重组，县域共下"一盘棋"

按照县域"核心领航、区域示范、镇乡承载、村居网底"布局，将62个建制乡镇卫生院调减为32个。一是重新布局。综合考虑地理位置、服务范围、综合能力等因素，布局"4+2N"体系，即：4个医疗卫生次中心—芦溪、西平、塔山、观桥镇中心卫生院，将其余28个建制乡镇卫生院设置为两类：15个中心卫生院、13个一般卫生院。二是重新定位。医疗卫生次中心以建成二甲医院为目标，承接县级医院功能，做实双向转诊，发挥区域"核心"作用；中心卫生院负责卫办片区业务指导帮扶，发挥片区"枢纽"作用；一般卫生院及村卫生室负责镇域基本医疗与公卫服务，发挥"网底"作用。三是重构管理。制定《乡镇卫生院分类管理办法》，分类确定房屋、人员、床位、科室、设备等配备标准，统筹调配医疗资源；分类制定绩效考核办法，按功能定位综合排位；分类制定院长任职条件，实行递进任职制度；分类深化人事分配、财务核算和内审内控，做实精细化管理；形成两项改革"后半篇"文章镇域医疗卫生新构架。

二、建强枢纽，区域共饮"一潭水"

打造县域医疗卫生次中心，坚持"做大、做优、做强"，推动区域医疗卫生共融、共享。一是规划引领。将4个医疗卫生次中心建设列入"十四五"规划，遵循卫生经济学规律、乡村振兴战略和群众看病就医习惯，以提升综合实力为重点，发挥辐射引领作用，推动医疗卫生次中心牵头构建区域医共体。二是提升定位。集中人、财、物，按照二级甲等医院标准建设医疗卫生次中心，完善资源共享、分级诊疗、支援帮扶、医防融合、互联互通、监测评价"六项"机制，提升"治常病、解急症"能力，建设区域医疗救治、院前急救、技术指导、人才培训和公共卫生"五大中心"，实现区域公共医疗服务指导全覆盖。三是做强增量。医疗卫生次中心培育引进技术人才59名，投入资金2093.14万元，升级改造流程4846平方米，更新1万元以上医疗设备216台件，拓展服务项目7个，建成1个市级和9个县级重点医学专科，以P2+级核酸检测为代表的医学检验，以CT、超声为代表的影像检查，以急诊、中医为代表的诊疗服务，带动区域资源优势互补、错位发展、供需衔接。

三、因地制宜，镇域融为"一家人"

统筹考虑30个非建制卫生院现有规模与能力，顺应人口密度、交通流向和就医习惯，运用"兼并合办、帮扶领办、协作联办"三种模式。一是兼并合办。对12个距建制场镇近、服务能力弱、运营困难的兼并整合，改设为建制乡镇卫生院分院，整合"一套班子、一套人马、一套机制、一本总账"，实行"统一管理、统一考核、统一绩效"的院科两级管理。二是帮扶领办。将中心卫生院镇域内8个非建制卫生院结对帮扶，围绕医疗设备扶持和技术力量援助，"强院"派驻医务、院感、护理等团队帮扶"弱院"，共同守护群众就近就医阵地。三是协作联办。对10个距场镇较远、规模较大、实力相当的实行紧密协作，人员共用、技术共享、结果共认、责任共担，"抱团联手"带动"服务升级"。通过因地制宜改革，既稳定了队伍、凝聚了合力、促进了发展，又优化了医疗资源，提升了服务质量，便捷了群众就医，2021年乡镇卫生院诊疗量较2020年增长9.28%，药占比27%以内，镇域就诊率90%，高血压、2型糖尿病规范化管理率同比分别提升4.25%、5.21%，基本实现小病不出镇。

注：该文是2022年2月16日召开的2022年全省卫生健康工作电视电话会议上绵阳市三台县卫生健康局交流发言材料。

广元市卫生健康委员会在全省县域医疗卫生次中心建设工作推进会上的发言

一、科学规划，高位推动

两改后全市共有135个乡镇，我市在32个中心镇中遴选了16个卫生院规划建设次中心，15个都在远离县城50公里以上，均符合群众就医流向，周边辐射群众均有愿望需求。为确保县区、市级部门步调一致，我委牵头编制了《广元市县域医疗卫生次中心建设实施方案》，将委领导、以及市委、市政府主要领导、分管领导工作要求融入其中，征求县区、部门意见建议，两上两下联动决策。年初，经市政府常务会议审定，由卫健、编制、人社、财政、医保五部门联合印发。实施方案犹如设计图和施工图，从里到外统一了市县、部门间共识，保驾护航次中心建设。

二、党政部署，部门联动

次中心建设写入了市第八次党代会报告、年度市政府工作报告，确定"十四五"期间重点优先建设10个。将"开工6个次中心建设"纳入今年市级民生实事，对县区部门绩效考核，每月通报工作进度。委主要领导、分管领导先后数次深入次中心，实地查看、座谈了解、沟通交流，逐一对每个点位做到现状有数、规划有数、短板有数、措施有数，通过与县区党委、政府领导沟通、交流，确保思路一致、方向一致。自去年下半年开始，通过联席会、季度专题会、现场会等形式专题调度次中心建设，邀请编办、财政、人社、医保等部门参加，听取县区卫健局局长、次中心院长专题汇报、交流发言，聚焦阶段重点安排部署工作。市委、市政府建立每月通报、每周通报的工作机制。

三、对标对表，属地主动

针对次中心中也还存在一半以上的未创建为二乙等级，创建上的也仍然存在基础条件一般，分担县级医院部分功能任务明显较弱。首先是对标二乙等级创建标准。通过创建二乙等级为契机，解决和推动中心卫生院在自身管理、技术、服务等方面的改进，提升核心竞争力后，再接续建设次中心。16个中已有9个创建为二乙等级医院；其次是对标次中心建设指南。在指导县区编制次中心设置规划中，对已创建成二乙等级的，重点放在对建设指南的查漏补缺、强弱补短方面，如：苍溪县歧坪镇、东溪镇、剑阁县元山镇、白龙镇、朝天区曾家镇中心卫生院等；对未创建成二乙等级的，重点用2年左右时间完成创建任务，用2-3年时间基本达到建设指南，如：苍溪县龙山镇、旺苍县三江镇中心卫生院等；三是对标基层临床特色科室建设方案。各次中心根据所处地理位置结合辐射区域和人群分布、诊疗量和健康需求、疾病谱等，结合功能定位和发展需求，制定特色科室建设规划。如：苍溪县歧坪镇中心卫生院的骨科、内科，剑阁县白龙镇中心卫生院的呼吸内科、消化内科，朝天区曾家镇中心卫生院的呼吸与重症医学科。同时充分发挥市县两级医疗机构的支撑作用对口支援；四是对标次中心验收方案。在省下达建成5个次中心的任务后，通过台账、清单遴选了6个卫生院作为接受省级验收推荐候选机构，并将要求印发县区政府；五是对标市级民生实事目标。6个次中心纳入市定年度民生实事，6个县区党委、政府高度重视，书记、县区长亲自现场指导、专题研究，次中心所在乡镇全力支持配合，开展配套服务，其中：涉及新建（迁建）或改扩建综合住院楼等基建的有5个，涉及科室能力建设的1个，目前，已完成2个，其他4个均在加紧推进之中；六是对标两改红利持续释放。面对卫生院长期存在的人财物资源分散的现实问题，持续通过开源来精准破解制约发展瓶颈问题。如：剑阁县白龙镇中心卫生院将周边5家卫生院作为分院，编制人员统筹使用，元山镇中心卫生院通过与周边建制乡镇卫生院建立次中心医共体，解决了医务人员流动与病人流量等问题，青川县将竹园镇次中心与同在一个场镇的县第一人民医院实现医共体，昭化区卫子镇中心卫生院位于老场镇步行街，苦于无发展空间，县上迟迟下不到搬迁的决心，此次已完成整体搬迁立项，并已动工。

四、政策支撑，保障带动

我市次中心建设能快速推进，得以于次中心建设实施方案支撑，特别是明确了经费、编制、分配、人才招引、帮扶、国债、用地、医保等八项保障政策。如：在经费保障方面，市县同步配套，市级财政时序补助纳入省次中心项目建设单位100万元，县区整合使用东西部协作项目等经费，目前市级财政已下拨300万元，还有300万元正在走申报程序，各县区均在东西部协作经费中切块600-1500万元不等用于次中心建设。在编制保障人才招引方面，按照二级乙等综合医院实行人员总量管理，通过分年度逐步增加编制、县招乡用等方式解决，苍溪县将两改后统筹到县健康促进中心的空编中拿出13个编制县招乡用分配到次中心，剑阁县委编委批复元山镇次中心实行人员总量管理，在分配政策方面，允许突破现行事业单位工资调控水平，落实"两个允许"，在争取建设经费方面，青川县积极争取地方政府债券，已入库1.24亿元统筹用于竹园镇、青溪镇中心卫生院建设，昭化区通过EPC（工程总承包）方式实施卫子镇中心卫生院迁址建设，同时，昭化区、苍溪县还保障了两个机构搬迁和新建所需用地。在医疗保障方面，不限总额，按照DRG付费据实保障，机构可以自行选择下浮执行等级医保政策。

目前，4个正在加紧推进的市定年度民生实事次中心，本月将有2个工程开标，其他2个已分别完成预算编制、图纸审查。

注：该文是2022年10月17日四川省卫生健康委员会召开的全省县域医疗卫生次中心建设工作推进会上广元市卫生健康委员会交流发言材料。

强转变 谋创新 优配置
公立医院高质量发展实现新突破

一、立足现有优势，完善正向激励、负向约束医院管理机制

一是深化薪酬体系改革。推动遂宁市第一人民医院建立健全现代医院管理制度省级试点，落实"两个允许"，完善符合行业特点的薪酬制度，医院收入结构进一步优化。全市11家公立医院实行薪酬制度改革后，医务人员人均收入提高约25%。2021年二级以上公立医院员工满意度达87.33%。

二是全面开展绩效考核。突出功能定位、公益职能、社会满意度、费用控制、运行绩效、财务管理等重点，全面开展二、三级公立医院绩效考核，将考核结果与医院财政补助、医保支付、绩效工资总量等挂钩。遂宁市中心医院在全国公立医院绩效考核中取得优异成绩，位列全国第94名，进入全国百强，"省考"位列全省第4名。

三是完善多方监管机制。继续深化"大处方、泛耗材和内外勾结欺诈骗保"系统治理，保持高压震慑态势推进市、县两级医疗"三监管"自主监管，2021年组织问题核查2256条。统筹推进医保智能场景监控系统项目建设工作，12家试点医院住院率平均下降14.29%，最高下降62.30%，医保报销减少2282万元，全市公立医院门急诊次均费用、出院患者平均医药费用增长比例等指标位列全省前列。

二、着眼未来发展，建设中心带动、辐射城乡医疗服务体系

一是创新城乡医联体建设。巩固城市医联体和安居区紧密型县域医疗共同体国家试点成果，成立遂宁市中心医院医疗集团、遂宁市区域医学影像中心，深化"遂潼一体化"医疗卫生合作，建立覆盖遂宁全域并延伸至重庆市潼南区、铜梁区等地的远程诊断网络。全市建立不同形式的医联体25个，覆盖医疗机构144个；遂潼共建专科联盟19个。深入推进市域内和遂潼两地大型公立医院检查检验结果互认，实现检查检验结果互认34662人次（其中遂潼互认781人次），减少群众检查检验费用约120万元，切实减轻群众经济负担。

二是加强专科学科建设。推动我市公立医院形成临床重点专科群，以专科发展带动诊疗能力和水平提升，完成了胸痛中心、卒中中心、创伤中心、孕产妇危急重症救治中心、新生儿危重症救治中心等为核心的急危重症患者救治体系建设。在2020年全省三级医疗机构17个专科评价中，我市三级医疗机构12个专科进入前十，9个专科进入前五。市中心医院肿瘤专科成功获批国家临床重点专科建设项目，获得国家项目资金500万元，市政府匹配项目资金500万元；市中心医院按照不低于1500万元、不设上限标准匹配项目资金，提供坚实资金保障。遂宁市中医院针灸科、妇产科连续3年被评为艾力彼中国中医医院最佳临床专科。

三是坚持科研育人引领。遂宁市中心医院建成遂宁市首个院士工作站，与诺贝尔奖获得者毕晓普教授合作建立精准肿瘤基础实验室。与中国科学院大学合作共建国科健康医疗大数据遂宁研究中心，研究成果获得全国人工智能应用创新奖，为全省唯一获奖单位。全市医疗机构有全省学术和技术带头人及后备人选9人，省卫健委学术技术带头人及后备人选34人，省中管局学术技术带头人及后备人选8人；硕士研究生导师86人，在培研究生超过277人。2021年全市医疗机构获得国家自然科学基金立项2项，发表SCI论文53篇。

三、聚焦群众关切，提供优质高效、便民惠民良好就医体验

一是完善医疗保障体系。合理确定医保报销比例、最高支付限额和支付比例，明确大病保险起付标准，完善医疗救助制度，全面实现城乡居民参保"跨省通办"和"网上办理"。积极推进按疾病诊断相关分组（DRG）付费省级试点工作，建成DRG病案填报、医保基金结算、公示辅助三大系统，初步完成全市DRG支付管理平台建设，成功将138.52万病例分入588个DRG病组，已进入DRG模拟付费阶段。

二是深化药品服务改革。2021年落地国家、省际联盟组织集采药品140种，中选产品价格平均降幅达53%。落地集采医用耗材心脏冠脉支架和冠脉扩张球囊58种，降幅达90%。按照"结构调整、有升有降、总量平衡"原则，结构性调整医疗服务项目价格38项，新增医疗服务项目93项。探索开发"电子处方流转平台"，构建购药、医保结算和药品"进销存"同步一体化监管与服务。

三是坚持群众需求导向。推进"互联网＋远程医疗"建设，3家市直医院、11家县（区）级医疗机构、68家民营医院、101所乡镇卫生院与远程医疗平台互联互通，实现了"数据多跑路、病人少跑路"。全面推行网上问诊、就医指导、在线开具处方、在线结算、一站式药品配送等互联网"一键式"医疗服务等便民举措50余项，全年累计3.5余万人次享受在线问诊服务、20万余人次享受各项便民服务措施。2021年我市公立医院门诊患者满意度达96.57%、住院患者满意度达96.53%。

注：该文是2022年2月16日召开的2022年全省卫生健康工作电视电话会议上遂宁市卫生健康委员会交流发言材料。

深化"三医"联动暨系统集成改革试点

宜宾市以学习推广三明医改经验为抓手,结合实际强化"三医"联动,整体系统推进医药卫生体制改革工作,被四川省确定为"三医"联动暨系统集成改革试点城市。

一、聚焦民生福祉,全面加强医改组织领导

一是高位推动。坚持"一把手"挂帅、一位领导统一分管"三医"机制,市、县(区)医改领导小组均由党政主要领导担任"双组长"。深化医改工作纳入市级部门和县(区)政府绩效考核。二是统筹规划。出台《关于深化医药卫生体制集成改革的意见》,明确3大改革目标、15项主要任务和6个配套改革方案。制定推广三明医改经验实施方案和台账,定期对重点指标进行分析研判。三是强化保障。市、县(区)每年投入2000万元建设县域医疗卫生次中心;每两年支持资金2.4亿元用于全市城乡居民免费健康体检;每年预算5000万元设立中医药事业发展基金;支持资金2.56亿元用于医疗卫生机构达标评审和能力提升奖励。

二、聚焦解决"看病贵",深入推进"三医"联动改革

一是药品耗材腾空间。积极组织实施国家、省级集采药品265个品种、高值医用耗材6个品种,节约费用支出1.89亿元。二是服务价格调结构。制定《宜宾市医疗服务项目价格目录(2021版)》,项目数达6797项。2022年上半年,共调整医疗服务价格项目502项,新开展医疗服务价格项目47项。三是医保支付保衔接。DRG点数法付费已通过省级评估验收,即将进入实际付费阶段。目前已形成包含710个病组的宜宾市本地化DRG分组方案,模拟运行期间统筹基金占全市住院统筹基金比例达70%,整体入组率达99%。四是技术协同强监管。率先探索"三全三亮三化"(三全即制度全、资料全、设施全,三亮即亮证、亮公示、亮标识,三化即监督机构监督规范化、培训制度化、管理优质化)卫生监督新路径,监管模式在全国推广。持续推进"医疗机构、医务人员、医疗行为"信息化监管,2022年上半年已完成3轮全流程闭环运行,累计核查不合理用药等重点监控指标疑似线索266条。五是人事薪酬增活力。在10个县(区)开展公立医院薪酬制度改革试点,绩效总量与公立医院考核结果挂钩。在筠连县等地探索开展公立医院员额制管理试点工作。全市大力推广"岗编适度分离"制度,屏山县"县招乡用、乡招村聘"改革经验在全国推广。

三、聚焦解决"看病难",构建优质高效分级诊疗体系

一是推动优质医疗资源扩容。实施公立医院阵地提升、专科建设、人才培育行动计划，逐步实现群众就医"大病重病不出市"。市一医院成为重庆医科大学非直管附属医院、重庆医科大学附属儿童医院基地医院，正在争取各个区域医疗中心项目。市二医院由四川大学华西医院领办，挂牌"四川大学华西医院宜宾医院"。重新规划建设4个市级医疗机构新院区，占地近600亩，建筑面积近50万平方米，2023年将全部投入使用。二是提升基层服务能力。实施"市带县"战略，推进县乡村一体化，力争实现"常见病多发病在县域解决。头疼脑热等小病在乡村解决"。由市一医院和市二医院分别牵头组建城市医疗集团对县（区）进行帮扶。加快紧密性县域医共体建设，江安、兴文、筠连3个试点县在省级监测评估中排名前列。率先在全省开展县域医疗卫生次中心建设，现已规划建设28个，其中10个已达二级医院水平。大力开展"幸福宜宾"城乡医疗服务工程，基层医疗机构中12个已达社区医院标准，20个已达"优质服务基层行"国家推荐标准。三是发挥中医药特色优势。我市独立设置市中医药管理局和县（区）中医药发展服务中心，成功创建为全国基层中医药工作先进单位、全省中医药产业发展示范市。制定宜宾市推进中医药强市建设二十条政策措施，持续深化中医药事业、产业、文化"三位一体"融合发展。四是强化信息化支持保障。市级投入3亿元统一规划建设"健康宜宾·智慧医疗"信息化集成项目，并融入宜宾智慧城市建设，推进全省"互联网+医疗健康"示范建设工作。

学习推广三明医改经验以来，我市取得了初步成效。一是人民群众得实惠。城乡居民医保政策范围内住院费用报销比例达70%以上。个人卫生支出占卫生总费用比重降至26%以下。二是医务人员受鼓舞。全市公立医院医疗服务收入占比（33.16%）较上年上升1.72个百分点，公立医院人员支出占总支出的比例（42.87%）较上年上升3.25个百分点。三是卫生健康得发展。全市24个医疗卫生机构达到三级水平，15个基层医疗机构达二级医院水平。每千人口执业（助理）医师数（2.59人）同比增长6.35%，每万人口全科医师数（3.75人）同比增长16.40%。

注：该文是在全国深入推广三明医改经验2022年第二季度工作调度视频会上宜宾市卫生健康委员会交流发言材料。

"四个强化"推进普惠托育试点

眉山古称眉州，是千年大文豪苏东坡的故乡，素有"千载诗书城""人文第一州"美誉。眉山市辖两区四县，面积7140平方公里，人口350万，是国家级天府新区重要组成部分，是全国文明城市、国家卫生城市、国家森林城市。全市3岁以下婴幼儿8.5万人，婴幼儿集中入托9300人，集中入托率达11%。全市托育机构及幼儿园可提供托位11128个，每千人口拥有托位3.77个。全市现有托育机构48家，备案18家，备案率为37.50%。全市2家公立幼儿园规范开设托班5个，提供托位100个。

自2021年眉山市被省人大确定为普惠托育试点市以来，我市全面推进普惠托育服务发展，以激发"生"的愿望，解决"育"的难题，减轻"养"的负担。

一、强化组织领导

（一）纳入"一把手"工程。市委常委会专题研究并作出安排部署，将"推进托幼试点"纳入党代会报告；市人大主要领导带队调研托育工作，将每个区县建成1个公办托育机构纳入人大代表票决民生实事项目；市政府将托育工作纳入2022年《市政府工作报告》要求重点推进的涉及民生"十件大事"；市政协将托育服务工作提案纳入2022年重点提案进行督办。

（二）成立领导小组。成立以市长为组长，联系市人大副主任及分管卫健、教育的副市长为副组长，21个部门为成员单位的"眉山市婴幼儿照护服务工作领导小组"，明确部门工作职责。市政府主要领导、分管领导多次组织召开专题会，及时解决托育服务发展中的难点、堵点问题。

（三）建立督导机制。市政府将托育工作纳入目标绩效考核，县区政府对2022年托育项目实行倒排工期，市政府督查室、市卫生健康委联合实行按月督查，定期向市政府主要领导汇报工作情况。

（四）建立指导体系。市委编办已批复成立"眉山市婴幼儿照护服务指导中心"，承担全市托育机构服务标准制定、质量评价、管理咨询、业务指导、人员培训等职责，增加科级领导职数2名，已配备专职工作人员3名。

二、强化政策支持

（一）制定相关政策。制定《眉山市"一老一小"整体解决方案》，以市政府办名义印发《眉山市促进3岁以下婴幼儿照护服务发展的实施意见》及《眉山市促进3岁以下婴幼儿照护服务发展的工作方案》，明确了土地规划、报批建设、财税补贴等10

大项27小项政策支持清单，细化了"十四五"期间托位年度建设任务。

（二）出台财政支持措施。市财政制定普惠托育机构的建设及运营补贴政策，对普惠托育机构按照2000元/个的标准落实建设补贴，按照2000元/年/人的标准落实运营补贴，对在全县（区）范围内连锁经营3家及以上托育机构（或1家托育机构托位供给150个以上）给予5万元连锁补贴，对提前完成托位建设任务的区县政府给予50万元、150万元的奖励。

（三）落实其他优惠政策。各县（区）政府统筹辖区内闲置的幼儿园、社区用房等国有资产，无偿或低偿用于托育服务设施建设，帮助托育机构解决选址难、成本高等问题。供水、供气、供电公司在全省率先为备案托育机构落实居民生活价格政策；金融机构对有融资需求的托育机构开展"一对一"金融服务；保险公司公司积极开发面向托育机构的责任保险和幼儿意外伤害保险，帮助托育机构提高抵御风险的能力。

（四）测算托育机构运营成本。协调发展改革部门开展托育机构运营成本测算，为全市普惠托育机构认定提供参考。目前，全市已按不同类区分别测算出托育机构运营成本，一类区（主城区、仁寿县、眉山天府新区）运营成本为2560元/月，二类区（洪雅县、丹棱县、青神县）运营成本为2010元/月。

三、强化服务供给

（一）科学布局服务设施。按照"市级建设托育综合服务中心、县（区）建设公办示范机构、乡镇（街道）建设多元化机构、社区建设托育服务点"的思路，构建纵向到底的托育服务设施网络。通过建设"独立式""延伸式"不同类型的照护服务机构，满足不同家庭入托需求。全市"十四五"期间拟建设各类婴幼儿照护服务设施85个，预计将新增托位6750个。

（二）推动托育项目建设。全市将建设1个市级托育综合服务中心、12个县级公办托育项目、12个街道（中心镇）及9个社区婴幼儿照护服务设施。目前，市级托育综合服务中心已完成选址，县级公办托育机构已投入运营2个、完工2个；乡镇(街道)已完工2个，社区完工3个。

（三）鼓励幼儿园开设托班。市教体局印发《眉山市幼儿园开设托班实施工作方案（试行）》，明确幼儿园托班开设流程、硬件设备等，制定了《眉山市幼儿园托班保教保育指南》，为全市幼儿园办托班提供了统一规范的工作指南。2022年后新建、改扩建幼儿园的，将开设托班纳入幼儿园规划建设。

四、强化能力提升

（一）人才培养固本。全市5所中职学校学前教育专业整体转设为幼儿保育专业，2021年秋季学期招收新生达2000余人。组织开展保育员和育婴师培训，2021年全市共培训1362人次。组织开展托育机构运营管理、卫生自查、疫情防控专题培训3期，培训200余人次。全市累计开展人才培训44场，培训1807人。

（二）医育结合提质。制定印发《眉山市卫生健康委员会关于做好托育机构卫生保健指导员工作的通知》，指定县级妇幼保健机构、基层医疗卫生机构向16家备案托育机构派驻卫生指导员，开展日常卫生保健指导。

（三）养育指导惠民。通过"妇幼保健机构+托育机构"等形式开展家庭科学育儿指导，2022年1—5月，全市各级妇幼保健机构开展家庭科学育儿指导324场，服务人次18841人次；开展线上育儿知识宣传，点击量136.36万。

眉山市将全力推进婴幼儿照护服务发展，用心用情筑牢眉山市8.5万名婴幼儿安全健康防线，全面提升婴幼儿照护服务质量，实现"幼有优育"的奋斗目标。

注：该文是2022年7月5日四川省人口监测家庭发展工作培训会上眉山市卫生健康委员会交流发言材料。

坚持融入融合融洽主基调
以高质量党建推动高质量事业发展

第一个关键词是融入

公立医院要实现高质量发展，就必须把党的领导融入各方面。在实践过程中，我院不再就党建而抓党建，而是更加注重把方向、管大局作用的发挥，定期研究发展战略或重大方向问题，为实现高质量发展提供坚强的政治保证。

为切实提高领导班子办学治院和推动事业科学发展能力，我院研究制定领导班子务虚会制度并强化执行。党政班子成员结合新形势、新任务和分管领域工作，围绕"高质量发展思路""多院区发展规划""医疗组长授权及聘任""医院章程"等主题展开深入讨论。通过务虚会，党政班子形成统一认识，发挥集体领导合力作用，有效推动事业发展。近期，我院将召开一次头脑风暴会议，党政班子成员分别从国家综合医学中心如何建设、临床研究如何破题、高峰学科如何打造等主题着手展开讨论，结合国际国内形势，针对我院短板制定管理策略。

我院坚持把党的领导融入内部治理各环节各方面，按照公立医院党建工作重点任务和建立健全现代医院管理制度总要求，制定出台华西医院章程，明确加强党的领导和党的建设的具体要求；研究制定议事决策规则及会议制度，党委领导下的院长负责制制度基础更加夯实，党的建设各项要求更加明确；强化内审内控体系建设，创新开展以大数据为支撑，覆盖全过程的纪检监察和内控工作。

第二个关键词是融合

无论从党的百年历史还是现实要求看，党建必须与事业深度融合，才能实现全面可持续发展。在实践过程中，我院着力破解党建业务"两张皮"现象，牢固树立"抓党建就是抓业务、抓业务就是抓党建"理念，实现"同部署同落实、两手抓两促进"目标。

华西人善于革故鼎新，早在1994年，我院在对党支部工作和党员作用全面调研基础上，制定党支部工作实施意见，在国内医疗机构中率先将党支部建在科上，做到有业务区就有党员，有党员就有党支部。这与2018年中办文件要求完全一致。实践证明，这一创新举措极大提升了凝聚力和战斗力，专科影响力不断突破提升，我院现有国家临床重点专科34个，数量名列全国医院第一，有12个专科在复旦专科榜排名全国前三。随着内设机构改革和业务拓展，我院坚持以有利于医院事业发展，有利于学科发展、交叉融合、文化建设为原则，不断优化基层党组织设置。当前，正在努力探索将党支部进一步建在亚专业上，还将根据中央巡视和延伸附属医院调研反馈意见，探索以疾病为中心来优化党总支设置，破解"空心化"现象。

为强化党支部功能发挥，我院创新构建党建目标责任制考核评价体系，将党建考核与医、教、研、管综合绩效考核有机结合，与年终绩效挂钩，考核结果为"双优"的科室（党支部）才能按第一档发放年终绩效，此外党建考核还与干部个人考核挂钩。根据新时代新要求，我院逐年优化考核指标体系，更加注重实效和作用发挥。

党建事业深度融合产生的强大效能体现在党员先锋模范作用发挥上面，"我是党员我先上""党员就是旗帜"的担当精神在疫情防控、健康扶贫、乡村振兴、援非任务中彰显，也在提升医疗质量安全、改进医疗服务模式、变革医学教育模式、加快解决"卡脖子"难题中彰显。

第三个关键词是融洽

人心是最大的政治，共识是奋进的动力。在实践过程中，我院坚持党建引领、文化铸魂，党政班子齐心协力、以上率下，全院全员团结融洽、意气风发，人人争做起而行之的行动者和攻坚克难的奋斗者。

党委统一领导、党政分工合作、协调运行的工作机制是确保我院稳定运行、可持续发展的重要制度基础。我院制定书记和院长定期沟通制度，通过书记、院长经常沟通日常工作，协同推进重要问题、重要事项决策，及时沟通重大活动、紧急事项，达成共识，形成了党政融洽、班子团结的良好氛围。在"三重一大"议事决策方面，强调会前要做好调查研究，开展必要的咨询论证，充分听取书记、院长意见，进行合法合规性审查和风险评估后，形成建议方案。

精诚团结才能产生合力，我院注重加强统一战线工作，打造"华西同心行动"统战工作品牌，团结民主党派和党外知识分子专家共同参与到帮扶民族贫困地区和推动高质量发展工作上来。此外还注重加强对青年的思想引领，汇聚青年智慧促进事业发展。

我院以员工为中心，着力构建多维度的职业发展平台和职工精准关爱体系，形成了人人竞相拼搏、团结融洽的良好氛围。在博士后留院、职称晋升、导师评选、评奖评优等一系列员工最为重视的领域，建立良好的发展平台及激励机制，形成公平竞争体系。对师生员工关心的问题，努力做到用心用情，员工关爱覆盖职工子女教育、健康体检、生病住院慰问、困难帮扶、晚霞关爱等方面。

注：该文是2022年2月16日召开的2022年全省卫生健康工作电视电话会议上四川大学华西医院交流发言材料。

大事记

2022年四川省卫生健康工作大事记

1月

1月1—5日，国务院联防联控机制综合督查组来川督查。省卫生健康委党组书记敬静、主任何延政先后陪同。

1月3日、7日、13日、15日、29日，省应急指挥部召开疫情防控工作视频调度会议。省卫生健康委党组书记、主任敬静参加。

1月4日、10日、17日、24日、29日，省卫生健康委党组书记、主任敬静主持召开省卫生健康委应对新冠肺炎疫情领导小组例会，省卫生健康委疫情防控各工作组有关负责同志参会。

1月5日，省卫生健康委召开2022年第一季度重点工作专题会。省卫生健康委党组书记敬静、主任何延政出席会议并讲话。

1月6日，四川省0—3岁婴幼儿托育标准化建设与培训指导中心成立启动仪式在成都市举行。

1月6日，副省长杨兴平组织召开"生育与托育研讨会"，省卫生健康委主任何延政汇报四川省生育与托育情况。

1月7日，省卫生健康委党组书记敬静主持召开重点人群医疗服务保障专题会议。省卫生健康委主任何延政参加。

1月12日，省卫生健康委召开重点专科（学科）、省医学中心和区域医疗中心专题讨论会。省卫生健康委党组书记敬静主持会议，主任何延政出席。

1月14日，省卫生健康委召开2022年委重点项目专题研讨会。省卫生健康委党组书记敬静主持会议，主任何延政出席。

1月14日，省卫生健康委主任何延政一行赴四川省公共卫生综合临床中心项目现场调研，并组织召开项目推进会议。

1月20日，全省定点医院设置和规范管理专题会在蓉召开。省指挥部副指挥长、疫情防控组组长、省卫生健康委党组书记敬静出席会议并讲话。

1月20日，省卫生健康委党组书记敬静主持召开全省核酸检测工作专题会议，要求各地进一步加强统筹管理与质量检查，规范核酸检测流程。

1月21日，省委副书记、省长黄强主持召开省安委会2022年第一次全体成员会议暨第一季度全省安全生产及省应急指挥部疫情防控调度电视电话会议，省卫生健康委党组书记敬静在会上汇报疫情防控工作。

1月24日，省卫生健康委召开党组会议，传达学习2022年省"两会精神"，研究贯彻落实措施。省卫生健康委党组书记、主任敬静主持会议并就学习贯彻省"两会"精神提出要求。

1月24日，省卫生健康委召开干部大会，宣布省人大常委会干部任免通知：任命敬静为省卫生健康委主任，免去何延政省卫生健康委主任职务。副省长杨兴平、省人大常委会副主任何延政出席会议并讲话。

1月24日，省卫生健康委召开党组会议，传达学习2022年省"两会"精神，研究贯彻落实措施。省卫生健康委党组书记、主任敬静主持会议并就学习贯彻省"两会"精神提出要求。

1月25日，省卫生健康委党组召开党史学习教育暨省委巡视整改专题民主生活会，省卫生健康委党组书记、主任敬静主持会议。

1月26日，省卫生健康委召开党组（扩大）会议，组织机关处室和直属单位主要负责人向委党组述责述廉。省卫生健康委党组在家班子成员、省纪委监委驻省卫生健康委纪检监察组领导、委机关各处室和党组织关系在委的直属单位主要负责同志等参加会议。会议由省卫生健康委党组书记、主任敬静主持。

1月27日，2022年全国卫生健康工作会议在北京市召开。在视频分会场，省卫生健康委党组书记、主任敬静以《综合施策促转型 扎实推进新时期人口工作高质量发展》为题作经验交流发言。

1月30日，《中华人民共和国成都海关 四川省卫生健康委员会加强口岸公共卫生合作备忘录》签字仪式在成都海关举行。省卫生健康委党组书记、主任敬静，成都海关关长冉辉出席签字仪式，省卫生健康委副主任徐斌、成都海关副关长李宣彤代表双方签署合作备忘录。

1月30日，省卫生健康委党组书记、主任敬静前往省疾病预防控制中心、省人民医院走访慰问一线抗疫医疗值班人员，向大家致以亲切问候和新年祝福。

2月

2月7日、14日、24日，省卫生健康委党组书记、主任敬静主持召开省卫生健康委应对新冠肺炎疫情领导小组例会，省卫生健康委疫情防控各工作组有关负责同志参会。

2月12日，省卫生健康委召开党组会议传达学习省级领导干部和市厅级主要负责同志读书班精神。省卫生健康委党组书记、主任敬静出席并讲话。

2月14日，省应急指挥部召开疫情防控工作视频调度会议。省卫生健康委党组书记、主任敬静参加。

2月16日，省卫生健康委召开2022年全省卫生健康工作电视电话会议暨全省卫生健康系统党风廉政建设工作电视电话会议。省卫生健康委党组书记、主任敬静出席会议并讲话。

2月16日，副省长杨兴平会见华大基因董事长汪健，省卫生健康委党组书记、主任敬静陪同。

2月17日，省卫生健康委召开四川省促进生育积极应对人口老龄化专题会。省卫生健康委党组书记、主任敬静出席。

2月21日，省委书记、省委应对新冠肺炎疫情工作领导小组组长彭清华主持召开领导小组会议，听取省应急指挥部、成都市、泸州市疫情防控工作汇报，研究部署下一步工作。省卫生健康委党组书记、主任敬静参加会议。

2月23日，国务院联防联控机制综合组召开全国疫情防控工作电视电话会议，国家卫生健康委主任马晓伟对全国两会和北京冬残奥会期间疫情防控工作进行安排部署。会后，省委副书记、省长黄强主持召开省应急指挥部疫情防控工作视频调度会，副省长杨兴平出席会议，省卫生健康委党组书记、主任敬静参加。

2月25日，副省长杨兴平专题研究分管部门2022年重点任务、安全生产和党风廉政建设等工作。省纪委监委驻委纪检监察组组长、党组成员张峰，省卫生健康委副主任、党组成员赵汝鹏，机关党委书记、党组成员张涛参加。

3月

3月2日、8日、9日，省卫生健康委先后两轮召开成都"0220"疫情处置复盘专题研判会。省卫生健康委党组书记、主任敬静出席。

3月3日、31日，省应急指挥部召开疫情防控工作视频调度会议。省卫生健康委党组书记、主任敬静参加。

3月7日，省卫生健康委召开机关2021年度考核暨选人用人"一报告两评议"会议。省卫生健康委党组书记、主任敬静出席。

3月10日，省卫生健康委召开成都大运会保障工作专题会。省卫生健康委党组书记、主任敬静出席。

3月10日，国务院联防联控机制召开全国新冠肺炎疫情防控工作视频会商会，国家卫生健康委主任马晓伟出席并讲话，副省长杨兴平在省卫生健康委分会场参加会议并汇报四川省疫情防控工作。省政府副秘书长钟承林，省卫生健康委党组书记、主任敬静参加。

3月11日，副省长杨兴平主持召开成都大运会疫情防控与医疗保障工作专题会，研究大运会疫情防控与医疗保障"护城河"方案。省卫生健康委党组书记、主任敬静参加。

3月12日，国务院联防联控机制召开全国疫情防控工作电视电话会议，中共中央政治局委员、国务院副总理孙春兰出席会议并讲话。省卫生健康委党组书记、主任敬静在四川省分会场参加。

3月14日，2022年全省疾病预防控制卫生应急与综合监管工作培训会在成都市举行。省卫生健康委党组书记、主任敬静作书面讲话。

3月14日、21日、28日，省卫生健康委党组书记、主任敬静主持召开省卫生健康委应对新冠肺炎疫情领导小组例会，省卫生健康委疫情防控各工作组有关负责同志参会。

3月15日，四川省深入推进成都大运会筹办决战决胜动员部署大会在成都市召开，省委书记彭清华出席会议并讲话。省委副书记、省长、成都大运会组委会执行主席黄强主持会议，省政协主席田向利出席会议。省卫生健康委党组书记、主任敬静以《精细管理、精准防控，全力做好疫情防控和医疗保障工作》为题汇报发言。

3月17日、29日，省卫生健康委两次召开专题会议研究卫生职称制度改革工作。省卫生健康委党组书记、主任敬静出席。

3月19日，省卫生健康委召开党组理论学习中心组（扩大）学习会，学习全国"两会"精神和《中国共产党纪律检查委员会工作条例》。省卫生健康委党组书记、主任敬静主持会议。

3月19日，国务院应对新型冠状病毒肺炎疫情应急指挥部召开全国新冠肺炎疫情防控工作电视电话会议。省委副书记、省长黄强，副省长杨兴平，省卫生健康委党组书记、主任敬静参加会议。

3月23日，国家精准医学产业创新中心在成都天府国际生物城揭牌。省委书记彭清华，省委副书记、省长黄强前往成都天府国际生物城调研生物医药产业发展情况，并共同为创新中心揭牌。副省长杨兴平主持揭牌，省卫生健康委党组书记、主任敬静参加。

3月30日，四川援吉林省医疗队启程，于4月1日抵达长春市，截至4月26日18时，累计收治新冠肺炎感染者1293人，完成任务后于4月28日抵川。3月30日、31日，四川援吉林市核酸检测队启程，完成任务后于4月20日抵川，另有29名队员、7台移动核酸检测车、2台指挥车、1台保障车于4月20日早上7时30分先行启程回川（有2名队员转入医疗队继续在长春市工作），支援吉林市期间共计检测核酸样本近30万管。4月3日，四川援上海核酸检测队204人驰援上海市，完成任务后于5月13日抵川，支援上海市期间累计完成超147万管核酸检测任务。另外，四川省先后组队支援陕西、河南、广西、海南、新疆、西藏疫情防控工作。

4月

4月1日，国家卫生健康委召开全国卫生健康系统新冠肺炎疫情防控工作电视电话会，国家卫生健康委主任马晓伟出席会议并讲话，省卫生健康委党组书记、主任敬静在省卫生健康委分会场参加。

4月1日、4日、5日、7日、20日、27日，省应急指挥部召开疫情防控工作视频调度会议。省卫生健康委党组书记、主任敬静参加。

4月5日、19日，省卫生健康委党组书记、主任敬静主持召开委应对新冠肺炎疫情领导小组例会，省卫生健康委疫情防控各工作组有关负责同志参会。

4月6日，省委书记、省委应对新冠肺炎疫情工作领导小组组长彭清华主持召开座谈会，听取防疫救治一线的专家学者、医务工作者对进一步做好全省疫情防控工作的意见建议。省委副书记、省长黄强出席座谈会。副省长杨兴平，省卫生健康委党组书记、主任敬静参加座谈会。

4月6日，国务院联防联控机制综合组召开新冠肺炎疫情防控措施优化试点研究工作启动电视电话会议，国家卫生健康委副主任、国家疾控局局长王贺胜出席会议并讲话。副省长杨兴平，副秘书长钟承林，省卫生健康委党组书记、主任敬静在省卫生健康委分会场参加。

4月8日、13日，省委副书记、省长黄强召开省应急指挥部专题会议研究所有入川人员"入川即检"和成都市应对疫情城市静态管理、全员核酸检测三个方案，并安排部署下一步工作。副省长杨兴平，省卫生健康委党组书记、主任敬静参加。

4月9日，省委副书记、省长黄强主持召开省应急指挥部专题会议。省卫生健康委党组书记、主任敬静参加。

4月11日，省委书记彭清华前往省大数据中心调研疫情防控数据平台建设运行情况，主持召开专题会议并讲话。省委副书记、省长黄强一同调研并出席会议。副省长杨兴平，省卫生健康委党组书记、主任敬静参加。

4月13日，四川首例新冠病毒无症状感染孕妇在资阳市第一人民医院顺利分娩。

4月14日，省委书记彭清华召开省委专题会议研究所有入川人员"入川即检"和成都市应对疫情城市静态管理、全员核酸检测三个方案。省委副书记、省长黄强出席会议，省卫生健康委党组书记、主任敬静参加。

4月15日，省卫生健康委与天津市疫情防控应急指挥部视频连线，学习全员核酸检测经验。

4月24日，省委书记王晓晖前往省疾控中心、省卫生健康委调研并主持召开疫情防控工作专题会议。省领导甘霖、王一宏、杨兴平、叶寒冰，成都市市长王凤朝，省直有关部门和部分中央在川单位负责同志参加调研或会议。省卫生健康委党组书记、主任敬静作四川省疫情防控工作汇报。

4月25日，四川省首家"特殊健康状态儿童预防接种评估门诊"在成都市第三人民医院挂牌成立。

4月28日，省委秘书长王一宏主持召开省党代会会务筹备工作会，省卫生健康委党组书记、主任敬静书记参加并汇报省党代会疫情防控、医疗卫生保障筹备工作及下一步工作安排。

4月28日，省卫生健康委党组召开党组理论学习中心组（扩大）学习会议，学习领会省委书记王晓晖在省委常委会会议、疫情防控工作专题会议和在凉山州调研时的讲话精神，研究部署全系统、全行业贯彻落实讲话精神的举措。省卫生健康委党组书记、主任敬静主持会议，并就全省卫生健康系统贯彻落实王晓晖书记讲话精神作出部署。

4月28日，2022年全省医疗服务管理和改革发展工作电视电话会议在成都市召开。

4月29日，副省长杨兴平主持召开部分市（州）推进新冠肺炎疫情防控能力建设座谈会，省卫生健康委党组书记、主任敬静参加并在会上通报全省新冠肺炎疫情防控能力建设推进存在主要问题。

5月

5月1—3日，省卫生健康委党组书记、主任敬静带队赴阿坝州调研卫生健康、定点帮扶和疫情防控工作。

5月1日、5日、10日、12日、14日、18日、21日、23日，省应急指挥部召开全省疫情防控工作视频调度会议。省卫生健康委党组书记、主任敬静参加。

5月5日，省卫生健康委党组书记、主任敬静主持召开省卫生健康委应对新冠肺炎疫情领导小组例会，省卫生健康委疫情防控各工作组有关负责同志参会。

5月9日，国务院联防联控机制召开全国新冠肺炎疫情防控工作电视电话会议，孙春兰副总理出席会议并讲话。省委副书记、省长黄强，省卫生健康委党组书记、主任敬静等在四川省分会场参会。

5月10日，省卫生健康委党组召开党组理论学习中心组（扩大）学习会议，学习习近平总书记在博鳌亚洲论坛上的重要讲话精神，以及中共中央政治局常务委员会会议、全国疫情防控工作电视电话会议和省委常委会会议等重要会议精神。省卫生健康委党组书记、主任敬静主持会议并讲话。

5月10日，广安市邻水县应对新型冠状病毒肺炎疫情应急指挥部决定，自5月10日16时起，对邻水县全域实施封闭静态管理。5月29日，邻水县应对新型冠状病毒肺炎疫情应急指挥部发布关于调整中风险地区风险等级的通告，自5月29日18时起，将鼎屏镇康佳小区、鼎屏镇延胜村11组（原土垭村1组）由中风险地区调整为低风险地区。自此，全省均为低风险地区。

5月11日，省卫生健康委党组书记、主任敬静率专家组和相关专班进驻广安市成立前方联合指挥部，与广安市、邻水县一道高效协同处置疫情。

5月12日，副省长杨兴平率队进驻广安市指挥疫情防控工作。

5月12日，省委副书记、省长黄强代表省委省政府看望慰问一线护理人员，向全省广大护理工作者致以节日问候和崇高敬意。副省长杨兴平在广安市开展国际护士节慰问活动。

5月16日，国家疾控局副局长孙阳率国家工作组14人到广安市指导新冠肺炎疫情处置工作。

5月18日，援上海核酸检测队194名队员提前结束隔离，赴广安市支援核酸检测相关工作。

5月19日，省委书记、省委应对新冠肺炎工作领导小组组长王晓晖前往省应急指挥部，主持召开应对新冠肺炎疫情工作调度会议并讲话。省委副书记、省长、领导小组组长黄强出席会议并讲话。会议以视频会议形式开至县一级，省领导王一宏、杨兴平，国务院联防联控机制综合组派四川工作组，省卫生健康委党组书记、主任敬静在主会场或分会场参加会议。

5月20日，受省卫生健康委党组书记、主任敬静的委托，省卫生健康委副主任、党组成员、一级巡视员宋世贵主持召开省卫生健康委应对新冠肺炎疫情领导小组例会，省卫生健康委疫情防控各工作组有关负责同志参会。

5月27日，中国共产党四川省第十二次代表大会在成都市开幕，省卫生健康委党组书记、主任敬静出席。

5月31日，省卫生健康委党组召开理论学习中心组（扩大）学习会，传达学习省第十二次党代会和省委十二届一次全会精神。省卫生健康委党组书记、主任敬静主持会议并讲话。

5月31日，省卫生健康委党组召开理论学习中心组（扩大）学习会，传达学习省第十二次党代会和省委十二届一次全会精神。

6月

6月1日，17时，雅安市芦山县发生6.1级地震，3分钟后，雅安市宝兴县发生4.5级地震。国务院抗震救灾指挥部办公室、应急管理部立即启动国家地震应急三级响应。四川省启动四川省地质灾害三级应急响应。省卫生健康委第一时间启动应急预案，派出前方工作组赶赴灾区，现场指导医疗救治相关工作，并抽调四川大学华西医院、四川省人民医院、四川省骨科医院、省疾控中心4支快速反应小分队，共28名医疗、防疫专家驰援雅安市震区。自6月5日12时起，四川省抗震救灾指挥部终止省级地震三级应急响应，应急救援阶段转入恢复重建阶段。

6月1日，省卫生健康委党组书记、主任敬静参加浙江省"组团式"帮扶四川省国家乡村振兴重点帮扶县人民医院院长（常务副院长）人选会见会。

6月2日，省委副书记、省长黄强主持召开省应对新冠肺炎疫情应急指挥部疫情防控工作视频调度会议，副省长杨兴平出席会议并讲话。省卫生健康委党组书记、主任敬静复盘本轮广安疫情应对处置工作并提出下一步建议。

6月2日，省卫生健康委召开公共卫生特别服务岗设立相关工作专题会议。省卫生健康委党组书记、主任敬静出席。

6月2日、13日、17日、24日、30日，省应急指挥部召开全省疫情防控工作视频调度会议。省卫生健康委党组书记、主任敬静参加并汇报疫情形势和疫情防控工作建议。

6月3日，省委书记王晓晖前往应急厅，主持召开"6·1"芦山地震抗震救灾工作调度会，传达学习习近平总书记对"6·1"芦山地震的重要指示精神和其他中央领导同志批示要求，听取有关情况汇报，进一步研究部署抢险救灾工作。省委副书记、省长黄强出席会议并讲话。省卫生健康委党组书记、主任敬静参加。

6月6日、13日、24日、28日，省卫生健康委党组书记、主任敬静主持召开省卫生健康委应对新冠肺炎疫情领导小组例会，省卫生健康委疫情防控各工作组有关负责同志参会。

6月8日，省卫生健康委召开全省卫生健康系统作风纪律警示教育电视电话会议。会上，省纪委监委驻省卫生健康委纪检监察组组长、委党组成员张峰通过点人点事、案例分析的方式通报有关典型案件，并提出五个方面具体要求，4家涉案单位作大会发言，省卫生健康党组书记、主任敬静作大会讲话，省卫生健康机关党委书记、党组成员张涛主持会议。

6月10日，省卫生健康委召开党组（扩大）会议，专题传达学习习近平总书记来川视察重要指示精神及省委常委会（扩大）会议精神，部署贯彻落实措施。

6月13日，副省长杨兴平召开广安疫情汇报会。省卫生健康委党组书记、主任敬静参加。

6月17日，国家卫生健康委在北京市召开新闻发布会，介绍党的十八大以来重大疾病防控工作进展与成效。省卫生健康委汇报四川省经验。

6月20—21日，全省包虫病综合防治工作现场推进会在甘孜州举行。副省长杨兴平出席会议并讲话，省卫生健康委党组书记、主任敬静汇报2021年全省包虫病综合防治工作开展情况。

6月23日，省委理论学习中心组举行专题学习会，集中学习习近平总书记来川视察重要指示精神，省委书记王晓晖主持会议并带头谈学习体会。省卫生健康委党组书记、主任敬静列席会议。

6月24日，省卫生健康委党组召开理论学习中心组（扩大）学习会，专题学习习近平总书记来川视察重要指示精神和省第十二次党代会精神，省卫生健康委党组书记、主任敬静主持会议并讲话。

6月27日，公共卫生特别服务岗项目实施工作部署视频会议在成都市召开，并指导公共卫生特别服务岗招募政策，安排部署下步工作。省卫生健康委、教育厅、民政厅、财政厅、人力资源和社会保障厅相关负责同志出席会议。2022年在全省设立3万个公共卫生特别服务岗，面向社会公开招募，其中医疗卫生机构岗（含疫情防控应急岗）20500人，中小学校医辅助岗3000人，疫情防控社区排查社工岗6500人，招募对象主要为省内普通高校医药卫生类专业2022届毕业生，服务时间为3年。

6月28日，国务院联防联控机制综合组召开全国新冠肺炎疫情防控电视电话会议。国务院联防联控机制综合组组长、国家卫生健康委党组书记、主任马晓伟同志出席会议并讲话。副省长杨兴平，省卫生健康委党组书记、主任敬静在省卫生健康委分会场参加会议。

6月29日，推动成渝地区双城经济

圈建设重庆四川党政联席会议第五次会议在重庆市召开。重庆市委书记陈敏尔主持会议并讲话，四川省委书记王晓晖出席会议并讲话。重庆市委副书记、市长胡衡华，四川省委副书记、省长黄强分别通报有关情况。重庆市政协主席王炯，四川省政协主席田向利出席。省卫生健康委党组书记、主任敬静参加。

7月

7月5日，省委副书记、省长黄强主持召开省应急指挥部疫情防控工作视频调度会议，强调要深入贯彻习近平总书记在湖北武汉考察时关于常态化疫情防控工作的重要指示精神，准确把握国务院联防联控机制要求，认真落实省委常委会会议部署，科学精准落实各项防控措施，高效统筹疫情防控和经济社会发展。副省长杨兴平，省卫生健康委党组书记、主任敬静参加。

7月7日、9月30日，国家卫生健康委公立医院绩效考核平台分别公布2020年度、2021年度三级公立医院绩效考核国家监测指标考核结果。四川大学华西第二医院均名列妇产医院（含妇幼保健院）专科系列第1名，四川大学华西口腔医院均名列口腔专科医院第1名，四川省人民医院分别名列综合医院第50名、第27名，四川省肿瘤医院名列2021年度肿瘤专科医院第6名。

7月11日、15日、16日、20日、22日、24日、26日、29日，省应急指挥部召开全省疫情防控工作视频调度会议。省卫生健康委相关领导参加。

7月12日，副省长杨兴平召集省发展和改革委、省卫生健康委召开国家区域医疗中心申报工作专题会，研究全省申报第四批、第五批国家区域医疗中心相关事宜。省卫生健康委党组书记、主任敬静参加。

7月13日，省卫生健康委党组书记、主任敬静召开省卫生健康委委管社会组织管理工作专题会议。

7月14日，2022年全国医改工作电视电话会议在北京市召开。省委副书记、省长黄强，副省长杨兴平，秘书长胡云，副秘书长钟承林，省卫生健康委党组书记、主任敬静在四川省分会场参加。

7月18日，省委书记王晓晖对做好当前疫情防控工作作出批示，提出明确要求。下午，省应急指挥部召开疫情防控工作视频调度会议，传达王晓晖书记批示要求，对应对处置成都等地新发本土疫情工作作出具体安排。省委副书记、省长黄强主持会议并讲话，副省长杨兴平，省卫生健康委党组书记、主任敬静参加。

7月20日，省委书记王晓晖前往成都市督导疫情防控工作。省领导施小琳、陈炜、杨兴平，成都市市长王凤朝，省卫生健康委党组书记、主任敬静参加。

7月20日，国家中医药管理局网站发布《人力资源社会保障部 国家卫生健康委 国家中医药局关于表彰第四届国医大师的决定》和《国家卫生健康委 国家中医药局关于表彰第二届全国名中医的决定》。授予30人第四届国医大师称号，成都中医药大学附属医院（四川省中医医院）主任医师陈绍宏入选；授予101人第二届全国名中医称号，成都中医药大学附属医院（四川省中医医院）教授艾儒棣、西南医科大学附属中医医院教授孙同郊、成都中医药大学教授熊大经入选。

7月26日，省委常委、宣传部部长郑莉到省卫生健康委开展疫情防控工作调研，省卫生健康委党组书记、主任敬静陪同。

7月28日，副省长杨兴平一行先后前往成都市核酸检测基地、天府国际机场、天府国际健康服务中心和四川省肿瘤医院天府院区等地，实地调研核酸检测能力建设、核酸"入川即检"、入境人员集中隔离和医院项目建设情况等。

7月28日，省卫生健康委召开党组会议，传达学习习近平总书记在省部级主要领导干部专题研讨班上的重要讲话精神、省委工作会议精神和省政府第十次全体会议精神。省卫生健康委党组书记、主任敬静出席。

7月30日，省委副书记、省长黄强主持召开省应急指挥部疫情防控工作视频调度会议，强调要坚持人民至上、生命至上，树牢底线思维、极限思维，以最快速度、最坚决果断行动重兵合围、捞干扑灭，尽快实现社会面清零，全力打赢本轮疫情遭遇战阻击战，最大限度减少疫情对经济社会发展影响。副省长杨兴平，省卫生健康委党组书记、主任敬静参加。

7月，成都市"7·15"、"7·20"疫情发生后，省卫生健康委党组书记、主任敬静每日主持召开省卫生健康委应对新冠肺炎疫情领导小组例会，省卫生健康委疫情防控各工作组有关负责同志参会。

8月

8月1—31日，省卫生健康委党组书记、主任敬静每日主持召开委应对新冠肺炎疫情领导小组例会，省卫生健康委疫情防控各工作组有关负责同志参会。

8月2日、4日、9日、12日、16日、19日、24日、31日，省应急指挥部召开全省疫情防控工作视频调度会议。省卫生健康委相关领导参加。

8月6日，中国性病艾滋病防治协会会长郝阳一行到凉山州重大疾病防治指挥中心调研，省卫生健康委党组书记、主任敬静参加调研。

8月6日，省委副书记、省长黄强主持召开省应急指挥部疫情防控工作视频调度会议，强调要坚决贯彻习近平总书记重要指示精神，认真落实党中央国务院部署和省委要求，把疫情防控弦绷得紧之又紧，从容精准有效抓好疫情防控工作，确保疫情要防住、经济要稳住、发展要安全。疫情防控组通报当前疫情形势、提出下一步工作建议。

8月16日，第四届"健康四川——大美医者"现场交流活动在四川广播电视台举行。省委常委、宣传部部长郑莉，省卫生健康委党组书记、主任敬静，省委宣传部副部长、省委外宣办、省政府新闻办主任王忠臣出席本次活动。

8月19日，副省长杨兴平前往成都市第三人民医院、四川大学华西第四医院、成华区府青路社区卫生服务中心桃蹊分中心开展医师节一线医务人员慰问活动。

8月20日，省政府印发《四川省建设国家中医药综合改革示范区实施方案》。《实施方案》明确为全国中医药传承创新发展"破难题、探新路、作示范"，达到"三区三领先"的目标，主要任务有构建管理、保障、服务、产业"四大格局"，建成科技创新、人才、文化"三个高地"，实施中医药区域协调、中医中药协同特色发展"两大工程"。

8月26日，省委副书记、省长黄强主持召开省应急指挥部疫情防控工作视频调度会议，强调要坚决贯彻习近平总书记重要指示精神，认真落实党中央国务院部署，一体落实"疫情要防住、经济要稳住、发展要安全"重要要求，重兵合围、以快制快打赢本轮疫情防控歼灭战，最大限度降低疫情影响，全力守护好人民群众生命健康、稳住宏观经济大盘。省卫生健康委党组书记、主任敬静通报当前疫情形势并安排重点工作。

8月30日，省委书记、省委应对新冠肺炎疫情工作领导小组组长王晓晖主持召开领导小组会议，研判疫情发展态势，对做好当前疫情防控工作进行安排部署。省委副书记、省长、领导小组组长黄强出席会议并讲话。省卫生健康委党组书记、主任敬静汇报全省疫情防控工作及成都市本轮疫情处置情况。

8月30日，全国"人民满意的公务员"和"人民满意的公务员集体"表彰大会在北京市举行。四川省卫生健康系统中自贡市卫生健康委员会，以及内江市卫生健康委员会医政医管科科长陈红、攀枝花市东区卫生健康局党委书记、局长雷茹被党中央、国务院分别表彰为全国"人民满意的公务员集体"和"人民满意的公务员"。

8月31日，新冠肺炎疫情防控四川工作组来川指导督导并在成都市召开工作会商会。省委副书记、省长、省应急指挥部指挥长黄强主持会议，四川工作组组长、国家卫生健康委党组成员、国家中医药管理局党组书记余艳红出席会议并讲话。省应急指挥部和成都市应急指挥部汇报疫情防控工作情况，省指挥部专家组分析全省疫情防控形势。

9月

9月1日，省委书记王晓晖在成都市会见国家新冠肺炎疫情防控四川工作组组长、国家卫生健康委党组成员、国家中医药管理局党组书记余艳红一行。省卫生健康委党组书记、主任敬静参加。

9月1日，成都市新型冠状病毒肺炎疫情防控指挥部通告，自9月1日18时起，全体居民原则居家。9月18日通告，自9月19日零时起，全市有序恢复生产生活秩序，继续加强常态化疫情防控。

9月1—30日，省卫生健康委党组书记、主任敬静主持召开省卫生健康委应对新冠肺炎疫情领导小组例会29次，省卫生健康疫情防控各工作组有关负责同志参会。

9月2日、4日、6日、19日、30日，省应急指挥部召开全省疫情防控工作视频调度会议。省卫生健康委相关领导参加。

9月2日，省委副书记、省长黄强在成都市督导疫情防控工作，看望慰问奋战在一线的值班值守党员干部、医护人员、社区工作者和志愿者等。

9月2日，省委书记王晓晖在成都市检查督导疫情防控工作，看望慰问防疫一线的干部职工。

9月5日，12时52分，甘孜州泸定县发生6.8级地震；12时56分，雅安市石棉县发生4.2级地震。地震发生后，国务院抗震救灾指挥部办公室、应急管理部立即启动国家地震应急三级响应，四川省抗震救灾指挥部启动二级应急响应，后又提升为省级地震一级应急响应，省卫生健康委启动重大地震卫生应急响应，第一时间开展医疗救治、卫生防疫和心理抚慰等工作。本次地震灾害累计收治伤员424人（甘孜州265人、雅安市158人、凉山州1人），其中危重伤10人、重伤40人、中度伤109人、轻伤265人，所有伤员均获有效救治。赴现场参与救援的国家、省级医疗救援队12支、人员185人；国家、省级卫生防疫队5支、人员27人；省级心理干预和宣传教育队伍2支、人员6人。灾区无地震相关传染病暴发疫情和突发公共卫生事件报告。从9月12日18时起，终止省级地震一级应急响应，应急救援阶段转入过渡安置及恢复重建阶段。9月12日中午，深切哀悼"9·5"泸定6.8级地震遇难同胞活动在甘孜州泸定县磨西镇、雅安市石棉县新棉街道同时举行。

9月9日，国务院联防联控机制召开电视电话会议，中共中央政治局委员、国务院副总理孙春兰出席会议并讲话。省卫生健康委党组书记、主任敬静在省卫生健康委分会场参加。

9月9日，副省长胡云会见国家疾控局副局长雷正龙一行。省卫生健康委党组书记、主任敬静参加。

9月10日，省委副书记、省长黄强会见国家新冠肺炎疫情防控四川工作组组长、国家卫生健康委党组成员、国家中医药管理局党组书记余艳红一行。省卫生健康委党组书记、主任敬静参加。

9月14日，副省长杨兴平主持召开国庆假期及前后新冠肺炎疫情防控政策措施视频培训会议，省卫生健康委党组书记、主任敬静出席并发言。

9月19日，省委副书记、省长黄强主持召开省安委会2022年第四次全体成员暨全省安全生产电视电话会议，强调要全面落实"疫情要防住、经济要稳住、发展要安全"重要要求，更加主动有为做好"两个统筹"，奋力冲刺全年目标任务，确保社会大局稳定，以实际行动和成效迎接党的二十大胜利召开。要求坚决守住疫情防线，在本月底前实现全省动态清零。省领导李云泽、杨兴平、罗强、叶寒冰、田庆盈、胡云分别安排部署或书面部署分管领域疫情防控和安全生产工作。省卫生健康委党组书记、主任敬静参加。

9月29日，省卫生健康委党组召开理论学习中心组（扩大）学习会，专题学习研讨《习近平谈治国理政》第四卷和习近平总书记在省部级主要领导干部"学习习近平总书记重要讲话精神，迎接党的二十大"专题研讨班上重要讲话精神。

10月

10月1—30日，省卫生健康委党组书记、主任敬静主持召开省卫生健康委应对新冠肺炎疫情领导小组例会6次（共21次），省卫生健康委疫情防控各工作组有关负责同志参会。

10月5日，省委副书记、省长黄强主持召开国庆节值班调度视频会议，调度国庆假期疫情防控、安全生产和地震灾区受灾群众过渡安置等工作。省卫生健康委党组书记、主任敬静在省卫生健康委分会场参加。

10月8日、11日、12日、13日、28日，省应急指挥部召开全省疫情防控工作视频调度会议。省卫生健康委相关委领导参加。

10月15日上午，党的二十大四川省代表团在驻地举行全体会议。省委书记王晓晖主持会议并讲话。省卫生健康委党组书记、主任敬静参加。

10月16—22日，党的二十大代表、省卫生健康委党组书记、主任敬静在北京市参加中国共产党第二十次全国代表大会。

10月25日，省卫生健康委召开专题会议，传达学习党的二十大、党的二十届一中全会和全省传达学习党的二十大精神大会精神，研究部署学习贯彻工作。省卫生委党组书记、主任敬静主持会议。省卫生健康委领导，二级巡视员，驻委纪检监察组副组长，省卫生健康委机关处室主要负责人（含正处级专员）参加会议。

10月26日，省卫生健康委党组召开理论学习中心组（扩大）学习会，原原本本学习党的二十大报告，专题研讨党的二十大精神。省卫生健康委党组书记、主任敬静主持会议并讲话。在家省卫生健康领导，二级巡视员，驻委纪检监察组副组长，省卫生健康委机关处室主要负责人、正处级专员，省卫生健康委直属（代管）单位党政主要负责人参加学习。

10月28日，省委书记王晓晖在成都市会见通用电气医疗全球副总裁、中国区总裁兼首席执行官张轶昊一行。省卫生健康委党组书记、主任敬静参加。

11月

11月1—30日，省卫生健康委党组书记、主任敬静主持召开省卫生健康委应对新冠肺炎疫情领导小组例会13次，省卫生健康委疫情防控各工作组有关负责同志参会。

11月1日，省政府发文《关于表彰第四届四川省十大名中医的决定》，授予马云、汤一新、杨文信、杨向东、何天祺、张廷模、罗才贵、童荣生、魏绍斌9名同志"第四届四川省十大名中医"称号，追授亓鲁光同志"第四届四川省十大名中医"称号。

11月2日、9日、11日、15日、17日、21日，省应急指挥部召开全省疫情防控工作视频调度会议。省卫生健康委相关领导参加。

11月3日，四川大学华西医院举行"二十大开启新征程 百卅华西再出发"启动仪式，庆祝建院130周年。

11月5日，凉山彝族自治州成立70周年庆祝大会在西昌市举行。全国人大常委会、国务院向凉山彝族自治州成立70周年发来贺电。中央有关部门祝贺团团长、国家民委专职委员孙学玉，省祝贺团团长、省委书记王晓晖出席大会并讲话。省卫生健康委党组书记、主任敬静参加庆祝大会。

11月7日，省政府印发《四川省〈残疾预防和残疾人康复条例〉实施办法》，提出残疾预防和残疾人康复工作实行预防为主、预防与康复相结合的方针，坚持以人为本、公平普惠、安全有效的原则，推动实现残疾人"人人享有康复服务"的目标。

11月11日，国务院联防联控机制召开电视电话会议，国务院副总理孙春兰出席会议并讲话。省卫生健康委党组书记、主任敬静在四川省分会场参加。

11月12日，四川省卫生健康委员会、重庆市卫生健康委员会印发《关于进一步加强川渝两地三级甲等公立综合医院检查检验结果互认工作的通知》，提出在2022年年底前，力争实现川渝两地所有三甲公立综合医院间检查检验结果互认；在两地医学检查、检验能力提升和质量控制完善基础上，适时扩展互认范围。

11月15日，学习贯彻党的二十大精神省委宣讲团走进雅安市宣讲。省委宣讲团第八分团副团长，省卫生健康委党组书记、主任敬静作宣讲报告，雅安市委各部委、市级各部门党组（党委）、各人民团体300余人参会。

11月16日，省卫生健康委举办全省卫生健康系统党员干部学习班暨学习宣传贯彻党的二十大精神培训会。省委宣讲团成员、省委党校（四川行政学院）常务副校（院）长李新应邀作党的二十大精神宣讲。省卫生健康委党组书记、主任敬静主持会议。培训会以视频会议形式开到市（州）、县（市、区）卫生健康系统，约2万人参加。

11月17日，国务院联防联控机制召开电视电话会议，副省长杨兴平、副秘书长曹代学在省卫生健康委分会场参会。省卫生健康委党组书记、主任敬静参加。

11月18日，省委副书记、省长黄强主持召开省应对新冠肺炎疫情应急指挥部会议，会议以视频会议形式开至县一级。副省长罗强、叶寒冰、田庆盈、胡云，成都市市长王凤朝，省政府秘书长等在主会场参加会议。省卫生健康委党组书记、主任敬静参加。

11月20日,中共四川省委办公厅召开省委全体(扩大)会议。省卫生健康委党组书记、主任敬静参加。

11月20日,国内首部以中医药文化为主题的交响乐作品《本草》在成都城市音乐厅首演。《本草》由省委宣传部指导,省中医药局主办,分为《上阳春 雨醒蒲公英》《一叶秋 亦药亦芳华》《灼灼花 丹砂似火焰》三个乐章。

11月23日,省委书记、省委应对新冠肺炎疫情工作领导小组组长王晓晖主持召开领导小组会议,省委副书记、省长、领导小组组长黄强出席会议并讲话。省卫生健康委党组书记、主任敬静参加。

11月26日,省委副书记、省长黄强主持召开成都疫情防控工作会。国务院联防联控机制工作组组长刘利群,省领导施小琳、杨兴平、胡云,成都市市长王凤朝出席会议并讲话。省卫生健康委党组书记、主任敬静参加。

11月28—29日,中国共产党四川省第十二届委员会第二次全体会议在成都市举行。省卫生健康委党组书记、主任敬静参加。

12月

12月8日,为进一步优化新冠肺炎疫情防控措施,省新冠疫情应急指挥部办公室发布六条措施,又于12月23日发布五项措施。

12月19日,四川省首个国家区域医疗中心建设项目——选址眉山市的四川大学华西第二医院天府医院·四川省儿童医院揭牌开诊。副省长杨兴平作批示。四川大学校长李言荣,省卫生健康委副主任赵汝鹏,省发展改革委副主任胡玉清,省医保局机关党委书记王勇,眉山市委书记胡元坤,华西医院党委书记李正赤,华西第二医院院长、华西二院天府医院(四川省儿童医院)法定代表人刘瀚旻,四川大学华西医学中心、学校附属医院,省属医院领导,以及省市校相关单位负责人参加仪式。仪式由华西第二医院党委书记黄勇主持。该院总规划用地面积约249亩,规划设置床位2000张;是全国唯一一个走出省会城市、布局地市级城市的省级儿童医院。该项目由四川大学华西第二医院牵头建设,华西医学(含华西医院、华西口腔医院)整合所有儿科优质医疗力量和学科平台资源协同支撑。

12月19日,四川省经济和信息化厅、四川省商务厅、四川省卫生健康委员会、四川省医疗保障局、四川省中医药管理局、四川省药品监督管理局发布《四川省新冠预防与治疗相关药品地方品推荐目录》。该目录针对发热、咳嗽、咽痛等症状推荐17个地方西药品种、117个地方中药品种。

12月21日,成都市医疗保障局发布《关于将便民核酸采样方舱改建的便民发热诊疗服务站纳入医保门诊联网结算的通知》。

12月27,四川省召开全省农村地区疫情防控和健康服务工作视频调度会议。会议要求，各地各有关部门要力求科学精准，采取有效举措，"严细实"做好元旦和春节期间农村地区疫情防控和健康服务工作，确保各项工作落实到"最小工作单元"。

12月28日，省政府办公厅印发《四川省"十四五"医疗卫生服务体系规划》。《规划》指出到2025年，基本建成与全省经济社会发展水平相适应、与居民健康需求相匹配的体系完整、布局合理、分工明确、功能互补、密切协作、运行高效、富有韧性的优质高效整合型医疗卫生服务体系。

12月30日，省应对新型冠状病毒感染疫情应急指挥部办公室印发关于《从严从实做好当前农村地区疫情防控工作十条措施》的紧急通知，要求把农村地区疫情防控作为当前和今后一个时期的重中之重，全力保障农民群众就医用药需求，做好脆弱群体医疗救治，坚决打赢农村疫情防控这场硬仗，努力实现"压峰"转段，顺利渡过流行期。

12月，经国家相关部门批准四川大学华西医院研发的重组新型冠状病毒蛋白疫苗（Sf9细胞）威克欣纳入紧急使用。这是中国首个获批紧急使用的昆虫细胞技术平台生产的重组蛋白新型冠状病毒蛋白疫苗，也是国内高校牵头研发的首个获批紧急使用的新冠病毒疫苗。

截至12月底，全省建成互联网医院262家，较2021年增长58.79%；累计提供网络咨询390.8万人次、网络复诊509.1万人次，开具电子处方543.7万单，有效提升了优质医疗资源的便捷化可及性。

医林人物

第四届国医大师陈绍宏

链接： 2022年7月20日，国家中医药管理局网站发布《人力资源社会保障部 国家卫生健康委 国家中医药局关于表彰第四届国医大师的决定》。授予30人第四届国医大师称号，成都中医药大学附属医院（四川省中医医院）主任医师陈绍宏入选。

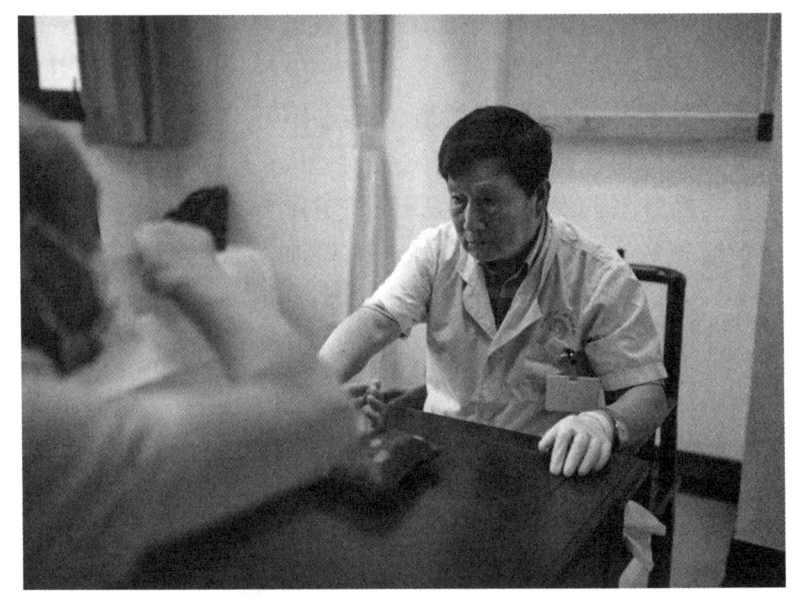

从医55年，擅长运用中医经典名方治疗急危重难疾病，他在中医药治疗中风病方面，研制出具有"益气活血"功效的中药制剂"中风醒脑液"，能大幅度降低急性脑卒中患者的病死率和致残率。主持制定新冠重大疫情中医药防控方案，为遏制疫情播散发挥了积极作用。

陈绍宏，男，1942年4月生，山东潍坊人，无党派人士，大学本科学历，成都中医药大学附属医院（四川省中医医院）主任医师、教授、博士研究生导师。

1966年毕业于成都中医学院中医专业，是全国名老中医传承博士后指导老师，第四、六、七批全国老中医药专家学术经验师承工作指导老师，四川省学术和技术带头人，享受国务院政府特殊津贴专家。1995年被人事部评为"中青年有突出贡献专家",1995年被卫生部评为"全国卫生系统先进工作者",2006年被四川省人民政府评为"四川省首届十大名中医",2017年被人力资源和社会保障部、国家卫生和计划生育委员会、国家中医药管理局评为首届"全国名中医"。

勇攀医学高峰　科研成绩斐然

他敢为人先,勇闯医学禁区,擅长运用中医药治疗急危重症,倡导"急则治标,危则固本,西理中用,中西融合",形成了独特的中医急诊学术思想。

从20世纪80年代开始单纯运用中医药治疗急性脑出血,取得重大突破。针对中风病急性期,提出"元气亏虚为本,气虚生瘀、血瘀生痰、痰郁化火、火极生风"核心病机理论,制定"复元醒脑、逐瘀化痰、泄热息风"治法,创制的中药制剂"中风醒脑液"治疗急性脑血管病患者,疗效肯定,现已在全省调剂使用。其出血性中风诊疗方案由国家中医药管理局组织在全国33家单位验证,结果显示能明显降低脑出血患者的病死率和致残率。

他传承仲景学说,以麻黄汤和葛根汤合方治疗外感高热,研制治疗流感的"散寒解热口服液",获批国家新药上市,被国家《流行性感冒诊疗指南(2011年版)》和国家中医药管理局外感发热临床路径采用。

根据中医经典理论"有形之血不能速生,无形之气所当急固",他创制具有益气摄血功效的"甘草人参汤"治疗上消化道大出血,疗效肯定、优势明显,并牵头在全国推广应用,为中医药治疗急危重症做出了示范。

主持国家"八五"科技攻关项目"逐瘀化痰口服液治疗急性脑出血的临床及实验研究",与美国耶鲁大学合作开展"中风醒脑液治疗急性脑出血的多中心、随机、双盲平行对照研究"、国家科技支撑计划——重大疑难疾病"缺血中风中医药综合方案及疗效评价示范研究"、国家新药基金"中风醒脑颗粒的新药研究"。获国家中医药管理局中医药科学技术进步奖二等奖1项,四川省科学技术进步奖二等奖3项,国家发明专利1项,新药证书1个。

毅然白衣执甲　彰显仁心仁术

他数十年如一日,怀仁心勇担医者使命,践行大医精诚。在2003年防治"非典"、2005年猪链球菌感染、2008年汶川地震工作中,制定上述传染病及重大公共卫生事件中医药防治方案;2019年新冠肺炎疫情防治工作中,担任四川省新冠肺炎医疗救治专家组首席专家、中医组组长,拟定的"新冠2号""新冠3号"被纳入《四川省新型冠状病毒感染的肺炎中医药干预建议处方》,在全省205家医院调剂使用;指导继承人积极参与湖北、广东、云南、福建、江苏等省,以及马来西亚、非洲等国家和地区的疫情防控工作，为抗疫做出了贡献。

守正传承精华　引领学科发展

作为我国中医急诊学科主要创建者，他建立了集院前急救、急诊抢救室、急诊门诊、急诊病房、急诊监护室、急诊教研室、名中医工作室、疑难病研究中心八位一体的急诊科建设模式，在全国中医院急诊科的建设中发挥了示范作用；构建中医急诊高端人才培养体系，指导出了我国第一个中医急诊专业博士后，培养了一大批中医急危重症领域领军人物，引领和推动了中医急诊事业的发展。

文献辑存

四川省人民政府
关于印发《四川省建设国家中医药综合改革示范区实施方案》的通知

川府发〔2022〕25号

各市（州）人民政府，省政府各部门、各直属机构，有关单位：

现将《四川省建设国家中医药综合改革示范区实施方案》印发给你们，请认真组织实施。

四川省人民政府
2022年8月20日

四川省建设国家中医药综合改革示范区实施方案

为认真贯彻落实党中央、国务院关于建设国家中医药综合改革示范区的部署要求，全面推进我省国家中医药综合改革示范区建设，推动四川中医药高质量发展，制定以下实施方案。

一、总体要求

（一）指导思想。坚持以习近平新时代中国特色社会主义思想为指导，深入贯彻习近平总书记关于中医药工作的重要论述和来川视察重要指示精神，按照党中央、国务院关于全面深化改革的决策部署，围绕"讲政治、抓发展、惠民生、保安全"的工作总思路,落实"一干多支、五区协同""四向拓展、全域开放"战略部署,以问题、需求、目标为导向,充分激发和释放中医药多元功能和价值,促进中医药治理体系和治理能力现代化,为我省中医药传承创新发展提供持续动力,为全国中医药传承创新发展"破难题、探新路、作示范"。

(二)建设目标。激发中医药发展活力,集中实施一批重大改革项目,推出一批具有标志性、引领性的改革成果。把示范区建设成为全国中医药创新改革的策源区,事业、产业、文化"三位一体"高质量发展的样板区和推进区域协调、共建共享的领先区。到2025年,四川中医药整体实力和发展质量全国领先,中医药传承创新能力和文化软实力全国领先,中医药服务水平、全产业链发展及保障能力全国领先,成为全国中医药高质量发展排头兵。

二、主要任务

(一)构建"四个格局"。

1. 构建坚强有力的管理格局。全面加强党对中医药工作的领导。省推进国家中医药综合改革示范区和中医药强省建设工作领导小组统筹实施示范区和中医药强省"两项建设",市、县两级建立健全相关工作机制,强化中医药管理部门统筹中医药事业、产业、文化发展职能。各市、县明确承担中医药管理职能的机构,进一步增强中医药工作能动性。落实政府对公立中医医院的投入责任,鼓励社会资本设立中医药产业投资基金,鼓励金融机构创新金融产品,支持中医药特色发展。

2. 构建契合规律的保障格局。改革中医药价格和医保政策,制定医保支持中医药传承创新发展的具体举措,建立符合中医药规律的中医医疗服务卫生技术评估体系,优化中医医疗服务价格政策,支持医疗机构中药制剂使用,推进中医医保支付方式改革,遴选和发布中医优势病种,探索适合的医保支付方式,建立中医药临床应用激励机制。创新中医药科技成果评价机制,实施分类评价,引导规范第三方评价,推动建立中医药重大科技项目成果后评估制度,探索"科技+中医药"联合立项模式,在省科技成果奖励申报评审单独设立"中医药"组。健全促进中医医院"姓中"的评价机制,强化以中医药服务为主的办院模式和服务功能,建立政府支持中医医院特色优势发挥的财政投入、医保支持、人才培养、薪酬分配等考核机制,在中医医院评审和中医医疗"三监管"平台中优化完善中医药特色指标。建立地方中医药发展成效的评价机制,构建全方位反映中医药发展成效的评价指标体系,发布市(州)中医药发展指数、均衡指数等。

3. 构建均衡可及的服务格局。争创国家中医医学中心和国家区域中医医疗中心,加快国家中医特色重点医院建设,建成一批省级区域中医医疗中心、县级区域中医医疗次中心,开办传统中医惠民诊所7500家。强化国家中医疫病防治基地和中医紧急医学救援基地建设，建成一批区域中医疫病防治和中医紧急医学救援基地。建设20—30个省重大疾病中医药防治中心和中医经典传承中心，中医药治疗急性重症胰腺炎、糖尿病及并发症、肿瘤、艾滋病、肺纤维化等达全国领先水平。建设1—2个国家中西医医学中心，建设一批国家级和省级中西医结合"旗舰"医院、"旗舰"科室、"旗舰"基层医疗卫生机构，鼓励将综合医院、专科医院改建为相应层级中医、中西医结合医院，实施1—3个国家级、10—20个省级重大疾病中西医临床协作试点项目，研究实施西医学习中医重大专项。依托现有资源建成四川省藏医医院、藏羌医医院和彝医医院，全面推进民族医院内涵建设，充分发挥民族医药特色优势。到2025年，全省中医药年诊疗量上升40%，达2.1亿人次，中医药服务更加均衡可及。

4. 构建链条健全的产业格局。建设一批高质量川产药材种子种苗繁育基地、规范化种植示范基地、中药材现代化初加工与仓储物流中心、中药材现代农业（林业）园区，培育中药材产业集群，培育全产业链年产值超50亿元的中药材大品种2个、达20亿元的3个以上，力争中药材综合产值达1500亿元。推进中药工业数字化、智能化建设，加快中药工业转型升级，鼓励中药制药企业战略性重组，打造"企业龙头"，推动具有市场竞争力的中医药智能装备上市。健全中医药知识产权综合保护和运用体系，打造全产业区域公共品牌和企业知名品牌，获取一批医药领域高价值专利。培育年产值超10亿元的龙头企业20个，力争中药工业主营业务收入占医药工业主营业务收入40%以上。支持地方政府及中医医院打造中医药健康服务高地或产业集聚区。建强省、市级治未病中心和区域中医康复中心。加强中医药健康服务业与文旅产业融合创新发展，建设形态多样的中医药特色休闲度假区、景区和中医药健康旅游名街名镇等，力争建设40个中医药健康旅游高端基地，推出一批中医药健康旅游示范县，着力构建全省"一核四区"中医药健康旅游发展新格局。围绕竞技体育开展中医药治疗、康复及研发中医药抗疲劳等功能饮料、保健品，培养一大批中医运动技师指导全民科学健身。

（二）建成"三个高地"。

5. 建成科技创新高地。将中医药领域基础研究纳入四川省自然科学基金重要支持领域。用活中医药研发风险分担基金。围绕重点品种、重点项目试点"揭榜挂帅"攻关。加强中医药循证能力建设，实施高水平中医药循证研究。试点实施医疗机构、高校融合创新团队建设及双聘制，推动中医临床、基础、转化研究一体化和链条化。鼓励医疗机构开展中药临床试验。组建省—市—县三级中药材技术推广服务体系。主导制定一批国际标准，参与国外植物、草药药典标准研究。加强省部共建西南特色中药资源国家重点实验室及国家中医药传承创新中心、国家中医临床研究基地、代谢性疾病中医药调控、中药材品质与创新中药研究等重点实验室建设，推进道地药材形成原理与品质评价等省级工程研究中心建设，争创中医类国家临床医学研究中心。培育国家第三方中医药研究平台。加强省中医药转化医学中心、成都中医药大学中医药健康产业技术研究院等建设。建设天府中药城中医药孵化园。研发花椒、川芎、麦冬、乌梅、川明参、川贝母等为原料的一批大健康产品，推动获批入市。加强濒危动植物药材及其替代品创新技术研究。

6. 建成人才高地。以会看病、看好病作为中医医师的主要评价内容，探索开展分类评价。改革完善职称评审办法，单独设置基层中医药高级职称类别，定向评价、定向使用。选拔培养一批中医药高层次人才，重点培育院士后备人才、省级岐黄学者，培养一批国家级、省级中医和中药重点学科带头人。加快培养多学科背景的复合型中医药创新拔尖人才和团队。鼓励高等院校、科研院所、中医医院和中医药企业引进省外院士、国医大师、全国（省级）名中医等高端人才和中医药科研团队。到2025年，中医药高层次人才增加40%，达15000名。推进成都中医药大学"双一流"建设，发展高等院校本科—硕士—博士师承教育，试点开展九年制中西医结合教育，建成一流课程达50门、推出教育教学改革成果60个以上。加强规培基地、名中医传承工作室和技能大师工作室建设。推进四川中医药高等专科学校升格本科院校，创建四川中医药职业学院。到2025年，全省年培养中医药全日制专科、本科、研究生等人才超过6000名，年培养学术经验、中药工艺等传承人才5000名，为中医药高质量发展提供坚实人才保障。

7. 建成文化高地。依托省内科研单位建设中医药文化研究传承平台，挖掘和传承川派中医药文化精髓。提升中国出土医学文献与文物研究院建设水平，加强"天回医简"等中医药出土文献文物研究与运用，推出《天回医简》等研究成果。实施巴蜀地区"杏林选粹"项目，开展《中医百部经典》整理研究，建立中医药古籍文献数据库。强化川派名老中医药专家学术经验整理、"川帮"老药工传统技艺传承，实施数字化、影像化记录保护。推动一批四川中医药项目纳入国家级、省级非物质文化遗产代表性项目名录予以保护。将中医药文化全面融入基础教育科普体系。推动省中医药博物馆打造成为全国一流博物馆。建成60个省级中医药文化宣传教育基地，创建全国中医药文化宣传教育基地。推动中医药与动漫、餐饮、演艺等有效融合，开发中医药文创产品。打造一批中医药文化特色街区、文化广场、主题公园等沉浸式体验区。2025年，公民中医药健康文化素养水平提高到30%，中医药健康文化知识普及率达98%，信中医、爱中医、用中医的共识更加广泛。加强中医药文化开放交流，将中医药作为四川国际友城合作、川港澳合作周等对外交流平台的重要内容。建立"五侨"部门联合推动中医药"走出去"机制，建设四川省中医药国际交流中心。开展中医药海外惠侨和中医药"健康旅游+国际医疗"行动，建立海外远程惠侨医疗站，推进中医药海外中心高质量发展。提高四川省中医药国际影响力,加强国家中医药服务出口基地建设。

(三)实施特色发展"两大工程"。

8.实施中医药区域协调发展工程。推动全省中医药产业深度融合协调发展,构建"一轴两区两带"中医药产业区域协调发展格局,推动中医药资源优势转化为经济优势。推进成渝地区双城经济圈中医药一体化发展,加强成渝地区双城经济圈道地药材产业高质量发展联盟和川渝共建感染性疾病中西医结合诊治重点实验室建设,大力发展互联网中医医疗,加强中医药文化联合研究阐释。推动与滇、黔、桂、琼等地成立中医医院、重点专科、道地药材、中医药企业、疫病防控等联盟,共享医疗、人才、科研、产业、文化资源,强化乌蒙山中医药传承创新发展联盟建设,推进川琼中医药健康旅游和中医医院联合发展,依托海南自贸港推动中医药贸易发展,建好四川省中医药科学院防城港产业技术分院。深化川港澳中医药合作与交流,加强中医药文化传播交流,开展中医药科技联合攻关,推动川产中药材和产品在港澳注册、销售。

9.实施中医中药协同发展工程。吸纳医院、高校、科研院所、中医药企业、行业学(协)会等,形成上下左右协同作战、产研用管同向发力、中医中药并举的统筹推进机制。加强中药材、中药饮片、医疗机构中药制剂质量安全监管,推动企业落实药品上市许可持有人主体责任,建立中药资源动态监测与信息服务平台,建设质量监测中心和中药第三方检测平台。建立完善符合中药饮片特点的长效监管机制。加强中药(含民族药)标准体系建设,实施川产道地药材全产业链管理规范及质量标准提升示范工程,制定川产道地鲜切药材推荐目录、趁鲜切制加工指导原则,推动系统建立单品种药材种子种苗标准、药材及饮片标准、产地趁鲜加工与炮制一体化技术规范等。加强溯源体系建设,持续推进中药材溯源试点县建设,鼓励建立从田间地头到使用的全程追溯体系。建立中药饮片质量分级评价制度。建立医疗机构使用优质道地药材激励机制。鼓励中药企业、中医医院"定制药园"创新优质药材供给。围绕质量控制、病种管理、绩效考核、职称晋升等内容,建立完善有利于发挥特色优势的内部运行机制。大力研发"川药"健康饮品、化妆品、保健品以及中兽药、中药饲料添加剂等,推动川产中药材及非传统药用部位的综合利用。推进天麻、铁皮石斛、灵芝等食药物质试点工作,推动将更多具有食用习惯的中药材纳入食品安全地方标准管理。推进川药与川茶、川果、川酒等融合发展,培育四川特色的中医药养生大产业。

三、组织保障

(一)强化组织领导。发挥省推进国家中医药综合改革示范区和中医药强省建设工作领导小组作用,建立领导小组会议机制、部门联动协调机制、专家咨询机制、年度目标考评机制,形成多部门、多层次、全方位推动示范区建设工作合力。

（二）强化责任落实。各地各部门（单位）要根据任务制定相关政策措施和实施计划，并优先在具备相应基础和条件的市（州）、县（市、区）先行先试，确保各项部署落到实处、见到实效。

（三）强化评估考核。研究制定示范区建设工作评估考核和信息发布制度，加强动态监测、跟踪分析和对重大工程、重大项目的监督检查。引入第三方评估机制，在示范区建设的不同阶段，组织开展评估分析。

四川省人民政府办公厅
关于印发《四川省人口发展中长期规划》的通知

川办发〔2022〕25号

各市（州）人民政府，省政府各部门、各直属机构，有关单位：

《四川省人口发展中长期规划》已经省政府同意，现印发给你们，请认真组织实施。

四川省人民政府办公厅
2022年2月15日

积极有效应对人口趋势性变化、促进人口长期均衡发展，是全省经济社会发展的基础性、全局性和战略性工程。根据《中共中央国务院关于优化生育政策促进人口长期均衡发展的决定》《国家人口发展规划（2016—2030年）》《四川省国民经济和社会发展第十四个五年规划和二〇三五年远景目标纲要》，编制本规划，规划期至2030年。

第一章 规划背景

我省人口发展形势正在发生深刻变化，人口总量增速放缓，"一老一小"问题日益突出。深刻认识人口变化对经济社会发展带来的风险挑战，对促进人口长期均衡发展具有重大意义。

第一节 人口现状

人口总量平稳增长。2020年末，全省常住人口8367.5万人，总量居全国第5位，较2010年增加325.7万人，年均增长0.4%；户籍人口9081.23万人，我省仍属人口净流出省份。2020年农村转移劳动力省内就业占全省转移就业总量的56.7%、比2010年提高11.55个百分点，人口回流趋势明显。

人口结构明显变化。2020年末，全省65岁及以上人口占比16.93%，居全国第3位，较2010年提高5.98个百分点，人口老龄化程度加深、速度加快。0—14岁人口占比16.1%，居全国第21位，较2010年下降0.87个百分点，处于严重少子化阶段。家庭户均人口规模为2.51人，比2010年减少0.44人，家庭小型化问题日益突出。人口性别比102.19，较2010年下降0.95，性别结构更趋合理。

人口素质持续提升。2020年人均预期寿命达到77.56岁，较2010年提高2.81岁。15岁及以上人口的平均受教育年限达到9.24年，较2010年提高0.89年。16—59岁劳动年龄段人口中具有大学文化程度的人口占比20.73%，较2010年提高11个百分点。

人口分布加快集聚。2020年常住人口城镇化率达到56.73%，较2010年提高16.55个百分点，城镇化进程加快。成都市常住人口达到2093.78万人，较2010年增加581.89万人。7个区域中心城市市辖区常住人口较2010年增加137万人，42个县（市）实现县域和县城常住人口双增长。

2020年四川省人口密度分布图

重点人群保障有力。全省625万农村贫困人口全部脱贫，绝对贫困全面消除。妇女儿童发展纲要全面实施，未成年人保护水平持续提升。老年人、残疾人等群体社会保障体系和公共服务体系逐步健全，困难残疾人生活补贴和重度残疾人护理补贴实现全覆盖。基本实现动态消除零就业家庭，家庭发展能力得到增强。

第二节　趋势挑战

人口增长持续放缓，生育支持政策亟待完善。受生育行为选择变化等因素影响，我省生育水平呈现出持续走低的态势。实施全面二孩政策以来，我省人口出生率于2017年达到峰值后逐年下降，全省总和生育率远低于2.1的世代更替水平。全面实施三孩政策，生育率下降趋势有望得到一定程度缓解，但需要加快建立健全更具包容性的生育支持政策体系，推动生育水平适度提升并稳定在合理区间。

人口老龄化程度加深，社会保障压力不断加大。随着第二次生育高峰出生的"60后"群体进入老龄阶段，老年人口比重将显著提高，预计2030年全省65岁及以上老年人口占比将达到20%左右，其中80岁及以上高龄老年人口将明显增加。老年人口规模增加、占比提高，特别是高龄和失能失智老人群体不断扩大，将大幅增加养老、医疗等公共服务需求，不断加大家庭养老负担和社会保障压力。

劳动年龄人口下降，提高人口素质更加紧迫。全省劳动年龄人口及占比呈下降趋势，16—59岁人口十年间减少119.4万人，下降3.98个百分点，未来劳动力有效供给约束将持续显现，人口数量红利逐步减弱。劳动人口素质对科技创新、产业升级关键支撑作用更加突出，推动人口数量红利向人口质量红利转变更加迫切。

人口流动更加活跃，区域人口集疏分化日益加剧。全省呈现出农村人口向城镇持续转移、小城镇人口向大中城市加速转移的态势，人口流动更加频繁，空间分化趋势更加明显。成都都市圈、区域中心城市和部分县城将成为人口转移的主要承载地，资源环境压力明显增大。部分县城和农村地区一般乡镇人口外流将更加严重，发展动能受到影响。人口过度集中和局部塌陷现象并存，对区域空间规划、重大生产力布局和公共资源配置提出了更高要求。

综合研判，我省人口大省的现状不会改变，但人口发展将进入关键转折期，人口达峰时间可能提前。实现适度生育水平、积极应对人口老龄化、大幅提升劳动力素质，已成为我省促进人口长期均衡发展和推动经济社会高质量发展的关键所在。

第二章　总体要求

把握我省人口发展变化重大趋势，加强系统研究、整体谋划和统筹设计，充分发挥人口规模优势，有效应对人口结构性风险挑战，努力建设人口均衡型社会。

第一节　指导思想

坚持以习近平新时代中国特色社会主义思想为指导，立足新发展阶段，完整、准确、全面贯彻新发展理念，积极融入和服务新发展格局，科学把握人口发展规律和变化趋势，深入贯彻落实积极应对人口老龄化国家战略，充分释放三孩生育政策效应，坚持人口与发展综合决策，保持人口总量势能，提升人口素质，优化人口空间分布，推进人口治理能力现代化，促进人口长期均衡发展，推动人口与经济社会、资源环境协调可持续发展，促进人的全面发展和共同富裕取得实质性进展，为全面建设社会主义现代化四川提供坚实基础和持久动力。

第二节 基本原则

促进人的全面发展。坚持以人民为中心的发展思想，建立健全面向全人群、覆盖全生命周期的人口政策和服务体系，提高人口的科学文化和身心健康素质，不断提升人的全面发展能力，促进改革发展成果共建共享，在经济社会高质量发展中增进人民福祉。

推进人口长期均衡发展。把人口发展战略纳入现代化建设全局整体谋划，健全人口与发展综合决策机制，统筹考虑人口数量、素质、结构、分布等，配套完善人口发展政策措施，提早防范和综合应对人口系统性风险，平缓人口总量变动态势，切实保障人口安全。

推动人口红利向人才红利转变。大力推进科教兴川和人才强省战略，有效激发各年龄段人口潜能，充分发挥人口能动作用，优化引才、聚才、留才环境，保持人口发展活力，全面提升人口素质，加快形成人才竞争比较优势，更大程度释放人口质量红利。

实现人口与资源环境相协调。准确把握人口发展与经济社会、资源环境等外部要素间的相互关系，依据主体功能区定位实行差别化人口政策，促进人口分布与经济布局、资源环境承载能力动态适应，引导人口向重点开发区域适度集聚，推动形成绿色发展方式和生活方式。

第三节 发展目标

到2030年，三孩生育政策效应充分释放，生育水平保持稳定并适度提高，人口结构与空间分布更趋合理，家庭发展能力明显增强，全龄友好型社会初步建成，人的全面发展取得显著成就，人口自身均衡发展态势基本形成。

人口总量。总和生育率逐步提升并稳定在适度水平，常住人口规模保持适度稳定增长。到2030年，总和生育率力争达到1.6左右，常住人口达到8470万人左右。

人口结构。出生人口性别实现自然平衡，性别结构持续改善。劳动年龄人口占比保持在合理区间，劳动力资源保持有效供给。家庭小型化问题得到有效缓解。到2030年，16—59岁人口占比稳定在60%左右。

人口素质。人口健康水平大幅提升，人口受教育程度稳步提高，公民文明素养显著增强。到2030年，人均预期寿命提高到79岁，劳动年龄人口平均受教育年限达到11年，技术技能人才总量达到1500万人。

人口分布。人口流动合理有序，人口分布与区域发展水平、产业集聚程度更加协调，都市圈、区域中心城市、县城和中心镇人口集聚更加明显。到2030年，常住人口城镇化率达到66%左右。

重点人群。城乡居民社会保障体系更加完善，老年人、妇女、儿童、残疾人、低收入人口等群体基本权益得到有效保障，就业创业支持体系更加健全，人民生活水平持续提高。

专栏1　主要发展指标

类别	主要指标	单位	2020年	2025年	2030年	属性
人口总量	常住人口	万人	8367.5	8430	8470	预期性
	总和生育率	—	—	1.6	1.6	预期性
人口结构	出生人口性别比		108.14	107	106	预期性
人口素质	人均预期寿命	岁	77.56	78.2	79	预期性
	16—59岁劳动年龄人口平均受教育年限	年	10.16	10.51	11	预期性
人口分布	常住人口城镇化率	%	56.73	60	66	预期性
社会保障	基本养老保险参保率	%	91.5	95	应保尽保	约束性
	基本医疗保险参保率	%	95	95	应保尽保	约束性

第三章　推动实现适度生育水平

完善家庭发展支持政策，健全生育服务体系，统筹考虑婚嫁、生育、养育、教育，释放生育潜能，引导生育水平提升并稳定在适度区间，促进人口自身均衡发展。

第一节　实施国家生育政策

落实三孩生育政策。坚持计划生育基本国策，贯彻《四川省人口与计划生育条例》，取消限制生育的不合理规定。全面落实三孩生育政策，完善生育服务管理，鼓励适龄婚育、优生优育。积极推进落实各民族平等的计划生育政策，促进同区域内不同民族的均衡发展。建立健全生育水平监测评估机制，加强应对政策措施储备。建立健全计划生育特殊家庭全方位帮扶保障制度，保障计划生育家庭合法权益。

完善生育支持措施。全面梳理国内外生育支持政策措施，研究制定具有四川特色的生育支持政策清单，减轻育儿家庭负担，提高家庭生育意愿。严格落实产假、哺乳假、陪产假、育儿假等制度，提高生育保险和职工基本医疗保险合并实施质效，保障生育保险待遇，减少生育医疗费用支出。探索建立托育服务消费券制度，落实支持婴幼儿照护相关税收政策。根据养育未成年子女负担情况实施差异化租赁和购买房屋的优惠政策。鼓励用人单位制定有利于职工平衡工作和家庭关系的措施，依法协商确定有利于照顾婴幼儿的灵活休假和弹性工作方式，建立健全产假、哺乳假等假期用工分担机制。

构建生育友好社会环境。合理规划配置妇幼健康、婴幼儿托育、儿童照料、学前教育等公共服务资源,满足新增生育服务需求。支持社会力量举办非营利性妇女儿童医院、普惠性托育机构和幼儿园等服务机构。推动城市公共设施适儿化改造,在大型公共场所、公共交通工具、旅游景区景点等设置母婴室或婴儿护理台。加强适龄婚育群体婚育辅导,引导树立文明、健康、理性的婚育观念,破除高价彩礼等陋习。推进新型家庭文化建设,开展幸福家庭创建活动。

第二节 提高优生优育服务水平

保障孕产妇和儿童健康。实施母婴安全行动提升计划,严格落实妊娠风险筛查与评估、高危孕产妇专案管理、危急重症救治、孕产妇死亡个案报告、约谈通报等母婴安全五项制度。实施妇幼健康保障工程,加强省市县三级妇幼保健机构、综合医院妇产科、儿科服务体系建设,大力提升妇幼保健机构、儿童保健门诊等标准化、规范化建设水平,积极开展孕产期保健、妇女保健、儿童保健等妇幼保健特色专科及亚专科建设。实施健康儿童提升行动,规划建设省儿童医学中心,加强对儿童青少年视力不良、贫血或肥胖等营养不均衡、龋齿、心理行为发育异常等风险因素和疾病的筛查、诊断、干预。继续实施重点地区儿童营养改善等项目。

加强出生缺陷综合防治。健全出生缺陷防治网络,落实出生缺陷三级预防措施,加强出生缺陷患儿基本医疗和康复救助。推进优生优育全程服务,全方位提供孕前检查、住院分娩、母婴保健、儿童预防接种等优质服务,提高流动孕产妇跨地区保健服务水平。加强危重孕产妇和新生儿救治保障能力建设,健全危重救治会诊、转诊等机制。落实免费基本避孕服务。

规范人类辅助生殖技术应用。严格人类辅助生殖技术审批和校验,建设供需平衡、布局合理的人类辅助生殖技术服务体系。开展孕育能力提升专项攻关,提升不孕不育诊治服务专业化水平,加强人类辅助生殖技术服务全过程监管。普及生育力保护宣传。鼓励推广辅助生殖技术服务商业健康保险。

专栏2 妇幼健康保障工程

基本妇幼健康服务保障工程。免费为孕产妇规范提供孕早期健康管理、产后访视和健康指导等服务。免费提供基本避孕药具和免费实施基本避孕手术。符合条件的生育保险参保人员可按规定享受相应的生育津贴和生育医疗费用待遇。对适龄儿童按国家免疫规划疫苗免疫程序进行常规接种。为辖区内的常住0—6岁儿童提供免费健康管理。

> 妇幼健康服务能力提升工程。规划建设省儿童医学中心（省儿童医院），加快推进四川大学华西第二医院锦江院区二期、省妇幼保健院天府院区建设，推进市、县级妇幼保健机构达标建设。到2025年建成80个省级儿童早期发展优质服务基地，省级妇幼健康领域重点学科（专科、实验室）甲、乙级各达100个，妇幼保健特色专科达50个，扩容人类辅助生殖技术服务机构至36个。
>
> 出生缺陷综合防治工程。加强产前筛查（诊断）能力建设，补齐新生儿听力筛查机构服务能力短板，实施免费婚检、免费孕前检查、增补叶酸、地中海贫血防控、新生儿疾病筛查等项目，每年惠及至少200万名群众。到2025年，原则上每个市（州）至少有1家产前诊断机构，每个县（市、区）至少有1家产前筛查机构，培训2500名具备产前诊断（筛查）资质的专业人员。

第三节 健全普惠托育服务体系

加快托育服务设施建设。依托社区、幼儿园、妇幼保健机构等，新建、改扩建一批嵌入式、分布式、连锁化、专业化的托育服务设施。鼓励国有企业等主体积极参与各级政府推动的普惠托育服务体系建设，支持工业（产业）园区利用自有土地或设施新建、改扩建托育服务设施。加强社区托幼服务设施建设，完善社区婴幼儿照护设施和活动场所。

增加普惠托育多元供给。大力提升公办机构普惠托育服务质量，支持采取公建民营、购买服务等方式运营。鼓励有条件的用人单位为职工提供托育服务。促进家庭托育点规范健康发展，拓展家政企业育儿服务，支持有条件的幼儿园开设托班招收2至3岁幼儿。完善隔代照料、家庭互助等照护模式，探索发展家庭育儿共享平台、互联网直播互动式家庭育儿服务等智慧托育新业态。积极创建全国婴幼儿照护服务示范城市。

促进托育服务健康发展。建立健全婴幼儿照护服务机构登记备案、信息公示和服务质量评估制度，建立机构关停等特殊情况应急处置机制。加强婴幼儿照护服务机构监督检查、动态管理，运用信息化手段对机构的服务行为进行全程监管，畅通投诉举报渠道。依法逐步实行从业人员职业资格准入制度，加强婴幼儿照护人员职业技能培训，加快培养婴幼儿照护专业人才队伍。大力提升托育服务、母婴用品、乳粉奶业、儿童动画等质量水平，促进连锁化经营、集团化发展，培育行业四川品牌。

专栏3　普惠托育服务扩容行动

> 支持社会力量发展普惠托育专项行动。建设婴幼儿照护服务设施，到2025年，实现每个县（市、区）至少建有1个婴幼儿照护指导中心或普惠托育中心，50%以上的街道建有普惠托育机构。到2030年，形成基本完善的多层次、多样化普惠托育服务体系。
>
> 婴幼儿照护服务示范建设行动。积极创建全国婴幼儿照护服务示范城市。到2025年，建设20个省级优质服务县（市、区）和50个优质服务机构。到2030年，优质服务机构达到100个以上。

第四章　全面提高人口素质

综合应对劳动年龄人口总量下降和结构老化趋势，大力提升劳动力质量，拓展人才资源空间，挖掘劳动力供给潜能，为高质量发展和现代化建设提供有效人力资本支撑。

第一节　增进全民健康素质

开展全民健身运动。全面落实全民健身国家战略，完善全民健身服务体系，培育壮大社会体育指导员队伍，积极开展全民健身赛事活动。扩大公共体育场地设施多元化供给，打造城市社区15分钟健身圈，完善农村全民健身设施。推动公共体育场馆向社会免费或低收费开放，鼓励有条件的学校体育场地设施向社会开放，更好满足群众运动健身需求。

加强人口健康管理。全面普及健康知识，提高居民自我健康管理能力和健康素养。全方位干预健康影响因素，开展合理膳食、烟酒控制、心理健康、环境质量、卫生应急等重点领域健康促进行动。有效防治心脑血管疾病、癌症、慢性呼吸系统疾病、糖尿病、精神疾病等重大慢性非传染性疾病，加强地方病、传染病等预防控制。提高重点人群健康管理水平。积极开展全科医生家庭签约服务，满足群众基本健康需求。拓展体检机构健康管理功能，提供高端健康管理服务。发挥中医药在慢病管理、体能恢复等领域独特优势，强化中医治未病主导作用。

提升全民医疗保障水平。以人口分布为导向，优化医疗资源区域布局。逐步扩大基本医疗卫生服务范围，实现常住人口全覆盖。大力发展医疗联合体、医院集团，推进紧密型县域医共体试点，促进优质医疗服务覆盖更多人群。完善多层次医疗保障体系，加强基本医疗保险、大病保险、医疗救助三重保障功能，切实减轻群众就医负担。推动实施基本医疗保险省级统筹，促进医疗保障区域人口均衡。

专栏4　全民健康素质提升工程

全民健身工程。到2025年，支持建设乡镇（街道）及社区全民健身中心、多功能运动场、体育公园、健身步道等场地设施2200个，持续推动200个左右大中小型公共体育场馆免费或低收费开放服务。到2030年，全民健身理念深入人心，群众体质明显增强。

疾病预防控制工程。加快建设省公共卫生综合临床中心、省重大疫情中医药救治基地和成都、泸州、南充、达州、雅安、凉山等6个区域重大疫情防控救治基地，全面完成市、县级疾控中心达标建设，提升基层医疗卫生机构疾病防控能力。

医疗服务能力提升工程。加快建设国家医学中心和国家区域医疗中心，规划建设一批省级医学中心和区域医疗中心，加强县级医院达标建设和县域医疗次中心建设，筑牢乡镇卫生院、社区卫生服务中心等基层医疗卫生服务网底。

第二节　提高人口受教育水平

提升适龄人口基础教育质量。完善基础教育体系，促进基本公共教育服务均等化。提高普惠性幼儿园覆盖率，适当延长在园时长或提供托管服务。推动义务教育优质均衡发展，改善义务教育薄弱学校基本办学条件，推进城镇优质师资向农村地区延伸服务，大力发展远程教育，有效解决"择校热""大班额"问题。改进校内教学质量和教育评价，全面落实义务教育"双减"政策，广泛开展课后文体活动、社会实践项目和托管服务，严格规范校外培训。

扩大技术技能人才供给。深化职普融通、产教融合、校企合作，完善以培养技术技能型人才为导向的职业教育体系。大力实施技能人才成长促进计划，加强"订单式"、定制式人才培养。推进中高职教育有效衔接，拓宽技术技能人才培养渠道。开展本科层次职业教育人才培养改革试点，规范长学制培育高层次技术技能人才。创新专业学位研究生培养模式。完善职务职级晋升政策，建立职业技能等级与职称评定贯通机制。

加强高层次人才创新能力培养。实施高等教育高质量发展行动，加快建设世界一流大学、一流学科，提升高层次人才培养能力。深化研究生教育改革创新，推动研究生招生选拔、课程体系、评价制度、管理模式等改革，提升研究生教育质量。改革高等教育培养方式，探索推行创新型教育方式方法，突出培养科学精神、创造性思维和创新能力。促进高等院校与科研院所开展人才培养深度合作，在课题研究、试验平台、攻坚团队等方面为创新型人才培养提供更广阔空间。组建体系化任务型创新联合体，支持高等院校与大企业大集团联合培养研究生。

促进全民终身教育。充分整合学校教育机构、网络教育机构、社区教育机构、职业培训机构等教育资源，多渠道扩大终身教育资源，更好满足不同群体、不同阶段多元化学习需求。建立统一的高等学历继续教育制度，开发非学历继续教育项目。完善终身教育学习成果转化和论证制度，制定学习成果认证标准，促进不同类型学习成果互认衔接。健全老年教育体系，优先发展社区老年教育。丰富数字教育资源供给方式，构建泛在互联、开放融通的社会化学习环境。

专栏5　人口受教育水平提升工程

基础教育强化工程。到2025年，学前教育普及普惠"50、80"目标持续巩固，建设1000所公办幼儿园，增加公办幼儿学位约30万个。推进新增人口集中地区城镇义务教育学校和寄宿制学校建设，新建、改扩建校舍1000万平方米。支持普通高中学校改扩建校舍100万平方米，按国家和省定标准配置好专用教室、图书、体育场馆、教学仪器设备设施。到2030年，义务教育优质均衡发展基本实现县级全覆盖，基础教育现代化水平明显提高。

职业教育发展工程。到2025年，打造100所中职名校（含技工学校）、200个名专业、100个名实训基地，培育打造15个示范性职业教育集团（联盟），建设50个省级"产教融合示范项目"。到2030年，产教融合深度推进，应用型人才培养体系不断健全。

高等教育内涵发展计划。到2025年，支持4所省属国家"双一流"高校建设。到2030年，全省高等院校创新研究和成果转化能力显著增强。

老年大学建设提升工程。到2025年，每个县（市、区）至少建有1所本级老年中心校。到2030年，全面建成城乡一体的县乡村三级老年教育办学网络。

第三节　增强劳动力技能素质

提高劳动力就业创业能力。促进劳动者人力资本积累，完善以就业技能、岗位技能提升和创业为主的培训体系，持续提升企业职工劳动技能和工作效能。全面推行企业新型学徒制，广泛开展定向、定岗培训，增强劳动者技能与用工岗位适配性。加大农业从业人员培训力度，培养高素质现代农业生产经营者队伍，大力提升新生代农民工职业技能，促进农村劳动力转型。健全创业培训、创业实践、咨询指导、跟踪帮扶等一体化创业培训体系，大力培育重点领域创业带头人，鼓励引导大学生、退役军人等重点群体开展创业，完善农民工返乡创业政策支持体系。

有效利用国际国内人才资源。完善国际国内人才引进政策，实施"天府峨眉计划""天府高端引智计划"等重大人才工程，面向战略性新兴产业、基础性前沿科技研究，引进一批战略科学家、科技领军人才和创新团队、青年科技人才。拓展引才用才渠道，探索"人才+项目"的国际人才合作交流模式，推行"领军人才+创新团队"引进方式，促进人才与项目深度融合。鼓励企业集团、高等学校、科研院所设立海外研究机构，培养使用海内外人才。推行"天府学者"特聘专家等柔性引才机制，开展人才培养省际合作，跨区域更大范围集聚高层次人才。

积极开发老龄人力资源。有效拓展与老龄人口身体素质、文化技能相匹配的再就业岗位，鼓励延长专业技术领域老龄人才工作年限，完善知识型、技能型、创新型老龄人才自主就业创业政策环境，扩大老龄人口劳动参与率。鼓励支持老龄企业家、党政干部、专家学者、技能人才等返乡下乡，在农村实现并带动就业创业。引导老龄人口参与和举办养老托幼、社区管理、集体经济、生态养护等项目。依法保障老龄人口合法收入、劳动安全、身心健康等再就业权益。培育壮大老年志愿服务队伍，打造老年志愿服务品牌。

专栏6　劳动力技能提升工程

职业技能培训基础能力提升工程。对参加培训并符合条件的城乡各类劳动者按规定给予职业培训补贴、职业技能鉴定补贴和生活费补贴。到2025年，建设国家级、省级高技能人才培训基地和技能大师工作室100个、公共实训基地15个，实现每名劳动者均能享有技能培训服务。到2030年，职业技能培训机制更加健全，职业技能培训专业化水平进一步提升。

就业创业能力提升工程。到2025年，力争打造20个国家级、50个省级就业见习基地，支持建设一批国家级双创示范基地、省级双创示范基地、省级创业孵化基地。到2030年，就业创业公共服务平台专业化、市场化功能有效拓展，就业创业服务能力明显增强。

第四节　提升社会文明程度

常态化开展理想信念教育。深入开展习近平新时代中国特色社会主义思想学习教育，践行社会主义核心价值观，铸牢中华民族共同体意识，加强爱国主义、集体主义、社会主义教育。推进理想信念教育常态化制度化，加强党史、新中国史、改革开放史、社会主义发展史教育，强化社会主义核心价值观教育引导、实践养成和制度保障。加强未成年人思想道德建设和大学生思想政治教育，引导青少年形成正确人生观、价值观和世界观。

提升居民文明素养。深入实施公民道德建设工程，推进社会公德、职业道德、家庭美德和个人品德建设。加强时代楷模、道德模范、"最美人物"等先进典型选树宣传和礼遇帮扶。广泛开展"孝善和俭"道德传扬等活动，加强家庭、家教、家风建设,深化群众性精神文明创建活动。开展移风易俗教育实践活动,提倡艰苦奋斗、勤俭节约、诚实守信,遏制陈规陋习,维护社会公序良俗。分层分类开展法治宣传教育,提升公民法治素养。增强公民生态环保意识。

增强公众科学文化素质。提倡科学精神,普及科学知识,抵制迷信和腐朽落后文化。实施全民科学素质提升计划,完善科普平台建设,有效利用微博、微信、短视频等新媒体创新科普方式,积极开展科技活动周、科普活动月、文化科技卫生"三下乡"等科普活动,扩大公众科普覆盖面。广泛开展"书香天府·全民阅读""万人赏月诵中秋""天府院坝全民音乐节"等群众性文化活动,积极引导公众更多走进图书馆、博物馆、美术馆、科技馆等公益性文化场所。

第五章　积极应对人口老龄化

加快构建居家社区机构相协调、医养康养相结合的养老服务体系,提升老年健康服务能力,强化适老产品供给和科技支撑,加快构建养老、敬老、孝老的政策体系和社会环境。

第一节　扩大养老服务多元供给

增加普惠型养老服务。建立基本养老服务清单制度,对健康、失能、经济困难等不同老年人群体,分类提供养老保障、生活照料、康复照护、社会救助等适宜服务。全面增强基本养老保险保障能力,持续扩大职工养老保险、城乡居民基本养老保险、基本医疗保险覆盖面,完善职工基本养老保险待遇水平调整机制,逐步提高城乡居民基础养老金标准。建立健全家庭养老支持政策,完善对失能老人从专业机构到社区、家庭的长期照护服务模式,开展失能老年人家庭成员照护培训,探索建立家庭喘息服务机制,鼓励开展社区互助养老。完善居家社区养老融合发展机制,加快建设分布式、多功能、专业化的社区养老服务设施,建设家庭照护床位,实施老年人居家和社区适老化改造工程,形成居家社区15分钟养老服务圈。片区化集约化规划布局农村养老服务设施,依托中心镇、重点镇发展农村养老机构联合体,健全农村留守老年人救助保护机制,完善农村养老三级服务网络,鼓励发展农村互助式养老。完善老年人助餐服务体系,加强农村老年餐桌建设。推动培训疗养资源转型发展养老服务。完善经济困难的高龄、失能等特定老龄人群津补贴政策,逐步提高老龄人口社会福利水平。建立健全长期照护服务项目、标准、质量评价等行业规范,深化长期护理保险制度试点,促进老龄人口长期照护服务制度化。

发展社会化养老服务。深化公办养老机构改革,鼓励引入企业或社会服务机构承包经营、委托运营、联合经营。引导社会力量重点建设普惠型养老机构,适度建设面向中高收入家庭的养老机构。引导和支持社会养老服务机构发挥专业优势，向社区和家庭延伸服务范围，提供生活照料、康复护理、安宁疗护一体化的健康养老服务。发展智慧养老服务，推进养老服务机构智能化改造，依托互联网企业开展订单式养老服务，支持优质养老机构平台化发展。建立服务质量标准和评价体系，支持社会养老服务机构专业化、连锁化、品牌化发展。促进养老服务业与健康、体育、文化、旅游、家政、培训等产业融合发展，拓展健康养老、养生旅游、文娱活动等多元服务。鼓励社会资本探索融合业态、创新经营模式，丰富适老型金融产品，探索发展城市养老综合体，有效满足多层次、多样化养老服务需求。加强养老服务从业人员职业技能培训，探索建立养老护理员岗位补贴、从业年限补贴制度。

第二节　优化老年健康服务

普及老年健康生活方式。依托医疗卫生机构、老龄服务机构，开展疾病预防、伤害预防、残疾预防、心理健康、康复护理、生命教育和中医养生保健等宣传，普及老年健康科普知识。推进老年大学和老年教育机构将健康教育纳入课程体系和教学内容。依托社区服务中心、基层老龄协会、老年大学等机构，促进老年人积极参与社会活动，加强老年人健康生活指导。

增强老年健康服务能力。规划建设一批老年医院，支持部分二级医院转型为老年医院、康复医院、护理院等接续性医疗机构，建立医疗、康复、护理双向转诊机制。推动二级及以上综合性医疗机构开设老年医学科，提高基层医疗卫生机构的康复、护理床位占比。发展中医药特色康复服务，促进中医药资源进入社区和居民家庭。加强老年人健康管理，开展老年人慢性病综合防治，完善老年人心理健康与精神疾病早期预防及干预机制，在基层医疗机构开展老年心理健康体检和筛查评估。支持基层医疗机构为居家老人提供家庭病床和上门巡诊服务。

健全医养结合发展机制。推进医养结合示范省建设，发展医养结合服务。鼓励医疗卫生机构为养老机构老年人提供签约医疗服务。支持有条件的基层医疗卫生机构建设医养结合服务中心，引导一批二级及以下医疗机构转型为医养结合机构，利用闲置资源改建医养结合机构，提供康复、护理和医养结合服务。支持养老机构配备医务室、护理站等，提升失能老年人照护能力。推动乡镇、社区养老服务设施和医疗卫生设施同址或邻近设置。鼓励执业医师到养老机构设置的医疗机构多机构执业，支持中医医师在养老机构提供中医保健咨询和康复调理等服务。

第三节　丰富适老产品供给

加强老年生活用品开发。促进涉老食品、药品、保健品行业规范发展，支持相关中药产品研发生产，保障产品品质和健康促进作用。鼓励开发老年特色生活用品，培育老年产品研发生产基地，支持老年用品制造业创新发展，采用新技术、新工艺、新材料和新装备，促进涉老产品升级换代，满足老年人个性化需求。发展智能语音、陪护助手等新型适老智能家居产品，优化提升智能居家环境。培育发展老年用品专业市场，鼓励企业设立老年用品专柜和体验店。

发展老年功能代偿产品。重点研究开发老年人护理照料、生活辅助、功能代偿增进等老年辅助科技产品。推动发展血糖仪、助听器、呼吸机等家庭医疗器械，服务高龄、患病老年人家庭照料和护理需要。做大做强康复辅助器具产业园区，鼓励养老机构配备康复治疗、运动训练等康复辅助器具，满足术后技能恢复或失能老年人的康复训练需求。开发为失能老年人提供助行、助浴、助餐的特制食器、淋浴器、便池等辅助产品，促进家庭和养老机构普遍配备。

创新开发智慧健康产品。发展健康管理类可穿戴设备、便携式健康监测设备、自助式健康检测设备等健康监测产品，开发智能检测、看护设备，研发生产残障辅助、家务、情感陪护、娱乐休闲、安防监控等智能服务型机器人产品。加强人体机能增强技术研发应用，加快研制外骨骼机器人、仿生假肢、虚拟现实康复训练设备、失智症康复照护设备等智能康复辅助器具，增强适老辅助性治疗康复能力。提高适老医疗器械智能化水平。

第四节　建设老年友好型社会

推进公共设施适老化改造。结合城镇老旧小区改造，重点在单元门、坡道、扶手等公共区域建筑节点进行无障碍改造，有条件的加装电梯或爬楼代步器等，拆除路面障碍物、平整路面，加强无障碍设施建设与维护，满足老年人安全通行需求。加强农村人居环境适老化改造，为农村老年人提供方便安全的出行和居家生活环境。在公共活动场所，完善更新带有安全扶手靠背的公共休息座椅，增设独立无障碍卫生间，设置自主康复区或健康步道场所。推动医疗、社保、金融、邮政、交通等公共服务场所设置必要的线下办事窗口。提高数字化终端老年人易用性，帮助老年人解决运用智能技术困难。

丰富老年人精神文化生活。引导支持公共场馆和社会组织开展适合老年人特点及需求的文体活动，为老年人提供优先优惠服务。改善老年人文化活动场所服务条件，建立健全与老年人需求有效对接的公共文化服务供给机制。鼓励文化娱乐企业提供满足老年人需求的服务和产品。支持社区举办针对老年人的知识讲座、益智健身、歌咏舞蹈、书画展览等多种形式文体活动。

加强老年人社会优待。完善老年人社会优待制度体系，普遍推行老年人优待政策，推进非户籍常住老年人与本地户籍老年人同等享受社会优待。落实老年人医疗服务优待政策，为老年人提供就医便利服务。鼓励旅游景区全时段对老年人提供免费或优惠待遇。在市政公共服务领域为老年人提供优先便利服务。将城市公共交通老年人优惠政策向公路、铁路、水路和航空客运逐步推行。推广老年人凭身份证等有效证件享受各项优待政策。

健全老年人权益保障机制。深入推进人口老龄化国情省情教育，普及老年人权益保障法，完善老年人权益保障相关地方性法规和政府规章。广泛开展"敬老月"系列活动，督促家庭成员承担赡养责任，将赡养父母行为纳入个人社会诚信记录。提高老年人对非法集资、电信诈骗等违法行为的识别和防范能力，依法严厉打击侵害老年人人身财产安全的违法犯罪行为。完善老年人法律服务和法律援助制度，逐步扩大法律援助事项范围，降低法律援助门槛。

专栏7　积极应对人口老龄化工程

> 养老服务提质增效工程。到2025年，实现100%的养老机构达到《养老机构服务质量基本规范》国家标准，力争所有街道和有条件的乡（镇）至少建有1个社区养老服务综合体，每个县（市、区）至少建有1个智慧养老院或智慧养老社区、1所县级特困人员供养服务设施。到2030年，乡镇（街道）范围具备综合功能的养老服务机构覆盖率达到100%，养老机构护理型床位占比达到65%以上。
>
> 老年健康服务能力提升工程。建设省老年医学中心二期、省老年医院。到2025年，新建或改建30家康复医院和50家护理院。到2030年，慢性病危险因素逐步得到有效控制，基本实现老年人群全生命周期健康管理。
>
> 老年友好型社区建设工程。对老旧住宅、公共场所等实施适老化改造，到2025年全省建成250个示范性城乡老年友好型社区，到2030年老年友好型社区覆盖率达到50%以上。

第六章　促进重点人群共享发展

关注重点人群权益保护和发展权利，提高帮扶政策的覆盖面和有效性，加快构建解难题、增福祉、强基础、利长远的制度框架体系，创造条件让重点人群共享发展成果。

第一节　促进妇女全面发展

坚持男女平等基本国策，全面实施妇女发展纲要，依法保障妇女合法权益。加强出生人口性别比综合治理，加大打击非医学需要的胎儿性别鉴定和选择性别的人工终止妊娠行为力度，深入开展关爱女孩行动，促进女童健康成长，建立健全有利于女孩家庭发展的帮扶支持政策体系，营造尊重女性、保护女童的社会氛围。健全保障妇女身心健康的制度机制和服务体系，完善宫颈癌、乳腺癌等疾病综合防治体系和救治政策。保障女性平等接受教育的权利和机会，加大女性科技人才培养力度，持续提高妇女技能素质。消除就业性别歧视，规范机关、企事业等用人单位招录、招聘行为，促进妇女平等参与经济社会建设、共享经济社会发展成果。加大培养选拔女干部工作力度，推动妇女积极参与国家和社会事务决策和管理。发挥妇女在家庭生活中的独特作用，防止和预防家庭暴力，促进形成社会主义家庭文明新风尚。

第二节 提升未成年人关爱服务水平

坚持儿童优先原则，全面实施儿童发展纲要，健全保障未成年人生存权、发展权、受保护权、参与权的地方性法规和政策。加强儿童早期综合发展指导服务。发展适度普惠型儿童福利制度。统筹推进农村留守儿童关爱和困境儿童保障工作，提高孤儿和困境儿童兜底保障水平。完善儿童收养制度，加强对流浪未成年人的救助保护。实施"童伴计划"等儿童关爱服务项目，加大政府购买儿童关爱服务力度，培育引导社会组织参与儿童工作。健全保障儿童身心健康的制度机制和服务体系，加强儿童健康干预和儿科诊疗能力建设，改善困难儿童营养状况。健全未成年人关爱服务体系，完善监测预防、强制报告、应急处置、评估帮扶、监护干预"五位一体"未成年人保护机制。落实学校主体责任，加强未成年人在校期间合法权益保护。全面落实省中长期青年发展规划，健全青年发展政策体系、工作体系、保障体系，建设省级青少年校外活动综合阵地。深入开展全国活力发展城市、儿童友好城市创建活动。

第三节 保障残疾人合法权益

完善残疾人社会保障制度和服务体系，保障残疾人生命健康权、生存权、发展权。全面落实困难残疾人生活补贴和重度残疾人护理补贴制度，建立与经济社会发展相适应的补贴标准动态调整机制。健全残疾人托养照护和康复服务体系，实施残疾人精准康复服务行动，大力开展社区康复。加强精神卫生机构建设，推进精神障碍社区康复服务。健全残疾人教育体系，为家庭经济困难的残疾学生提供15年免费教育，落实从学前到研究生教育全覆盖的资助政策。完善特殊教育体系，提高特殊教育质量。依法落实促进残疾人就业政策，对有就业意愿的残疾人按规定提供免费职业技能培训和就业创业服务。发展残疾人文体事业，推动公共文化体育场所免费或低收费向残疾人开放。加强残疾人友好环境建设，完善城乡无障碍设施，推动信息无障碍发布。发展残疾人慈善事业和服务产业，培育发展助残社会组织，推进政府购买残疾人服务。

第四节 开展低收入人口常态化帮扶

保持脱贫人口帮扶政策总体稳定，促进巩固脱贫攻坚成果与乡村振兴有效衔接。完善城乡低收入人口认定办法，健全城乡低收入人口定期核查、动态监测和调整机制。加强基本生活救助，完善最低生活保障制度，健全特困人员供养机制。完善专项社会救助，巩固提升低收入人口义务教育、基本医疗、基本住房等保障水平。坚持开发式帮扶，加强职业技能培训，支持安排到公益性岗位就业，动态消除零就业家庭，提高其自我发展和增收致富能力。对丧失劳动能力且无法通过产业就业获得稳定收入的人口，及时给予专项救助、临时救助，实现精准识别、应救尽救。积极发展服务类社会救助，鼓励通过政府购买服务为特殊困难群众提供访视、照料服务等。支持引导志愿服务组织、社会爱心人士开展扶贫济困志愿服务。

专栏8　重点人群保障工程

> 未成年人关爱保护工程。为孤儿、艾滋病病毒感染儿童、事实无人抚养儿童发放基本生活补贴。为困境儿童按规定提供基本生活保障、基本医疗保障、教育保障，为符合条件的残疾困境儿童提供康复救助等福利服务。指导农村留守儿童家庭落实主体监护责任，提供家庭监护指导、心理关爱、行为矫治等服务。建设一批区域性儿童福利设施、市县两级未成年人救助保护中心、乡镇（街道）未成年人保护站、村（社区）儿童之家。
>
> 残疾人康复托养工程。到2025年，实现各市（州）至少建有1所专业化残疾人康复或托养设施，有条件的县（市、区）残疾人康复、托养和综合服务设施"三者有其二"，保障已建成的残疾人服务设施健康运行。到2030年，残疾人专业化康复和托养服务实现县级全覆盖。

第七章 优化人口空间布局

深入推进以人为核心的新型城镇化，促进人口分布与我省区域发展战略相适应，引导人口有序流动和合理分布，促进人口与资源环境协调共生。

第一节 推进人口城镇化

促进农业转移人口市民化。深化户籍制度改革，试行以经常居住地登记户口制度，有序引导人口落户，在具备条件的区域探索实行户籍准入年限同城化累计互认。提高城市居住证发证量和含金量，推动未落户常住人口与户籍人口享有同等城镇基本公共服务。健全随迁子女入学入园政策，推动城乡居民养老保险与城镇社保体系之间无障碍转移。推动农业转移人口享有与城镇居民相同的基本住房保障服务，支持人口净流入的大城市和省政府确定的城市多渠道筹集保障性租赁住房房源，稳妥发展共有产权住房。完善财政转移支付与农业转移人口市民化挂钩机制，健全城镇化"人地挂钩"政策，优先支持吸纳农业转移人口数量多的城镇建设。

引导人口适度集中集聚。遵循人口流动和集聚规律性特征，引导人口向都市圈、区域中心城市和县城有序转移、适度集聚。合理调控成都中心城区人口规模，完善中心城区积分落户和条件落户政策，推动以产业升级调整人口存量、以功能疏解调控人口增量。完善成都郊区新城配套功能，提升公共服务水平，营造宜居环境，引导人口向郊区小城市、县城、重点镇合理分布。加快成德眉资同城化发展，推动德阳、眉山、资阳有效承接成都功能疏解、产业转移和优质公共服务资源辐射，增强都市圈人口吸纳能力。提升区域中心城市和重要节点城市发展能级、功能品质，培育发展城区常住人口100万人以上大城市和50万人以上中等城市，提高人口集聚度。统筹产业发展、人口规模和就业需求，推动县城补短板强弱项，提升小城市、县城、重点镇综合承载力和服务配套功能，支持有条件的镇建设县域副中心，促进人口向县城和县域副中心集聚。

第二节 促进农村人口安居乐业

推动农村居民就业增收。大力发展现代特色农业，培育新型农业经营主体，提高农村劳动力就地就业和收入水平。推动农村一二三产业深度融合，大力发展专业园区和小型微型创业基地，积极发展休闲农业、观光农业和乡村旅游，积极拓宽就业渠道。落实国家各项补贴政策，保障农民转移性收入。盘活农村存量资产，探索宅基地所有权、资格权、使用权分置实现形式，提高农村居民财产性收入。

提升农村生活宜居水平。强化国土空间规划管控，以片区为基本单元编制镇村规划，优化村庄布局，提升村庄建设水平。突出乡土文化和地域民族特色，因地制宜推进川西民居、巴山新居、乌蒙新村及少数民族特色村寨、民族团结进步示范村建设。推进家园美化、道路硬化、村庄绿化、照明亮化、环境净化、保护利用乡土文化等村容村貌提升"六化"工程，开展农村生活垃圾处理、污水处理、村庄清洁、厕所革命、畜禽粪污资源化利用等农村人居环境整治提升"五大行动"。实施农村基础设施"补短板"工程，持续完善路水电气讯防"六网"。加快完善农村社会治理体系，统筹推进城乡公共服务设施建设，推动城市优质公共服务向农村延伸。

第三节 强化人口资源环境协调发展

完善与主体功能区相协调的人口政策。按照资源环境承载力、现有开发强度和未来发展潜力，科学确定各市（州）、县（市、区）可承载的人口数量，研究制定以区域主体功能为导向的差别化人口发展政策。在重点发展区，着力提升资源环境综合承载力，提高人口城镇化质量，有序发展以产业集群成链为依托的城市新区、产业新城，持续增强人口和就业吸纳能力。在农产品主产区，适度扩大人口规模，推动人口向县城和中心镇集聚。在重点生态功能区，实施限制人口迁入政策，有序推进生态移民。

促进人口绿色发展。实施人口绿色发展计划，推动人口与资源环境协调发展。围绕碳达峰碳中和目标，推行绿色生产方式，加快建立节能型工业体系、交通运输网络和建筑模式，推广绿色低碳技术和产品，加强工业"三废"（废气、废水、废渣）、农业废弃物资源综合利用，促进建筑垃圾等固体废物分类处置和资源化利用，推进"无废城市"建设。积极倡导绿色生活方式，推行绿色居家、绿色办公，鼓励餐饮理性消费行为，推广绿色产品消费，强制实行居民生活垃圾分类，促进塑料垃圾源头减量，提高公共交通出行分担率。

第八章 保障措施

坚持党对人口发展战略的领导，强化政府主体责任，广泛动员全社会力量参与，加强人口服务管理，确保顺利实现规划目标任务。

第一节 加强组织领导

加强人口发展规划实施的组织保障，建立健全促进人口发展工作统筹协调机制，形成党委领导、政府主导、社会参与的工作格局。省直有关部门（单位）要切实履行职责，根据本规划提出的重点任务，制定实施方案，研究出台配套支持政策。各市（州）政府要完善规划实施机制，制定本地区人口发展实施规划或行动计划，细化落实本规划各项重点任务。

第二节 完善人口治理

加强人口发展战略研究，健全人口与发展综合决策机制，完善人口空间布局，优化人力资源配置。完善家庭发展政策支持体系，扩大家庭社区服务供给，增强家庭发展能力。建立以常住人口为导向的公共服务资源配置机制，健全覆盖全生命周期的人口服务体系，促进基本公共服务均等化。充分运用互联网、大数据等现代信息技术，提高流动人口服务管理精准性有效性。加强政府与社会协同治理，发挥群团组织、计划生育协会和社会组织在生育支持、健康促进、老年照护、家庭建设等方面的重要作用。

第三节 开展监测评估

科学设置人口发展评估指标体系，定期开展人口发展动态分析。构建人口基础信息采集和统计工作体系，建立省级人口基础信息库，整合各行业系统人口数据和信息资源，促进人口基础信息互联互通、动态更新和综合集成。加强人口数据开发利用，向全社会开放提供人口信息服务。建立人口发展中长期预测预报制度，常态化开展短期人口变动监测分析，定期发布全省人口发展报告。对规划实施开展年度监测分析和中期、终期评估，研究提出促进人口长期均衡发展的政策建议。

第四节 做好宣传引导

广泛深入开展人口国情省情、人口规划和人口政策的宣传解读，引导社会各界正确认识人口结构性变化，针对人口热点问题及时回应社会关切。依托主流媒体，充分运用新兴媒体，广泛开展人口发展政策宣传活动，合理引导社会预期，营造良好舆论环境。弘扬中华民族传统美德，尊重生育的社会价值，倡导积极健康的婚育观、家庭观，引导形成适龄婚育、优生优育、共同养育、尊老敬老的社会氛围。

四川省人民政府办公厅关于印发《四川省"十四五"医疗卫生服务体系规划》的通知

川办发〔2022〕79号

各市（州）人民政府，省政府各部门、各直属机构，有关单位：

经省政府同意，现将《四川省"十四五"医疗卫生服务体系规划》印发给你们，请认真组织实施。

四川省人民政府办公厅
2022年丑2月28日

为优化医疗卫生资源配置，指导各地科学制定医疗卫生服务体系规划和医疗机构设置规划，推进全省卫生健康事业高质量发展，根据《中华人民共和国基本医疗卫生与健康促进法》《"十四五"医疗卫生服务体系规划》《关于推动公立医院高质量发展的意见》《医疗机构设置规划指导原则（2021—2025年）》《四川省国民经济和社会发展第十四个五年规划和二〇三五年远景目标纲要》和《"健康四川2030"规划纲要》等，编制本规划。

第一章 规划背景和总体要求

第一节 规划背景

一、发展基础

"十三五"期间，大力推进健康四川建设，医药卫生体制改革持续深化，医疗卫生服务体系进一步完善，中医药加速振兴发展，公共卫生和医疗服务能力显著提升，城乡居民健康状况不断改善，全省人均预期寿命从2015年76.38岁提高到2020年77.56岁。截至2020年底，全省医疗卫生机构8.28万个，床位64.97万张，卫生人员82.70万人。2015年-2020年，每千人口（指常住人口，下同）执业（助理）医师数从2.22人增长至2.8丑人，每千人口注册护士数从2.32人增长至3.42人，每万人口全科医生数从1.27人增长至2.03人，每万人口专业公共卫生人员数从5.22人增长至6.12人。国家口腔医学中心、儿童区域（西南）医疗中心落户四川，建设国家区域中医（专科）诊疗中心17个，全省三级甲等医院从63个增加到105个，100%的市（州）建成三级甲等综合性医院，71.43%的市级疾控机构和61.90%的市级妇幼保健机构达到三级乙等及以上标准，84.87%的县医院达到医疗服务能力基本标准，基层医疗卫生服务能力进一步提升。坚持中西医并重、中医药并用，新冠疫情防控取得重大战略成果，医疗卫生服务体系经受住了考验、发挥了重要作用。

二、问题与挑战

目前，新冠病毒感染、艾滋病、结核病等传染病和心脑血管疾病、癌症等慢性非传染性疾病防控形势依然严峻，精神疾病和心理健康、职业健康等问题日益凸显，地震、泥石流等自然灾害频发。同时，随着城乡居民生活水平的提高，群众健康服务需求呈现多层次、多样化特点，对服务质量和品质要求逐步提高。与经济社会高质量发展和人民群众日益增长的健康需求相比，我省医疗卫生服务供给总体不强不优，公共卫生体系短板突出、优质医疗资源缺乏、基层医疗卫生机构服务能力薄弱、"一老一小"服务有效供给不足等问题仍然存在，医疗卫生服务体系有待健全。

第二节　总体要求

一、指导思想

坚持以习近平新时代中国特色社会主义思想为指导，全面贯彻党的二十大精神，落实健康中国战略，把保障人民健康放在优先发展的战略位置，坚持党的新时代卫生健康工作方针，紧紧围绕省委、省政府有关卫生健康工作决策部署，深入推进健康四川建设，深化医药卫生体制改革，促进医保、医疗、医药协同发展和治理，深化以公益性为导向的公立医院改革，促进优质医疗资源扩容和区域均衡布局，提升服务质量和水平。统筹推进国家中医药综合改革示范区和中医药强省建设。加快"三高建设"，构建"主干"有"高峰"、区域有"高原"、市（州）有"高地"的医疗卫生服务体系；围绕服务基层，夯实"三个基石"，构建以县医院为龙头、县域医疗卫生次中心为支撑、乡镇卫生院和社区卫生服务中心为骨干、村卫生室为网底的基层医疗卫生新格局；坚持预防为主，织密"三张网络"，构建横向到边、纵向到底的预防、救治、应急防护网络；聚焦群众需求，强化"三期服务"，构建健康促进、疾病预防、治疗和临终关怀于一体的整合型卫生健康服务体系。推动四川卫生健康高质量发展，加快建设卫生健康强省，为提升人民健康水平提供有力支撑。

二、基本原则

坚持政府主导，系统整合。坚持基本医疗卫生事业的公益性，坚持政府主导，强化政府对卫生健康的领导责任、投入保障责任、管理责任、监督责任。坚持系统整合，统筹各级各类医疗卫生机构，统筹预防、治疗、康复、健康促进等服务，强化全行业与属地管理，提升服务体系整体效能。

坚持需求导向，提质扩能。适应人民美好生活需要，以人民群众健康需求为导向，优化医疗卫生资源配置，增加优质医疗卫生资源供给，加强医疗卫生机构能力建设，推动公立医院高质量发展，全面提高供给质量和服务水平。

坚持均衡布局，重心下沉。加快优质资源均衡配置，缩小城乡、区域、人群间资源配置和服务水平差距，提升医疗卫生服务公平性和可及性。坚持中西医并重，推动中医药和西医药相互补充、协调发展。持续改善基层医疗卫生服务条件，加强人才队伍建设，加强重大慢性病健康管理，提高基层防病治病和健康管理能力。

坚持预防为主，平急结合。强化预防为主，把预防摆在更加突出的位置，加大公共卫生资源配置和投入力度，创新医防协同、医防融合机制，强化重大疾病早期防控。立足平时需求，充分考虑重大疫情和突发事件应对需要，完善设施设备标准，提高应急处置和快速转化能力。

坚持改革创新，强化支撑。深化医药卫生体制改革，加强综合医改试点省建设，推进高水平省级专科联盟、紧密型城市医疗集团和县域医共体建设，加快构建有序的就医和诊疗新格局，加强医疗卫生资源配置与医疗服务价格、医保支付、人事薪酬等政策协同，充分发挥人才、科技、信息等支撑作用，推动医疗卫生服务体系高质量发展。

三、发展目标

到2025年，基本建成与我省经济社会发展水平相适应、与居民健康需求相匹配的体系完整、布局合理、分工明确、功能互补、密切协作、运行高效、富有韧性的优质高效整合型医疗卫生服务体系。力争实现以下具体目标：

强大的公共卫生体系基本建成。省市县三级疾病预防控制体系更加完善，疾病预防控制能力显著提高，医防协同机制更加健全。以大数据等信息技术为支撑的监测预警和应急处置体系全面建立，应急响应和快速处置能力大幅提升。疫情处置和公共卫生救治体系更加完善，突发事件紧急医学救援体系持续强化。建成能够有效应对重大疫情和突发公共卫生事件、满足公共安全需要的强大公共卫生体系。

优质均衡的医疗服务体系加快建设。积极争取国家医学中心和国家区域医疗中心落户四川，积极建设省医学中心和省区域医疗中心，推进市（州）级公立医院提标创等，提升县域医疗服务能力。完善乡村医疗卫生服务体系，补齐社区卫生服务短板，增强民族卫生服务能力。

特色鲜明的中医药服务体系更加健全。加快优质中医医疗资源扩容，推进国家中医药传承创新中心建设，积极争取国家中医医学中心、区域中医医疗中心在川落地。中医医院特色发展，形成一批中医"龙头医院""骨干医院"，融预防保健、疾病治疗和康复于一体的基层中医药服务网络更加健全，其他医疗机构中医药科室逐步完善。

全方位全周期健康服务体系逐步完善。妇幼健康服务体系持续完善，普惠托育服务供给不断扩大，综合连续覆盖城乡的老年健康服务体系建立健全，职业健康、心理和精神卫生、健康教育、康复医疗、血站等全方位全周期健康保障体系更加健全。

表1 主要发展指标

类别	序号	主要指标	2020年现状	2025年目标	指标性质
疾病预防控制体系	1	专业公共卫生机构人员数（万人）	5.12	6.64	预期性
	2	各级疾病预防控制机构标准化基础设施	—	全覆盖	预期性
应急医疗救治体系	3	二级以上综合医院（含中医医院.下同）设置感染性疾病科的比例（%）	—	100	约束性
	4	乡镇卫生院和社区卫生服务中心设置发热诊室（门诊.哨点）比例（%）	—	100	约束性
床位和人力配置	5	每千人口医疗卫生机构床位数（张）	7.76	7.8—8左右	预期性
		其中：市办及以上公立医院	1.60	1.8左右	预期性
		县办公立医院及基层医疗卫生机构	3.83	4.0左右	预期性
	6	每千人口公立中医医院床位数（张）	0.81	0.85	预期性
	7	每千人口执业（助理）医师数（人）	2.81	3.2	预期性
	8	每千人口注册护士数（人）	3.42	3.8	预期性
	9	每千人口药师（士）数（人）	0.34	0.54	预期性
	10	每万人口全科医生数（人）	2.03	3.93	预期性
	11	医护比	1：1.22	1：1.23	预期性
	12	床人（卫生人员）比	1：1.27	1：1.62	预期性
中医药服务体系	13	每千人口中医类别执业（助理）医师数（人）	0.71	0.92	预期性
	14	设置中医临床科室的二级以上公立综合医院比例（%）	98.80	100	约束性
	15	设置中医馆的社区卫生服务中心和乡镇卫生院比例（%）	93.2	100	约束性
重点人群服务补短板	16	每千人口拥有3岁以下婴幼儿托位数（个）	1.5	4.5	预期性
	17	二级及以上综合性医院设立老年医学科比例（%）	40.79	60	预期性
健康水平	18	人均预期寿命（岁）	77.56	>78.2	预期性
	19	人均健康预期寿命（岁）	—	同比例提高	预期性

注：医院床位含同级妇幼保健院和专科疾病防治院（所）床位。

第二章 优化布局和资源配置

第一节 优化布局

一、资源布局基本要求

市(州)级以上分区域统筹规划,促进优质医疗卫生资源均衡布局,提高服务和保障能力。县(市、区)级及以下基本医疗卫生资源按照常住人口规模和服务半径合理布局。各级各类公立医院的设置根据地域实际,综合考虑城镇化、人口分布、地理交通环境、疾病谱等因素合理布局。乡镇卫生院、社区卫生服务中心按照乡镇、街道办事处行政区划或一定服务人口进行设置。专业公共卫生机构按照辖区常住人口数、服务范围、工作量等因素优化设置。

二、医疗卫生服务体系

疗卫生服务体系主要包括医院、基层医疗卫生机构、专业公卫生机构和其他医疗卫生机构。

院分为公立医院和非公立医院。其中,公立医院分为政府医院和其他公立医院。政府办医院根据举办层级划分为部门办院、省办医院、市(州)办医院、县办医院等,含优抚医院,其他公医院主要包括军队医院对社会提供服务部分、国有和集体企事业单位等举办的非营利性医院。医院主要提供疾病诊治,特别是危重症和疑难病症的诊疗,突发事件医疗处置和救援以及健康育等医疗卫生服务,并开展医学教育、医疗卫生人员培训、医学科学研究和对基层医疗卫生机构的业务指导等工作。

基层医疗卫生机构主要包括乡镇卫生院、社区卫生服务中心(站)、村卫生室、医务室、门诊部和诊所等。基层医疗卫生机构主要提供预防、保健、健康教育、健康管理,常见病、多发病的诊疗以及部分疾病的康复、护理,接收医院转诊患者,向医院转诊超出自身服务能力的患者等基本医疗卫生服务。

专业公共卫生机构主要包括疾病预防控制机构、专科疾病防治机构、健康教育机构、急救中心(站)、采供血机构等。专业公共卫生机构主要提供传染病、慢性非传染性疾病、职业病、地方病等疾病预防控制和健康教育、妇幼保健、精神卫生、院前急救、采供血、食品安全风险监测评估、出生缺陷防治等公共卫生服务。

其他医疗卫生机构主要包括医学检验中心、病理诊断中心、医学影像中心、血液透析中心、戒毒医疗机构等独立设置机构和护理机构、康复医疗中心、安宁疗护中心等接续性服务机构。

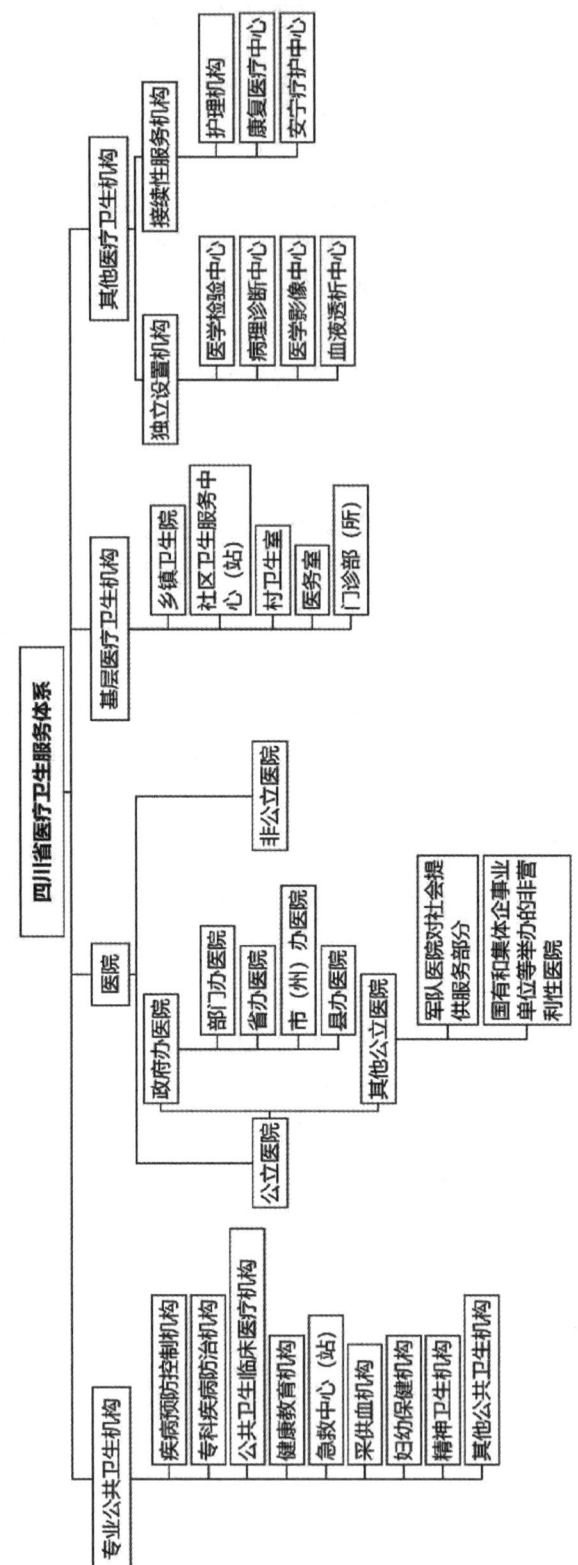

四川省医疗卫生服务体系图

注："部门办医院"是指国家卫生健康委在川医院。

三、推进卫生健康区域协调发展

加快成渝地区双城经济圈卫生健康一体化发展。提高公共卫生应急能力，完善联防联控常态机制。共同打造国家医学中心和国家区域医疗中心，支持医联体建设和跨区办医，推动中心城市三甲医院异地设置医疗机构。发展在线医疗，建立区域专科联盟和远程医疗协作体系。完善二级以上医疗机构医学检验结果互认和双向转诊合作机制。增强成都平原经济区卫生健康优质资源引领带动作用，推动川北、川南、川东北省域经济副中心卫生健康高质量发展。统筹布局优质医疗卫生资源，特别是向革命老区、民族地区延伸拓展。

第二节 资源配置

一、床位配置

合理配置床位。到2025年，每千人口医疗卫生机构床位数的预期性指标为7.8—8.0张左右，其中公立医院4.1—4.5张左右。合理控制公立医院单体规模，引导在资源相对薄弱区域设置院区。各市（州）结合基层医疗卫生机构床位使用率合理确定床位数量，提高康复、护理床位占比，鼓励有条件的地方因地制宜开展医养服务、家庭病床服务。可按照公立医院床位15%的比例设置公立专科医院。省办综合医院单体规模床位数量以1500—3000张为宜；市办综合医院单体规模床位数量以1000—1500张为宜；县办综合医院单体规模床位数量以600—1000张为宜，对超出规模标准的，要采取综合措施，逐步压缩床位。

表2 "十四五"期间部门办、省办医院编制床位配置表

机构名称	院区	2025年编制床位配置目标
四川大学华西医院	本部	3000
	温江院区	600
	锦江院区	1300
四川大学华西第二医院	本部	400
	锦江院区	1500
四川大学华西第四医院	本部	1000
四川大学华西口腔医院	本部	730
四川省医学科学院·四川省人民医院	本部	3300
	城东院区	1000
	草堂院区	600
	温江院区	300

续表

机构名称	院区	2025年编制床位配置目标
四川省肿瘤医院	本部	2050
	天府院区	500
四川省妇幼保健院	本部	455
	天府新区分院	905
四川省第四人民医院	本部	281
	沙河分院	221
	妇女儿童院区	800
四川省第五人民医院	本部	256
	养马院区	290
西南医科大学附属医院	本部	2200
	康健城院区	2000
西南医科大学附属口腔医院（含椅位）	大山坪门诊部	80
	新院区	376
	城北门诊部	19
	城东门诊部	9
川北医学院附属医院	本部	2100
	妇女儿童中心	600
	眼科中心	150
	口腔中心	280（含椅位200张）
川北医学院第二附属医院	本部	200
	新院区	250
成都医学院第一附属医院	本部	1500
	新院区	1000
四川护理职业学院附属医院（四川省第三人民医院）	航天院区	1480
	沿山路院区	
成都中医药大学附属生殖妇幼医院	本部	100
四川省公共卫生综合临床中心	本部	1000
四川省儿童医学中心（四川省儿童医院）	本部	1500
总　计		34332

优化床位结构。各市（州）根据实际需求，科学测算、合理配置治疗性床位，增量或转型床位应向传染、重症、肿瘤、精神、康复、护理、中医等紧缺领域倾斜。到2025年，每千人口重症床位数达到0.1张，每千人口康复病床达到0.34张，每千人口精神科床位数达到0.8张，每千人口公立中医医院床位数达到0.85张。

提升使用效率。优化床位与卫生人力配置比例，到2025年，床人（卫生人员）比的预期性指标为1：1.62。鼓励医疗卫生机构成立住院服务中心，改进以科室为单位的资源管理方式，对床位和护士实行统筹调配。推动三级医院更加突出急危重症、疑难病症诊疗，逐步压缩一、二级手术比例。将预约诊疗、日间手术等服务常态化、制度化，提高床单元使用效率，控制医院平均住院日，三级综合医院平均住院日控制在8天以内。

强化综合评价。按照国家建立的医疗卫生机构床位综合评价体系，对各市（州）床位数量、质量、结构、效率进行综合评价，推进各市（州）优化配置床位资源。各市（州）根据常住人口规模及密度、健康需求、床位与卫生人力配置结构、床位利用效率等方面的实际状况，科学制定床位发展目标；根据病床使用率、平均住院日等指标合理确定医疗卫生床位分布。原则上，病床使用率低于75%、平均住院日高于9天的公立综合医院，需合理控制床位数量，不再新增床位。

二、人力配置

公共卫生人员配置。到2025年，专业公共卫生机构人员数增长到6.64万。每万人口配备1—1.5名卫生监督员、1名妇幼保健机构保健人员。加强心理和精神卫生人才配置，每10万人口精神科执业（助理）医师数不低于4名，每10万人口精神科注册护士数不低于8.68名，全省心理治疗师达到500名。健康教育机构、急救中心（站）、采供血机构等其他专业公共卫生机构根据工作量和任务合理配置人力资源。乡镇卫生院至少配备1名公共卫生医师，社区卫生服务中心和二级以上医疗机构原则上至少配备1名公共卫生医师。

医疗机构人员配置。提高医生配置水平，大幅提高护士配置水平，重点向基层倾斜。到2025年，每千人口执业（助理）医师数达到3.2人（其中中医类别0.92人），每千人口注册护士数达到3.8人，每万人口全科医生数达到3.93人，每千人口药师（士）数增长到0.54人。合理设置医、护、药、技、管等不同类别岗位。承担临床教学、医学科研、支援基层、援外医疗、应急救援等任务的医疗卫生机构以及国家医学中心和国家区域医疗中心、省医学中心和省区域医疗中心应适当增加人员配置。加强乡镇卫生院和社区卫生服务机构全科医生配备。

三、技术配置

医疗卫生服务机构按照机构类别和等级要求，分类分级进行技术配置。创新发展精准医学、转化医学、核医学、高原医学等高新医学技术，部分重大疑难疾病的诊治能力达到全国或世界先进水平。加强国家级、省级临床医学研究中心和临床重点专科建设，强化心脑血管、肿瘤、重症、儿科、老年医学、麻醉、影像、精神、创伤、传染病、康复等临床专科建设，支持质子、重离子等技术发展，提高病例组合指数（CMI）值、微创手术占比和四级手术占比。加强中医重点专科建设，强化中医药技术推广应用。布局建设一批达到国际国内一流水平的研究型医院。完善医疗技术临床应用质量管理与控制制度，开展医疗技术临床应用评估。

四、设备配置

综合考虑经济社会发展水平、人民群众医疗卫生服务需求与承受能力、医疗卫生机构功能定位与等级要求、医学科技进步与学科发展等，坚持资源共享与阶梯配置，引导专业公共卫生机构、医院、基层医疗卫生机构等合理配置适宜设备。大型医用设备实行分级分类规划配置，甲类大型医用设备按照国家规划进行配置，省级统筹规划全省乙类大型医用设备配置数量和布局。保障公共卫生安全，瞄准国际国内先进水平，配置和更新专业公共卫生机构实验室检验检测、救治、卫生应急和信息化设施设备。承担重大传染病救治和紧急医学救援任务的医疗机构要加强体外膜肺氧合设备（ECMO）、移动断层扫描（CT）机、移动手术室、呼吸机、监护仪、负压救护车、负压担架等配置，完善聚合酶链式反应（PCR）仪等检验检测仪器配置，提高快速检测和诊治水平。以市（州）为单位，按照每3万人口配置1辆救护车，以县域为单位，根据县域人口的300%估算人口基数，按照每3万人口1辆救护车的标准配备救护车。

五、信息资源配置

加快数字健康发展，推进5G、物联网、大数据、区块链、人工智能等新兴信息技术在卫生健康行业融合应用。强化卫生健康信息标准应用，推进全域全民健康信息平台和全员人口信息库建设。稳妥推进医疗卫生机构规范"上云"。完善全员人口、电子健康档案、电子病历、基础资源等核心数据库管理。推动县域电子病历和基层医疗信息、疾病预防控制、妇幼保健和老年健康等信息、采集设备信息、可穿戴设备标准化信息等全部归集入健康档案。加快医疗机构电子病历、检查检验结果、医学影像资料等信息共享互认。

第三章　加快构建强大的公共卫生体系

第一节　改革完善疾病预防控制体系

以省、市、县疾病预防控制机构和各类专科疾病防治机构为骨干，以医疗机构为依托，以基层医疗卫生机构为网底，完善疾病预防控制体系，提高重大疾病监测预警、风险评估、流行病学调查、检验检测、应急处置、综合干预等能力。

一、强化现代化疾控体系建设

加强体系建设。县级及以上每个行政区划内原则上设置1个疾病预防控制中心。按照填平补齐原则，加强各级疾病预防控制中心基础设施建设。高标准建设西部领先的省疾病预防控制中心，支持市级疾病预防控制中心达到三级甲等（三州达到三级乙等）标准，县级疾病预防控制中心达到二级甲等标准。

明确职责定位。各级疾病预防控制机构按照疾病预防控制体系改革要求，履行监测预警、检验检测、风险评估、流行病学调查、应急处置、人群健康状况监测与调查、综合干预与评价、信息管理与发布、健康教育与促进、技术管理与指导等职能。各类专科疾病防治机构负责协助卫生健康行政部门制定专科疾病防治规划、建立专科疾病防治协作网络、拟订防治标准规范、推广防治适宜技术和管理模式等。

二、提高疾病预防控制水平

强化能力建设。构建资源联动、统一质控、信息共享的公共卫生实验室检测网络，加强省疾病预防控制中心生物安全三级实验室能力建设，支持市（州）级疾病预防控制中心配备2个加强型生物安全二级水平实验室，支持县级疾病预防控制中心配备1个加强型生物安全二级水平实验室。鼓励有条件的疾控机构配备移动检测车。以各级疾病预防控制机构实验室为主体，构建传染病和感染性疾病实验室参比体系。省疾病预防控制中心积极争取建设国家区域公共卫生中心，加强病原微生物资源保藏平台、重大疫情确证实验室、人才培训基地等建设。依托部分综合能力强的市级疾病预防控制中心布局省域公共卫生中心。

加强队伍建设。按规定核定疾病预防控制机构人员编制。疾病预防控制机构专业技术人员占编制总额的比例不低于85%，卫生技术人员不得低于70%，合理增加职业健康等工程技术人员比例。

提高信息化水平。完成各级疾病预防控制机构和预防接种单位信息系统升级。加强疾病预防控制机构信息化建设，推动建立智慧化多点触发疾病监测预警系统。推动实现各级各类医疗卫生机构与疾病预防控制信息系统的互联互通和数据共享。依托现有机构等建设公共卫生数据中心，开展属地人群健康全生命周期监测与评估。

三、创新医防协同机制

落实医疗机构公共卫生职责。公立医疗机构设立公共卫生科等直接从事疾病预防控制的科室，并配备具备相应资质的人员，负责统筹协调本机构疾病报告、就诊者和家属健康教育等工作，协助开展疾病调查和标本采集等工作。乡镇卫生院、社区卫生服务中心（站）等城乡基层医疗卫生机构落实基层疾病预防控制、公共卫生管理服务职责，接受疾病预防控制部门对传染病防控的业务指导和监督，公共卫生人员占专业技术人员编制的比例不得低于25%。

加强医疗机构和专业公共卫生机构深度协作。加强疾病预防控制机构对医疗机构疾病预防控制工作的技术指导和监督考核。探索建立疾病预防控制监督员制度，在医院和基层医疗卫生机构设立专兼职疾病预防控制监督员。县级疾病预防控制机构负责对辖区内基本公共卫生服务提供主体开展相关技能培训、技术指导等，探索疾病预防控制机构专业人员参与医疗联合体工作，推动县疾病预防控制机构与县域医共体协同建设发展。按规定落实医疗机构公共卫生服务经费保障政策。

第二节　健全监测预警和应急处置体系

落实"早发现、早报告、早隔离、早治疗"要求，完善以疾病预防控制机构为主体，以医院、基层医疗卫生机构和其他专业公共卫生机构等为哨点，以大数据等信息技术为支撑的监测预警和应急处置体系。

一、加强全域监测和智能预警

优化传染病疫情和突发公共卫生事件监测系统，改进不明原因疾病和异常健康事件监测机制，强化公共卫生信息系统与医疗机构信息系统的对接协同，完善公共卫生信息系统和医疗机构信息系统，增强传染病报告信息时效性和敏感性。建立疾病预防控制机构与医疗机构协同监测机制，强化医疗机构发热门诊、药店等哨点作用。依托公共卫生、动物疫病、口岸检疫、食品安全等系统，健全网络直报、医疗机构报告、医务人员直接报告、科研发现报告、群众个人报告、舆情监测等多渠道信息综合监测体系，建立完善新发未知传染病多点触发预警机制，实现省、市（州）、县监测信息同步共享，构建全域监测、全程追踪的传染病疫情和突发公共卫生事件监测和预警体系。

二、提升应急响应和快速处置能力

建立集中统一高效的应急指挥体系。建立健全联防联控机制，升级完善传染病疫情和突发公共卫生事件应急指挥系统，加强紧急事务跨部门共享，实现风险研判、专业决策、应急处置一体化管理，做到指令清晰、系统有序、条块畅达、执行有力。完善传染病疫情和突发公共卫生事件分级应急响应机制，确定不同级别响应的启动标准和流程。

完善应急预案体系和定期演练机制。动态修订专项预案和保障预案，完善物资储备与保障等子预案，构建分层分类、高效实用的卫生应急预案体系。针对传染病疫情和突发公共卫生事件、自然灾害、事故灾难、社会安全事件，在全省分区域建设专业化、多场景的医疗卫生演训基地。建立全社会定期演练机制，加强针对管理人员、专业人员和社会公众的突发事件应急培训和实战演练。

第三节 完善传染病疫情和突发公共卫生事件救治体系

加强重大疫情防控救治体系和应急能力建设,强化急救中心(站)、传染病救治机构以及依托医疗卫生机构建立的紧急医学救援基地(中心、站点)建设,增强传染病疫情和突发公共卫生事件发生时患者转运和集中救治能力。

一、优化急救体系

健全院前医疗急救体系。21个市(州)和有条件的县(市、区)独立设置急救中心(站),条件尚不具备的县(市、区)依托区域内综合水平较高的医疗机构设置县级急救中心(站)。有条件的大型城市可以在急救中心下设急救分中心或急救站。受本级卫生健康行政部门委托,急救中心负责指挥、调度本行政区域内急救资源,开展伤病员的现场急救、转运和重症病人途中监护,有条件的地区可积极开展航空医疗救护。完善急救中心(站)布局,城市地区服务半径不超过5公里,农村地区服务半径因地制宜确定。加强急救中心(站)急救车辆等急救运载工具和设备配置。

完善医疗机构急诊科设置。二级以上综合医院(含中医医院)设置急诊科,按医院床位的2%—3%设置急诊科观察床,完善基础条件,接收急诊病人和急救机构转运的伤病员,提供急诊医疗救治,并向相应科室或其他医院转送。突发事件发生时,接受所在地急救机构指挥调度,承担现场急救和转运任务。

推动院前医疗急救与医院信息系统连接贯通。加快建设四川省卫生应急与急救数据中心(四川省人民医院)。21个市(州)急救中心建立院前医疗急救指挥调度信息化平台,实现急救呼叫统一受理、车辆人员统一调度。偏远或交通不便的县(市、区)依托独立设置的急救中心(站)或承担县级急救中心(站)职能的医疗机构,建立指挥调度信息化平台,提高调度效率。

二、完善传染病医疗救治体系

完善省、市(州)、县传染病医疗救治体系,统筹省、市、县规划布局,加强传染病医院、定点医院、亚(准)定点医院建设。

传染病医院建设。省级:加快建设省公共卫生综合临床中心和成都、泸州、南充、达州、雅安、凉山"1+6"区域重大疫情防控救治基地,结合国家应急队伍建设,组建高水平救治专业技术队伍(含中医),作为全省疑难危重传染病诊治中心、技术指导中心和远程会诊中心。市(州)级:每个市(州)建立1所传染病医院或相对独立的综合医院传染病区;原则上200万以下人口的市(州)至少配置160张可转换传染病救治床位,每增加50万人口增加30张床位;人口稀少地区传染病救治床位配置标准由地方根据实际合理确定。每个市(州)应有1所医院建有独立的儿童传染病病区。县级:依托县域综合实力最强的综合医院,规划布局建设相对独立的感染楼或感染性疾病病区。原则上,在疫情发生时能迅速开放的传染病病床数10万以下人口的县

（市、区）不低于10张，10万—30万人口的不低于20张，30万—50万人口的不低于50张，50万—100万人口的不低于80张，100万以上人口的不低于100张。按照综合医院传染病防治设施建设标准，加强呼吸、创伤、感染、急诊、重症、检验、麻醉等专科建设。二级以上综合医院、所有儿童专科医院设置感染性疾病科，并在相对独立的区域规范设置发热门诊和留观室。加强传染病医院和传染病专科防治机构建设，将传染病医院建设成为传染病救治、检测、科研、培训等基地；重点倾斜凉山州艾滋病、甘孜州结核病等重大传染病专科防治机构。

定点医院、亚（准）定点医院建设。每个市（州）要指定综合能力强、救治水平高、感染防控基础好的医院作为定点医院。根据人口规模，将方舱医院提标改造为亚（准）定点医院。

基层医疗卫生机构传染病防治能力建设。县域医疗卫生服务次中心和服务人口较多的乡镇卫生院建立标准化的发热门诊，一般乡镇卫生院和社区卫生服务中心（站）建立标准化的发热诊室（哨点），设置可转换的应急物理隔离区和隔离病房（观察室），配备必要的消毒产品、防护物资并做好储备，强化传染病防控知识、技能培训和应急演练，具备监测、筛查、隔离观察、转诊和随访管理能力。

三、加强紧急医学救援体系建设

强化紧急医学救援基地（中心、站点）建设。依托四川大学华西医院建设国家紧急医学救援基地，在省域内规划布局省级紧急医学救援中心，在市（州）和县（市、区）建设紧急医学救援站点，提升现场医学救援处置和患者接收救治能力。建强事故灾害应急医学救援力量。提升省人民医院核辐射救治基地和四川大学华西第四医院（省职业病防治医院）中毒救治基地能力。

加强卫生应急队伍建设。建立健全分级分类的卫生应急队伍，融合医疗、防控、检测、管理等多专业，促进卫生应急队伍功能由单一向综合发展。加强省级突发事件防控队伍建设，支持21个市（州）组建快速反应小分队，每个县（市、区）建立1支基层综合应急分队。加强与应急管理部门和消防救援机构的联勤联训，提高灾害事故现场医学救援处置能力。加强航空医学救援队伍建设，积极开展航空医疗救护培训。加强四川省突发公共卫生事件医疗救治与培训中心（四川省人民医院）建设，提升卫生应急救治能力。

第四节 健全中医药应急防控救治体系

发挥中医药特色优势，完善中医药应急机制，建立健全突发公共事件中医药应急救援体系，提升中医药应对突发公共事件的应急救援能力，更好维护和保障人民群众生命安全和身体健康。

一、建立重大疫情中医药防控体系

依托成都中医药大学附属医院（四川省中医医院）等省级中医医疗机构建设国家中医疫病防治基地、省重大疫情中医药救治基地。根据区域和人口分布，布局建设5—8个区域重大疫情中医药防控中心。加快补齐重大疫情中医药防控短板，市级中医医院独立设置传染病病区，二级以上县级中医医院全部设置感染性疾病科，所有县级中医医疗机构能够发挥重大传染性疾病监测哨点功能。强化乡村、社区疫情中医药防控，推广行之有效的基层中医药防治方案。

二、健全中医紧急医学救援体系

支持省骨科医院加快建设国家中医紧急医学救援基地，统筹成都中医药大学附属医院（四川省中医医院）、西南医科大学附属中医医院等机构，建设集中医紧急医学救援、临床研究、人才培养基地和中医紧急医学救援统筹运行平台于一体的省中医紧急医学救援基地，布局建设5—8个区域中医紧急医学救援基地。加强二级以上中医医院急诊急救能力建设，完善中医急诊临床诊疗方案。

三、完善中医药应急机制

全面加强中医药应急指挥能力建设，建立健全中医药应对突发公共事件的统一领导、调度机制和中医药第一时间介入、全程参与的应急响应机制。将中医药防治举措全面融入应急预案和技术方案，健全中西医结合救治和联合会诊制度。支持疾病预防控制机构建立中医药科室和专家队伍，健全省、市、县三级中医医院中药应急物资周转储备和核销机制。完善中西医救治同等救助保障机制。建立中医药应对重大公共卫生事件和疫病防治骨干人才库。

专栏1　公共卫生体系建设工程

> 疾病防控救治能力建设：积极争取国家区域公共卫生中心（四川省疾控中心）项目。建设省公共卫生综合临床中心和成都、泸州、南充、达州、雅安、凉山"1+6"区域重大疫情防控救治基地。每个市（州）建立1所传染病医院或相对独立的综合医院传染病区。加强县域传染病医院或病区建设。建设区域中心实验室，建立成都、泸州、南充、达州、雅安、凉山6大区域中心实验室，改扩建市县两级364个生物安全二级实验室。
>
> 中医药传染病疫情和突发公共卫生事件防控能力建设：建设国家中医疫病防治基地、国家中医紧急医学救援基地、省重大疫情中医药救治基地、省中医紧急医学救援基地。布局建设5—8个省级区域重大疫情中医药防控中心和5—8个省级区域中医紧急医学救援基地。加强中医医院感染性疾病科、急诊医学科、重症医学科、肺病科等建设，规范设置发热门诊。

第四章　强化优质均衡的医疗服务体系

第一节　筑厚基层医疗卫生服务网底

构建以县医院为龙头，县域医疗卫生次中心为支撑，乡镇卫生院和社区卫生服务中心为骨干，村卫生室为网底的基层医疗卫生新格局，把工作重点放在农村和社区。

一、完善城市社区医疗卫生服务网络

将医疗卫生服务融入城镇化发展战略，优化调整社区卫生服务机构布局。原则上在每个街道办事处范围或每3万—10万居民规划设置1所社区卫生服务中心，根据需要设置若干社区卫生服务站。推动被撤并为街道的乡镇所辖卫生院调整转型为城市社区卫生服务中心。对照《社区医院基本标准（试行）》，全面推进社区医院建设，20%的城市社区卫生服务中心创建为社区医院。

二、健全乡村医疗卫生服务体系

政府在每个乡镇办好1所达标卫生院。按照二级综合医院标准建设400个左右县域医疗卫生次中心。民族地区等地广人稀的地区应强化乡镇卫生院医疗服务节点作用。根据乡镇卫生院服务范围和村级人口分布特点，调整优化行政村卫生室的设置，原则上每个行政村办好1所达标村卫生室。革命老区、民族地区等常住人口较少、交通半径大的地区，可通过加强巡回医疗、上级机构驻村服务、发展移动智慧医疗等方式，提高群众就医可及性。

三、提升基层医疗卫生服务能力

以急诊急救、全科医疗、儿科及儿童保健、老年保健、康复、护理、中医药、口腔保健等服务为重点，提高基层医疗卫生机构常见病、多发病、慢性病门诊、住院服务和传染病防控能力。在县域医疗卫生次中心、社区医院、中心卫生院等布局和建设1000个左右基层临床特色科室。持续开展"优质服务基层行"活动，到2025年，服务人口较多、规模较大的机构逐步达到乡镇卫生院或社区卫生服务中心服务能力推荐标准，80%的基层医疗卫生机构达到"优质服务基层行"基本及以上标准。

四、推进紧密型县域医共体建设

由县级医院牵头，以其他若干县级医疗卫生机构及乡镇卫生院、社区卫生服务中心（站）等为成员单位，推进紧密型县域医共体建设，实行县乡一体化管理，逐步实现行政、人事、财务、业务、后勤服务、用药目录、信息系统等统筹管理，推进县乡村卫生健康服务一体化，提高县域医疗卫生服务整体水平。

第二节　推进公立医院高质量发展

争创国家医学中心和国家区域医疗中心，加快省医学中心和省区域医疗中心建设，持续推动市办医院发展，全面提升县域医疗卫生服务能力，规范推进公立医院分院区建设，着力推动大病不出省、一般病在市县解决。

一、加强国家医学高峰建设

推进委省共建国家医学中心和国家区域医疗中心合作协议落实，加快国家口腔医学中心和国家儿童区域（西南）医疗中心建设发展。争创综合类、高原病等国家医学中心和传染病、呼吸、创伤等国家区域医疗中心。加快推进老年疾病、口腔疾病国家临床医学研究中心建设。争取建设70个国家临床重点专科，推动相关专科能力达到国际一流水平。

二、推进西部医学高原建设

以"双中心"建设为重点，充分发挥我省优质医疗资源引领辐射带动作用，在全省规划设置3个省医学中心；在成都、川北、川南、川东、川西5个片区，每个片区规划设置10个省区域医疗中心，全省共设置50个。建设300个省级临床重点专科，相关专科能力达到国内一流水平。

三、加快全域医学高地建设

推进市（州）级公立医院提标创等，鼓励市级公立医院牵头建设医疗集团，全力构建以市级医院为引领的区域急危重症和疑难复杂疾病诊疗服务体系。支持市办医院以转诊、会诊、学科建设、人才培养、医学研究、管理创新等为纽带，加强与县办医院的分工协作。按照网格化布局建设城市医疗集团，由综合实力强的市办医院牵头，县级医院、社区卫生服务机构、护理院、康复医院、安宁疗护机构等参加，统筹网格内医疗资源协同发展。建设500个市级临床重点专科，相关专科能力达到省内一流水平。

四、发挥县级医院龙头作用

推动省市优质医疗资源支持县级医院发展，加强专科建设，建设1000个县级临床重点专科。加快建设肿瘤防治、慢病管理、微创介入、麻醉疼痛诊疗、重症监护等临床服务五大中心，建强胸痛、卒中、创伤、危重孕产妇救治、危重儿童和新生儿救治等急诊急救五大中心。落实乡村振兴战略要求，加大对革命老区、民族地区、医疗综合服务能力薄弱县和乡村振兴重点帮扶县支持力度，改善设施条件，加强对口帮扶，补齐能力短板。全面提升县办医院综合服务能力，到2025年，力争100%县医院达到医疗服务能力基本标准、80%县医院达到推荐标准。

五、加快推进政府办医院发展

国家委在川医院。积极支持四川大学华西医院、四川大学华西口腔医院、四川大学华西第二医院、四川大学华西第四医院等部门办医院在川发展。

省办医院。根据常住人口数，每1000万人口设置1—2个省办综合性医院，加强四川省人民医院等省办综合医院、成都中医药大学附属医院（四川省中医院）等省办中医医院和四川省肿瘤医院、四川省儿童医院、四川省骨科医院等省办专科医院建设发展。支持符合达标晋等条件的省级公立医院创建三级综合医院，力争到2025年末省办医院均达到三级水平。支持规模小、水平低的省办综合医院通过合并、整合等方式向高水平省办综合医院转变。

市（州）办医院。依据市（州）常住人口数，每100万—200万人口设置1—2个市办三级综合性医院（三州地区根据人口密度可适当放宽），争取建设达到三级甲等水平。根据需要规划设置儿童、精神、妇产、肿瘤、传染病、康复、老年等市办专科医院（含中医专科医院）。

县办医院。县级区域原则上设置1个县办综合医院和1个县办中医类医院。原则上县域人口超过100万的，可适当增加县办医院数量；县域人口低于10万的，统筹考虑交通条件、服务半径、就医需求等，整合设置县办医院，可适当减少县办医院数量。支持有条件的县办综合医院达三级医院标准。充分考虑医疗基础水平、功能任务、专科设置、病源结构等，有序引导部分城市区级医院转型为康复、护理、精神卫生等专科医疗机构，或向人口流入、医疗资源薄弱区域调整，提高资源利用效率。

六、规范公立医院分院区建设

公立医院"分院区"是指公立医院在原有院区（主院区）以外的其他地址，以新设或者并购等方式设立的，具有一定床位规模的院区。分院区属于非独立法人，其人、财、物等资产全部归主院区所有。

设置分院区医疗机构的基本条件：三级甲等公立医院，病床使用率持续超过90%高位运行，平均住院日处于全国同类别医院前10%（以平均住院日短为优），住院病人疑难程度（CMI值）排名为上年度全省同类别医院前10%，现有院区绩效考核等级连续三年A＋级以上（专科医院A级以上），近三年未发生重大医疗安全事件和严重行风问题，资产负债率处于合理可控区间。

原则上，到2025年末，符合条件的公立医院举办分院区不得超过3个；在医疗资源薄弱的三州地区、革命老区等地区开办分院区，分院区数量不计入基数管理。除国家医学中心、国家区域医疗中心、国家区域医疗中心建设项目单位以及成渝地区双城经济圈建设等国家、省重大战略项目外，不跨省设立分院区。新增分院区的，每个分院区的床位数量不低于二级同类别医院最低要求、不高于同级综合医院单体规模床位最高标准，各分院区总床位数不超过上一年度末主院区编制床位数的80%。设置与主院区同类别分院区，卫生专业技术人员数量与床位数量比例应当符合主院区所属级别类别医院的基本标准。综合医院设置专科型分院区，卫生专业技术人员数量与床位数量比例应当符合相应三级专科医院的基本标准。公立医院分院区的设置审批、执业登记、命名管理、评审校验以及管理机制等应按照国家卫生健康委规范公立医院分院区管理相关文件要求执行。

公立医院举办的基层医疗服务延伸点、门诊部、未设置床位的健康体检中心等,以及医联体、医院托管、合作举办、协议合作、对口支援等合作医疗机构不属于分院区。

第三节 推动非公立医疗机构发展

非公立医疗机构主要提供基本医疗服务、高端服务和康复医疗、老年护理、家庭医生签约服务等,是医疗服务体系的重要组成部分。

一、支持非公立医疗机构和独立设置机构规范发展

优先支持社会力量在医疗资源薄弱区域和妇产、儿科、精神、肿瘤、眼科、口腔、骨科、医疗美容、中医、康复、护理、医养结合、体检等领域举办非营利性医疗机构,鼓励社会办医向高端化、规模化、集团化方向发展。支持社会力量举办的医疗机构加强重点专科建设,参加远程医疗协作网,发展"互联网+医疗健康"服务,参与公共卫生服务,在应对传染病疫情和突发公共卫生事件中发挥积极作用。鼓励商业保险机构结合社会力量举办的医疗机构特点积极开发多样化、个性化健康保险产品。支持举办连锁化、集团化的医学检验、病理诊断、医学影像、安宁疗护等独立设置机构。

二、促进诊所发展

诊所设置不受规划布局限制,实行备案制管理,加强事前事中事后监管。鼓励取得执业医师资格且经注册后在医疗卫生机构执业满5年的医师按规定全职或兼职开办诊所。鼓励符合条件的全科医师或加注全科医师执业范围的专科医师全职或兼职开办全科诊所。鼓励将诊所纳入医联体建设。鼓励以政府购买服务的方式引导诊所提供基本医疗卫生服务。

三、促进公立医疗机构和非公立医疗机构协调发展

支持和规范社会力量举办的医疗机构与政府办医疗机构开展多种形式的医疗服务、学科建设、人才培养等合作,按照平等自愿原则组建专科联盟。社会力量举办的医疗机构可以自愿加入公立医院牵头组建的城市医疗集团和县域医共体,综合力量或专科服务能力较强的社会力量举办的医疗机构也可牵头组建。

第四节 优化医疗卫生服务模式

一、强化防治结合

实施国家基本公共卫生服务项目和重大传染病防控等项目,优化服务内涵,提高

公共卫生服务质量。加强基本公共卫生服务与家庭医生签约服务的衔接，为每个乡镇卫生院和社区卫生服务中心（站）培养1—2名具备医、防、管等能力的复合型骨干人才，提升慢病医防融合能力。在有条件的社区医疗卫生机构设立科学健身门诊。鼓励妇幼保健机构整合预防保健和临床医疗服务，提高防治结合水平。完善医疗卫生机构激励约束机制，引导医务人员开展健康促进与教育。

二、完善平急结合

完善各级各类医疗卫生机构应对传染病疫情和突发公共卫生事件平急结合方案，完善应急状态下医疗卫生机构动员响应、区域联动和人员调集等机制。健全应急状态下保障基本医疗卫生服务的相关机制，保障急危重症患者、需要维持定期治疗的患者以及孕产妇、儿童等重点人群的基本医疗卫生服务。建立健全面向临床医师和护理人员的流行病学、传染病、医院感染等风险警觉意识教育和临床救治培训制度，提高设施、设备、人员"平急"转化能力。加强医疗机构相关救治设备和应急物资配置。

三、推进分级诊疗

健全分级诊疗工作机制，加强优质医疗卫生资源向基层倾斜力度，畅通绿色转诊通道，完善双向转诊机制，推动形成基层首诊、双向转诊、急慢分治、上下联动的分级诊疗格局。规范有序推进医疗联合体建设，健全科学管理制度和利益引导机制。积极推动二三级医院专科医生为基层家庭医生签约团队提供支持，完善以基层医疗卫生机构为平台、全科医生为核心、全科专科有效联动的家庭医生签约服务模式。

四、促进学科协作

针对肿瘤、疑难复杂疾病、多系统多器官疾病等，建立病例讨论和联合查房制度，推动多学科联合诊疗。鼓励将麻醉、检验、影像、病理、药学等专业技术人员纳入多学科诊疗团队，探索心脏中心、神经中心、肿瘤中心等综合学科发展模式。持续推进胸痛中心、卒中中心、创伤中心、危重孕产妇救治中心、危重儿童和新生儿救治中心等急诊急救领域新型服务模式建设，为患者提供医疗救治绿色通道和一体化综合救治服务。鼓励医疗机构设置服务协调员，在患者诊疗过程中予以指导协助和跟踪管理，推行"一站式"服务。

专栏2　高质量医疗服务体系建设工程

国家医学高峰项目：支持四川大学华西医院创建国家医学中心，支持符合条件的市（州）创建国家区域医疗中心。加快推进国家紧急医学救援基地（四川大学华西医院）、国家重大传染病防控救治基地（四川省人民医院）等项目建设，争创国家区域公共卫生中心（省疾病预防控制中心）。实施四川大学华西医院锦江院区项目。

> 西部医学高原项目：加快推进五大省区域医疗中心项目建设（西南医科大学附属医院省级区域医疗中心建设项目、川北医学院附属医院省级区域医疗中心建设项目、绵阳市中心医院省级区域医疗中心、凉山州第一人民医院省级区域医疗中心项目、广元市中医医院省级区域医疗中心）。实施四川省人民医院综合科研大楼、四川省老年医学中心二期，省肿瘤医院质子治疗中心、省肿瘤诊疗中心二期，省第三人民医院改扩建，成都医学院第一附属医院新院区迁建等项目。
>
> 基层医疗卫生服务能力提升项目：建设400个左右达到二级综合医院标准的县域医疗卫生次中心。

第五章 建设特色鲜明的中医药服务体系

促进中医药传承创新发展，构建以省级高水平中医医院为引领，市、县级中医医疗机构和其他医疗机构中医科室为骨干，基层医疗卫生机构为基础，融预防保健、疾病治疗和康复于一体的特色鲜明的中医药服务体系。

第一节 建立健全中医药服务体系

支持省级中医医院新院区建设和老旧院区改造，推动省级中医医院高质量发展，提升疑难危急救治能力和循证研究水平。支持高水平中医医院争创国家中医医学中心和区域中医医疗中心。强化市级中医医院医教研综合能力和区域辐射作用，加强基础薄弱的市级中医医院建设，推动南充市独立设置市级中医医院。原则上每个县（市、区）办好1所县级中医医院，有效承担县域居民常见病、多发病中医诊疗和急危重症抢救与疑难病转诊任务。支持县级中医医院扶优补短建设，鼓励县级中医医院牵头组建紧密型县域医共体，全面提升县域中医药服务能力。加强中医药特色专科建设，做优做强一批中医优势专科（专病），打造优势病种特色鲜明的中医医院和科室。支持民族医药传承创新发展，提升民族医药服务能力。

第二节 强化基层中医药阵地建设

乡镇卫生院、社区卫生服务中心实现中医馆全覆盖，中医类别医师占本类机构医师总数比例不低于25%，能够规范开展6类10项以上中医药适宜技术。支持15%以上的乡镇卫生院和社区卫生服务中心强化中医馆内涵建设。深化社区卫生服务站和村卫生室"中医阁"建设,每个社区卫生服务站至少配备1名中医类别医师或能提供中医药服务的临床类别医师,100%的社区卫生服务站、85%以上的村卫生室能够规范开展4类6项以上中医药适宜技术。实施传统中医诊所惠民行动,发展传统中医诊所5000家。鼓励和支持社会力量兴办连锁经营的名医堂。到2025年,基层中医药服务量占比达到50%。

第三节 加快推进中西医协同发展

加强综合医院、妇幼保健机构、传染病医院和有条件的专科医院中医临床科室和中药房建设,打造中西医结合团队,推广中西医结合医疗服务模式,打造一批中西医结合"旗舰"医院、"旗舰"科室、"旗舰"基层医疗卫生机构。中医资源缺乏的区域,鼓励将富集的综合医院、专科医院改建为相应层级的中医、中西医结合医院。加强中西医结合学科(专科)建设,聚焦癌症、心脑血管病、感染性疾病、老年痴呆、高原病防治、不孕不育和微生物耐药问题等开展重大疑难疾病中西医临床协作试点,研究制定"宜中则中、宜西则西"的中西医结合诊疗方案。完善西医学习中医制度,开展临床类别医师中医药专业知识轮训,推进中西医结合诊疗服务覆盖医院主要临床科室。

专栏3 中医药传承创新工程

省:加强省级中医医院新院区建设和老旧院区改造。

市(州):加强市(州)中医类医院综合服务能力建设,市(州)级中医医院(新建除外)全部达到三级水平。

县(市、区):开展县级中医医院扶优补短建设,县级中医医院(新建、民族地区除外)基本达到二级甲等水平。

乡镇(街道):补齐建制乡镇卫生院中医馆缺口,支持500个乡镇卫生院和社区卫生服务中心中医馆提档升级。

村:推进村卫生室"中医阁"建设。

支持成都中医药大学附属医院(四川省中医医院)创建国家医学中心(中医类)和国家区域医疗中心,争创国家中西医协同"旗舰"医院,建设3个国家中医药传承创新中心、7个国家中医特色重点医院,培养一批学科带头人和骨干人才,形成一批中医优势专科,推动一批中药制剂开发应用和中药新药创制;建设一批名医堂;加强脱贫地区、民族地区、革命老区、易地扶贫搬迁安置点等地区县级中医医院建设。

第六章 完善全方位全周期健康服务体系

第一节 持续完善妇幼健康服务体系

构建以妇幼保健机构为核心、基层医疗卫生机构为基础、大中型医院和相关教学科研机构为技术支撑、民营妇幼健康机构为补充的妇幼健康服务网络（体系）。

一、加强妇幼保健机构标准化建设

全面改善妇幼保健机构基础设施条件，到2025年力争实现省、市（州）、县（市、区）均有1所政府举办、标准化的妇幼保健机构。建设供需平衡、布局合理的人类辅助生殖技术服务体系，严格规范相关技术应用，加强服务监管。建强省妇幼保健院，引领全省妇幼健康高质量发展。支持市级妇幼保健院达到三级水平，县级妇幼保健院达到二级水平。支持基础较好的妇幼保健院发展妇女儿童专科医院，鼓励建设省、市、县三级妇幼专科联盟和医疗联合体。

二、强化危重孕产妇和新生儿救治网络

依托产科儿科实力和综合救治能力较强的医疗机构建立省、市（州）、县危重孕产妇和新生儿救治中心，健全危重孕产妇和新生儿救治、会诊、转诊网络，全面提升危重孕产妇和新生儿救治能力，推动实现全省孕产妇、新生儿死亡率稳中有降。省级设置若干个危重孕产妇和新生儿救治中心。市、县两级均有至少1个危重孕产妇救治中心和1个危重新生儿救治中心。

三、健全出生缺陷防治网络

省级设置产前诊断中心、新生儿疾病筛查中心、新生儿听力障碍诊治中心。市（州）原则上至少设置1个产前诊断机构、1个新生儿遗传代谢病筛查中心、1个新生儿听力障碍诊治分中心。县（市、区）应当开展婚前保健、孕前保健、产前筛查、新生儿遗传代谢病筛查、新生儿听力障碍筛查，每个县（市、区）至少设置1个独立开展产前生化免疫实验室检测的产前筛查机构、1个新生儿听力筛查机构。基层医疗卫生机构开展出生缺陷防治知识的宣传动员和健康教育，逐步构建新生儿先心病筛查服务网络。

四、夯实儿童健康服务网络

加强各级各类儿童医疗服务能力建设，到2025年每千名儿童拥有儿科执业（助理）医生达0.87名、床位增至2.50张。夯实基层儿童保健服务，构建以县级医疗机构为龙头，乡镇卫生院、社区卫生服务中心（站）为枢纽，村卫生室为基础的儿童保健服务网络。每个乡镇卫生院和社区卫生服务中心（站）配备全科医生提供规范的儿童基本医疗服务，配备医师从事儿童保健服务。

第二节 加快发展普惠托育服务体系

以普惠性、基础性、兜底性建设为重点，进一步改善托育服务基础设施条件，推动规范化、标准化建设，不断扩大服务供给，提升服务质量，完善服务体系。

一、增加普惠托育服务供给

通过政府购买服务、财政补贴、减免租金等政策措施，支持各类主体兴办普惠托育机构。大力发展社区托育，鼓励有条件的幼儿园开办托班，推动有条件的用人单位以单独或联合举办的方式，为职工提供福利性托育服务。以大众性、普惠性为重点，加强项目储备，争取中央预算内投资支持，办好普惠托育民生实事。到2025年，每千人口拥有3岁以下婴幼儿托位数达到4.5个，普惠托位占比稳步提升。

二、提升公办托育服务能力

鼓励采取公建民营、购买服务等方式，利用现有设施、空置场地等新建、改扩建一批公办托育服务机构。支持各市（州）建设托育综合服务中心。深入开展全国活力发展城市、儿童友好型城市、婴幼儿照护服务示范城市及省级优质托育服务县、机构创建活动。

第三节 建立健全老年健康支撑体系

以满足老年人健康服务需求为导向，健全居家社区机构相协调、医养康养相结合、综合连续覆盖城乡的老年健康支撑体系。

一、便利老年人看病就医

加快推进省老年医院建设，推动市（州）和人口大县老年医院增量提质，引导医疗资源丰富地区的二级及以下医院转型为老年医院或康复医院、护理院等接续性医疗机构。加强省级老年医学临床重点专科和二级及以上综合性医院老年医学科建设，到2025年，二级及以上综合性医院设立老年医学科比例达到60%以上。鼓励有条件的县级和基层医疗卫生机构根据需要设置和增加老年医疗床位。加快老年友善医疗机构建设，到2025年，85%以上的综合性医院、康复医院、护理院和基层医疗卫生机构成为老年友善医疗机构。

二、深化医养服务

建立以老年医院、综合医院老年医学科为引领，基层医疗卫生机构、康复医院、护理院、有条件的养老机构为支撑，家庭医生团队和乡村医生为网底的医养服务网络。支持有条件的医疗机构建设分区合规、流程合理、院感可控的医养服务中心。推进建立为老年人提供居家健康管理、治疗住院、康复护理、稳定生活照料、安宁疗护一体化的医养服务模式。完善医养服务人才队伍激励机制，建立完善医养服务标准规范体系，开展医养结合示范县（市、区）和示范单位创建活动。

三、提高长期护理和安宁疗护服务能力

依托社区卫生服务中心、乡镇卫生院、护理院、床位富余的医疗机构以及符合条件的养老服务机构，依规为失能老年人提供长期护理服务。开展失能老年人"健康敲门行动"，每年至少为20万名65岁及以上失能老年人上门提供免费健康服务。稳步扩大安宁疗护服务，推动有条件的医疗机构开设安宁疗护病区或床位，到2025年，除三州范围外的每个县（市、区）实现安宁疗护服务全覆盖。

第四节　强化职业健康技术支撑体系

提高职业病监测评估、危害工程防护、诊断救治技术支撑能力，维护劳动者职业健康。

一、提升职业病监测评估技术支撑能力

以疾病预防控制机构、职业病防治院（所、中心）为主干，完善省、市、县职业病监测评估技术支撑网络。合理配置职业卫生、放射卫生、检验检测、工程技术、临床医学、康复等相关专业技术人员。专业技术人员占机构人员编制总额的比例不低于85%，其中工程技术人员占专业技术人员的比例不低于10%。职业健康检查中心按需要配置执业医师、护士、其他医疗卫生技术人员，至少配置1名取得职业病诊断资格的执业医师。建立各级职业病防治相关领域质控中心。推进全省21个市（州）疾病预防控制中心取得职业卫生和放射卫生技术服务机构资质，鼓励县级疾病预防控制中心积极取得职业卫生和放射卫生技术服务机构资质。

二、强化职业病危害工程防护技术支撑能力

构建省级、行业（领域）职业病危害工程防护技术支撑网络。在职业危害重点行业领域依托现有机构和资源，承担职业病危害防护工程设计、工程控制技术和装备、工程治理、个体防护等标准研究和技术研发、筛选、推广、应用。提高川藏铁路沿线医疗卫生机构职业健康能力。依托四川大学、西南交通大学、攀钢劳研所、四川煤矿安全监察局安全技术中心等在成都、攀西、川南建设区域性职业健康工程防护中心。建设命名一批职业病危害工程防护中心。

三、提高职业病诊断救治技术支撑能力

发挥职业病专科医院、综合医院的作用，构建省、市职业病诊断救治技术支撑网络，并向重点县、乡镇延伸。省级职业病防治院所（职业病专科医院）参照三级综合医院标准配置专业技术人员和床位。市（州）级职业病防治院所（职业病专科医院）根据需要合理设置专业技术人员和床位。县级根据需要单独设置或依托县级综合医院整合设置职业病防治医院。承担职业病诊断职责的疾病预防控制机构按照《职业病诊断与鉴定管理办法》等规定，配置专业技术人员和床位。

第五节 完善健康促进与教育体系

完善由健康教育专业机构、各类医疗卫生机构健康教育科（室）以及机关、学校、社区、企事业单位健康教育职能部门等组成的健康促进与教育体系。

一、完善健康教育专业机构设置

加强省、市、县三级健康教育机构建设，支持市（州）和有条件的县（市、区）设置健康教育机构，争取每个县（市、区）具有1个承担健康教育工作的机构。加强健康教育力量建设，配备满足工作需要的人员，其中专业技术岗位原则上不低于岗位总量的80%。争取每个村、社区至少有1名健康教育人员。

二、强化医疗卫生机构健康教育职能

各级各类医院、专业公共卫生机构和基层医疗卫生机构设立健康教育科（室），暂不具备条件的确定具体科（室）负责相关工作，接受当地健康教育机构的业务指导和考核评估。每个机构至少配备2名从事健康教育的专兼职人员。医院健康教育职能部门负责开展个体化的健康教育和健康危险行为干预。市、县两级专业公共卫生机构健康教育相关科（室）负责开展公众健康素养等相关监测及干预工作。基层医疗卫生机构健康教育相关科（室）负责向辖区居民普及健康知识，落实健康促进与教育相关措施。

第六节 优化心理和精神卫生体系

以心理健康和精神卫生防治中心、精神专科医院和综合医院精神科为主体，以基层医疗卫生机构为依托，以疾病预防控制机构和社会心理服务机构为补充，优化心理健康和精神卫生服务体系。

一、完善省、市、县精神卫生防治体系

加强省精神医学中心及绵阳市（省精神卫生中心）、成都市、自贡市、攀枝花市、广元市、南充市等区域精神卫生中心建设，提升精神专科领域医疗、教学、科研等综合能力。成都市和人口超过300万的市（州）设置1所精神专科医院或者依托综合医院设置精神专科和病房。城市二级以上综合医院可根据医疗需求开设精神心理门诊、病房。服务人口多且市（州）级机构覆盖不到的县（市、区）可根据需要建设精神卫生专业机构。人口超过30万的县（市、区）至少有1所县级公立医院设置有病房的精神科，人口30万以下的至少有1所县级公立医院设置精神心理门诊。

二、完善基层心理健康和精神卫生服务网络

基层医疗卫生机构主要承担基层精神疾病患者管理和居家康复指导、居民心理健康指导等任务。社区卫生服务中心（站）、乡镇卫生院要设立精神（心理）科门诊，至少配备1名专兼职心理健康服务工作人员。建立精神卫生专业机构、社区康复机构及社会组织、家庭相互支持的精神障碍社区康复服务体系。精神障碍社区康复机构承

担康复训练期和非急性期的精神疾病患者生活和康复训练、生活照料等任务。到2025年，70%以上的县（市、区）设有精神障碍社区康复机构或通过购买服务等方式开展康复工作。

三、健全社会心理健康服务网络

健全各部门各行业心理健康服务网络，鼓励有条件的机关、学校和企事业单位设立心理健康辅导室，配备专（兼）职心理健康辅导人员或以购买服务等方式为员工提供心理评估、咨询辅导等服务。搭建基层心理健康服务平台，在县、乡、村三级综治中心或社区综合服务设施规范设置心理咨询室或社会工作室，配备心理辅导人员或社会工作者，对村（居）民开展心理健康宣传教育和心理疏导。培育专业化、规范化社会心理健康服务机构，承担公众心理健康教育和心理咨询等任务。充分发挥精神卫生专业机构作用，对医疗机构临床科室医务人员开展心理健康知识和技能培训，提高医疗机构心理健康服务能力，建立心理和躯体疾病多学科联络会诊制度。省、市（州）依托精神卫生中心成立公共卫生应急心理救援中心，组建由精神科专业人员、心理治疗师、心理咨询师、社会工作者等组成的心理救援专业队伍。

第七节 加快发展康复医疗服务体系

以康复医院、综合性医院康复医学科、康复医疗中心为主体，以基层医疗机构等为基础，加强康复医疗服务体系建设。

一、增加康复医疗服务资源供给

力争建成或转型1个省级三级甲等康复医院。常住人口超过600万人的市（州），至少设置2个二级及以上康复医院；常住人口超过300万的市（州）至少设置1个二级及以上康复医院，充分发挥区域性带动作用。常住人口超过30万的县（市、区）至少有1个县级公立医院设置康复医学科；常住人口30万以下的县（市、区）至少有1个县级公立医院设置康复医学科门诊。推动医疗资源丰富地区的部分一级、二级医院转型为康复医院，合理增加康复医院数量。支持和引导社会力量举办规模化、连锁化的康复医疗中心。支持有条件的基层医疗卫生机构开设康复医学科（门诊），加强基层康复医疗专科能力建设。妇幼保健机构、儿童医院等应具备为妇女儿童提供康复医疗服务的能力。支持有条件的医疗机构与残疾人专业康复机构等加强合作，提高康复水平。加强康复医疗专业队伍能力建设，力争到2025年，每10万人口康复医师达到8人、康复治疗师达到12人。

二、提升康复医疗服务能力

三级综合性医院康复医学科和三级康复医院重点为急危重症和疑难复杂疾病患者提供康复医疗服务，承担辖区内康复医疗学科建设、人才培训、技术支持、研究成果推广等任务，发挥引领辐射和帮扶带动作用。二级综合性医院康复医学科、二级康复医院、康复医疗中心、基层医疗机构等重点为诊断明确、病情稳定或者需要长期康复的患者提供康复医疗服务。创新康复医疗多学科联合诊疗模式，支持三级康复医院牵头建设城市康复医疗联合体、康复专科联盟、远程医疗等多种形式医联体，探索建立符合康复医学疾病诊疗特点的分级诊疗体系，将早期康复、精准康复贯穿于疾病诊疗全过程。以基层医疗机构为依托，鼓励开展社区和居家康复医疗服务。

第八节　构建优质高效血站服务体系

优化血液中心、中心血站、中心血库设置，加强血液中心、中心血站、中心血库建设，提供血液供应能力，完善血站服务体系。

一、优化血站设置

加强省血液管理中心（成都市血液中心）建设，争创国家西南区域血液安全中心，发挥技术引领和辐射带动作用。血液中心和中心血站难以覆盖的县（市、区）可根据需要，依托县办综合医院规划设置1个中心血库。各县（市、区）在人流量大的地段至少设立1个固定采血点。在民族地区、偏远地区加大储血点建设。将献血屋建设纳入城市规划，对流动采血车、送血车出行和停放提供支持。

二、提升血站服务能力

填平补齐血站业务用房缺口，优化设备配置。推进血液管理信息化建设，积极融入国家、省、血站、医疗机构四级血液管理信息系统，精准开展血液供应保障和应急调配。继续加大血液核酸检测能力建设投入力度，巩固血液核酸检测全覆盖成果。统筹规划设置血液集中化检测实验室，降低检测成本。

专栏4　全方位全周期健康服务工程

妇幼健康服务体系建设：加快推进四川大学华西第二医院（四川省儿童医院）、省妇幼保健院天府院区二期项目建设。

普惠托育服务体系建设：支持兴办托育服务机构，每个县（市、区）至少建有一个婴幼儿照护指导中心或普惠托育中心。

老年健康服务体系建设：推进四川省老年医院（四川省第五人民医院金牛院区）建设。支持100个医疗机构开展安宁疗护服务。新增300个分区合规、流程合理、院感可控医养服务中心。

职业健康防治体系工程：依托四川大学华西第四医院、达州市中心医院、攀枝花市第二人民医院、川南职业病医院、广元市第二人民医院等单位在川西、川东、攀西、川南和川东北地区创建命名一批职业病防治院和区域性化学中毒救治中心。

> 心理健康和精神卫生服务体系建设：加强省精神医学中心及绵阳市（省精神卫生中心）、成都市、自贡市、攀枝花市、广元市、南充市等区域精神卫生中心建设。
>
> 康复医疗服务体系建设：支持四川省八一康复中心（四川省康复医院）建成三级甲等康复医院。
>
> 血站服务体系建设：加强省血液管理中心（成都市血液中心）和市（州）中心血站建设。血液中心和中心血站难以覆盖的县（市、区）可根据需要，依托县办综合医院规划设置1个中心血库。各县（市、区）人流量大的地段至少设1个固定采血点。

第七章　强化体制机制保障和要素支撑

第一节　深化"三医"联动改革

一、健全药品供应保障体系

持续推动国家组织药品和医用耗材集中带量采购中选结果落地实施，平稳推进国家组织药品和医用耗材集中带量采购续标工作。完善省际联盟采购机制，常态化实施省际联盟及省级药品和医用耗材集中带量采购。推广运用贷款资金流、订单信息流、货物物流'三流合一'的药械招采平台，推动全省医药机构按规定开展药品和医用耗材集中采购。巩固完善基本药物制度，鼓励城市医疗集团、县域医共体等建立药品联动管理机制，促进上下级医疗机构用药衔接。对结核病、丙肝等需要长期服药治疗的重大传染病和严重精神障碍等慢性病，探索进一步降低患者药费负担的有效方式。加强传染病药品监测预警。推进药品使用监测和药品临床综合评价体系建设。完善药品质量管理制度及追溯制度。推动医疗机构处方信息与药品零售消费信息互联互通。

二、推进医疗服务价格改革

建立健全适应经济社会发展、更好发挥政府作用、医疗机构充分参与、体现技术劳务价值的医疗服务价格形成机制。统筹兼顾经济发展水平、医疗技术进步和各方承受能力，调控医疗服务价格总体水平。探索建立医疗服务价格动态调整机制，科学确立启动条件、调价空间、调整方法，定期开展调价评估，达到启动条件的要稳妥有序调整医疗服务价格，支持公立医院优化收入结构。逐步统一全省医疗服务价格项目规范。优化新增医疗服务价格项目准入制度，常态化开展新增医疗服务项目立项评审。

三、深化医保支付方式改革

按照国家规定的调整权限，动态调整优化医保目录，将临床价值高且经济性评价好的药品、医用耗材、医疗服务项目纳入医保支付范围。推动实施区域性医保基金总额控制，逐步实现以按病种付费为主的多元复合医保支付方式。推进按疾病诊断相关分组（DRG）付费、区域点数法总额预算和按病种分值（DIP）付费改革，并对中医药医疗机构的调整系数进行倾斜支持。推进实行医疗康复、安宁疗护、慢性精神疾病等长期住院及医养结合住院、家庭病床等按床日付费。逐步完善家庭医生医保签约服务包政策，实行按人头付费。推进紧密型县域医共体医保管理改革，健全考核管理和激励机制，对符合条件的医共体实行"一个总额付费、结余留用、超支不补"的医保管理。完善差别化医保支付政策，引导患者有序就医。完善符合中医药服务特点的支付政策，发布中医优势病种目录，推行按中医疗效价值付费、中西医同病同效同价。

四、健全多层次医疗保障体系

加强门诊共济保障，逐步将门诊医疗费用纳入基本医疗保险统筹基金支付范围。完善城乡居民高血压、糖尿病门诊用药保障机制。落实异地就医结算。健全重特大疾病医疗保险和救助制度。健全重大疫情、灾害医疗救治医保支付政策，完善医保基金预付、结算制度，落实特殊群体、特定疾病医药费用豁免政策，有针对性免除医保目录、支付限额、用药量等限制性条款。按照国家统一部署，稳步扩大长期护理保险制度试点的覆盖范围，进一步完善筹资、待遇、服务管理、委托经办机制，逐步建立符合省情的长期护理保险制度。进一步提升工伤保险医疗管理服务质量，合理确定工伤保险待遇水平，支持和促进工伤康复技术发展，将包括中医在内的工伤康复项目按规定纳入工伤保险基金支付范围。鼓励探索工伤医疗和工伤康复支付制度改革和创新，完善监督考核，逐步形成适应工伤保险特点的费用支付机制和激励约束机制。落实工伤医疗异地就医结算。

五、建立健全管理运行机制

加强党对公立医院的全面领导，全面贯彻落实党委领导下的院长负责制，健全党委会会议（或常委会会议）、院长办公会议（或院务会议）等议事决策制度，落实公立医院内部人事管理、内部机构设置、中层干部聘任、人员招聘（人才引进）、内部绩效考核与薪酬分配等自主权。突出公益性导向，扎实推动公立医院绩效考核，优化完善绩效考核指标体系，重点考核医疗质量、运营效率、持续发展、满意度评价等，充分运用绩效考核结果。完善城市医疗集团和县域医共体绩效考核制度，强化分工协作，促进资源共享，提高基层服务能力。以提高积极性为重点深化基层医疗卫生机构运行机制改革，健全绩效考核机制。选优配强专业公共卫生机构领导班子，实施岗位分级分类管理，提高专业技术人员比例。妇幼保健机构、专科疾病防治机构等可按规定获得预防保健和基本医疗服务收入。

六、推动人事薪酬制度改革

合理确定公立医院人员编制，建立动态调整机制。建立健全符合医疗卫生行业特点的人才评价机制。改革完善医务人员职称评价制度，分层分类设置评价标准，优化临床评价指标。推动在公立医院、专业公共卫生机构和基层医疗卫生机构落实"两个允许"要求，完善薪酬分配制度。大力推进公立医院薪酬制度改革，着力体现医务人员技术劳务价值。改善公立医院收支结构，合理确定人员支出占比。优化薪酬结构，提高保障性工资水平。合理核定公共卫生机构绩效工资总量和水平，落实卫生防疫津贴、突发传染病和重大公共卫生事件临时补助政策。合理提高基层医疗卫生机构人员收入水平。鼓励基层医务人员在允许的范围内通过兼职兼薪获取报酬。落实乡村医生待遇，做好乡村医生社会保障工作。

第二节 优化卫生健康人才队伍

一、培育壮大公共卫生人才队伍

加强疾病预防控制机构骨干人才培养，选拔培养指挥管理、流行病学调查、大数据分析、院感控制和风险沟通等方面的专业骨干，到2025年，为每个市（州）、县（市、区）疾病预防控制中心培养不少于1名具有较高水平现场流行病学调查能力的骨干人才。建立健全公共卫生首席专家制度。建立公共卫生专业技术人员和医疗机构临床医生交叉培训制度，鼓励人员双向流动。完善医学院校公共卫生与预防医学类专业布局，支持在川高等院校增设公共卫生与预防医学类专业，加大公共卫生医师培养力度。建立公共卫生人才院校教育、毕业后教育、继续医学教育衔接贯通的培养机制。稳步推进疾病预防控制机构公共卫生医师规范化培训试点。推进复合型人才培养，探索赋予公共卫生医师处方权。科学合理确定各级卫生健康监督机构的人员数量和结构，健全"首席监督员"制度。支持卫生监督人员通过在职教育提高学历层次，实施全省卫生监督人员3年轮训计划。强化妇幼保健人员、产科、助产士、儿科医师等人员培训。

二、强化医疗服务人才队伍建设

健全完善毕业后教育培养体系，落实住院医师规范化培训制度。加大住院医师规范化培训力度，加强师资队伍建设和培训能力建设，严格过程考核和结业考核，强化培训基地动态管理，提升培训质量。重视全科、儿科、儿外科、精神科、妇产科、麻醉科、急诊科、临床病理科、重症医学科等急需紧缺专业培训基地发展，逐步扩大年度招收规模。保障住院医师培训期间合理待遇，增加住院医师获得感。面向社会招收的普通高校应届毕业生培训对象培训合格当年在医疗卫生机构就业的，在招聘、派遣、落户等方面，按当年应届毕业生同等对待。对经住院医师规范化培训合格的本科学历临床医师，在人员招聘、职称晋升、岗位聘用、薪酬待遇等方面，与临床医学、口腔医学、中医专业学位硕士研究生同等对待。加强对医师的继续教育和培训，稳步推进专科医师规范化培训。加强医疗卫生管理、老年医学人才培养培训，发展和壮大护士和药师队伍。在三级公立医院探索建立信息首席负责制。

三、加强乡村卫生人才培养

结合服务人口变化情况，可在总量内每5年动态调整乡镇卫生院人员编制，用好用足空余编制。推进"县招乡用""乡聘村用"。深入实施农村订单定向医学生免费培养和助理全科医生培训。加强全科专业住院医师规范化培训力度。优化乡村基层卫生健康人才能力提升培训项目，加强在岗培训和继续教育。推动乡村医生向执业（助理）医师转化，引导医学专业高校毕业生免试申请乡村医生执业注册，力争到2025年乡村医生中执业（助理）医师比例达到45%左右。鼓励免费定向培养一批源于本乡本土的大学生乡村医生，多途径培养培训乡村卫生健康工作队伍。继续实施城乡医疗卫生对口支援和人才"五进"活动，每年向脱贫地区、革命老区、民族地区统筹选派1000名专家人才，帮助受援地区培养5000名本土医疗卫生人才。

四、强化民族地区人才培养培训

强化卫生人才资源整合，实行县乡医疗卫生人才统一调配使用，县级医疗机构每年选派科室骨干医师轮流到中心乡镇卫生院驻点工作。加强本土化人才教育培训，结合基层实际和考生意愿，以本土本乡为重点，每年免费培养200名农村订单定向医学生。每年规范化培训住院医师50名。以重点专科建设带动临床诊治技术提高和人才培养，5年内，培养30名重点专科带头人。

五、加强高层次人才引进与培养

落实对境外省外高端紧缺人才激励政策，大力加强境外省外高层次人才引进力度。充分用好两院院士四川行、中国西部海外高科技人才洽谈会、全球青年学者论坛、省校（院、企）战略合作、"蓉漂人才荟"等载体平台，支持鼓励医疗卫生单位引进一批具有行业影响力的创业领军人才及创新团队。部署实施四川省"卫生健康英才计划"，采取分层分类选拔培养方式，遴选培养一批卫生健康首席专家、领军人才、中青年骨干人才、临床技能名师、基层卫生拔尖人才、岐黄学者、名中医等。鼓励支持各地各单位设立与省级人才培养计划相衔接的人才培养项目，推动形成定位清晰、层次鲜明、分类科学的人才培养体系。深入实施人才强卫战略，培养造就一批具有国际国内一流水平的领军人才、创新团队、学科带头人。

第三节 强化卫生健康科技创新

深化科卫协同、区域协同、军民融合机制，完善全省医学研究科研基地布局，把四川大学华西医院、四川大学华西第二医院、四川大学华西口腔医院、四川大学华西第四医院、四川省医学科学院·四川省人民医院、四川省中医药科学院、四川省预防医学科学研究院、四川省肿瘤研究所、成都中医药大学附属医院、西南医科大学附属医院、西南医科大学附属中医医院、川北医学院附属医院、成都医学院第一附属医院等在川医学高等院校、科研院所、大型公立医院建设成为我省医学科技创新体系的核心基地。协同推进转化医学国家重大科技基础设施、重大新药创制国家科技重大专项成果转移转化基地、天府锦城实验室建设，健全各级临床医学研究中心、重点实验室体系，加强重大传染病和地方病数据库、菌（毒）种保藏基地等科技资源平台建设，鼓励医疗机构、高等院校、科研院所、医药企业探索建立医学科技创新联合体和研发平台，形成差异化定位、支撑性互补、分类化管理的四川医学科技创新平台体系。聚焦医学前沿技术、重大疾病防控、重点人群健康保障等重点领域，深入实施四川省"十四五"生命健康重大科技专项，加强基础研究、应用基础研究、临床研究和成果转化，深化多学科交叉融合，培育一批重大标志性成果。

第四节　推进卫生健康数字化转型

加强医疗卫生机构信息化建设。实施电子病历系统应用水平提升工程，开展互联互通标准化成熟度测评，推进智慧医院建设，切实提升医疗健康服务数字化、智慧化水平。到2025年，力争60%的三级公立医疗机构建成三星及以上智慧医院、20%的二级公立医疗机构建成二星及以上智慧医院；市级及以上综合医院电子病历系统应用水平分级评价达到5级以上水平，县级公立综合医院达到4级水平。非中医医院电子病历增加中医模块，建立兼容中医电子病历、电子处方的基础数据库。提升基层机构医疗信息化水平，加强基层公共卫生和医疗服务深度融合，不断改善居民医疗卫生公共服务水平。大力发展远程医疗，实现远程医疗服务覆盖全省所有城市医疗集团、县域医共体和县级公立医院，并逐步向基层医疗卫生机构延伸。积极运用大数据等技术，在传染病疫情和突发公共卫生事件监测分析、病原体溯源、防控救治、资源调配等方面发挥支撑作用。

优化"互联网＋医疗健康"便民服务。利用信息技术优化医疗服务流程，拓展医疗服务空间，逐步实现在线健康咨询、复诊、审方、用药指导、心理与健康状况评估、接种预约以及电子处方流转、药品配送、跟踪随访、家庭心电监测、社区预约转诊等服务。完善和丰富电子健康档案服务内容，优化面向个人开放的服务渠道和交互方式，推进在线查询和规范使用。加快互联网医院建设，推进互联网医院线上线下数据共享和业务无缝衔接，逐步实现患者居家康复和慢病居家管理。到2025年，力争建成300家互联网医院。支持有条件的医疗卫生机构探索开展"信用就医"、人工智能辅助诊疗等场景应用。

第五节　健全医疗卫生法治保障体系

强化医疗卫生地方法规制度体系。完善医疗卫生领域立法和规范性文件制定。按照立法程序推进公共卫生、医疗管理、医疗纠纷预防处置等重点领域地方性法规规章的制修订，加强配套制度建设，努力构建完备的卫生健康地方法规和制度体系。加强医疗卫生标准宣传贯彻，推进医疗卫生技术地方标准和团体标准制修订。全面推行行政执法"三项制度"。深化医疗卫生领域"放管服"改革，全面落实公平竞争审查制度。健全矛盾纠纷多元预防调处化解综合机制。健全法治监督体系。强化权力运行制约和监督，健全卫生行政执法责任制和责任追究制度，完善行政执法投诉举报和处理机制，探索建立容错纠错机制。健全法治保障体系。加强法治宣传教育，制定并实施卫生健康"八五"普法规划，扎实推进"法律七进"。

强化卫生健康领域监管效能。加快信息化建设，到2025年，全省卫生健康领域实现行政审批、行政处罚信息互联互通和实时共享，所有市（州）承担监督执法的机构运用移动执法终端开展现场执法工作，承担卫生健康监督协管工作的乡（镇）全部装备卫生监督协管信息系统。加强传染病防控等重点领域监督执法，强化对医疗机构传染病防控工作的巡查监督。深入实施"双随机、一公开"监管。落实医疗机构消防安全管理责任，深入开展从业人员消防安全教育培训。

专栏5　支撑体系建设工程

人才队伍建设：农村订单定向医学生免费培养；住院医师规范化培训；助理全科医生培训，全科医生转岗培训，全科医生特设岗位计划；县级医院儿科医生转岗培训；康复科医师、麻醉科医师、临床药师培训；院前急救医务人员培训；县乡村卫生人才能力提升；脱贫地区乡村医生远程培训；"互联网＋医疗健康"人才培训；健康促进与教育人才培训；职业健康专业技术人才队伍能力建设；紧缺专业人才培养培训；中医药特色人才培养；实施卫生健康英才计划。

科技创新：加强临床医学研究中心、重点实验室、适宜技术推广基地等创新平台建设，实施四川省"十四五"生命健康重大科技专项，提升创新能力。

卫生健康数字化转型：推动建立区域临床检验信息共享平台、区域医学影像信息共享平台、区域电子处方流转平台。探索建设健康医疗大数据应用平台、健康医疗大数据应用基地、健康医疗大数据资源中心。支持四川大学华西医院、华西第二医院、四川省人民医院等构建医疗大健康智能超算中心集群，开展数字医疗健康全域创新，打造国内一流的医疗信创新基建、新应用、新平台示范基地。

卫生健康监督能力建设：推进卫生健康监督机构规范化建设、卫生健康监督远程指挥中心建设、公共卫生风险智能监测点建设。卫生健康监督执法车辆、现场快速检测车辆以及防护设备配备。

文献辑存

第八章 加强医疗卫生服务体系规划实施

第一节 强化组织领导

全面加强党对卫生健康事业发展的领导，加强医疗卫生机构党的建设，把党的领导落实到卫生健康事业改革发展的各领域各方面各环节。强化政府责任，把制定实施医疗卫生服务体系规划作为对卫生健康发展进行宏观调控的重要手段，列入政府工作的重要议事日程和健康四川建设任务要求。省卫生健康委会同财政厅、省中医药局等有关部门统筹规划跨市（州）的医疗卫生资源配置，并推动纳入市（州）医疗卫生服务体系规划。市（州）人民政府负责研究编制医疗卫生服务体系规划（区域卫生规划）并组织实施，重点规划市办及以下医院和专业公共卫生机构，将床位配置标准细化到各县，及时衔接省级有关部门。县级人民政府负责制定实施县域医疗卫生服务体系规划并及时衔接市（州）有关部门。

第二节 落实部门责任

卫生健康、发展改革、机构编制、教育、科技、财政、人力资源社会保障、自然资源、农业农村、医疗保障、中医药、药监等部门要加强政策协同，协调推进规划编制与实施。卫生健康部门负责牵头编制规划并根据需要按程序适时进行调整。发展改革部门依据规划对新（改扩）建项目进行基本建设管理。机构编制部门要依据有关规定和标准合理确定公立医疗卫生机构人员编制。财政部门要按照政府卫生投入政策落实相关经费。自然资源部门要在空间规划中统筹考虑医疗卫生机构发展需要，合理安排用地供给。医疗保障部门要加快推进医保支付方式改革。其他相关部门要各司其职，做好相关工作。

第三节 动员社会参与

结合推行乡镇（街道）权责清单制度，强化和明晰乡镇（街道）公共卫生管理权责。全面推进村（居）委会公共卫生委员会建设。完善疾病预防控制部门与城乡社区联动机制，构建常态化管理和应急管理动态衔接的基层治理机制，夯实群防群控、联防联控的基层基础。强化爱国卫生组织机构建设。充分发挥健康四川行动推进委员会作用，统筹推进健康四川行动及相关工作。学校按规定设置保健科（卫生室），并配备专职或兼职卫生技术人员。强化"每个人是自己健康第一责任人"理念，健全社会健康教育网络，动员社会力量参与健康知识普及工作。

第四节　严格监测评估

省建立医疗卫生服务体系规划和资源配置监督评价机制，成立专门工作小组，组织开展规划实施进度和效果评价。省卫生健康委会同省发展改革委、财政厅、省中医药局等有关部门（单位）成立专家委员会，对各市（州）医疗卫生服务体系规划进行论证。市（州）人民政府加强医疗卫生服务体系规划的监测评估工作，确保规划顺利实施。强化年度监测分析、中期评估和总结评估全过程管理，科学评估医疗卫生资源配置状况和服务体系整体绩效。

附录

1. 2022年四川省卫生健康委员会领导和各处室主要负责人（截止2022年12月）名录

党组书记	敬　静
主任	何延政（—2022年1月）
	敬　静（2022年1月—）
党组成员，省中医药管理局党组书记、局长（正厅级）	田兴军
党组成员、副主任、一级巡视员	宋世贵
党组成员、副主任、一级巡视员	徐　斌（2022年7月晋升一级巡视员）
党组成员，省纪委监委驻省卫生健康委纪检监察组组长	张　峰
党组成员、副主任	赵汝鹏
党组成员、省保健委员会办公室专职副主任、一级巡视员	曾华俊
党组成员、机关党委书记	张　涛（—2022年11月）
副主任（挂职）	郭　毅（—2022年11月）
一级巡视员	彭　杰（—2022年5月）
二级巡视员	刘　捷
二级巡视员	黄　勤
二级巡视员	学　佳
二级巡视员	陈　运（—2022年12月）
二级巡视员	唐克农（—2022年1月）
二级巡视员	曾令和
二级巡视员	徐保华
二级巡视员	钟新秋

二级巡视员	李　红（2022年7月—）
办公室（信访处）主任（处长）	苏建明（2022年11月—）
人事处处长	赵永红（2022年7月—）
规划发展处处长	唐宇驰（2022年11月—）
财务处处长	贾建勋（2022年4月—）
信息与统计处处长	丁智刚（副处长临时负责工作，2022年8月—）
政策法规与体制改革处处长	方晓明（2022年8月—）
行政审批处处长	谭红斌（2022年1月—）
综合监管处处长	谢仁兴（2022年7月—）
医政医管处处长	李　冰
基层卫生健康处处长	李　阳（2022年8月—）
卫生应急办公室（突发公共卫生事件应急指挥中心）主任	李永春（2022年7月—）
疾病预防控制处（省爱国卫生运动委员会办公室）处长（常务副主任）	马　俊（2022年7月—）
重大传染病防治处（艾滋病防治处）处长	胡　平（2022年7月—）
科技教育处处长	彭博文（2022年4—12月）
药物政策与药械临床使用监测评价处（食品安全标准与监测处）处长	张晓胜（2022年8月—）
老龄健康处处长	韩　梅
妇幼健康处处长	邓　萱（2022年1月—）
职业健康处处长	杨　莉（2022年1月—）
人口监测与家庭发展处处长	曾　伟（2022年8月—）
宣传与健康促进处处长	何　鸿（2022年11月—）
国际合作处（港澳台事务处）处长	刘　成（2022年9月—）
预防保健处处长	杨　庆
医疗保健处处长	廖志华
离退休人员工作处处长	罗开平
机关党委办公室（审计与巡察处）主任（处长）	张　健（2022年7月—）
省纪委监委驻省卫生健康委纪检监察组副组长	陈　沂
省纪委监委驻省卫生健康委纪检监察组副组长	罗　骏

2. 2022年四川省中医药管理局领导及各处室主要负责人名录

党组书记、局长	田兴军
党组成员、机关党委书记	方　清
党组成员、副局长	米银军
四川省中医药科学院（四川中药研究所）党委委员、副院（所）长	米银军（2022年9—12月）
党组成员、副局长	李道丕
党组成员、四川省骨科医院党委书记	王剑平（2022年1—11月）
二级巡视员	杨正春
目标督查办主任、一级调研员	陈　蔚
办公室主任	赵忠明
对外合作处长	曾　琳（2022年1—7月）
对外合作处长	张　睿（2022年7—12月）
规划财务处处长	张　宇
医政处（民族医药与基层中医处）处长	苏晓川
科技产业处处长	尹　莉
人事教育处处长	刘晓蓉（2022年1—4月）
人事教育处副处长	田芷柠（主持工作，2022年4—12月）
政策法规处（行政审批处）处长	宋　平
机关党委专职副书记、机关党委办公室主任	张　睿（2022年1—7月）
机关党委专职副书记、机关党委办公室主任	曾　琳（2022年7—12月）
直属机关纪委书记	甘绍华（2022年1—4月）
机关党委副书记、直属机关纪委书记	刘晓蓉（2022年4—12月）

3. 2022年各市（州）卫生健康委员会主任名录

成都市卫生健康委员会	金　城（—2022年1月）
	杨小广（2022年1月—）
自贡市卫生健康委员会	黄　麟（—2022年8月）
	黄晓春（2022年8月—）
攀枝花市卫生健康委员会	张福鑫
泸州市卫生健康委员会	涂曲平（—2022年3月）
	曾　妍（2022年3月—）

德阳市卫生健康委员会	王　宁
绵阳市卫生健康委员会	周　云（—2022年10月）
	韩忠明（2022年10月—）
广元市卫生健康委员会	刘　峰
遂宁市卫生健康委员会	赵维强
内江市卫生健康委员会	阮履强
乐山市卫生健康委员会	陈　昆（—2022年2月）
	曾　伟（2022年2月—）
南充市卫生健康委员会	朱胜国
宜宾市卫生健康委员会	任春琼
广安市卫生健康委员会	张艳萍（—2022年2月）
	张　君（2022年2月—）
达州市卫生健康委员会	罗　宾
巴中市卫生健康委员会	陈　槟
雅安市卫生健康委员会	李志强（—2022年3月）
	王　华（2022年3月—）
眉山市卫生健康委员会	蒋传德
资阳市卫生健康委员会	凌勇军
阿坝藏族羌族自治州卫生健康委员会	张佩如
甘孜藏族自治州卫生健康委员会	曲　梅（—2022年1月）
	李　伟（2022年1月—）
凉山彝族自治州卫生健康委员会	石一鲁实（—2022年3月）
	谢　立（2022年3月—）

4. 2022年国家委在川医疗卫生机构和委（局）直属单位主要领导名录

四川大学华西临床医学院（华西医院）	李为民　院长
	张　伟　党委书记（—2022年1月）
	李正赤　党委书记（2022年1月—）
四川大学华西第二医院（四川大学华西妇产儿童医院）	王素霞　党委书记（—2022年1月）
	黄　勇　党委书记（2022年1月—）
	刘瀚旻　院长
四川大学华西公共卫生学院（华西第四医院）	方　云　党委书记（—2022年1月）
	程永忠　党委书记（2022年1月—）
	张　本　院长

四川大学华西口腔医学院（华西口腔医院）	叶　玲	院长
	谭　静	党委书记
中国医学科学院输血研究所	刘嘉馨	所长
	陈勇军	党委书记
四川省医学科学院·四川省人民医院	欧力生	党委书记
	杨正林	院长、党委副书记
四川省疾病预防控制中心	吴先萍	主任、党委副书记
	唐雪峰	党委书记（2022年7月—）
四川护理职业学院	江　涛	党委书记
	张先庚	党委副书记、院长
四川省肿瘤医院	易　群	党委书记
	林桐榆	院长
四川省妇幼保健院·四川省妇女儿童医院	张　刚	党委书记
	王　刚	党委副书记
		院长（2022年4月由副院长主持行政工作升任院长）
四川省卫生健康综合行政执法总队	林志敏	党委书记
		总队长
四川省计划生育协会	邹　兵	四川省计划生育协会党支部书记（—2022年12月）
		协会办公室主任（—2022年12月）
	苏章辉	四川省计划生育协会党支部书记（2022年12月—）
		协会办公室主任（2022年12月—）
四川省卫生学校*	张先庚	校长
四川省第四人民医院	张　立	党委书记
		院长（—2022年12月）
	杨　泉	院长（2022年12月—）
四川省第五人民医院（四川省老年医院、四川省老年医学研究所）	贾卫国	党委书记
		院长（—2022年3月）
	段　鑫	院长（2022年3月—）

---

* 2022年11月四川省卫生学校撤销。

单位	姓名	职务
西南医科大学附属医院	徐　勇	党委书记
	江　涌	党委副书记、院长
川北医学院附属医院	胡春梅	党委书记（—2022年6月）
	杨汉丰	党委书记（2022年6月—）
	李敬东	副院长（主持行政工作，2022年6月—）
川北医学院第二附属医院	田　川	党总支副书记（主持医院全面工作，2022年9—11月）
	杨汉丰	党总支书记（2022年11月—）
	李敬东	院　长（2022年11月—）
成都医学院第一附属医院	孙　云	党委书记
	刘　罡	党委副书记、院长
西南医科大学附属口腔医院	代天祥	党委书记
	肖金刚	党委副书记、院长
四川护理职业学院附属医院（四川省第三人民医院）	蒋　欣	党委书记
	冯　梅	党委副书记 院长（2022年4月由副院长主持工作升任院长）
四川省卫生健康发展研究中心	赵晓恒	党总支书记、主任
四川省卫生健康委员会机关服务中心	李德芳	党支部书记、主任
四川省卫生健康委员会人才服务中心	陈　文	主任（—2022年12月） 党支部书记（—2022年12月）
四川省卫生健康委员会项目管理中心	雷　敏	党支部书记（—2022年8月） 主任（—2022年8月）
	丁　波	党支部书记（2022年11月—） 主任（2022年11月—）
四川省卫生健康委员会国际交流中心	彭博文	省卫生健康委国际合作处（港澳台事务处）处长兼中心负责人（—2022年6月）
	黎　玲	党支部书记（2022年6月—） 主任（2022年6月—）
四川省卫生健康宣传教育中心	刘大鹏	党总支书记（—2022年6月） 主任（—2022年6月）
	周俊梅	党总支书记（2022年6月—） 主任（2022年6月—）

附录

四川省医疗卫生服务指导中心	刘　成	党总支书记（—2022年9月） 主任（—2022年9月）
	陈　文	党总支书记（2022年12月—） 主任（2022年12月—）
四川省卫生健康信息中心	周　力	党支部书记、主任
四川省药械临床使用监测与评价中心	康朝晖	党支部书记（—2022年6月） 主任（—2022年6月）
	余明远	副主任（临时负责工作，2022年6月—）
四川省老龄健康发展中心	王慧敏	党支部书记（—2022年7月） 主任（—2022年7月）
	黎　旭	党支部书记（2022年8月—） 主任（2022年8月—）
成都中医药大学附属生殖妇幼医院	张勤修	院长 党委副书记（—2022年3月） 党总支副书记（2022年3月—）
	罗晓红	党委书记（—2022年3月） 副院长（—2022年3月）
	杨　川	党总支书记（2022年3月—）
四川省医学科技教育中心	毕明帅	党支部书记、主任
四川省医疗保健服务中心	向祚敏	党支部书记、主任
四川省中医药科学院（四川省中药研究所）	徐　旭	党委书记
	王　超	院（所）长（2022年1月—） 党委副书记
四川省骨科医院	王剑平	党委书记（2022年1—11月）
	沈　海	党委书记（2022年11月—） 院长
成都中医药大学附属医院（四川省中医医院）	常德贵	党委书记
	谢春光	党委副书记、院长
成都中医药大学第三附属医院	张　俭	党委书记（2022年1—3月） 副院长（2022年1—3月）
	赵　凌	院长（2022年1—9月） 党委副书记（2022年1—9月）
	侯朝铭	党总支书记（2022年10月—）
	程宏斌	副院长（主持工作，2022年9月—） 党总支副书记（2022年12月—）

四川省中西医结合医院	王　超	党委书记
	颜家渝	副院长（主持行政工作）
四川省第二中医医院（四川省中医药科学院中医研究所）	张　海	党委书记
	谢　刚	院长
西南医科大学附属中医医院	李　志	党委书记
	刘　建	院长
成都中医药大学附属医院针灸学校（四川省针灸学校）	张美林	党委书记
	何成诗	校长
四川省中医药发展服务中心	毛　序	党支部书记
		主任

5. 2022年8月30日，全国"人民满意的公务员"和"人民满意的公务员集体"表彰大会表彰的全国"人民满意的公务员集体""人民满意的公务员"名录（四川省卫生健康系统）

全国"人民满意的公务员集体"
四川省卫生健康系统自贡市卫生健康委员会
全国"人民满意的公务员"
陈　红　内江市卫生健康委员会医政医管科科长
雷　茹　攀枝花市东区卫生健康局党委书记、局长

6. 2022年全国文化科技卫生"三下乡"活动示范项目、优秀团队（四川省卫生健康系统）

示范项目
四川省卫生健康宣传教育中心"点亮一盏灯　照亮一家人"健康知识上高原活动
优秀团队
四川省南充市仪陇县基层常见病多发病中医药适宜技术推广团队

（转载自2023年8月8日《人民日报》第7版）

7. 第四届国医大师（四川省）

陈绍宏　成都中医药大学附属医院（四川省中医医院）主任医师

（来源　国家中医药管理局网站）

8. 第二届全国名中医（四川省）

艾儒棣　成都中医药大学附属医院（四川省中医医院）教授
孙同郊　西南医科大学附属中医医院教授
熊大经　成都中医药大学教授

（来源　国家中医药管理局网站）

9. 2022年全国五一劳动奖章、全国工人先锋号名录（四川省卫生健康系统）

全国五一劳动奖章
袁东智　四川大学华西基础医学与法医学院副教授
全国工人先锋号
四川省肿瘤医院重症医学科

（来源　中华全国总工会网站）

10. 2022年度全国三八红旗手、全国三八红旗集体和全国巾帼建功标兵、全国巾帼文明岗、全国巾帼建功先进集体名录（四川省卫生健康系统）

全国三八红旗手
陶莲德　四川省宜宾市第二人民医院党委副书记
全国三八红旗集体
四川大学华西医院护理团队
全国巾帼建功标兵
车红缨　自贡市第一人民医院甲乳外科科室主任
汤凤池　遂宁市中医院科教科副科长
陶莲德　宜宾市第二人民医院党委副书记
雷苏芹　四川省巴中市恩阳区人民医院急诊科护士长
蒋　斌　甘孜州疾病预防控制中心检验科微生物检验员
马　界　四川省第二中医医院纪委委员治未病科支部书记科主任

全国巾帼文明岗

四川大学华西医院护理部

金堂县妇幼保健院

自贡市第四人民医院重症医学科

西南医科大学附属医院护理部

绵阳市第三人民医院妇产科

内江市妇幼保健院孕产保健部

广安市人民医院急诊与重症医学中心

达州市中西医结合医院护理部

雅安市人民医院ICU

眉山市彭山区人民医院门诊客服部

安岳县疾病预防控制中心

甘孜州康定市卫生健康局

阿坝州卫健委人口发展与妇幼健康科

四川大学华西医院急诊科

四川省精神医学中心

四川省医学科学院·四川省人民医院药学部（药物临床试验中心）

全国巾帼建功先进集体

宜宾三江新区白沙湾社区卫生服务中心

四川省妇幼保健院

四川省第四人民医院呼吸与危重症医学科

[摘自《全国妇联关于表彰全国三八红旗手标兵、全国三八红旗手、全国三八红旗集体和全国巾帼建功标兵、全国巾帼文明岗、全国巾帼建功先进集体的决定》（妇字〔2023〕9号）]

11. 第三届四川杰出人才奖获奖者名录（卫生健康系统）

李为民　四川大学华西医院院长、华西临床医学院院长，教授

陈　跃　西南医科大学附属医院核医学科主任，教授

（来源　四川省人民政府网站）

12. 第四届四川省十大名中医

马　云　八一骨科医院主任中医师
亓鲁光　成都中医药大学附属医院主任中医师（追授）
汤一新　乐山市中医医院主任中医师
杨文信　西南医科大学附属中医医院主任中医师
杨向东　成都肛肠专科医院主任中医师
何天祺　四川何氏骨科医院主任中医师
张廷模　成都中医药大学教授
罗才贵　成都中医药大学附属医院主任中医师
童荣生　四川省人民医院主任药师
魏绍斌　成都中医药大学附属医院主任中医师

［摘自《四川省人民政府关于表彰第四届四川省十大名中医的决定》（川府发〔2022〕31号）］

13. 共青团四川省委、四川省青年联合会授予的第25届四川青年五四奖章、第25届四川青年五四奖章集体名录（卫生健康系统）

第25届四川青年五四奖章
曾山桃　巴中市南江县人民医院重症医学科主治医师
第25届四川青年五四奖章集体
成都市第三人民医院呼吸与危重症医学科团队
雅安市宝兴县"车载流动医院"医疗服务团队

［摘自《共青团四川省委　四川省青年联合会关于表彰第25届"四川青年五四奖章"的决定》（川青联发〔2022〕12号）］

14. 2022年度四川省三八红旗手标兵、四川省三八红旗手、四川省三八红旗集体名录（卫生健康系统）

四川省三八红旗手标兵
徐珊玲　四川省肿瘤医院重症医学科副主任、重症医学科党支部书记
田　理　成都中医药大学附属医院副院长

四川省三八红旗手

方 倩　攀枝花市卫生健康委医政医管科科长
余春华　四川绵阳四O四医院丰谷院区副护士长
陈娇娇　广元市中心医院感染老年干部病房护士长
郭丽娟　遂宁市中心医院医疗美容科主任
李 蕾　乐山市马边县人民医院党委书记
王 芳　广安市中医医院院长
杨 川　巴中市卫生健康委员会医政医管科科长
舒 洁　资阳高新口腔医院有限公司院长
张 蓉　阿坝州松潘县卫生健康局局长
马红梅　甘孜州新龙县妇幼保健计划生育服务中心主任
格桑志玛　甘孜州色达县人民医院副院长
文丽萍　西昌王氏骨科专科医院院长
尹亚丽　凉山州第一人民医院党委办公室主任
吴 波　四川省卫生健康委员会妇幼健康处二级调研员
肖 雪　四川大学华西第二医院副院长
郭 璐　四川省医学科学院·四川省人民医院大内科副主任
贺晓春　四川省妇幼保健院护理部主任
罗 霞　四川省中医药科学院菌类药材研究所所长

四川省三八红旗集体

自贡市精神卫生中心

盐边县人民医院内科

合江县卫生健康局

绵阳市第三人民医院儿科

广元市朝天区人民医院

资中县妇幼保健计划生育服务中心

峨眉山市卫生健康局

广安市中心血站

达州市妇女儿童医院

甘孜州人民医院妇产科

四川省医学科学院·四川省人民医院急诊科

四川省疾病预防控制中心公共卫生信息所

四川护理职业学院附属医院心血管内科

四川省骨科医院急诊科

（来源　四川妇联网）

15. 2022年度四川省医疗卫生健康科研成果获四川省科学技术奖奖励项目一览表

项目名称	主要完成单位	主要完成人	获奖等级
肺部感染性疾病精准防控关键技术创新与体系建立	四川大学华西医院、博奥生物集团有限公司、北京博奥晶典生物技术有限公司、新光维医疗科技（苏州）股份有限公司	李为民、应斌武、王成弟、王誉熹、刘 丹、林静雯、罗汶鑫、王旻晋、周永召、马银平	一等奖·科学技术进步奖
肝移植围手术期关键技术体系的建立与应用	四川大学华西医院、华中科技大学同济医学院附属协和医院	杨家印、包 骥、石毓君、蒋 利、张 鸣、肖光勤、李 波、严律南、杨 俭、吕 涛	一等奖·科学技术进步奖
仿生修复牙体硬组织的基础研究与临床关键技术构建	四川大学	叶 玲、张凌琳、汪成林、杨 静、彭 栗、张 岚、白明茹、李波儿、尹 贝、宋东哲	一等奖·科学技术进步奖
肝包虫病外科诊疗关键技术的创新及应用	四川大学、四川省医学科学院·四川省人民医院、甘孜藏族自治州人民医院、阿坝藏族羌族自治州人民医院	王文涛、张 宇、黄 斌、陈哲宇、陈 颖、李永忠、冯 曦、喻定刚、魏耕富、王 焘	一等奖·科学技术进步奖
新型冠状病毒检测体系建立及应用	四川省医学科学院·四川省人民医院、迈克生物股份有限公司、电子科技大学	杨正林、蒋 黎、石 毅、龚 波、刘 枫、杨兴祥、钟 凌、黄 燚、周 玉、李 霖	一等奖·科学技术进步奖
微创介入全降解心血管支架研发关键技术及应用	四川大学、乐普（北京）医疗器械股份有限公司、四川兴泰普乐医疗科技有限公司、浙江大学医学院附属邵逸夫医院	王云兵、杨 立、罗日方、赵 昆、王 亮、傅国胜、李高参、杨 明、陈 宇、杨 媛	一等奖·科学技术进步奖
艾灸作用的热光烟效应及其生物学基础	成都中医药大学、安徽中医药大学、中南大学、智美康民（珠海）健康科技有限公司	余曙光、唐 勇、吴巧凤、尹海燕、胡 玲、许雪梅、周海燕、张承舜、杨 莎、谈迎峰	一等奖·科学技术进步奖

— 497 —

续表

项目名称	主要完成单位	主要完成人	获奖等级
紧凑型内离子源医用回旋加速器关键技术及应用	中国工程物理研究院流体物理研究所、四川玖谊源粒子科技有限公司、四川省科学城医院	何小中、石金水、赵良超、龙继东、荆晓兵、杜洋、陈宇航、马超凡	二等奖·科学技术进步奖
特殊应激环境下心血管损伤的机制及防治策略研究	中国人民解放军西部战区总医院、中国人民解放军西藏军区总医院、川北医学院附属医院、成都医学院第一附属医院	杨永健、王强、李霜、李秀川、孙雄山、张彦、王挺、黄学文	二等奖·科学技术进步奖
新型冠状病毒肺炎流行规律和关键防控策略研究及应用	四川省疾病预防控制中心、成都市疾病预防控制中心、甘孜藏族自治州疾病预防控制中心	毛素玲、吴先萍、钟波、袁珩、潘明、周久顺、唐雪峰、杨长虹	二等奖·科学技术进步奖
糖尿病慢性并发症的发病新机制与防控策略	西南医科大学附属医院、陆军军医大学第二附属医院、中国科学院上海营养与健康研究所、西南医科大学	徐勇、郑宏庭、李于、万沁、黄炜、高陈林、晏丕军、龙洋	二等奖·科学技术进步奖
儿童肥胖综合防控策略、关键技术研究及应用	四川大学、四川省疾病预防控制中心、都汇康健（成都）医疗科技有限公司、成都医学院	赵莉、宋戈扬、王卓、唐奇、辛国良、蒋莉华、石学丹、冯黎维	二等奖·科学技术进步奖
慢性重大传染病防控关键策略构建与应用推广	绵阳市疾病预防控制中心、四川大学华西医院、四川大学	李六林、张璇、朱霞、姬郁林、孙宏英、黄维维、任思标、袁萍	二等奖·科学技术进步奖
特殊人群牙周病诊疗策略的建立与应用	四川大学	吴亚菲、丁一、赵蕾、黄萍、孟姝、郭淑娟、王骏、叶畅畅	二等奖·科学技术进步奖
胃肠超声诊断及小儿肠套复位的临床研究与推广应用	四川省肿瘤医院、四川省医学科学院·四川省人民医院、成都市第一人民医院、浙江省湖州市第一人民医院、天津市南开医院	卢漫、岳林先、陆文明、王光霞、程印蓉、吴长君、李媛、李婷婷	二等奖·科学技术进步奖

续表

项目名称	主要完成单位	主要完成人	获奖等级
口服固体制剂体内外一致性评价集成技术体系及产业规模化应用	四川省药品检验研究院、成都苑东生物制药股份有限公司、成都康弘药业集团股份有限公司、四川科伦药业股份有限公司、扬子江药业集团四川海蓉药业有限公司	郭志渊、余 勤、魏伯平、向 瑾、王 颖、陈开军、刘思川、常艳波	二等奖·科学技术进步奖
基于生物技术的中药资源利用与质控新方法及运用	西南交通大学、中国医学科学院药用植物研究所、西南民族大学、四川佳能达攀西药业有限公司	谭 睿、宋经元、顾 健、耿越飞、廖 海、任瑶瑶、曾陈娟、王雅雯	二等奖·科学技术进步奖
新冠肺炎中医药防治体系的构建与应用	成都中医药大学附属医院	唐健元、阎博华、曾洁萍、张传涛、卢 云、扈晓宇、黄青松、刘 莉	二等奖·科学技术进步奖
全社会医疗健康资源协同管理的数智化决策方法及应用	四川大学、厦门大学、成都市第六人民医院	罗 利、张 伟、朱 婷、庄伟芬、房圆晨、贺小舟、李晓华、王清毅	二等奖·科学技术进步奖
"液-气"相变纳米超声造影剂多模态显影和多功能治疗肿瘤	成都市第三人民医院、重庆医科大学附属第二医院	周 洋、李 攀、刘 莹、叶 鸣	三等奖·自然科学奖
卵巢上皮性癌相关基因变异与一线化疗抵抗的基础和临床研究	四川省肿瘤医院	张国楠、黄建鸣、朱 熠、刘 红	三等奖·自然科学奖
脑胶质瘤个体化诊疗关键技术研究及应用	四川省医学科学院·四川省人民医院	何宗泽、王 轶、陈隆益、师健友、吴 波、徐如祥	三等奖·科学技术进步奖
心肌梗死生命周期关键节点的干预措施研究	成都市第三人民医院、西南交通大学	蔡 琳、杨志禄、刘汉雄、徐俊波、余秀琼、李 欣	三等奖·科学技术进步奖

续表

项目名称	主要完成单位	主要完成人	获奖等级
以手术为核心的胰腺癌综合防治体系建设	四川大学华西医院	刘续宝、柯能文、谭春路、陈拥华、熊俊杰、张 浩	三等奖·科学技术进步奖
治疗颌骨缺损关键技术的创新与应用	四川省医学科学院·四川省人民医院、四川大学、西南交通大学	牟雁东、满 毅、翁 杰、周陈晨、廖 娟、肖 力	三等奖·科学技术进步奖
新型纳米微泡联合声动力技术在卵巢癌诊疗一体化的研究及临床应用	四川大学华西第二医院、四川大学	罗 红、郭应坤、仇 利、苟马玲、吴 穹、陈荟竹	三等奖·科学技术进步奖
日间手术护理全流程管理体系的建设与推广应用	四川大学华西医院	戴 燕、黄明君、张雨晨、陈 维、刘 茜、石玉兰	三等奖·科学技术进步奖
智能掌上超声系统搭载影像云平台在乳腺肿瘤诊疗中的推广应用	四川省肿瘤医院、电子科技大学、西南石油大学	田 超、吴 哲、彭 博、周红艳、王权泳	三等奖·科学技术进步奖
伤口精准防治关键技术体系的构建和推广应用	四川大学华西医院、四川大学	宁 宁、陈佳丽、李佩芳、胡雪丰、张仕勇、刘 欢	三等奖·科学技术进步奖
DSM-5 PTSD症状诊断模型的构建	德阳市人民医院、中国科学院心理研究所	刘 平、王 力、曹成琦、张昆林、王玮文、张 红	三等奖·科学技术进步奖
完全电视胸腔镜视频向导下心脏疾病治疗关键技术创新及应用	四川省医学科学院·四川省人民医院、暨南大学附属第一医院、广东省人民医院	黄克力、张晓慎、郭惠明、于 涛、刘胜中、雷 迁	三等奖·科学技术进步奖

续表

项目名称	主要完成单位	主要完成人	获奖等级
胆囊结石的硬镜取石治疗及复发预防的临床和基础研究	中国人民解放军西部战区总医院、广州市番禺区第二人民医院	骆助林、程 龙、乔 铁、王兴强、张 辉、肖 乐	三等奖·科学技术进步奖
乳腺癌分子基础及诊疗研究	西南医科大学、华东师范大学、广东医科大学	傅俊江、何 涛、李晓涛、魏春莉、杨文理、成竞梁	三等奖·科学技术进步奖
多功能水凝胶递送体系的构建及在骨科退行性疾病中的应用	川北医学院附属医院、上海交通大学医学院附属瑞金医院、重庆医科大学附属第一医院	李毓灵、崔文国、蒋 科、蔚 芃、陈 路、赵维康	三等奖·科学技术进步奖
机器人精准定位的骨科微创手术治疗体系关键技术建立与应用	四川省医学科学院·四川省人民医院、北京航空航天大学、北京天智航医疗科技股份有限公司	胡 豇、张 伟、王 飞、王 豫、林 书、廖 锋	三等奖·科学技术进步奖
痔切除伴肛门成形术联合多模式超前镇痛治疗体系及应用	四川大学华西医院、成都上锦南府医院、成都市双流区第一人民医院	刘 洪、鲁稳柱、王维国、何洪波、杨春梅、卢本银	三等奖·科学技术进步奖
川产蓬莪术品种选育及莪术三棱配伍干预子宫肌瘤的研发与应用	成都中医药大学、山东步长神州制药有限公司	余成浩、任振丽、刘德军、廖 婉、史莎莎、胡心伟	三等奖·科学技术进步奖
基于清热解毒功效的连翘防治肝纤维化关键技术建立及应用示范	成都中医药大学、陕西中医药大学	李芸霞、李 燕、刘美辰、王斌、张若琪、谢晓芳	三等奖·科学技术进步奖
基于白及资源和制剂特点的关键技术与产业化应用	西南民族大学、成都中医药大学、四川康养健生物科技有限公司	曾 锐、瞿 燕、苟恺军、张 晨、傅 舒、杨 文	三等奖·科学技术进步奖

续表

项目名称	主要完成单位	主要完成人	获奖等级
五种川产道地中药材整合式全产业链集成关键技术及推广应用	成都大学、四川新荷花中药饮片股份有限公司、渠县新市贡和中草药农民专业合作社	王战国、兰泽伦、李经中、江尔成、王 友、范维强	三等奖·科学技术进步奖
基于生长适宜性与品质适宜性的中药材功能型区划方法及应用	四川省中医药科学院、四川大学	蒋舜媛、孙 辉、孙洪兵、朱文涛、王红兰、杜玖珍	三等奖·科学技术进步奖
呼吸之轻，生命之重—呼吸健康科普作品创作及应用推广	四川大学华西医院	万群芳、蒋 丽、阳绪容、吴小玲、彭 曦、张 灵	三等奖·科学技术进步奖

［摘自《四川省人民政府关于2022年度四川省科学技术奖励的决定》(川府发〔2023〕10号)］